SECOND EDITION
Venous Ulcers
静脉性溃疡

原书第 2 版

原著 [美] Cynthia K. Shortell

　　 [美] Jovan N. Markovic

主译　吴英锋

中国科学技术出版社
·北 京·

图书在版编目（CIP）数据

静脉性溃疡 : 原书第 2 版 / （美）辛西娅·K. 肖特尔 (Cynthia K. Shortell), （美）约万·N. 马尔科维奇 (Jovan N. Markovic) 原著 ; 吴英锋主译 . -- 北京 : 中国科学技术出版社 , 2025. 1. -- ISBN 978-7-5236-1151-7

Ⅰ. R543.6

中国国家版本馆 CIP 数据核字第 20245VP408 号

著作权合同登记号 : 01-2024-2951

策划编辑	王久红　焦健姿
责任编辑	张凤娇
装帧设计	佳木水轩
责任印制	徐　飞

出　　版	中国科学技术出版社
发　　行	中国科学技术出版社有限公司
地　　址	北京市海淀区中关村南大街 16 号
邮　　编	100081
发行电话	010-62173865
传　　真	010-62179148
网　　址	http://www.cspbooks.com.cn

开　　本	889mm×1194mm　1/16
字　　数	566 千字
印　　张	19
版　　次	2025 年 1 月第 1 版
印　　次	2025 年 1 月第 1 次印刷
印　　刷	北京盛通印刷股份有限公司
书　　号	ISBN 978-7-5236-1151-7/R·3376
定　　价	398.00 元

版权声明

注 意

本书涉及领域的知识和实践标准在不断变化。新的研究和经验拓展我们的理解，因此须对研究方法、专业实践或医疗方法作出调整。从业者和研究人员必须始终依靠自身经验和知识来评估和使用本书中提到的所有信息、方法、化合物或本书中描述的实验。在使用这些信息或方法时，他们应注意自身和他人的安全，包括注意他们负有专业责任的当事人的安全。在法律允许的最大范围内，爱思唯尔、译文的原文作者、原文编辑及原文内容提供者均不对因产品责任、疏忽或其他人身或财产伤害及 / 或损失承担责任，亦不对由于使用或操作文中提到的方法、产品、说明或思想而导致的人身或财产伤害及 / 或损失承担责任。

译者名单

主　译　吴英锋

译　者　（以姓氏笔画为序）

王　晟　王艳阳　白仁杰

刘大方　闫昌葆　孙　淳

杜亚丽　李　飞　杨金铭

张　杰　陈剑峰　郑　葳

郑亦君　赵　亮　赵　辉

耿一鹤　耿佩强　顾纵横

徐　璐　高明杰　崔鸿杰

内容提要

《静脉性溃疡（原书第 2 版）》由美国杜克大学 Cynthia K. Shortell 教授领衔主编，首都医科大学附属北京潞河医院血管外科吴英锋教授团队主译。全书总结了静脉性溃疡患者的病因学、血流动力学、病理生理学、诊断和治疗等方面的新发现；讨论了所有目前使用的诊断和治疗方式；倡导静脉性溃疡的多学科协作诊疗；关注复杂患者的管理和特殊的诊断、评估方式；重视手术技术可行性、成功率（临床和技术）和不良反应的预防。是腿部溃疡专家、血管外科专家、心血管内科专家、皮肤科专家、血管学家、静脉学家们不可多得的参考书。

《静脉性溃疡（原书第 2 版）》专注于静脉性溃疡疾病，没有为了追求大而全，去囊括过多其他血管外科疾病或其他静脉疾病，不失为一本简练、实用、独到、前沿的经典教材。

原书参编者

原 著

Cynthia K. Shortell
Duke University Medical Center, Durham, NC, United States

Jovan N. Markovic
Duke University Medical Center, Durham, NC, United States

参编者

Jose Almeida
Miami Vein, Division of Vascular and Endovascular Surgery, University of Miami Miller School of Medicine, Miami, FL, United States

Lisa Amatangelo
Division of Interventional Radiology, Weill Cornell Medicine, New York Presbyterian Hospital, New York, NY, United States

Pier Luigi Antignani
Vascular Center, Nuova Villa Claudia, Rome, Italy

Juliet Blakeslee-Carter
University of Alabama at Birmingham, Division of Vascular Surgery and Endovascular Therapy, Birmingham, AL, United States

John Blebea
Department of Surgery, College of Medicine, Central Michigan University, Saginaw, MI, United States

David A. Brown
Division of Plastic, Maxillofacial, and Oral Surgery, Duke University School of Medicine, Durham, NC, United States

Ruth L. Bush
University of Houston College of Medicine, Houston, TX, United States

Alberto Caggiati
Department of Anatomy, Sapienza University of Rome, Rome, Italy

Mabel Chan
Department of Surgery, Mount Sinai West Hospital, Icahn School of Medicine, New York, NY, United States

Luca Costanzo
Angiology Unit, San Marco Hospital, Department of Cardiovascular Disease, A.O.U. "G. Rodolico-San Marco", University of Catania, Catania, Italy

Michael C. Dalsing
Division of Vascular Surgery, Indiana University, Indianapolis, IN, United States

Grant R. Darner
Duke University School of Medicine, Durham, NC, United States

Ellen D. Dillavou
Vascular Surgery, WakeMed Hospital System, Raleigh, NC, United States

Yana Etkin
Division of Vascular and Endovascular Surgery, Zucker School of Medicine at Hofstra/Northwell, Hempstead, NY, United States

Giacomo Failla
Angiology Unit, San Marco Hospital, Department of Cardiovascular Disease, A.O.U. "G. Rodolico-San Marco", University of Catania, Catania, Italy

Samuel Anthony Galea
Oxford University Hospitals, NHS Foundation Trust and Buckinghamshire Healthcare NHS Trust, Oxford, United Kingdom

Raudel Garcia
ChenMed, Miami, FL, United States

Monika L. Gloviczki
Department of Internal Medicine and Gonda Vascular Center, Mayo Clinic, Rochester, MN, United States

Peter Gloviczki
Mayo Clinic College of Medicine, Division of Vascular and Endovascular Surgery, Gonda Vascular Center, Mayo Clinic, Rochester, MN, United States

Manjit Gohel
Cambridge Vascular Unit, Cambridge University Hospitals, Cambridge, United Kingdom

Mark D. Iafrati
Department of Vascular Surgery, Vanderbilt University Medical Center, Nashville, TN, United States

Enjae Jung
Division of Vascular Surgery, Oregon Health and Science University, Portland, OR, United States

Raouf A. Khalil
Harvard Medical School, Brigham and Women's Hospital, Division of Vascular and Endovascular Surgery, Boston, MA, United States

Neil Khilnani
Division of Interventional Radiology, Weill Cornell Medicine, New York Presbyterian Hospital, New York, NY, United States

Nicos Labropoulos
Department of Surgery and Radiology, Vascular Laboratory, Division of Vascular and Endovascular Surgery, Stony Brook University Medical Center, Stony Brook, NY, United States

John C. Lantis, II
Department of Surgery, Mount Sinai West Hospital, Icahn School of Medicine, New York, NY, United States

Peter F. Lawrence
Gonda Vascular Center and Division of Vascular and Endovascular Surgery, David Geffen School of Medicine, UCLA, Los Angeles, CA, United States

Byung-Boong Lee
Department of Surgery, Division of Vascular Surgery, George Washington University, Washington, DC, United States

Jani Lee
Department of Surgery, Mount Sinai West Hospital, Icahn School of Medicine, New York, NY, United States

Sujin Lee
Harvard Medical School, Massachusetts General Hospital, Boston, MA, United States

Marzia Lugli
Department of Cardiovascular Surgery, International Centre of Deep Venous Surgery, Hesperia Hospital, Modena, Italy

Fedor Lurie
Jobst Vascular Institute of Promedica, Toledo, OH, United States; Division of Vascular Surgery, University of Michigan, Ann Arbor, MI, United States

John G. Maijub
Division of Vascular Surgery, Indiana University, Indianapolis, IN, United States

Oscar Maleti
Department of Cardiovascular Surgery, International Centre of Deep Venous Surgery, Hesperia Hospital, Modena, Italy

Jovan N. Markovic
Department of Surgery, Division of Vascular Surgery, Duke University School of Medicine, Durham, NC, United States

Rick Mathews
Oregon Health & Science University, Department of Surgery, Division of Vascular & Endovascular Surgery, Portland, OR, United States

Robert B. McLafferty
Division of Vascular Surgery, Oregon Health and Science University, Portland, OR, United States

Gregory L. Moneta
Oregon Health & Science University, Department of Surgery, Division of Vascular & Endovascular Surgery, Portland, OR, United States

Giovanni Mosti
Head Angiology Department, MD Barbantini Hospital, Lucca, Italy

Olle Nelzén
Vascular Surgery Unit & Department of Research and Development Skaraborg Hospital Skövde & Uppsala University, Sweden

Khanh P. Nguyen
Oregon Health & Science University, Department of Surgery, Division of Vascular & Endovascular Surgery, Portland, OR, United States; Oregon Health & Science University, Department of Biomedical Engineering, Portland, OR, United States; Portland VA Health Care System, Research & Development, Portland, OR, United States

Thomas F. O'Donnell
Benjamin Andrews Emeritus Professor of Surgery, Cardiovascular Center, Tufts Medical Center, Boston, MA, United States

Michael Palmer
Oregon Health & Science University, Department of Surgery, Division of Vascular & Endovascular Surgery, Portland, OR, United States

Francesco Paolo Palumbo
Surgery Unit, Villa Fiorita Clinic, Prato, Italy

Hugo Partsch
Department of Dermatology, University of Vienna, Vienna, Austria

Marc A. Passman
Department of Surgery, University of Alabama at Birmingham, Division of Vascular Surgery and Endovascular Therapy, Birmingham, AL, United States

Michel Perrin
Unité de Pathologie Vasculaire Jean Kunlin, Chassieu, France

Joseph D. Raffetto
Harvard Medical School, VA Boston Healthcare System, Brigham and Women's Hospital Boston, Boston, MA, United States

Seshadri Raju
The Rane Center for Venous and Lymphatic Diseases, Jackson, MS, United States

Stanley G. Rockson
Allan and Tina Neill Professor of Lymphatic Research and Medicine, Stanford University School of Medicine, Stanford, CA, United States

Taimur Saleem
The Rane Center for Venous and Lymphatic Diseases, Jackson, MS, United States

Kimberly Scherer
Division of Interventional Radiology, Weill Cornell Medicine, New York Presbyterian Hospital, New York, NY, United States

Richard Simman
Jobst Vascular Institute of Promedica, Toledo, OH, United States; Division of Plastic Surgery, Promedica Physician Group, Toledo, OH, United States; University of Toledo, Department of Surgery, Toledo, OH, United States

Julianne Stoughton
Harvard Medical School, Venous Program at Massachusetts General Hospital, Boston, MA, United States

Matthew Sussman
Division of Vascular and Endovascular Surgery, University of Miami Miller School of Medicine, Miami, FL, United States

Martin V. Taormina
Department of Surgery, Division of Vascular Surgery, Duke University School of Medicine, Durham, NC, United States

Vibhor Wadhwa
Division of Interventional Radiology, Weill Cornell Medicine, New York Presbyterian Hospital, New York, NY, United States

Gregory G. Westin
Division of Vascular Surgery, Indiana University, Indianapolis, IN, United States

Emma Wilton
Oxford University Hospitals, NHS Foundation Trust and Buckinghamshire Healthcare NHS Trust, Oxford, United Kingdom

Jimmy Xia ScB
Division of Interventional Radiology, Weill Cornell Medicine, New York Presbyterian Hospital, New York, NY, United States

原书序

我很荣幸能有这个机会为 *Venous Ulcers, 2E* 撰写序言，该书的初版由 John Bergan（已故）和 Cynthia K. Shortell（现任）联合编写。正如《白鲸记》（*Meby Dick*）中的 Anab 船长或希腊神话中追求金羊毛的英雄 Jason 一样，在过去 150 年里，许多人都在寻求治疗和预防下肢静脉性溃疡（VLU）复发的方法。之所以要出版经典教学用书 *Venous Ulcers* 的新版本，是为了更专注于静脉性溃疡，不再囊括过多其他血管外科疾病，甚至其他形式的静脉疾病。*Venous Ulcers* 的汇编独具特色，涵盖了人们需要知道的有关静脉性溃疡的一切知识。来自杜克大学（美国北卡罗来纳州达勒姆市）的 Cynthia K. Shortell 和 Jovan N. Markovic 意识到这本书的更新刻不容缓。此次更新的内容主要是自 2007 年出版以来，基于对静脉性溃疡诊断和治疗的新的、实质性研究的积累总结。随着微创技术的改进和更多高质量证据的累积，我们也将以一种全新的理念治疗这一最常见的慢性下肢静脉疾病。

可能有人会问，这些全新的证据来源于何处？ 2009 年 11 月由美国静脉论坛（AVF）举办的第 6 届太平洋血管论坛（PVS6）为这些新的研究提供了前期材料和研究契机，也为 *Venous Ulcers* 的更新埋下了伏笔。此次会议的相关学术报告也在一年后作为 *Journal of Vascular Surgery* 的子刊发表，通过对这次会议的总结，我们呼吁对静脉疾病感兴趣的国际专家尽快采取行动。他们的任务是制订一个切实可行的计划，在 10 年内将下肢静脉性溃疡的发病率降低 50%，而这与第 2 版的出版时间不谋而合。当时会议上的许多参会人员此时也是 *Venous Ulcers, 2E* 中各章节的作者。第 2 版的另一个关键点是，由血管外科学会／美国静脉论坛（SVS/AVF）提供的有关下肢静脉性溃疡管理的循证临床实践指南，是美国静脉论坛规划倡议的结果，其中强调了为下肢静脉性溃疡制订临床实践指南的必要性，这一点得到了血管外科学会文件监督委员会的认可。这之中有两个正式发表的系统回顾和 Meta 分析：一份是静脉性溃疡的外科干预、保守治疗的系统回顾和 Meta 分析；一份是促进静脉性溃疡愈合、减少溃疡复发的压迫方式比较的系统回顾和 Meta 分析。它们被 SVS/AVF 授权为"静脉性溃疡临床指导方针"提供一些证据基础。该指南的作者没有将其局限于某一协会内部推广，而是争取了美国静脉学学会（现称美国静脉和淋巴学会）的审查，并得到了美国创面愈合和组织修复学会及国际静脉学联盟（UIP）的认可，后来成为被广泛应用的血管临床实践指南。

自 *Venous Ulcers* 出版以来，关于创面敷料的研究，也有几篇相关的系统综述及技术评估陆续发表。尽管静脉支架置入术是静脉流出障碍疾病的推荐治疗方法，但由于缺乏大规模的随机对照试验（RCT），以及缺乏对下肢静脉性溃疡干预的关注，目前有关静脉支架的系统回顾和 Meta 分析仍较少。针对下肢静脉性溃疡的关键预后指标——溃疡愈合、溃疡复发和改善生活质量，手术及压迫对愈合及复发的影响研究清楚地表明，结扎和剥脱大隐静脉可减少下肢静脉性溃疡的复发。最近关于早期静脉反流的射频消融研究发现，与延迟干预相比，早期通过大隐静脉消融术进行干预，尽管下肢静脉性溃疡的远期愈合情况有所改善（该试验组并未与"保守治疗组"——敷料包扎及加压的患者进行对比），但通过对相关患者 EQ-5D-5L 和 SF-36 调查问卷结果进行分析，患者生活质量未见明显提高。然而，由于早期干预组患者痊愈期时间延长，静脉性溃疡愈合时间缩短，复发率较低（早期干预组为每年 0.11 人，而延迟干预组为每年 0.16 人），相应地，治疗成本也低于延迟干预组。

为本书撰写序言的同时，也希望将自身的经历与书中的主题联系起来。我很小的时候就对静脉性溃疡充满兴趣，这一兴趣也伴随了我的职业生涯。人生第一次面对静脉性溃疡，是在我 12 岁的时候，看着我的父亲每天在他深褐色的腿上包扎伤口，然后在外侧缠上弹力绷带。我的父亲是 20 世纪 20 年代末一名全美橄榄球运动员，当时他参加的是半职业橄榄球比赛，他说那段时间腿被"叮了一下"。一直到他开始担任高中校长的工作之前，他总是这样每天包扎创面。当我从圣托马斯医院的 Norman Browse 那里了解到下肢静脉性溃疡时，我认为父亲的发病机制与爱尔兰静脉学家 George Fegan 的理论相符，他认为小腿静脉性溃疡的发病机制是对胫骨反复打击导致的静脉血栓性静脉炎发作。Fegan 认为，血栓蔓延到深静脉，并进一步引发血栓形成后综合征。我想我的父亲也可能是凯尔特人基因的受害者，就像我的爷爷奶奶在 20 世纪初从爱尔兰移民到美国时，由于基因引起先天性铁代谢缺陷，因此患上了下肢静脉性溃疡。

除了个人对静脉性溃疡的认识外，我在波士顿城市医院哈佛外科服务中心接受的外科培训还让我接触到了相应的治疗方法。这些方法始于 20 世纪 70 年代初，但将近一个世纪的时间未曾改进。静脉性溃疡的患者们会到这个"定点医院"的创面护理门诊进行每周 1 次的换药和包扎。我至今记得，有一位医院的电梯操作员，在我 7 年的外科工作期间，他一直没有痊愈。在英国伦敦的圣托马斯医院外科进行住院医师实习期间，我与 Norman Browse 教授（已故）及我的同事 Kevin Burnand 一起，接触到了下肢静脉性溃疡潜在的外科手术治疗方法，最重要的是，我掌握了一种关键的证据方法去评估这些干预措施。在临床研究中，我们明确了深静脉疾病带来的影响，该疾病与下肢静脉性溃疡的经久不愈和复发有关，这问题即使放在今天仍有待解决。当时，穿通支静脉功能不全被认为是下肢静脉高压引起的静脉性溃疡的可能原因之一，因此，基本治疗方式是针对连接处的射频消融。这并非什么全新的概念，Robert Linton 在 30 年前就已提出，然而直到今天它仍未通过严格的随机对照试验证明其价值。

我有幸提前翻阅了 *Venous Ulcers, 2E* 的章节，它从最初第 1 版的四篇增加为五篇，并增加了 130 页的篇幅。在 29 章中，有 22 章是由新作者撰写的，他们均负责相关领域的开创性研究。虽然所有章节内容都很优秀，但我仅选择其中部分章节进行介绍。

Joseph Raffetto 将下肢静脉性溃疡的病理生理学合并为一章，重点放在亚细胞机制和遗传学上，同时新增了一章由 Nicos Labropoulos 撰写的有关血流动力学的内容，他的实验室对此进行了许多关键性的研究。该章节的独特之处在于为读者提供了有关"如何做"的实用技术建议。这种实用主义同样也贯穿全书主旨。以上两个章节探讨了下肢静脉性溃疡的病因、风险和预测因素，并附带了相关汇总表。这些章节取代了初版关于静脉性溃疡流行病学的单一章节。同时，来自斯卡拉堡下肢溃疡研究中心的 Olle Nelzén 在本版中也再次更新了他关于流行病学和治疗研究的结果。

我也很喜欢 Hugo Partsch 关于加压治疗的章节，标准的分级弹力袜多在远端施加更高的压力，然而他的研究表明，近端使用压力较高的弹力袜在血流动力学方面更有效，也有助于改善患者的依从性。像其他章节一样，Partsch 也给出了针对医务人员工作的实用指南。Mark Passman 关于伤口愈合辅助治疗的章节有一个关于治疗依从性的重要部分，这在大多数著作中不太会涉及。随着 FDA 审批通过某些静脉活性药物的应用，Mark Iafrati 在他撰写的章节中回顾了这类药物在临床试验和动物实验中的作用机制和相关数据，确定了它们的临床效益。

John Lantis 对高级敷料进行了大量的随机对照试验，概述了这些敷料的适应证。他坦率地认为，与糖尿病足的创面相比，使用胎盘组织源性敷料治疗下肢静脉性溃疡既没有明确的必要性，也没有相应的临床指征。该章节还基于溃疡的大小为这些敷料提供了应用选择。

自本书出版以来，下肢静脉性溃疡的手法治疗进展已在飞快推进。Manjit Gohel 是两项大型随机对照试验（ESCHAR 试验和 EVRA 试验）的主要参与者，他为手术方法提供了理论支持。与标准的压力治疗和创面护理相比，通过治疗隐静脉进而降低局部静脉压，能有效降低因单纯浅静脉受损和（或）浅静脉伴部分深静脉反流引起的复发率。此外，最近的 EVRA 试验表明，早期的静脉内射频消融术可以缩短溃疡愈合时间。然而，值得注意的一点是，这项试验并没有直接将静脉内消融术与保守治疗相比较，而是比较了干预的时机。

基于本书初版中介绍的实践方法，Khilnani 及其团队提出了一个方案：应用超声逐段进行浅静脉高压的静脉内治疗。在缺乏单独行穿通支静脉功能不全治疗与保守治疗的溃疡患者之间进行随机对照试验的情况下，Lawrence 及其同事利用丰富的临床经验和对临床数据的观察，进一步推进穿通支静脉功能不全的治疗。除了回顾这种方案的基本原理外，他们还提供了一系列与静脉高压相关的浅层组织解剖的治疗方法。为了与文中的提示保持一致，Lawrence 在大纲中非常详细地概述了应该在哪种类型的手术室中进行手术。

Maleti 和 Perrin 提出了静脉外科的前沿理论，完善了腹股沟区深静脉瓣膜功能不全的相关内容，补充了有关瓣膜修复的最新证据。因为在下肢静脉性溃疡的人群中，相当大一部分都存在深静脉的病理改变。在最后一章中，Rockson 介绍了淋巴管的作用，淋巴管在胚胎和病理上与静脉系统有关。该章介绍了由于淋巴管的转运能力无法代偿静脉高压引起的滤过增加，进而导致细胞外间隙的糖蛋白及炎性细胞成分的增加，出现慢性静脉功能不全的晚期并发症。

Venous Ulcers, 2E 是一部能让所有读者了解静脉性溃疡的实用参考书。

Thomas F. O'Donnell Jr., MD, FACS

译者前言

有关静脉性溃疡的探索、理解与治疗旅程

非常荣幸能够参与翻译 *Venous Ulcers, 2E* 这部专著。静脉性溃疡是一部重要且充满挑战的医疗议题，几乎是所有下肢静脉疾病的最终结局，困扰医疗界和患者由来已久。本书旨在提供一个全面且深入的视角，帮助专业人士理解静脉性溃疡的本质、诊断技术、评估策略及治疗方法。

静脉性溃疡的形成是一个复杂的过程，多种因素交织其中。在理解这一过程时，我们不仅要从生物学和医学的角度进行分析，还要考虑患者的日常生活习惯、环境及心理健康等因素。这部译著将带领大家深入探索这些因素如何相互作用，共同影响静脉性溃疡的发生和发展。

诊断和治疗静脉性溃疡同样需要严谨的思路和科学的方法。这部译著详细介绍了当前最新的诊断技术、评估策略和治疗方法，可以帮助读者在临床实践过程中制订个性化的治疗方案，提高治疗效果，同时也为愿意探究的患者提供自我管理和护理指导。

在治疗静脉性溃疡的过程中，我们不仅要关注疾病本身，还要关注患者的整体健康和生活质量。这部译著不仅是一部医学著作，还体现了人文关怀。我们希望通过这部译著，让更多的人了解静脉性溃疡，关注静脉性溃疡患者，共同推动医疗事业的发展。

最后，我要感谢所有参与这部译著翻译工作的同仁们，得益于他们的辛勤工作和无私奉献，这部译著才能顺利问世。同时，我也要感谢读者们的信任和支持，希望这部译著能够为大家提供帮助或带来启发。

让我们一起踏上探索静脉性溃疡的旅程，共同为人类的健康福祉贡献智慧和力量。

首都医科大学附属北京潞河医院院长

国际血管联盟非血栓性静脉疾病中国专家组副组长　吴英锋

中国人体健康科技促进会静脉疾病专委会主任委员

目 录

第五篇　特别注意事项 / 特殊情况

第一篇

慢性静脉功能不全的基本注意事项
Chronic venous insufficiency— basic considerations

第 1 章　慢性静脉疾病的病理生理学：基因、分子及生物化学机制
Pathophysiology of chronic venous disease: genetic, molecular, and biochemical mechanisms

Joseph D. Raffetto　Raouf A. Khalil　著

要　点

- 静脉的反流和梗阻导致了静脉高压。
- 遗传易感性、各种候选基因和基因多态性，以及环境因素在慢性静脉疾病的发展中起到了重要作用。
- 炎症细胞在慢性静脉疾病和下肢静脉性溃疡的病理生理学中起着核心作用。
- 细胞外的多糖 – 蛋白复合物和剪切应力的变化导致内皮功能失调，引发白细胞趋化炎症反应的黏附分子的表达。
- 慢性静脉疾病的伤口是否愈合取决于细胞因子和基质金属蛋白酶的表达，特别是在腿部静脉性溃疡中。它们的表达程度也决定了持续受损伤口的愈合程度。确定治愈所需的分子序列将为疾病进展和治愈提供生物标志物，并提供潜在的治疗靶点。
- 胶原蛋白和弹性蛋白等结构蛋白的变化是静脉曲张的关键特征，可能由于基质金属蛋白酶的翻译后修饰，导致了静脉壁无力和弹性下降。
- 代谢特征的识别和连接蛋白的作用能够为慢性静脉疾病和下肢静脉性溃疡的病理生理学提供重要依据的新研究领域，这两个领域都有可能进行定向治疗。
- 铁代谢受损及活性氧和氮的产生会导致显著的细胞损伤，恢复细胞功能的关键酶活性的生理变化也会受到影响。全基因组关联研究进一步证实了某种特征表型和慢性静脉疾病之间的遗传易感性。此外，在静脉性腿部溃疡中，细胞因子、生长因子、蛋白水解（ADAMTS、MT-MMP）和降解分子的新发现可能会影响溃疡的进展和愈合过程。了解这些遗传、细胞和分子途径可以找到新的治疗靶点，以预防静脉性腿部溃疡并促进其愈合。

慢性静脉疾病（chronic venous disease，CVD）是一种使人衰弱的下肢疾病，影响着全世界数百万人。CVD 可导致静脉曲张（varicose vein，VV），或者发展为严重的皮肤变化和腿部静脉性溃疡。静脉回流和阻塞是心血管疾病的病理生理学原因。静脉反流在包括下肢静脉性溃疡（venous leg ulcer，VLU）在内的各个 CVD 的不同阶段均很常见，但静脉阻塞在发展为 VLU 的患者中更为常见，并且导致疾病的

进展速度加快。无论是反流还是阻塞，或者两者都是导致患者临床表现和症状的原因，这两种过程都会导致动态静脉压升高。遗传和环境因素也会影响 CVD 和 VLU 的发生率。炎症细胞在剪切应力变化时被激活，导致内皮细胞破坏、糖萼损伤和黏附分子的表达。基质金属蛋白酶（matrix metalloproteinase，MMP）被激活，导致静脉壁结构成分（包括胶原蛋白和弹性蛋白）发生变化，并促进细胞外基质蛋

白的降解，导致心血管疾病，如静脉曲张、皮肤改变和腿部溃疡。CVD 和静脉性溃疡发生的基础是静脉循环内出现的炎症，其受增加的静水压力影响，导致动态静脉压增加，静脉壁和瓣叶内的炎症发生，炎症细胞和巨噬细胞外渗到间质中。炎症反应涉及巨噬细胞和单核细胞，以及 T 淋巴细胞和肥大细胞、炎症调节剂和趋化因子、细胞因子表达、生长因子、金属蛋白酶活性、许多使炎症持续存在的调节途径及由此导致的 CVD 的变化[9-14]（图 1-1）。

一、慢性静脉疾病和静脉性溃疡的遗传易感性

原发性静脉疾病的病理生理学是复杂的，包括遗传和环境因素、静脉内皮的变化、炎症生物分子和结构壁的变化，这些因素会导致静脉的扩张和弯曲、瓣膜的功能失调和不全、静脉高压，以及相关的临床症状。一些流行病学研究已经评估了相关的风险因素。遗传和环境因素影响了进展性原发性静脉疾病的易感性和延续性。其他的一些影响因素包括家族史、女性、妊娠和雌激素。后三者在临床上

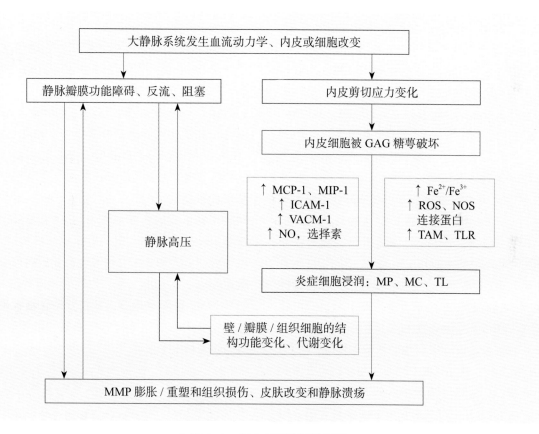

▲ 图 1-1　CVD 病理生理学示意

这张图代表了导致静脉曲张和 VLU 的病理区域。静脉系统的大静脉和微静脉组成部分都受到影响。在大静脉中，有几种异常，包括静脉瓣膜功能障碍和阻塞，这是导致静脉高压和皮肤变化的常见途径，包括静脉性腿部溃疡。白细胞和基质金属蛋白酶（MMP）直接参与静脉结构中的病理学（由双向箭表示）。在微静脉循环中，内皮功能障碍、糖萼损伤和活化趋化因子（如 MCP-1 和 MIP-1）、黏附分子（如 ICAM-1、VCAM-1、选择素）和内皮调节因子（NO）是允许白细胞在静脉壁和瓣膜内迁移并最终在间质中迁移的有效分子。此外，通过氧化应激（氧和氮反应性物质）、铁激活和先天免疫受体及其配体，导致白细胞活性（MP. 巨噬细胞、MC. 肥大细胞、TL.T 淋巴细胞）的进一步表达和激活。白细胞表达多种 cytokines，具有直接和间接作用，导致炎症发生和炎症环境的持续状态，此外 MMP 的蛋白水解激活，已被证明可引起内皮平滑肌松弛、静脉壁扩张、蛋白水解降解，以及 VLU 的伤口形成。发生细胞（内皮细胞、平滑肌细胞、成纤维细胞）代谢变化，导致静脉壁和瓣膜的完整性丧失，这与微循环直接相关，导致静脉高压（双向箭）。CVD. 慢性静脉疾病；Fe^{2+}/Fe^{3+}. 亚铁 / 三价铁离子；GAG. 糖胺聚糖；ICAM-1. 细胞间黏附分子；MCP-1. 单核细胞趋化蛋白；MIP-1. 巨噬细胞炎症蛋白；NO. 一氧化氮；NOS. 氮氧化物；ROS. 活性氧；TAM. 酪氨酸激酶受体家族；TLR. Toll 样受体；VCAM-1. 血管细胞黏附分子

与静脉曲张、长时间的站立、坐姿及肥胖有关[9]。遗传性疾病，如 Klippel-Trenaunay 综合征、Ehlers-Danlos 综合征、伴有皮质下梗死和白质脑病的常染色体显性遗传性脑动脉病（cerebral autosomal dominant arteriopathy with subcortical infarcts and leukoencephalopathy, CADASIL）、FOXC2 基因突变和纤维蛋白失调与静脉曲张的早期发病有关[9, 15]。值得注意的是，大多数原发性静脉疾病患者没有这些罕见的遗传综合征，因为该特征是常染色体显性遗传的，具有可变的潜伏期，并且原发性血管疾病和静脉曲张的具体遗传基础尚未明确定义[15, 16]。此外，对 CVD 和 VLU 患者的研究表明，多态或突变基因与临床表型之间存在关联。在德国 2701 名心血管疾病患者的队列中，约 17% 的病例中发现了遗传性疾病[17]，这代表了与静脉疾病有遗传联系的个体占比很大。另一项针对 2269 名 CVD 患者和 7765 名对照受试者的全基因组关联研究（genome-wide association study, GWAS）显示，EFEMP1、KCNH8 和 SKAP2 基因变体与 CVD 易感性之间存在关联[18]。鉴于这些基因参与细胞外基质蛋白、钾通道和细胞内信号的调节，使这些基因的多态性或突变更有可能参与 CVD 的病理生理学[18]。在 CVD 发展中具有重要意义的其他基因包括 FOXC2、HFE 和 MMP，并显示出与静脉曲张和慢性静脉功能不全的晚期密切相关[19]。对 CVD 患者的其他研究表明，VLU 的发育和愈合潜力存在遗传多态性[20]。已在静脉曲张患者中发现了血色素沉着症 C282Y（HFE）基因突变和某些因子 XIII V34L 基因变异，并且与心血管疾病晚期风险的增加和 VLU 的大小有关[21, 22]。因子 XIII（FXIII）是溃疡愈合所必需的交联蛋白。在接受静脉手术的心血管疾病患者中，特定的 FXIII 基因型具有良好的溃疡愈合率，但是 HFE 基因突变并没有影响愈合时间，尽管它会增加患 VLU 的风险。需要进一步的研究来确定 CVD 的遗传基础，以更好地了解疾病的机制，并开发新的有效疗法。

二、静脉结构、内皮、糖萼、炎症细胞和分子

生化、免疫组织化学和功能研究表明，静脉壁功能障碍和瓣膜破裂是导致 CVD 的重要原发事件。静脉壁功能障碍是否先于瓣膜功能不全，或者瓣膜功能障碍是否导致静脉壁扩张尚不清楚[9]。微循环紊乱也是心血管疾病病理生理学的关键组成部分。内皮是血管张力、止血和凝血的关键调节因子。内皮细胞可能会受到遗传和环境因素、吸烟、流动性损伤、感染、免疫疾病和糖尿病的不利影响。内皮细胞补偿失败会导致内皮细胞损伤和静脉壁完整性的破坏。在心血管疾病中，持续升高的动态静脉压会导致静脉高压，并对静脉微循环产生有害影响。静脉微循环中剪切应力的改变促进内皮细胞和静脉性溃疡释放血管活性因子、选择素、炎性细胞因子和趋化因子，以及促血栓前体[25, 26]。内皮细胞通过 ICAM-1（CD54）、VCAM-1、ELAM-1（CD62、E- 选择素）和机械敏感性瞬时受体电位香草通道（TRPV）[26, 27]。CVD 患者显示内皮细胞中 ICAM-1、VCAM-1 和 ELAM-1 增加[12, 28-30]。剪切应力的增加导致内皮中一氧化氮产生、血管活性因子的释放、ICAM-1 和 VCAM-1 的表达紊乱，以及 MCP-1、ELAM-1、L- 选择素和 E- 选择素的释放，导致白细胞的募集和迁移到静脉壁和瓣膜中，并随着趋化因子（IL-8）、细胞因子（TGF-β1、TNF-α、IL-1）和 MMP 的释放增加而引发炎症级联反应[11, 26, 30]。此外，糖萼是一种重要的大分子，它是由糖蛋白、蛋白多糖和糖胺聚糖组成的内皮细胞表面的机械传感器。内皮糖萼可防止白细胞黏附、炎症和血栓形成，但静脉壁上剪切应力和机械力的改变会导致内皮细胞损伤、糖萼损伤、白细胞黏附，以及炎症[31, 32]。乙酰肝素酶和 MMP 可降解糖萼，并导致糖多糖水平的改变。静脉曲张的血管壁中有内皮糖萼的破坏和降解的硫酸糖胺聚糖水平增加[33]。

三、MMP 调节、细胞变化与慢性静脉疾病、下肢静脉性溃疡

CVD 和 VLD 中炎症的一个重要组成部分是 MMP 的过度表达，这可能对静脉瓣膜、静脉壁、内皮和糖萼及周围组织产生显著影响，包括导致皮肤和静脉性溃疡的真皮和皮下结构发生变化[11, 34, 35]（图 1-2）。

在 CVD 患者的静脉标本中检测到了几种 MMP。MMP 会导致细胞外基质蛋白、胶原束和中间层（可能是外膜）的弹性蛋白降解，并可能产生额外的静脉扩张作用[9, 30, 35]。MMP 在静脉壁中释放，以响应机械拉伸和静脉高压，进而影响静脉壁的不同组分，包括内皮、血管平滑肌和外膜[36]。在大鼠静脉中，MMP 通过静脉壁超极化和抑制 Ca^{2+} 进入通过表面膜

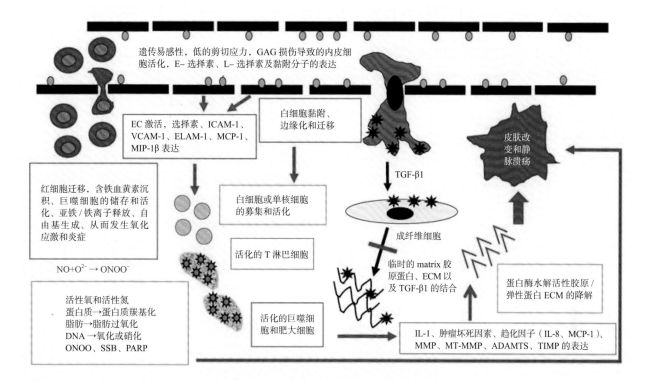

▲ 图 1–2 炎症和晚期皮肤变化 / 静脉性溃疡

细胞事件，包括内皮、糖萼、黏附分子、白细胞和红细胞、细胞活化和炎症途径，以及间质空间中影响皮下和真皮结构的事件。糖萼中存在易感因素和变化，导致黏附分子活化（选择素、ICAM、VCAM）和白细胞活化和趋化因子表达（如 MCP-1、MIP-1、IL-8）。炎症级联反应由几种细胞因子介质的表达启动。基质金属蛋白酶（MMP，特别是 MMP-2、MMP-7、MMP-9、MMP-8、MMP-12）、膜型 MMP 以及具有血小板反应蛋白基序的脱整合素和金属蛋白酶（ADAMTS）参与组织降解过程，包括胶原、弹性蛋白和细胞外基质（ECM）。基质金属蛋白酶组织抑制剂（TIMP）可过度表达或表达不足，这取决于间质和皮下真皮结构内的蛋白水解和降解条件。转化生长因子（TGF）是一种重要的细胞因子和生长因子，具有炎症和结构信号传导功能。TGF 被阻断和（或）降解，延迟临时性和结构性纤连蛋白、腱粘连蛋白、胶原、弹性蛋白和 ECM 成分的合成。未缓解的炎症和蛋白水解活性会导致组织破坏、皮肤变化和下肢静脉性溃疡（VLU）的形成。红细胞（RBC）迁移和分解产物包括含铁血黄素和游离铁（亚铁和三价铁）。包括色素沉着和脂质硬皮症（LDS）在内的皮肤变化可通过红细胞外渗和破坏，然后是血红蛋白分解来解释。由此产生的过量组织铁（Fe^{2+} 和 Fe^{3+}）以含铁血黄素的形式储存。摄入含铁血黄素的巨噬细胞是有毒的，循环氧化和还原反应通过芬顿反应、一氧化氮和超氧化物产生有毒的游离放射性物质（活性氧 ROS、活性氮 RNS）。通常，铁是结合在血红素和铁结合蛋白（铁蛋白和转铁蛋白）中的蛋白质。PARP 被 DNA SSB 快速激活，并将 NAD 切割为烟酰胺和 ADP 核糖。然后，PARP1 将 ADP - 核糖连接到 DNA 缺口附近合适的蛋白质受体上，并构建一个支链多聚 ADP-RNA（标准杆数）聚合物来启动修复过程。ROS 和 RNS 的生理信号传导作用需要氧化还原传感器蛋白，如激活蛋白 1（AP-1、c-Jun 和 c-Fos 的异二聚体）、热休克因子 1（HSF-1）或 Keap-1。由小分子和酶抗氧化剂（如谷胱甘肽、超氧化物歧化酶、过氧化氢酶和谷胱甘肽过氧化物酶）组成的广泛的抗氧化防御系统可防止 ROS 引起的组织损伤 /RNS。过氧亚硝酸盐是一种强效的氧化和硝化剂，可破坏线粒体、组织、DNA、脂质过氧化、许多蛋白质的翻译后修饰、蛋白质氧化剂和硝化作用，以及酶失活，导致严重的细胞功能障碍。ONOO 还降低超氧化物歧化酶（SOD）的功能，增加 ROS 的产生。IL. 白细胞介素；ONOO. 过氧亚硝酸盐；SSB. DNA 的单链断裂；PARP. 聚 ADP 核糖聚合酶

的通道引起静脉扩张，这些过程可能受到缺氧诱导因子（hypoxia-inducible factor，HIF）的调节。与对照静脉相比[37-39]，HIF-1α 和 HIF-2α 转录因子在静脉曲张中过表达，表明缺氧和 HIF 的诱导是 CVD 发病的重要因素[40]。MMP 在 VLD 和伤口渗液中大量存在，

蛋白酶活性增加与溃疡的愈合不良有关。

MMP 的释放和活性受到多种因素的调节，包括细胞因子、尿激酶型纤溶酶原激活剂（uPA）、细胞外 MMP 诱导剂（EMMPRIN、CD147）、血小板衍生生长因子亚型 AA 和丝裂原活化蛋白激酶[41-52]。

细胞因子在 CVD 的不同阶段发挥着重要作用，有助于炎症过程及其在间质间隙中和溃疡床中的传播[11, 33]。在一项针对 CVD 患者的研究中，未经治疗的溃疡表达了高水平的促炎症细胞因子，如白细胞介素（interleukin, IL）、TNF-α 和干扰素 –γ（IFN-γ），但经过 4 周的压迫治疗后，细胞因子水平显著降低的同时，转化生长因子（TGF-β1）水平升高且溃疡开始愈合。重要的是，在压迫治疗前，IL-1 和 IFN-γ 水平较高的溃疡比哪些细胞因子水平较低的愈合更好（定义为伤口表面积减少 40% 或更多）[53]。在一项相关研究中显示，与健康组织相比，静脉性溃疡中 MMP-1、MMP-2、MMP-3、MMP-8、MMP-9、MMP-12 和 MMP-13 的水平显著增加，和 4 周的压迫治疗与 MMP-3、MMP-8 和 MMP-9 水平的降低有关。研究还表明，MMP-1、MMP-2 和 MMP-3 水平的降低与更高的 VLU 愈合率之间存在相关性[54]。此外，对炎症和颗粒化溃疡的研究表明，根据伤口环境的不同，伤口液中细胞因子、趋化因子、粒细胞 – 单核细胞集落刺激因子和生长因子的水平存在显著差异。值得注意的是，他们还观察到 MMP 和 met 异蛋白酶组织抑制剂（TIMP）水平的显著差异，这取决于溃疡伤口的阶段（炎症与制粒）[55, 56]。这些研究表明，愈合与非愈合的溃疡在伤口环境中存在显著差异，并提供了有关伤口进展机制的重要信息，以及溃疡靶向治疗和预后的潜在生物标志物。除了静脉高压、炎症、静脉壁重塑，以及细胞因子和 MMP 表达增加外，在毛细血管后微静脉中还经常发现包含复杂纤维蛋白和胶原沉积的纤维蛋白套[11]。毛细血管周围的纤维蛋白套具有许多成分，包括胶原 I 和 III、纤连蛋白、玻璃体凝集素、层粘连蛋白、腱粘连蛋白、纤维蛋白、TGF-β1、α2 巨球蛋白和 repre 在真皮微循环中引起了巨大的异质性[11, 57]。有趣的是，在纤维蛋白套中也发现了巨噬细胞和肥大细胞，它们可能是细胞因子、MMP 水平升高后与 CVD、皮肤变化和溃疡相关病理变化的主要来源。

四、慢性静脉疾病和下肢溃疡的结构蛋白和改变

对 CVD 患者静脉曲张结构蛋白的分析显示，胶原蛋白总体增加，弹性蛋白和层粘连蛋白均减少[58]。此外，与对照组非静脉曲张受试者的细胞相比，静脉曲张患者的血管平滑肌细胞和真皮成纤维细胞显示 I 型胶原增加，III 型胶原减少[58, 59]。这些胶原分布的变化可能代表受潜在遗传因素影响的系统性疾病。I 型胶原主要赋予刚性，而 III 型胶原参与组织延展性，I/III 型胶原比例的变化可能导致静脉曲张的静脉壁无力和弹性降低。有趣的是，III 型胶原在 CVD 中的病理生理学：遗传、分子、生化机制和基因转录在静脉曲张的血管平滑肌细胞中正常，但 MMP-3 活性增加，表明 III 型胶原的翻译后修饰和降解，这可以被 MMP-3 抑制剂逆转[60]。因此，MMP 参与了原发性静脉疾病发展过程中的不同过程；影响内皮 – 血管平滑肌相互作用和静脉扩张的早期事件；涉及 ECM 降解、静脉壁结构蛋白变化、静脉组织重塑和纤维化；导致 VLU 形成的间质组织蛋白水解和损伤的晚期事件[9]。

五、微静脉瓣膜和慢性静脉疾病

已经使用逆行树脂注射和静脉铸型对 CVD 患者和无 CVD 的对照受试者的截肢下肢进行了微静脉瓣膜研究[61]。支流网在到达小静脉网之前被分为 6 个连续的世代。大隐静脉和主要支流中的瓣膜被分配为 0 代，随后每条支流中的阀门被分配为连续编号的一代（1～5）。在第三代分支（"边界"）的微静脉功能不全的区域，注射的树脂更深地渗透到真皮的微静脉网络中。在有静脉曲张和 VLU 的肢体中，回流到小静脉网络和毛细血管环的范围很广，网状结构更密集，弯曲度更大。因此，除了浅轴隐静脉功能不全外，还存在微静脉瓣膜功能不全，一旦第三代微静脉受损，发生真皮静脉性溃疡的风险更大。这可能解释了为什么一些长期静脉曲张患者没有发展为 VLU，因为第三代网络的微瓣膜是完整的，并且在发病前恶化[61]。这也可以解释为什么在浅层、深层和穿静脉系统（可能是因为第三代微型阀受损）。进一步研究调节剪切应力、静脉壁拉伸和微瓣膜功能的因素，以及细胞因子和蛋白酶的存在，将有助于确定恢复静脉微循环完整性和治疗心血管疾病的特定靶点。

六、慢性静脉疾病 / 下肢溃疡中的缺氧、细胞凋亡、代谢异常和连接蛋白

CVD 和静脉功能不全发展的其他潜在机制是缺氧和静脉壁凋亡。研究表明，缺氧、静脉壁细胞凋亡变化和心血管疾病之间存在关联，但结果显示

出显著的变异性，尚不足以得出结论[62, 63]。代谢组学是对正常条件下生物系统代谢，以及对病理生理刺激和基因修饰反应的综合研究。代谢异常也可能在静脉功能障碍中发挥作用，并导致 CVD。与对照组非静脉曲张患者相比，静脉曲张患者的代谢性静脉溃疡产物，如肌酸、乳酸和肌醇代谢产物增加[64]。此外，与未拉伸的静脉相比，在长时间拉伸 18h 的离体大鼠下腔静脉中发现缬氨酸和胆碱代谢产物，以及甘油三酯部分水平增加。当在 CVD 的背景下解释这些发现时，支链氨基酸缬氨酸和细胞膜成分胆碱水平的增加可能导致肌肉分解增加。拉伸静脉段中甘油三酯部分水平的增加表明，高静脉压可能会诱导炎症反应。这些观察结果与静脉曲张和 CVD 中观察到的病理学一致，并提供了对潜在机制、代谢途径和潜在治疗靶点的深入了解。其他研究表明，与对照受试者相比，静脉曲张患者静脉标本水提取物中的戊二酸、牛磺酸、肌醇、肌酸和肌苷浓度更高，脂质提取物中的磷脂酰胆碱、磷脂酰乙醇胺和鞘磷脂浓度更高。通路分析表明，磷脂酰胆碱和鞘磷脂与炎症有关，而肌醇与细胞增殖有关[65]，在 6 项 CVD 研究和 2 项 VLU 研究中，对细胞代谢和标志性终产物的进一步分析为疾病过程的代谢基础提供了关键信息。CVD 患者静脉中上调的代谢产物包括脂质、支链氨基酸（BCAA）、谷氨酸、牛磺酸、乳酸和肌醇。VLU 伤口液和溃疡活检中上调的代谢产物包括乳酸、BCAA、赖氨酸、3- 羟基丁酸和戊二酸[66]。对代谢谱的进一步研究将确定预防和改进 CVD 和 VLU 靶向治疗的分子靶点。

间隙连接已成为一个新的研究领域，对心血管疾病的路径生理学和潜在治疗具有重要意义。缝隙连接参与了与慢性伤口发病机制相关的不同过程，包括炎症、水肿形成和纤维化。连接蛋白是间隙连接的通道形成成分，促进可兴奋细胞之间的电传播，并可能允许小分子在细胞质之间通过。连接蛋白可能在与 CVD 相关的炎症反应和 VLU 愈合中发挥作用。连接蛋白 43 在溃疡的伤口边缘异常升高[66]。连接蛋白 43 的肽抑制剂 ACT1 在动物模型中加速成纤维细胞增殖和上皮化[67]。此外，在一项对随机应用压缩加 ACT1 凝胶与单独应用压缩的 VLU 患者的研究中，用 ACT1 凝胶治疗的 VLU 在 12 周时显示出更高的平均再上皮化百分比[67]，对不同连接蛋白及

其对 CVD 全谱贡献的进一步研究将高度重视连接蛋白细胞途径作为 CVD 治疗和改变疾病进展的新靶点。

七、机器学习在慢性静脉疾病 / 静脉性溃疡的 GWAS 和遗传学、铁、氧化应激、活性氧 / 氮种类、生物标志物细胞因子 / 蛋白水解和 MT-MMP/ADAMTS 中的应用

最近的遗传分析已经确定了与静脉曲张和静脉性溃疡相关的重要基因位点和表型变化。一项针对近 50 万受试者（静脉曲张和对照组）的广泛研究，利用机器学习分析 GWAS 和风险因素，确定了高龄、女性、肥胖、妊娠、深静脉血栓（deep venous thrombosis，DVT）形成、身高增加和腿部生物阻抗是静脉曲张的风险因素[68]。GWAS 确定了 30 个与静脉曲张密切相关的基因座，包括编码血压的基因、血管机械感应和通道（如糖萼、钙通道、TPRV）、血管成熟、发育和整合，以及与静脉性溃疡相关的血色素沉着症基因附近的基因[68]。另一项评估基因表达与静脉性溃疡愈合预测之间关系的研究确定了 14 个候选基因（WounD14-WD14 特征），当在前瞻性盲法研究中进行检查时，WD14 特征可以预测溃疡可能会愈合[69]。这些观察结果具有临床和社会经济意义，因为它们将突出未来治疗干预和基因治疗的潜在靶基因，并将识别潜在难以治愈的静脉性溃疡患者，需要额外的支持。

CVD 和溃疡中的铁沉积增加，并可能参与皮肤变化和溃疡的发展[70]。红细胞滞育是一个红细胞离开毛细血管和毛细血管周围网络进入间质组织空间的过程，导致红细胞破裂、血红蛋白降解和铁作为血红素的储存。在患有皮肤变化（脂质硬皮症）和下肢溃疡[71]的 CVD 患者中检测到这种情况。在 VLU 患者中，氧化应激升高，可导致溃疡缓慢愈合或不愈合[72]。铁（Fe^{2+}）的特性对刺激巨噬细胞、激活细胞因子和趋化因子释放具有显著影响。这些影响导致炎症状态，包括氧化应激、红细胞溶血，并使皮肤变化和 VLU 发育永久化[73]。组织和溃疡内的高度氧化状态的净影响是几个氧化和硝化过程的激活。具体而言，活性氧物种、活性氮物种、蛋白质羰基化、脂质过氧化、DNA 氧化和硝化的产生会导致单链断裂的损伤[74]。除了 Fe^{2+} 形式的游离铁外，铁离子（Fe^{3+}）毒性极强，已在患有 LDS 和 VLU 的

晚期 CVD 患者的组织活检中检测到，但静脉曲张患者除外，或者仅水肿和色素沉着过度的 CVD 患者除外[75]。过氧亚硝酸盐（ONOO−）是一种强效的氧化和硝化剂，对线粒体、DNA、脂质过氧化，以及蛋白质氧化和硝化造成不可修复的损伤，导致许多蛋白质的修饰和多种酶的失活，并最终破坏细胞功能[76]。ONOO− 对 DNA 的影响是导致单链断裂，单链断裂激活多聚腺苷核糖聚合酶（PARP），并在 DNA 缺口处构建分支多聚腺苷酸核糖（标准杆数）聚合物以启动修复过程[74]。

在第一项评估 ONOO− 和 PARP 活性的研究中，研究人员评估了溃疡的组织活检与正常组织作为对照。该研究发现标准杆数（PARP，DNA 损伤 / 修复）升高和硝基酪氨酸升高（通过代谢物间接测量 ONOO−）[74]。这表明 VLU 的病理生理部分涉及 ONOO− 的产生，其许多破坏性特性包括 DNA 损伤。未来的工作应该检查 ONOO− 形成的抑制是否可以改变溃疡的进展并改善愈合。值得注意的是，ONOO− 及其对 DNA 的损伤可能导致溃疡的突变和致癌转化，如鳞状细胞癌[76, 77]。

积累的研究证据表明，静脉性溃疡患者的组织标本、血清和伤口液中存在几种生物标志物，包括细胞因子、趋化因子、生长因子、蛋白水解酶（MMP、EMMPRIN、TIMP）[78]。此外，膜型 MMP（MT-MMP）水平的变化，以及具有血小板反应蛋白基序的去整合素和金属蛋白酶（ADAMTS）与 CVD 和 VLU 的不同阶段有关[76, 79]。虽然这些炎症生物标志物的存在可能是一个偶然现象，但它们可能在 CVD 和 VLU 的病理生理学中具有整体功能，为进一步的研究和未来的临床治疗提供了重要领域。

结论

CVD 和 VLU 的病理生理学是复杂和多因素的，涉及预先形成的遗传和环境因素、关键功能蛋白和酶的改变、剪切应力的变化、糖萼损伤和几种黏附分子的激活。这些事件导致白细胞活化并迁移到静脉壁、瓣膜和间质，同时释放许多细胞因子、趋化因子、生长因子、蛋白酶和调节分子。各种代谢产物已被鉴定，是代谢细胞功能障碍的重要调节因子和标志。下肢组织炎症和细胞功能障碍随之而来，导致临床上观察到的 CVD 和 VLU 变化。炎症过程的进一步升级是由红细胞滞育和红细胞降解引起的铁沉积引起的氧化应激，导致游离铁释放的毒性水平和活性氧和氮物种的产生。这些氧化和硝基化合物破坏了许多细胞功能并导致组织损伤。最终，进行性炎症会导致晚期 CVD、皮肤变化和 VLU。对病理生理学和机制途径的进一步研究将更好地了解复杂的疾病过程，并有助于开发 CVD 和 VLU 的创新和靶向治疗方法。

致谢：R.A.Khalil 博士得到了布里格姆研究所的 BRI 卓越研究基金和国家心肺血液研究所的资助（HL111775、R56HL147889 和 R01HL147889–A1）。

参考文献

[1] Labropoulos N, Leon M, Nicolaides AN, et al. Superficial venous insufficiency: correlation of anatomic extent of reflux with clinical symptoms and signs. J Vasc Surg. 1994;20:953–958.

[2] Meissner MH, Moneta G, Burnand K, et al. The hemodynamics and diagnosis of venous disease. J Vasc Surg. 2007;46(Suppl S):4S-24S.

[3] Labropoulos N, Leon M, Nicolaides AN, et al. Venous reflux in patients with previous deep venous thrombosis: correlation with ulceration and other symptoms. J Vasc Surg. 1994;20:20–26.

[4] Labropoulos N, Gasparis AP, Tassiopoulos AK. Prospective evaluation of the clinical deterioration in post-thrombotic limbs. J Vasc Surg. 2009;50:826–830.

[5] Labropoulos N, Gasparis AP, Pefanis D, et al. Secondary chronic venous disease progresses faster than primary. J Vasc Surg. 2009;49:704–710.

[6] Eberhardt RT, Raffetto JD. Chronic venous insufficiency. Circulation. 2014;130:333–346.

[7] Raffetto JD. Pathophysiology of wound healing and alterations in venous leg ulcers-review. Phlebology. 2016;31(1 Suppl):56–62.

[8] Chi YW, Raffetto JD. Venous leg ulceration pathophysiology and evidence based treatment. Vasc Med. 2015;20:168–181.

[9] Raffetto JD, Khalil RA. Mechanisms of varicose vein formation: valve dysfunction and wall dilation. Phlebology. 2008;23:85–98.

[10] Deroo S, Deatrick KB, Henke PK. The vessel wall: a forgotten player in post thrombotic syndrome. Thromb Haemost. 2010;104:681–692.

[11] Raffetto JD. Inflammation in chronic venous ulcers. Phlebology. 2013;28(Suppl 1):61–67.

[12] Ono T, Bergan JJ, Schmid-Schönbein GW, et al. Monocyte infiltration into venous valves. J Vasc Surg. 1998;27:158–166.

[13] Raffetto JD, Mannello F. Pathophysiology of chronic venous disease. Int Angiol. 2014;33:212–221.

[14] Mannello F, Ligi D, Raffetto JD. Glycosaminoglycan sulodexide modulates inflammatory pathways in chronic venous disease. Int Angiol. 2014;33:236–242.

[15] Anwar MA, Georgiadis KA, Shalhoub J, et al. A review of familial, genetic, and congenital aspects of primary varicose vein disease. Circ Cardiovasc Genet. 2012;5:460–466.

[16] Cornu-Thenard A, Boivin P, Baud JM, et al. Importance of the familial factor in varicose disease. Clinical study of 134 families. J Dermatol Surg Oncol. 1994;20:318–326.

[17] Fiebig A, Krusche P, Wolf A, et al. Heritability of chronic venous disease. Hum Genet. 2010;127: 669–674.

[18] Ellinghaus E, Ellinghaus D, Krusche P, et al. Genome-wide association analysis for chronic venous disease identifies EFEMP1 and KCNH8 as susceptibility loci. Sci Rep. 2017;7:45652.

[19] Bharath V, Kahn SR, Lazo-Langner A. Genetic polymorphisms of vein wall remodeling in chronic venous disease: a narrative and systematic review. Blood. 2014;124:1242–1250.

[20] Zamboni P, Gemmati D. Clinical implications of gene polymorphisms in venous leg ulcer: a model in tissue injury and reparative process. Thromb Haemost. 2007;98:131–137.

[21] Zamboni P, Tognazzo S, Izzo M, et al. Hemochromatosis C282Y gene mutation increases the risk of venous leg ulceration. J Vasc Surg. 2005;42:309–314.

[22] Tognazzo S, Gemmati D, Pallazzo A, et al. Prognostic role of factor XIII gene variants in nonhealing venous leg ulcers. J Vasc Surg. 2006;44:815–819.

[23] Zamboni P, De Mattei M, Ongaro A, et al. Factor XIII contrasts the effects of metalloproteinases in human dermal fibroblast cultured cells. Vasc Endovasc Surg. 2004;38:431–438.

[24] Gemmati D, Tognazzo S, Catozzi L, et al. Influence of gene polymorphisms in ulcer healing process after superficial venous surgery. J Vasc Surg. 2006;44:554–562.

[25] Schmid-Shonbein GW, Takase S, Bergan JJ. New advances in the understanding of the pathophysiology of chronic venous insufficiency. Angiology. 2001;52(Suppl 1):S27–S34.

[26] Bergan JJ, Schmid-Shonbein GW, Coleridge Smith PD, et al. Chronic venous disease. N Engl J Med. 2006;355:488–498.

[27] Chen YS, Lu MJ, Huang HS, et al. Mechanosensitive transient receptor potential vanilloid type 1 channels contribute to vascular remodeling of rat fistula veins. J Vasc Surg. 2010;52:1310–1320.

[28] Takase S, Pascarella L, Lerond L, et al. Venous hypertension, inflammation and valve remodeling. Eur J Vasc Endovasc Surg. 2004;28:484–493.

[29] Takase S, Bergan JJ, Schmid-Schönbein G. Expression of adhesion molecules and cytokines on saphenous veins in chronic venous insufficiency. Ann Vasc Surg. 2000;14:427–435.

[30] Castro-Ferreira R, Cardoso R, Leite-Moreira A, et al. The role of endothelial dysfunction and inflammation in chronic venous disease. Ann Vasc Surg. 2017;pii: S0890–5096(17)30843–30849.

[31] Mannello F, Raffetto JD. Matrix metalloproteinase activity and glycosaminoglycans in chronic venous disease: the linkage among cell biology, pathology and translational research. Am J Transl Res. 2011;3: 149–158.

[32] Mannello F, Medda V, Ligi D, et al. Glycosaminoglycan sulodexide inhibition of mmp-9 gelatinase secretion and activity: possible pharmacological role against collagen degradation in vascular chronic diseases. Curr Vasc Pharmacol. 2013;11:354–365.

[33] Mannello F, Ligi D, Canale M, et al. Omics profiles in chronic venous ulcer wound fluid: innovative applications for translational medicine. Expert Rev Mol Diagn. 2014;14:737–762.

[34] Serra R, Grande R, Butrico L, et al. Effects of a new nutraceutical substance on clinical and molecular parameters in patients with chronic venous ulceration. Int Wound J. 2016;13:88–96.

[35] Chen Y, Peng W, Raffetto JD, et al. Matrix metalloproteinases in remodeling of lower extremity veins and chronic venous disease. Prog Mol Biol Transl Sci. 2017;147:267–299.

[36] Raffetto JD, Qiao X, Koledova VV, et al. Prolonged increases in vein wall tension increase matrix metalloproteinases and decrease constriction in rat vena cava: potential implications in varicose veins. J Vasc Surg. 2008;48:447–456.

[37] Raffetto JD, Ross RL, Khalil RA. Matrix metalloproteinase 2–induced venous dilation via hyperpolarization and activation of K^+ channels: relevance to varicose vein formation. J Vasc Surg. 2007;45: 373–380.

[38] Raffetto JD, Barros YV, Wells AK, et al. MMP-2 induced vein relaxation via inhibition of $[Ca^{2+}]$ dependent mechanisms of venous smooth muscle contraction. Role of RGD peptides. J Surg Res. 2010; 159:755–764.

[39] Lim CS, Qiao X, Reslan OM, et al. Prolonged mechanical stretch is associated with upregulation of hypoxia-inducible factors and reduced contraction in rat inferior vena cava. J Vasc Surg. 2011;53: 764–773.

[40] Lim CS, Kiriakidis S, Paleolog EM, et al. Increased activation of the hypoxia-inducible factor pathway in varicose veins. J Vasc Surg. 2012;55:1427–1439.

[41] Trengove NJ, Bielefeldt-Ohmann H, Stacey MC. Mitogenic activity and cytokine levels in nonhealing and healing chronic leg ulcers. Wound Repair Regen. 2000;8:13–25.

[42] Tian YW, Stacey MC. Cytokines and growth factors in keratinocytes and sweat glands in chronic venous leg ulcers. An immunohistochemical study. Wound Repair Regen. 2003;11:316–325.

[43] Gohel MS, Windhaber RA, Tarlton JF, et al. The relationship between cytokine concentrations and wound healing in chronic venous ulceration. J Vasc Surg. 2008;48:1272–1277.

[44] Wysocki AB, Staiano-Coico L, Grinnell F. Wound fluid from chronic leg ulcers contains elevated levels of metalloproteinases MMP-2 and MMP-9. J Invest Dermatol. 1993;101:64–68.

[45] Weckroth M, Vaheri A, Lauharanta J, et al. Matrix metalloproteinases, gelatinase and collagenase in chronic leg ulcers. J Invest Dermatol. 1996;106:1119–1124.

[46] Herouy Y, May AE, Pornschlegel G, et al. Lipodermatosclerosis is characterized by elevated expression and activation of matrix metalloproteinases. Implications for venous ulcer formation. J Invest Dermatol. 1998;111:822–827.

[47] Herouy Y, Trefzer D, Hellstern MO, et al. Plasminogen activation in venous leg ulcers. Br J Dermatol. 2000;143:930–936.

[48] Norgauer J, Hildenbrand T, Idzko M, et al. Elevated expression of extracellular matrix metalloproteinase inducer (CD147) and membrane-type matrix metalloproteinases in venous leg ulcers. Br J Dermatol. 2002;147:1180–1186.

[49] Mwaura B, Mahendran B, Hynes N, et al. The impact of differential expression of extracellular matrix metalloproteinase inducer, matrix metalloproteinase-2, tissue inhibitor of matrix metalloproteinase-2 and PDGF-AA on the chronicity of venous

leg ulcers. Eur J Vasc Endovasc Surg. 2006;31:306–310.

[50] Meyer FJ, Burnand KG, Abisi S, et al. Effect of collagen turnover and matrix metalloproteinase activity on healing of venous leg ulcers. Br J Surg. 2008;95:319–325.

[51] Raffetto JD, Vasquez R, Goodwin DG, et al. Mitogen-activated protein kinase pathway regulates cell proliferation in venous ulcer fibroblasts. Vasc Endovasc Surg. 2006;40:59–66.

[52] Raffetto JD, Gram CH, Overman KC, et al. Mitogen-activated protein kinase p38 pathway in venous ulcer fibroblasts. Vasc Endovasc Surg. 2008;42:367–374.

[53] Beidler SK, Douillet CD, Berndt DF, et al. Inflammatory cytokine levels in chronic venous insufficiency ulcer tissue before and after compression therapy. J Vasc Surg. 2009;49:1013–1020.

[54] Beidler SK, Douillet CD, Berndt DF, et al. Multiplexed analysis of matrix metalloproteinases in leg ulcer tissue of patients with chronic venous insufficiency before and after compression therapy. Wound Repair Regen. 2008;16:642–648.

[55] Ligi D, Mosti G, Croce L, et al. Chronic venous disease – Part I: inflammatory biomarkers in wound healing. Biochim Biophys Acta. 2016;1862:1964–1974.

[56] Ligi D, Mosti G, Croce L, et al. Chronic venous disease – Part II: proteolytic biomarkers in wound healing. Biochim Biophys Acta. 2016;1862:1900–1908.

[57] Pappas PJ, DeFouw DO, Venezio LM, et al. Morphometric assessment of the dermal microcirculation in patients with chronic venous insufficiency. J Vasc Surg. 1997;26:784–795.

[58] Sansilvestri-Morel P, Rupin A, Badier-Commander C, et al. Imbalance in the synthesis of collagen type I and collagen type III in smooth muscle cells derived from human varicose veins. J Vasc Res. 2001;38: 560–568.

[59] Sansilvestri-Morel P, Rupin A, Jaisson S, et al. Synthesis of collagen is dysregulated in cultured fibroblasts derived from skin of subjects with varicose veins as it is in venous smooth muscle cells. Circulation. 2002;106:479–483.

[60] Sansilvestri-Morel P, Rupin A, Jullien ND, et al. Decreased production of collagen Type III in cultured smooth muscle cells from varicose vein patients is due to a degradation by MMPs: possible implication of MMP-3. J Vasc Res. 2005;42:388–398.

[61] Vincent JR, Jones GT, Hill GB, et al. Failure of microvenous valves in small superficial veins is a key to the skin changes of venous insufficiency. J Vasc Surg. 2011;54(6 Suppl):62S–69S.

[62] Lim CS, Davies AH. Pathogenesis of primary varicose veins. Br J Surg. 2009;96:1231–1242.

[63] Lim CS, Gohel MS, Shepherd AC, et al. Venous hypoxia: a poorly studied etiological factor of varicose veins. J Vasc Res. 2011;48:185–194.

[64] Anwar MA, Shalhoub J, Vorkas PA, et al. In-vitro identification of distinctive metabolic signatures of intact varicose vein tissue via magic angle spinning nuclear magnetic resonance spectroscopy.

Eur J Vasc Endovasc Surg. 2012;44:442–450.

[65] Anwar MA, Adesina-Georgiadis KN, Spagou K, et al. A comprehensive characterisation of the metabolic profile of varicose veins; implications in elaborating plausible cellular pathways for disease pathogenesis. Sci Rep. 2017;7:2989.

[66] Onida S, Tan MKH, Kafeza M, et al. Metabolic phenotyping in venous disease: the need for standardization. J Proteome Res. 2019;18:3809–3820.

[67] Ghatnekar GS, Grek CL, Armstrong DG, et al. The effect of a connexin43–based Peptide on the healing of chronic venous leg ulcers: a multicenter, randomized trial. J Invest Dermatol. 2015;135: 289–298.

[68] Fukaya E, Flores AM, Lindholm D, et al. Clinical and genetic determinants of varicose veins. Circulation. 2018;138:2869–2880.

[69] Bosanquet DC, Sanders AJ, Ruge F, et al. Development and validation of a gene expression test to identify hard-to-heal chronic venous leg ulcers. Br J Surg. 2019;106:1035–1042.

[70] Zamboni P. Is leg ulceration a defending mechanism against toxic iron accumulation. Acta Haematol. 2016;135:122–123.

[71] Caggiati A, Franceschini M, Heyn R, Rosi C. Skin erythrodiapedesis during chronic venous disorders. J Vasc Surg. 2011;53:1649–1653.

[72] Yeoh-Ellerton S, Stacey MC. Iron and 8–isoprostane levels in acute and chronic wounds. J Invest Dermatol. 2003;121:918–925.

[73] Wlaschek M, Singh K, Sindrilaru A, Crisan D, Scharffetter-Kochanek K. Iron and iron-dependent reactive oxygen species in the regulation of macrophages and fibroblasts in non-healing chronic wounds. Free Radic Biol Med. 2019;133:262–275.

[74] Bodnár E, Bakondi E, Kovacs K, et al. Redox profiling reveals clear differences between molecular patterns of wound fluids from acute and chronic wounds. Oxid Med Cell Longev. 2018;2018:5286785.

[75] Caggiati A, Rosi C, Casini A, et al. Skin iron deposition characterises lipodermatosclerosis and leg ulcer. Eur J Vasc Endovasc Surg. 2010;40:777–782.

[76] Raffetto JD, Khalil RA. Mechanisms of lower extremity vein dysfunction in chronic venous disease and implications in management of varicose veins. Vessel Plus. 2021;5:36.

[77] Shalhout SZ, Kaufman HL, Sullivan RJ, Lawrence D, Miller DM. Immune checkpoint inhibition in marjolin ulcer: a case series. J Immunother. 2021;44:234–238.

[78] Raffetto JD, Ligi D, Maniscalco R, Khalil RA, Mannello F. Why venous leg ulcers have difficulty healing: overview on pathophysiology, clinical consequences, and treatment. J Clin Med. 2020;10:29.

[79] Serra R, Gallelli L, Butrico L, et al. From varices to venous ulceration: the story of chronic venous disease described by metalloproteinases. Int Wound J. 2017;14:233–240.

第2章 慢性静脉功能不全的静脉血流动力学与微循环
Venous hemodynamics and microcirculation in chronic venous insufficiency

John Blebea 著

我们对静脉血流动力学的认识由来已久。Andre Vesalius 在 1543 年描述了静脉的解剖结构，William Harvey 在 1628 年定义了静脉血流的方向，即通过单向瓣膜回到心脏，Antonio Valsalva 在 1710 年阐释了肌泵对于静脉血流的影响。Fabriciusd' Aquapendente 首先将静脉曲张归因于瓣膜功能障碍，但直到 1842 年，Paul Briquet 才提出深静脉穿通支的异常逆行血流与静脉曲张的发展有关。如今，我们已经从非侵入性成像和功能性测试中受益，这包括双功超声、CT、MRI 及体积描记方式。通过使用静脉内压力测量、超声和静脉造影，我们在宏观层面上对于静脉血流动力学有了更多的了解，拓展了我们对其功能障碍的认识及在慢性静脉功能不全（chronic venous insufficiency，CVI）发展中的作用。

微循环是由动脉微血管、毛细血管、微静脉和毛细淋巴管，以及相关的间质组织空间组成。这些血管的直径一般 <25μm，通常被认为是属于它们所连接的组织。在 CVI 的情况下，微循环在控制皮肤血流、血管通透性和与溃疡有关的免疫反应中起着关键作用。这一层面的静脉血管与大循环中的静脉血管有很大的不同，其血流动力学也更为复杂。它们的小尺寸限制了可视化和测量，只能通过显微镜分析、激光多普勒流量测量和成像，以及体外组织培养和分子分析[1]。尽管已经提出了许多假设，描述了微循环功能障碍在 CVI 发展中的作用，但这其中大有文章可做。在本章中，我们将在 CVI 的背景下，回顾大循环层面和微观层面静脉血流动力学的作用。

根据公认的定义，慢性静脉功能不全是指静脉系统功能异常，导致中度至重度水肿（C3），但更常见的是皮肤变化（C4）或溃疡（C5～C6）的情况，根据临床、病因、解剖和病理生理学（clinical, etiological, anatomical, and pathophysiological, CEAP）分类系统中的定义[2,3]。水肿，即体液在间质空间的积累导致腿部肿胀，常常是与 CVI 相关的第一个临床症状或体征，反映了潜在的血流动力学功能障碍[4]。尽管多种疾病和药物可以诱发腿部肿胀，但根据静脉功能不全的患病率，CVI 相关的水肿占所有下肢水肿的 90%[5]。

一、血流动力学与解剖学

要了解静脉血流动力学，必须要了解下肢静脉系统[6,7]。位于腿部的三个静脉系统，即深静脉系统、浅隐静脉系统以及连接的穿静脉系统之间的相互作用，对疾病状态下的血流动力学变化是很重要的。虽然伴随着腿部大动脉的深静脉系统会回流 80%～90% 的下肢静脉血液，但浅静脉系统与可见的静脉曲张关系最密切，也是经常接受治疗干预的系统，而腿部多于 150 条的穿通支静脉为病理性反流提供了侧支途径，在血流动力学上对静脉性溃疡 CVI 的发展有重要影响[8]。在这些穿通支静脉中，描述最清楚、临床相关性最大的是涉及胫后静脉的小腿内侧穿通支静脉，但任何一组穿通支静脉在治疗特定患者时都可能具有重要的因果关系。

在正常的生理条件下，单向性流向头侧的静脉血流由健康的静脉瓣膜系统、下肢肌泵的压缩作用，以及腹腔和胸腔内的负压共同维持。在行走过程中，小腿肌肉在其筋膜封闭区内的收缩会在小腿和大腿之间产生动态压力梯度，这会导致血液在有效瓣膜的帮助下沿反重力方向流向心脏。小腿肌泵是最重要的，因为它在比目鱼肌和腓肠肌窦包含最大的静脉容量，并产生最高的压力。腓肠肌和比目鱼肌中产生的肌内压力可以从放松状态下的 9～15mmHg，增加到最高 250mmHg[9]。在所有的三个静脉系统中，瓣膜功能在维持静脉正确流动方向上都很重要。现代超声技术的使用是最有帮助的，使我们能够直接观察到瓣膜，并通过瓣膜关闭来量化其功能（图 2-1）。van Bemmelen 及其同事最初的研究确定了双功超声诊断浅静脉反流的瓣膜关闭时间界限为 0.5s[10]。对于深静脉系统，≥1s 的反流提示瓣膜功能障碍，而直径>3.5mm 且反流>0.35s 的穿静脉通常被认为是异常的[11]。双功超声具有很高的灵敏度和特异度，如果操作得当，检测反流的总准确率为 94%。

二、病理生理学：浅静脉功能不全

在病理状态下，无论是由于原发性瓣膜功能障碍，还是继发于浅静脉血栓性静脉炎或深静脉血栓

形成，都会导致血流逆行而发生静脉反流[12]。浅静脉系统的瓣膜功能不全通常被认为是由于静脉壁的原发性薄弱，而导致静脉扩张和瓣膜尖端分离，造成瓣膜功能障碍。据报道，静脉壁内发生的诸多生化异常，会对其扩张性有影响。曲张的静脉具有一些异常的弹性特性，如胶原蛋白含量增加，弹性蛋白纤维断裂，细胞外基质降解和积聚[13, 14]。这些异常导致了静脉壁完整性的初始缺陷，诱导了结构退化。Akroyd 等表明[15]，瓣膜环及其瓣叶的抗张强度远高于静脉壁本身，进一步支持了瓣膜功能不全是继发于静脉壁缺陷的理论。原发性瓣膜功能障碍也有遗传基础，FOXC2 基因的突变与下肢浅静脉和深静脉的静脉瓣膜失效有关[16]。

继发性瓣膜功能障碍见于浅静脉血栓性静脉炎发作后。与深静脉系统一样，可以进行溶栓和再通

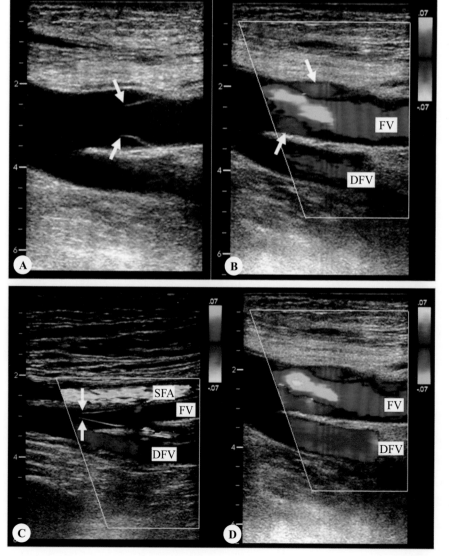

◀ 图 2-1　A. 纵向 B 型超声显示股静脉中的正常静脉瓣膜，瓣叶（箭）打开，以允许血流正常的流向头侧。B. 彩色双功超声显示，股静脉（FV）和股深静脉（DFV）中顺行的蓝色血流正流向探头方向。瓣叶尖部逆向流动的红色血流（箭）是一个正常的生理现象。C. 在股静脉（FV）中，顺行血流的周期性停止会诱发瓣叶的关闭（箭），而在股深静脉（DFV）中，血流则持续流向头侧。在此图像中还可以看到覆于上方的股浅动脉（SFA）在远离探头方向。D. 在另一名患者中（请注意，血流的颜色分配被颠倒），股静脉（FV）有蓝色的反流提示瓣膜功能不全，而股深静脉（DFV）则仍为正常流向头侧的红色血流

以重新开放堵塞的静脉。由于静脉位于皮肤表面之下的浅表位置，相关的炎症过程，很容易通过病灶的红肿、疼痛和压痛观察到，这会诱导纤维化而使瓣叶的活动受限，从而导致瓣膜功能不全和反流。静脉壁也会因此增厚和钙化。

站立时的重力作用会引起静脉内静水压力的增加，从而增加静脉壁的外壁张力和扩张，这是静脉曲张患者在第一次就诊时经常向医生讲述的事情。这些叠加在结构薄弱的静脉壁上，这种额外的力和血管直径的增加会使瓣叶进一步分离，甚至进一步导致反流恶化，最终导致症状加重。反流会从较远端的高压位置发展到较近端的低压静脉段，这一发现支持了重力压力对浅层静脉反流有促进作用的假设[17]。随着反流的严重程度增加，站立时静脉压力的增加将无法通过步行或锻炼来缓解。在正常肢体中，站立和运动时足背的浅静脉压力平均从 87mmHg 降至 22mmHg，而在静脉曲张患者中，这一数值仅减少到 44mmHg。此外，正常人的静脉充盈时间为 31s，在大隐静脉反流的患者中静脉充盈时间仅为 3s[18]。这反映了当没有瓣膜关闭而提供的保护性压力分隔时，反流和压力的升高会进一步传递。当通过空气容积描记法，利用腿部血容量替代压力进行表示时，射血分数＜65%，残余体积分数＞30%[19]。

我们对静脉功能不全的治疗建议基于我们对浅静脉功能不全的生理血流动力学和压力变化的理解。最初的开放性手术通过近端隐股结扎和大隐静脉剥脱，旨在消除导致反流和静脉高压的整个轴向通路。目前，微创节段性静脉内消融术已经证明，通过闭合有限的近端功能不全节段，可以实现同等的临床改善。此外，CHIVA 手术，即保留大隐静脉，只破坏回流的侧支，也可以成功缓解浅静脉功能障碍的症状[20]。这表明，减少侧支的容量和压力过载足以改善隐静脉扩张和瓣膜功能障碍。最后，静脉水肿（C3）的缓解，可以通过使用Ⅱ级（20～30mmHg）和Ⅲ级（30～40mmHg）弹力袜来实现。这不仅可以减少腿部可能积聚间质液的体积，也能够压迫静脉，从而有助于控制腿部的反流和静脉高压。有趣的是，至少在一些腿部病变较少的位置，低弹力袜对深静脉的压迫要大于浅静脉[21]。

三、深静脉功能障碍

急性深静脉血栓（DVT）形成导致的深静脉阻塞对血流动力学的影响更大，因为相关的静脉流出受阻。股静脉、股总静脉或髂静脉的急性深静脉血栓形成会限制血液流出，这会导致腿部的动脉血流流入减少，从而导致股青肿和可能的缺血性肢体损伤。幸运的是，有多种溶栓、机械和介入手术方式可用于治疗这种广泛的急性静脉闭塞。尽管已发现快速溶栓治疗与瓣膜功能相关[22]，但一项大型前瞻性随机临床试验并未证明对大多数患者的预期临床益处[23]。如果血栓位于股深静脉或大隐静脉的汇合处上方，则会出现更明显的腿部水肿，因为这些静脉是股静脉和远端静脉闭塞的侧支旁路。

幸运的是，通过延长抗凝治疗，大约有一半的静脉血栓在发病后 6 个月内完全消失。血栓闭塞的解剖位置在一定程度上可以预测，股静脉更有可能保持闭塞，而部分或完全再通则更常见于髂外静脉、股总静脉和腘静脉。这可能是由于这些部位的流速较高，以及存在侧支通道的缘故。在最初的血栓事件发生后，内在的溶栓和再通可以使血流在先前闭塞的静脉内恢复。然而，单独的血管再通在血流动力学上是不完全的，会导致血流相对受阻，从而造成继发性瓣膜功能不全[24]（图 2-2）。瓣膜尖端发生的炎症和纤维化过程限制了瓣叶的运动，导致瓣叶仅能部分移动或完全僵硬。此外，静脉非瓣膜段的炎症可导致静脉壁的增厚和钙化。目前还不清楚这种弹性和扩张性的丧失对静脉血流动力学的影响程度，但至少，由于静脉直径的缩小，这些节段的血流量必然减少。这些过程的结果是瓣膜功能不全和反流[25]。

如果早期血栓没有消退，血栓就会被纤维组织所取代，填满管腔，造成完全和永久性的静脉阻塞。这对血流动力学有重要的影响，因为诱发了侧支血管静脉流出的逐渐增加。这些侧支血管满足了需求，但取决于阻塞的程度，可能不足以使静脉充分流出腿部。阻塞的程度和形成侧支通路的数量决定了血流动力学变化的严重程度，因此也决定了血栓形成后综合征的严重程度。由于瓣膜可能更少或不那么坚韧，侧支血管本身可能会成为血液逆向回流到肢体的通道。当腘静脉闭塞后，小腿穿通支静脉成为逆向进入浅静脉系统的重要通路。腘静脉梗阻时，无论是孤立的还是与小腿静脉和髂股静脉相结合的，通常会导致严重的症状和随后的腿部溃疡形成。

深静脉系统中的残留血栓除了具有部分阻塞作用外，还可能与显著的血流动力学功能障碍有关（图 2-3）。位于瓣窦中或与瓣叶直接接触的血栓，可对其功能造成不可挽回的损害。瓣膜被血栓包裹时不能移动。此外，由于该区域的涡流较小，血栓溶解会更为有限[26]（图 2-1B）。组织纤维化过程导致瓣叶收缩和缩短，限制了它们的活动性和闭合能力（图 2-2）。此外，这不仅仅是一个简单的机械效应。有证据表明，局部交感神经活动控制着静脉壁张力和瓣环[27]。瓣环引流静脉闭塞会改变局部去甲肾上腺素的浓度，进一步限制瓣膜闭合和静脉扩张。

通过这些过程，会出现永久性瓣膜功能不全和反流。在没有瓣膜的静脉段中，会出现粘连。粘连是由于残留的组织血栓永久性内皮化，通常在静脉管腔中纵横交错，形成限制血液流出的网状结构。如果延伸到有瓣膜的区域，它们可以包裹瓣叶，并将其束缚在静脉壁上。此外，在许多患者中，管腔内血栓形成后，静脉周围的炎性纤维化会阻止静脉扩张，也可能作为限制总血流量的功能性障碍，即使管腔中没有血栓残留。

四、小腿穿静脉

据估计，尽管下肢有超过 150 条穿静脉，但在腿部溃疡的情况下最重要的是小腿上的穿静脉。穿静脉系统通常允许血液从浅静脉系统流向容量大得多的深静脉系统。在浅静脉高压和反流的情况下，这些影响可以传递到交通穿静脉，并导致其扩张和瓣膜功能不全，导致从深静脉系统到浅静脉系统的继发性异常逆向血流（图 2-4）。在腿部下方，穿静脉也可以作为回流点，使血液沿着隐静脉系统回流到深静脉系统（图 2-5）。在隐静脉消融术后静脉高压缓解，穿静脉瓣膜功能恢复[28]。

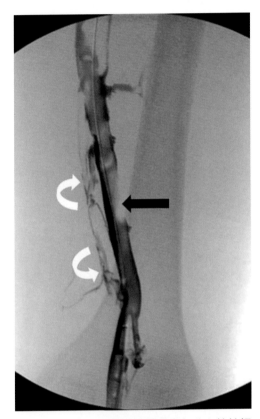

▲ 图 2-3 左侧股静脉造影显示部分血栓性闭塞，表现为整个静脉显影不完全（黑箭），部分血流通过侧支（白弯箭）

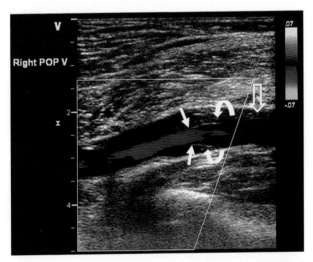

▲ 图 2-2 腘静脉血栓后再通，显示管腔内血流直径减少（蓝色），静脉壁上为组织血栓（空心箭）的纤维化延伸过程，包括瓣叶（直箭）的尖端（弯箭），不能活动也不能闭合

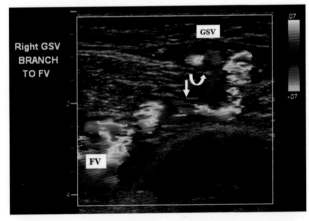

▲ 图 2-4 彩色双功超声显示，股深静脉（FV）的穿支功能不全，逆向流经隔室筋膜（直箭）和隐静脉筋膜（弯箭），与大隐静脉（GSV）汇合

　　小腿穿静脉功能不全通常也与深静脉阻塞或功能不全有关，其中主要的异常发生在深静脉。穿静脉起到安全阀或侧支通路的作用，允许深静脉中处于高压下的血液逃逸到浅静脉。这在小腿肌肉收缩时变得特别麻烦，它迫使更多的血液流入小腿的浅静脉系统（图 2-6）。这种静脉高压延伸到微循环，毛细血管中的静水压力增加。真皮毛细血管床继发

性扩大，过度的毛细血管滤过导致间质水肿形成，纤维蛋白原和蛋白质渗出到间质间隙，产生脂质硬化病的特征性变化[29]。

　　孤立的一个静脉系统功能不全通常与慢性静脉功能不全的轻微症状有关。然而，当三个系统均功能障碍时，则更可能与活动性溃疡和肌肉收缩后残余小腿容量增加有关。

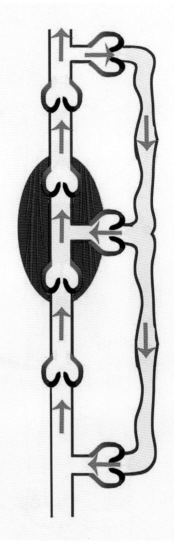

▲ 图 2-5　浅静脉功能不全导致血液沿着浅静脉反流，最常见的是在隐股上交界处只要连通的穿静脉功能完好，再流入就可以在腿部任何地方发生。在运动过程中，小腿肌泵通常可以应对额外的负荷并降低足部静脉压力。这就是为什么单纯的浅静脉曲张是静脉性溃疡的罕见原因

改编自 Blebea J, The pathophysiology and hemodynamics hemodynamics of chronic venous insufficiency. In: Glovizki P, ed. Handbook of Venous Disorders. 4th ed. Boca Raton, FL: CRC Press; 2017, 51-61.

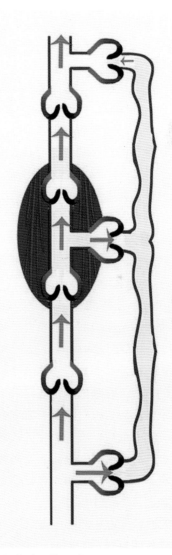

▲ 图 2-6　深静脉血栓形成后可能出现的静脉穿支功能障碍，会导致血流扩张，反流到浅静脉系统，在小腿肌肉收缩过程中加剧。穿静脉扩张和瓣膜功能不全也可能原发或继发于浅静脉高压。在没有浅静脉功能障碍的情况下，血液通过大隐静脉流向头侧，并在股总静脉水平重新进入深静脉系统

改编自 Blebea J, The pathophysiology and hemodynamics hemodynamics of chronic venous insufficiency. In: Glovizki P, ed. Handbook of Venous Disorders. 4th ed. Boca Raton, FL: CRC Press; 2017, 51-61.

五、足和小腿肌泵在静脉血流动力学中的作用

静脉系统除了解剖结构之外，血流动力学也比动脉系统更复杂，因为静脉是可收缩的，血流是间歇性的，还取决于重力 / 静水压力和外部肌肉压迫的影响。

小腿肌肉及占据较小比重的足和大腿肌肉组织，在直立个体中充当生理肌泵，使下肢回流静脉抵抗重力。小腿肌泵是最重要的，因为它在比目鱼肌和腓肠肌窦包含最大的静脉容量，并产生最高的压力。在封闭的筋膜室内的肌肉收缩将血液轴向输送到腿部的深静脉[30]。

腓肠肌和比目鱼肌中产生的肌内压力可以从放松状态下的 9～15mmHg，增加到最高 250mmHg[9]。随着肌肉的收缩，小腿深静脉和腘静脉上产生的巨大压力梯度促使血液从小腿快速流到大腿，正常人的排空效率约为 70%。在随后的肌肉放松过程中，隔室内的静脉压力降低，从而使穿静脉引导血液从浅静脉系统流向深静脉系统。这反过来又降低了浅静脉的压力。在接下来的 20～35s，毛细血管静脉流入慢慢地重新填充浅层静脉，使其恢复到原来的静止体积和压力。

与小腿相比，足部肌泵的尺寸和静脉容量显然较小。它位于深层肌肉间，主要由足底外侧静脉组成，这些静脉直接流入胫后静脉[31]。它还通过踝下穿支与内侧缘静脉相通，内侧缘静脉是足踝下方大隐静脉的起源。有趣的是，这提供了从深静脉到浅静脉系统的反向血流，而不是通常在腿部其他地方看到的方向。最后，还有来自足底的前交通静脉，它直接进入胫前静脉。因此，足部通过深静脉和浅静脉系统都有正常的流出。在收缩过程中，有 20～30ml 的血液从足底射出。

足踝处的静脉压力在仰卧位时只有 10mmHg 左右，但在直立位时可以增加到 90mmHg。通过步行或足跟抬高的运动可以有效地将其降低到 30mmHg以下。中度静脉高压被定义为压力在 31～45mmHg，而重度静脉高压则定义为 >45mmHg[32]。

足部肌泵已被有效地用于预防深静脉血栓的发生，这些患者由于创伤或骨科手术，无法接受小腿间歇性压迫。足底静脉丛的外部机械压迫可在胫后静脉中产生（123±71）cm/s 的峰值速度[33]。

深静脉瓣膜的功能不全导致深静脉系统内的逆

向血流，导致小腿容量增加和右心血液回流效率降低。幸运的是，没有并发头侧梗阻的深静脉瓣膜功能不全可以通过小腿和足部肌泵，以及功能完好的穿静脉来弥补（图 2-7）。此外，由组织血栓引起的近端阻塞或由深静脉纤维化再通引起的血流量减少，以及原发或继发功能不全的穿静脉，使肌泵将血液排出腿部的能力无效化。更糟糕的是，小腿肌泵通过连接的穿静脉反流，加剧血液流出，并诱发浅静脉高压（图 2-8）。在深静脉流出障碍或严重瓣膜功能不全的情况下，肌泵不能诱导足够的静脉流出，

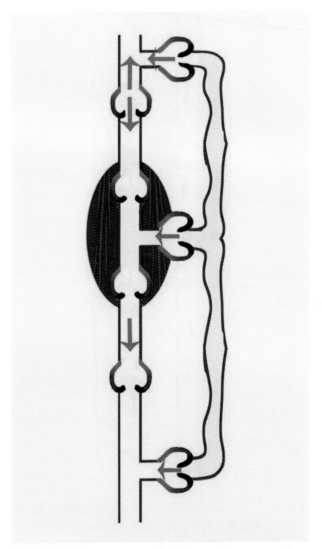

▲ 图 2-7 在深静脉反流但穿静脉功能完好的情况下，小腿肌泵可以通过增加输出量进行补偿，并在收缩过程中仍然有效地将血流推向头侧

改编自 Blebea J, The pathophysiology and hemodynamics hemodynamics of chronic venous insufficiency. In: Glovizki P, ed. Handbook of Venous Disorders. 4th ed. Boca Raton, FL: CRC Press; 2017, 51-61.

导致持续的浅静脉高压，不能通过行走或运动得到缓解（图 2-9）。当浅静脉系统中同时存在反流时，这些异常情况会进一步加剧。在没有深静脉病变的情况下，如果存在穿支和浅静脉功能不全，也会出现类似但不太严重的影响。腿部持续升高的压力会导致毛细血管的静脉端压力升高。这种增加的毛细血管静水压会诱发漏出和渗出，间质液体的蛋白质含量很高，慢性静脉功能不全时会出现继发性皮肤变化。

在晚期 CVI 患者中，最常出现三个静脉系统瓣膜功能均受到影响，尤其是那些患有活动性溃疡的 CEAP C6 的患者[34]。这导致静脉高压，当在足部静脉测量时，可以通过浅静脉系统中的动态压力升高来量化静脉高压。在这些情况下，静脉高压和相关的毛细血管静水压力增加会导致水肿的形成，这些水肿可以通过超声进行可视化观察，甚至量化（图 2-10）。由深静脉系统深静脉血栓形成再通不足或不完全引起的持续性流出梗阻，通过侧支通道诱导静脉回流，需要通过穿静脉逆向流动，并使浅静脉超负荷。这反过来又会导致继发性扩张，并产生与静

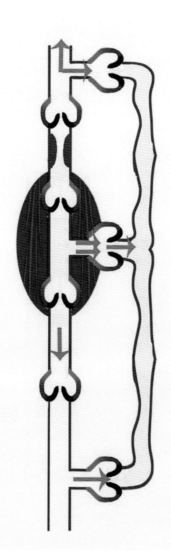

▲ 图 2-8　深静脉阻塞导致静脉上方扩张并导致继发性穿静脉功能不全，因为这些静脉成为侧支流出道的一部分。通过浅静脉系统流出的血液增加

改编自 Blebea J, The pathophysiology and hemodynamics hemodynamics of chronic venous insufficiency. In: Glovizki P, ed. Handbook of Venous Disorders. 4th ed. Boca Raton, FL: CRC Press; 2017, 51-61.

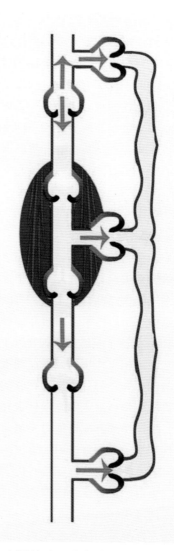

▲ 图 2-9　在深静脉反流合并穿支功能不全的情况下，肌泵的效率在运动中失效，行走时的静脉高压将不能得到缓解

改编自 Blebea J, The pathophysiology and hemodynamics hemodynamics of chronic venous insufficiency. In: Glovizki P, ed. Handbook of Venous Disorders. 4th ed. Boca Raton, FL: CRC Press; 2017, 51-61.

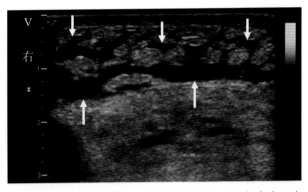

▲ 图 2-10　小腿的纵向 B 型超声图像显示了多个皮下水平无回声水肿区（箭）

脉高压相关的反流。在所有这些情况下，站立时的重力作用都会加剧瓣膜功能不全和逆向血流[35]。大循环静脉高压延伸到微循环中，毛细血管内静水压力增加，导致静脉壁重塑和微静脉瓣膜功能不全[36]。这些血流动力学变化的总效应会导致腿部沉重、疼痛、肿胀、抽搐和瘙痒等典型症状。这些临床症状和体征可以被量化，并反映在静脉临床严重程度评分中[37]。

六、微循环和间质水肿

如前所述，慢性静脉功能不全的首要表现是下肢水肿的产生。在微循环层面，这反映了经毛细血管的液体交换功能失调。在生理条件下，由于经毛细管过滤和淋巴流出之间保持平衡，总间质液体积保持在较低水平且相当恒定。1896 年，英国生理学家 Ernest Starling 描述了半渗透毛细管壁上静水压力和渗透吸引之间的相反作用力，以控制液体从血管内到血管外的转移[38]。静脉高压和相关的静水压力增加会导致静脉毛细血管床的继发扩大和过度的毛细血管滤过，从而使淋巴流出能力不堪重负。由此产生的间质液积聚，纤维蛋白原和蛋白质渗出到间质间隙，产生脂质硬化病的特征性变化[29]。血浆蛋白，主要是白蛋白，负责血管内渗透压。毛细血管压力增加和渗透吸引，以及间质间隙进行性蛋白质积聚被认为是慢性静脉功能不全相关水肿发展的主要病理生理机制[39, 40]。

这一最初的机械性理解已被进一步扩大和阐明，并详细说明了这一过程的分子基础。近一个世纪后，Starling、Curry 和 Michel 阐述，毛细血管的液体运动反映了通过毛细血管膜内皮细胞糖盏层互聚空间的超滤过程[41]。此外，由Ⅳ型胶原蛋白和层粘连蛋白组成的下层毛细血管基底膜和相邻的细胞外基质作为二阶和三阶阻力层，阻止液体从血管内空间向间质空间移动[42]。此外，尽管最初被认为是一个无功能的空间，但间质包含由胶原原纤维组成的广泛细胞外基质，糖蛋白分子以网状方式附着在胶原原纤维上。除了经毛细管压力和渗透梯度的作用之外，在诸如 CEAP C4～C6 中所见的炎症条件下，这种细胞外基质可以在生理上影响跨内皮压差，从而导致经毛细血管流体流量增加[43, 44]。如果毛细淋巴管在这种相对高渗的环境中清除蛋白质和大分子的能力降低，那么淋巴引流中的任何额外的紊乱都只会加剧这个问题。

七、毛细血管静水压力的调节

静态毛细血管压力是由毛细血管前动脉阻力和毛细血管后静脉阻力（血管收缩/血管扩张）的平衡变化来调节的。这种调节平衡有助于通过动态调节毛细血管液体滤过率来保持相对恒定的间质容积。由于小动脉阻力是小静脉阻力的 4 倍，即使是小静脉压力的微小变化，如静脉流出道阻塞或静脉瓣膜功能不全和继发性高压，也会对毛细血管滤过产生非常深远的影响。

任何下肢静脉回流的减少，如深静脉流出阻塞、多系统瓣膜功能不全或下肢肌肉收缩不足，都可能导致动态静脉压增加到 60～90mmHg[45]。深静脉系统和浅静脉系统的血容量过多与静脉高压有关，并因站立而加剧，持续恶化，静脉扩张导致解剖扭曲和进行性瓣膜功能不全，形成恶性循环。当静脉最大限度地扩张时，静脉血容量的任何进一步增加都会导致管腔内静脉压力的大幅增加。在微血管水平上，这与毛细血管前小动脉反射性收缩的损失有关，该反射性收缩旨在减少静脉压力增加对毛细血管系统的传导[46]。这种静脉 - 小动脉反应涉及小动脉收缩，以减少血流量，并使静脉高压时的动静脉压差正常化。这种静脉 - 小动脉反应的降低显著促进水肿的形成，并与慢性静脉功能不全的临床严重程度相关[39, 47]。静脉活性药物通过增加毛细血管阻力，改善淋巴引流并减少毛细血管滤过，从而对减少间质水肿起到了一些积极作用[48]。

八、血流和炎症

在慢性静脉功能不全的微血管病理生理学中起

作用的另一个因素是剪切应力的减少，它是血流对血管内皮层的切向力。剪切应力与内皮细胞的再生功能和形态变化，以及抗炎和血管舒张分子的释放有关[49]。

然而，与静脉高压相关的剪切应力减少与静脉壁和瓣膜的促炎性变化有关。这可能导致内皮细胞之间形成管腔间隙，这是内皮细胞肌动蛋白 / 肌球蛋白丝收缩的结果。这些间隙导致血浆蛋白过度渗透到间质间隙，血管内和血管外间隙之间的渗透压差减少，并形成继发性水肿[50]。

静脉高压的体积效应和内皮剪切应力的变化共同导致内皮糖盏损伤（被基质金属蛋白酶、弹性蛋白酶和乙酰肝素酶等蛋白水解酶降解），这使活化的血细胞与内皮细胞表面表达的受体相互作用。这既削弱了屏障功能，也促进了反应性白细胞的外渗和相关血管活性物质的释放，如趋化因子、炎症介质和黏附分子（ICAM-1 和 E- 选择素）[51]。ICAM-1 黏附分子释放增加导致白细胞黏附增加。由于剪切应力的改变，白细胞开始黏附在静脉壁上，转移出毛细血管，并释放炎症介质。这些介质会引发局部炎症，诱发邻近静脉壁和瓣膜的进一步重塑，并加重静脉高压[52]。这种反应还包括局部单核细胞和巨噬细胞的聚集，并渗透到静脉壁和瓣膜中[53]。慢性静脉高压使缺氧诱导因子增加，导致基质金属蛋白酶的表达 / 活性增加，从而导致细胞外基质蛋白的降解。这种通过促炎介质单核细胞螯合蛋白 –1（MCP-1）、TNF-α 和 IL-1β 表达，涉及静脉系统和周围软组织，最终导致慢性静脉功能不全相关的下肢水肿、脂质硬皮病和腿部溃疡的经典表现[54]。这种炎症反应是发生在瓣膜功能障碍和静脉功能不全之前还是之后，目前尚不明确[39, 55]。这些变化的结合会导致内皮细胞功能障碍、静脉壁和瓣膜损伤，从而导致静脉功能不全[50]。

结论

慢性静脉功能不全的潜在静脉血流动力学和微循环病理生理学是复杂的，大多数临床医生都承认需要取得更多进展，尤其是在细胞和生物化学水平上。近期的努力主要集中在治疗浅静脉疾病的技术进步上，最近则是对深静脉系统的干预。然而，这些明显需要的机械干预措施只是治疗下肢慢性静脉功能不全和溃疡的第一步，也是宏观的一步。未来我们将需要利用现代技术对慢性静脉功能不全的微循环和炎症异常进行更精确的研究，以更详细地了解导致腿部溃疡的机制。这将使我们找到更好的方法来预防溃疡的发生，并在溃疡发生后对其进行治疗。

导致水肿的经毛细血管滤过和渗透压的基本血流动力学原理已经有几十年的历史。然而，我们对微血管功能、分子介质和炎症过程的细节理解仍处于非常基础的水平。我们在发现溃疡形成中间途径的细节和发现更具体的针对性药物治疗方面还有很长的路要走。这会为未来几年的研究提供肥沃的土壤。

参考文献

[1] Klonizakis M. Cutaneous Microcirculation and Lower Limb Venous Disease. Saarbrucken, Germany: Lambert Academic Publishing; 2010.

[2] Eklof B, Perrin M, Delis KT, et al. Updated terminology of chronic venous disorders: the VEINTERM transatlantic interdisciplinary consensus document. J Vasc Surg. 2009;49(2):498–501.

[3] Lurie F, Passman M, Meisner M, et al. The 2020 update of the CEAP classification system and reporting standards. J Vasc Surg: Venous Lymphat Disord. 2020;8(3):342–352.

[4] Kamel M, Blebea J. Pathophysiology of edema in patients with chronic venous insufficiency. Phlebolymphology. 2020;27(1):3–10.

[5] Nicolaides AN. Chronic venous insufficiency and the leukocyte-endothelium interaction: from symptoms to ulceration. Angiology. 2005;56(Suppl 1):S11–S19.

[6] Caggiati A, Bergan JJ, Gloviczki P, Jantet G, Wendell-Smith CP, Partsch H. Nomenclature of the veins of the lower limbs: an international interdisciplinary consensus statement. J Vasc Surg. 2002;36: 416–422.

[7] Kachlik D, Pechacek V, Hnatkova G, Hnatek L, Musil V, Baca V. The venous perforators of the lower limb – a new terminology. Phlebology. 2019;34(10):650–668.

[8] Van Limborgh J. L'anatomie du systemeveineux de l'extremiteinferieure en relation avec la pathologievariqueuse. Folia Angiol. 1961;8:240–257.

[9] Ludbrook J. The musculovenous pumps of the human lower limb. Am Heart J. 1966;71(5):635–641.

[10] van Bemmelen PS, Bedford G, Beach K, Strandness DE. Quantitative segmental evaluation of venous valvular reflux with duplex ultrasound scanning. J Vasc Surg. 1989;10(4):425–431.

[11] Gloviczki P, Comerota AJ, Dalsing MC, et al. The care of patients

with varicose veins and associated chronic venous diseases: clinical practice guidelines of the Society for Vascular Surgery and the American Venous Forum. J Vasc Surg. 2011;53:2S–48S.

[12] Shchatsko A, Blebea J. Superficial venous insufficiency and varicose veins. In: Nazzal M, Blebea J, Osman M, eds. Lange Vascular and Endovascular Surgery: Clinical Diagnosis and Management. New York, NY: McGraw-Hill; 2022 (in press).

[13] Wali MA, Eid RA. Changes of elastic and collagen fibers in varicose veins. Int Angiol. 2002;21(4): 337–343.

[14] Pocock ES, Alsaigh T, Mazor R, et al. Cellular and molecular basis of venous insufficiency. Vasc Cell. 2014;6(1):24.

[15] Ackroyd JS, Pattison M, Browse NL. A study on the mechanical properties of fresh and preserved human femoral vein wall and valve cusps. Br J Surg. 1985;72:117–119.

[16] Mellor RH, Brice G, Stanton AW, et al. Mutations in FOXC2 are strongly associated with primary valve failure in veins of the lower limb. Circulation. 2007;115(14):1912–1920.

[17] Bernardini E, DeRango P, Piccioli R, et al. Development of primary superficial venous insufficiency: the ascending theory. Observational and hemodynamic data from a 9–year experience. Ann Vasc Surg. 2010;24(6):709–720.

[18] Pollack AA, Taylor BE, Myers TT, Wood EH. The effect of exercise and body position on the venous pressure at the ankle in patients having venous valvular defects. J Clin Invest. 1949;28(3):559–563.

[19] Nicolaides A, Christopoulos D, Vasdekis S. Progress in the investigation of chronic venous insufficiency. Ann Vasc Surg. 1989;3(3):278–292.

[20] Gianesini S, Occhionorelli S, Menegatti E, et al. CHIVA strategy in chronic venous disease treatment: instructions for users. Phlebology. 2014;30(3):157–171.

[21] Partsch H, Mosti G, Mosti F. Narrowing of leg veins under compression demonstrated by magnetic resonance imaging (MRI). Int Angiol. 2010;29(5):408–410.

[22] Elsharawy M, Elzayat E. Early results of thrombolysis vs anticoagulation in iliofemoral venous thrombosis. A randomized clinical trial. Eur J Vasc Endovasc Surg. 2002;24(3):209–214.

[23] Vedantham S, Goldhaber SZ, Julian JA, et al. Pharmacomechanical catheter-directed thrombolysis for deep-vein thrombosis. N Engl J Med. 2017;377:2240–2252.

[24] Eberhardt RT, Raffetto JD. Chronic venous insufficiency. Circulation. 2014;130:333–346.

[25] Blebea J. The pathophysiology and hemodynamics hemodynamics of chronic venous insufficiency. In: Glovizki P, ed. Handbook of Venous Disorders. 4th ed. Boca Raton, FL: CRC Press; 2017:51–61.

[26] Lurie F, Kistner RL, Eklof B, Kessler D. Mechanism of venous valve closure and role of the valve in circulation: a new concept. J Vasc Surg. 2003;38(5):955–961.

[27] Crotty TP. The venous valve agger and plasma noradrenaline-mediated venodilator feedback. Phlebology. 2007;22(3):116–130.

[28] Labropoulos N, Mansour MA, Kang SS, Gloviczki P, Baker WH. New insights into perforator vein incompetence. Eur J Vasc Endovasc Surg. 1999;18(3):228–234.

[29] Comerota A, Lurie F. Pathogenesis of venous ulcer. Semin Vasc Surg. 2015;28:6–14.

[30] Raju S, Knepper J, May C, Knight A, Pace N, Jayaraj A. Ambulatory venous pressure, air plethysmography, and the role of calf venous pump in chronic venous disease. J Vasc Surg: Venous and Lym Dis. 2019;7:428–440.

[31] Uhl JF, Gillot C. Anatomy of the foot venous pump: physiology and influence on chronic venous disease. Phlebology. 2012;27(5):219–230.

[32] Reeder SW, Wolff O, Partsch H, et al. Expert consensus document on direct ambulatory venous pressure measurement. Int Angiol. 2013;32(5):453–458.

[33] White JV, Katz ML, Cisek P, Kreithen J. Venous outflow of the leg: anatomy and physiologic mechanism of the plantar venous plexus. J Vasc Surg. 1996;24(5):819–824.

[34] Thulesius O. Vein wall characteristics and valvular function in chronic venous insufficiency. Phlebology. 1993;8:94–98.

[35] Raju S, Knight A, Lamanilao L, Pace N, Jones T. Peripheral venous hypertension in chronic venous disease. J Vasc Surg: Venous and Lym Dis. 2019;7:706–714.

[36] Vincent JR, Jones GT, Hill GB, van Rij AM. Failure of microvenous valves in small superficial veins is a key to the skin changes of venous insufficiency. J Vasc Surg. 2011;54(Suppl): 62S–69S.

[37] Vasquez MA, Rabe E, McLafferty RB, et al. Revision of the venous clinical severity score: venous outcomes consensus statement: special communication of the American venous forum ad hoc outcomes working group. J Vasc Surg. 2010;52:1387–1396.

[38] Starling EH. On the absorption of fluids from the connective tissue spaces. J Physiol. 1896;19:312–326.

[39] Balance TF. Edema in venous insufficiency. Phlebolymphology. 2011;18(1):3–14.

[40] Woodcock TE, Woodcock TM. Revised Starling equation and the glycocalyx model of transvascular fluid exchange: an improved paradigm for prescribing intravenous fluid therapy. Br J Anaesth. 2012; 108(3):384–394.

[41] Curry FE, Michel CC. A fibre-matrix model of capillary permeability. Microvasc Res. 1980;20:96–99.

[42] Levick JR. Fluid exchange across endothelium. Int J Microcirc Clin Exp. 1997;17:241–247.

[43] Sarin H. Physiologic upper limits of pore size of different blood capillary types and another perspective on the dual pore theory of microvascular permeability. J Angiogenesis Res. 2010;2:14.

[44] Heino J, Kapyla J. Cellular receptors of extracellular matrix molecules. Curr Pharmaceut Des. 2009;15: 1309–1317.

[45] Takase S, Pascarella L, Lerond L, Bergan JJ, Schmid-schönbein GW. Venous hypertension, inflammation and valve remodeling. Eur J Vasc Endovasc Surg. 2004;28(5):484–493.

[46] Stücker M, Schöbe MC, Hoffmann K, Schultz-ehrenburg U. Cutaneous microcirculation in skin lesions associated with chronic venous insufficiency. Dermatol Surg. 1995;21(10):877–882.

[47] Labropoulos N, Wierks C, Golts E, et al. Microcirculatory changes parallel the clinical deterioration of chronic venous insufficiency. Phlebology. 2004;19(2):81–86.

[48] Nicolaides A, Kakkos S, Baekgaard N, et al. Management of chronic venous disorders of the lower limbs. Guidelines According to Scientific Evidence. Part I. Int Angiol. 2018;37:181–254.

[49] Li YS, Haga JH, Chien S. Molecular basis of the effects of shear stress on vascular endothelial cells. J Biomech.

2005;38(10):1949–1971.

[50] Mansilha A, Sousa J. Pathophysiological mechanisms of chronic venous insufficiency and implications for venoactive drug therapy. Int J Mol Sci. 2018;19:1669.

[51] Ligi D, Croce L, Mannello F. Chronic venous disorders: the dangerous, the good, and the diverse. Int J Mol Sci. 2018;19(9):2544–2563.

[52] Barros BS, Kakkos SK, De Maeseneer M, Nicolaides AN. Chronic venous disease: from symptoms to microcirculation. Int Angiol. 2019;38:211–218.

[53] Ono T, Bergan JJ, Schmid-Schonbein GW, Takase S. Monocyte infiltration into venous valves. J Vasc Surg. 1998;27:158–166.

[54] Castro-Ferreira R, Cardoso R, Leite-Moreira A, Mansilha A. The role of endothelial dysfunction and inflammation in chronic venous insufficiency. Ann Vasc Surg. 2018;46:380–393.

[55] Pascarella L, Penn A, Schmid-Schönbein GW. Venous hypertension and the inflammatory cascade: major manifestations and trigger mechanisms. Angiology. 2005;56:S3–S10.

第3章　下肢静脉性溃疡：病因、风险和预测因素
Venous ulcers of the lower extremity: etiology, risks, and predictive factors

Thomas F. O'Donnell　著

下肢静脉性溃疡（VLU）占所有腿部溃疡的50%[1, 2]并且在医疗系统中的溃疡占比高达80%[3]。VLU 是慢性静脉疾病（CVD）最严重的后遗症，并且随着静脉功能不全的严重程度的增加，VLU 的风险也会增加[4-6]。然而，问题仍然是为什么少数晚期慢性静脉疾病患者会出现溃疡。鉴于 VLU 的流行率和经济负担的增加[7]，其持续的高复发率[8] 和 VLU 对患者造成的痛苦和衰弱的体验[9]，迫切需要我们提供比当前更好的答案。从病史上看，临床风险因素的调查（从患者或家族史、体格检查或人群研究中获得的风险因素）主要集中在与 VLU 愈合或复发相关的因素上，而相对较少的研究专门关注首次VLU（fVLU）[5]。fVLU 的遗传生物标志物也已初步提出[10]。本章将描述目前对 fVLU 的病因、危险因素和预测因素的理解。由于这些和其他与静脉疾病有关的术语经常被不准确地使用，我们从一组定义开始[11-13]（表 3-1）。

一、CVD 的 CEAP 病因学

VLU 是 CVD 最严重的表现形式，其病因在CEAP CVD 分类系统中得到了最好的定义。2020 年CEAP 修订委员会强调了病因分类 "E" 的重要性，因为确定病因可以指导预后和治疗选择，并影响结果[14]。虽然 E 分类的早期格式没有改变，但细分已经扩展。原发性病因（E_p）被细化为静脉瓣膜或静脉壁的退行性过程，导致瓣膜和（或）静脉壁无力和扩张。这导致病理性反流。双相成像未显示血栓形成后综合征（postthrombotic syndrome，PTS）特征的静脉壁增厚或静脉段闭塞。继发性病因（E_s）已细分为静脉内病因（E_{SI}）和外静脉（E_{SE}）病因。最后，先天性病因（E_C）是指静脉系统发育中的胚胎学异常，在出生时明显或后来被发现。

对 VLU 危险因素的回顾应该基于对慢性静脉功能不全(CVI)进展机制的基本理解，在 VLU 患者中，70%～80% 为原发性 CVD 病因（E_p），而 20%～30%

表 3-1　术语定义	
专业术语	定　义
慢性静脉疾病（CVD）[11]	与静脉病变或异常有关或由其引起的慢性疾病
慢性静脉功能不全（CVI）[12]	应仅限于 CEAP C3～C6 级，定义为静脉系统形态异常导致中 - 重度症状和生理表现，如水肿、皮肤变化和静脉性溃疡
下肢静脉性溃疡（VLU）[13]	发生在静脉高压影响区域的腿部或足部的开放性皮肤病变
病因学	疾病的起因，特指疾病发生前的事件、状况或特征，如果没有这些，疾病就不会发展
疾病危险因素	与某种变化有关的暴露、特性或因素，通常会增加疾病的发生风险
预测因素	预测疾病发生或存在的可能性，尤其指与某项干预有关
患病率	在某一特定时期或期间有某种状况的比例
发病率	在特定时期内患上某种疾病的比例

为继发性 CVD，主要是血栓形成后综合征（E_{SI}）[4, 15]。E_P 和 E_{SI} 都会导致静脉壁和瓣膜完整性的改变，从而导致反流、四肢血液淤积和静脉高压。静脉高压是所有 VLU 病因的共同病理生理特征。除了继发于反流外，静脉高压还可能由髂腔流出段或微循环血栓后改变（E_{SE}）或先天性静脉畸形（E_C）引起的阻塞引起。CVI 和静脉性溃疡的基础是静水压力增加时静脉循环内的炎症反应[16, 17]。反流或梗阻单独或联合可导致静脉病变，但疾病进展的标志是炎症的恶性循环，并进一步损害静脉壁和瓣膜，从而加重了静脉高压[18]。在静脉曲张患者中，随着 CVD 进展到皮肤变化，VLU 的风险增加[4-6]。

1. 继发病因　众所周知，深静脉血栓（DVT）形成可导致静脉内的病理改变，从而产生静脉高压。因此，血栓形成后的状态是 VLU（E_{si}）的重要继发病因。虽然与原发病因相比，血栓后 CVI 与更大的 VLU 风险相关[19]，但由于方法不一致，关于 DVT 发生后 VLU 发展的报道在证据强度方面存在差异[20]。不幸的是，主要系统综述（如 Cochrane 综述）的分析虽然提供了基本的人口统计学特征，但并没有对 CEAP 中 E、A 和 P 的特征进行描述[21]。表 3-2 和表 3-3 给出了一系列关于继发性 CVI 和 VLU 的研究结果[19, 22-31]。

DVT 发生的解剖部位与严重后遗症的概率和发生率有关。例如，大约 45 年前，伦敦圣托马斯医院外科教授作者及其同事是首批记录了 DVT 近端位置与后续 PTS 严重程度之间关系的人。共有 21 例患者在静脉造影定义下出现涉及股静脉或髂静脉段的急性血栓，随访时间为 10 年。其中 67% 的病例出现了静脉性溃疡，需要反复住院治疗。在随访期间，每位患者平均发生了 4.5 次复发性 DVT，导致了 112 次单独住院治疗。其中 14 位患者住院治疗次数超过 5次。3 位患者因持续的疼痛和败血症而进行了膝下截肢。在长达数十年的随访期内，高度选择的这一患者群体中，23% 的患者在 1 年内发展为静脉性溃疡，3 年内达到 50%，5 年内达到 80%，并且在 10 年内近 90% 的患者发展为静脉性溃疡[20]。

Asbeutah 等[32] 在一项为期 5 年的连续多普勒超声（duplex ultrasound，DUS）随访研究中发现，与近端 DVT 相比，远端 DVT 的血栓溶解更快且更完全。在近端 DVT 的肢体中，在 1 周、6 个月和 5 年的时间里，分别有 66%、15% 和 4% 的人未发现血栓溶解。而对于远端 DVT 的肢体，33% 的患者在 1 周内未发现血栓溶解，但在 6 个月时所有血栓都已溶解。5 年时，54% 的近端 DVT 患者属于 C4~C6 级，而远端 DVT 患者为 11%。Akesson 等[33] 证明，在仅接受抗凝治疗的急性髂股动脉血栓患者中，95% 在 5 年后存在步行时的静脉高压情况，并且在 15% 的病例中发展出 VLU。

表 3-2　VLU 继发原因的特点

研　究	年份（年）	样本量	研究类型	年龄（岁）（平均）	男性（%）	VLU（%）	PTS（%）	DVI/SVI	反流/梗阻（%）
Labropoulos[19]	2003—2008	P-50 S-46	回顾性			0 6.5	5（C4）24（C4、C6）		48/6.5
Johnson[22]	1986—1994	78	前瞻性 3 年随访	50	53	2.5	41	88/ND	35/12
TenBrook[23]	1996—2000	1140	系统综述	57	49		36	56	
Glovicski[24]	1993—1996	146	NA SEPS 登记	56	54	84	38	72/67	64/3
Marston[25]	1995—1998	229	病例系列	61.4	53	全部 C6		71/29	
Ma[26]	2005—2011	84	登记研究	61	57	全部 C6	42	55/38	74/3（23-组合）

DVI. 深静脉功能不全；PTS. 血栓形成后综合征；SVI. 浅静脉功能不全；VLU. 下肢静脉性溃疡

表 3-3 随机对照试验 – VLU 的特征

研 究	年份（年）	样本量	研究类型	年龄（岁）（平均）	男性（%）	VLU（%）	PTS Hx DVT[a]（%）	DVI/SVI	反流 / 梗阻（%）
ESCHAR[27]	1999—2002	500	RCT	73	41	68 C6 22 C5	8	40/60	
DUTCH SEPS[28]	1999—2001	200	RCT	65	39	ALL C6	31	53	
EVRA[29]	2013—2016	450	RCT	68	45	ALL C6	7	32	
CaVenT[30]	2006—2009	176	RCT	50	62	2.8[a]	全部	全部 DVI	全部梗阻
ATTRACT[31] A trophic changes	2009—2014	691	RCT	53	62	9	全部	全部 DVI	全部梗阻

a. 患者有深静脉血栓形成的病史，目前可能出现了血栓形成后综合征

DVT. 深静脉血栓；PTS. 血栓形成后综合征；RCT. 随机对照试验；SVI. 浅静脉功能不全；VLU. 下肢静脉性溃疡

2. 前瞻性自然史研究　Killewich 等[34] 利用超声确定 DVT 再通时间和血栓溶解程度，发现近 95% 的血栓在一年内被溶解，但仍有 10%～15% 的残余闭塞。在 1995 年，Johnson 等对 78 名发生过 DVT 的患者（83 条腿）进行了每年的临床和超声波随访检查，随访时间为 1～6 年（中位数为 3 年）（表 3-2）。大多数腿部（59%）无症状，但 41% 的腿部出现 PTS。在 PTS 的腿中，有 11 例出现了营养改变和色素沉着。在这个短期的随访期内，有 2 名患者（根据危险腿部计算，占 2.4%）发展出了 VLU。

Yamaki 等[35] 在 DVT 发作后的 1 年内对 70 条腿进行了连续的静脉超声检查，共检查了 147 个段。最初的超声检查显示，35 条腿中的 DVT 仅涉及 1 个段，而 35 条腿涉及多个段。在 1 年后的超声检查中，75% 的腿完全消除了 DVT，5% 完全闭塞，另外 20% 部分再通。研究人员再次观察到不同解剖部位的静脉状况存在差异：股静脉中有 20% 闭塞，而小腿静脉 100% 再通。

Labropoulos 等[19] 对近端 DVT 首次发作后继发性 CVD 患者（PTS 组）进行了至少 5 年的随访，并与年龄和性别匹配的原发性 CVD 患者进行了比较（表 3-2）。重要的是，他们进行了超声波检查以确定解剖学的预后因素。PTS 组的营养改变患病率明显更高（24% vs. 6%，$P = 0.02$）。此外，PTS 组中营养改变的进展更为迅速。DUS 结果显示，PTS 组有 22 条腿（50%）出现反流，其中 19 条腿（41%）同时存在反流和梗阻。近端和远端梗阻的结合是导致营养改变的重要因素。在 PTS 组的 46 条腿中，3 条发生了 VLU（6.5%），但原发组的 50 条腿中没有一个发生溃疡。作者指出了几个影响静脉疾病进展的重要因素，包括反流和梗阻的结合、复发性 DVT 和多段受累。

3. 流行病学研究　梅奥诊所小组进行了一项基于人群的研究，确定每年 VLU 的发病率为 18/10 万[36]。女性发病率较高（20.4/10 万）且随年龄增长而增加。研究人员还指出，大约 10% 的患者会在患有 DVT 后的 1～2 年发生 VLU，随后发病率随时间增加。在 2009 年的一篇综述中，Heit 等[37] 显示，DVT 患者 2 年内的 PTS 发病率变化很大（23%～60%）。不幸的是，该综述将晚期列为严重 PTS，但没有具体描述 VLU 的发病率。在四项综述的前瞻性研究中，静脉性溃疡的发病率范围从 1.4%（3 年）至 23%（5 年）不等[38-41]。

梅奥小组进行了另一项长期的横断面人群研究，记录了 PTS 和特别是 VLU 的累积发生率[42]。研究调查了 1966 年至 1990 年间发生 DVT 或肺栓塞（pulmonary embolism, PE）的 1527 名患者的病历。在 1 年、5 年、10 年和 20 年时详细记录了基线特征、事件类型（DVT 伴或不伴肺栓塞或仅肺栓塞）、患腿侧和 DVT 部位（近端伴或不伴远端 DVT 与仅远端 DVT 对比）、静脉淤滞综合征和 VLU 情况。在 245 名具有静脉淤滞综合征的患者中，20 年内静脉性溃疡的累积发生率为 3.7%。栓塞的人群中，年龄每增加 10 岁，患静脉性溃疡的风险增加 30%。

Gloviczki 等在 2010 年 11 月 24 日对明尼苏达州奥姆斯特德县 VLU 患病率和发病率的最新随访研究中调查了该县居民。在罗切斯特流行病学项目的支持下，使用 ICD-9-CM 代码对患者进行了识别。在 1551 名个体中，随机抽取了 15% 的样本（227 名受试者），并对其医疗记录进行了审查。在这个样本中，平均年龄比其他研究中的年龄更大（73 岁），但男性稍微占优势（53%）。估计的 VLU 患病率为每年 210/10 万，而新发 VLU 的发病率为每年 85/10 万，该发病率似乎高于此前在该人群中的研究结果。

4. 深静脉血栓治疗的随机试验　尽管有大量的研究揭示了 DVT 形成后静脉性溃疡的患病率，近来关于急性 DVT 治疗的随机对照试验（RCT）审查提供了当代和自然史数据。

在急性髂股静脉血栓形成后导管定向静脉溶栓（catheter-directed venous thrombolysis trial, CaVenT）试验的 5 年随访研究中，Haig 等[43] 检查了 176 例患者（占最初随机分组的 84%）。总体而言，5 例（2.8%）患者发展为严重晚期 CVI（Villalta 评分 15%）。不幸的是，没有提供关于 VLU 发生的具体数据。

最新的急性静脉血栓：辅助导管导向溶栓治疗的血栓清除研究（ATTRACT 试验）根据意向治疗方案将患者随机分配到药物机械联合治疗组（$n=336$）或对照组（$n=355$），对照组最初接受肝素治疗（随后采用抗凝治疗和抗血小板治疗，1 个月时的比例分别为 98% 和 13%，6 个月时的比例分别为 86% 和 13%）[31]。所有患者被随访了 24 个月。与 CaVenT 试验和其他使用 Villalta 评分的试验不同，该试验提供了关于 VLU 发展的具体描述。该试验显示，治疗组中有 12 名患者（4%）发展为 VLU，对照组中有 17 名患者（5%）发展为 VLU。与任何 RCT 一样，纳入 / 排除标准可能通过选择偏倚影响研究人群。然而，ATTRACT 试验提供了关于 DVT 后 2 年内 VLU 发展的可观发病率的数据。

5. 静脉外病因 May 和 Thurner[44] 的尸检研究提供了一种解剖学机制来解释左下肢发生 DVT 比例较大的倾向。这些医生发现了管腔内增厚或"静脉骨刺"，并将其与右侧髂总动脉对左侧髂总静脉进行外部压迫有关，该压迫与脊柱骨骼结构（通常是第 5 腰椎）相互作用。十年后，Cockett 等[45] 描述了髂静脉压迫与 PTS 发展之间的关系，以及髂股静脉（iliofemoral caval，IFC）阻塞及其在 VLU 产生中的重要作用。溃疡可由该段的 DVT 或仅由右侧髂动脉的压迫引起（May-Thurner 综合征）。Kasirajan 等[46] 对接受髂股静脉血栓切除术的少数病例（n=17）的研究中，发现 59% 的患者存在引起阻塞的潜在病变。在 May-Thurner 综合征中，女性比男性更容易受到影响，通常在二三十岁时出现左下肢肿胀的近期发作。在最初的表现中，可能没有 DVT，但整个肢体的症状性受累为进一步的诊断线索。高比例的患者可能同时伴有静脉间歇性跛行症状。

Raju 和 Neglen[47] 对他们与 4000 多名有症状的静脉疾病患者的广泛经验进行了回顾。在 879 名严重症状患者（938 条肢体）中，经血管内超声检测发现绝大多数肢体（93.7%）存在血流出口阻塞。令人吃惊的是，这些肢体中 53% 为非血栓性髂静脉病变，40% 为血栓后病变，7% 为混合病变。平均年龄为 54 岁，女性与男性的比例为 4∶1。此外，他们还描述了由下腹动脉穿过引起的独特远端髂静脉病变。根据 CEAP 临床分级分析，患者中最高比例（55%）为 C3 级，而只有 14% 为 C5 或 C6 级，这与血栓性受累后的发病率形成了对比。32% 的患者存在浅静脉反流，20% 存在深静脉反流，近 40% 存在浅静脉和深静脉的混合反流。

在 18 个月的时间里，Marston 等[25] 通过 CT（n=62）和 MRI（n=2）研究了 64 例患者的 78 条 C5~C6 级肢体。他们的目的是客观地记录 IFC 水平阻塞的比例。值得注意的是，50% 的患者有 DVT 病史。大约 1/3（37%）的影像学研究显示 IFC 阻塞至少 50%，23% 的患者阻塞程度超过 80%。7 条肢体（9%）出现完全梗阻，另外 11 条肢体（14%）出现 80%~99% 阻塞。有趣的是，阻塞＞50% 的肢体中，18 条是由外部压迫引起的，2 条是单纯的 DVT 形成，9 条是外部压迫和 DVT 形成的综合结果。

IFC 型 DVT 除了有更大的肺栓塞风险外，还与更大的 PTS 风险相关[48]。Neglen 指出，顽固性 VLU 患者流出道梗阻的患病率尚不清楚[49]。他认为这一知识空白与非血栓性髂静脉病变的普遍存在，以及确定何种程度的静脉狭窄具有血流动力学意义的标准尚未提出有关。

二、慢性静脉功能不全的流行病学资料及其研究进展

由于 VLU 是 CVI 的后遗症，CVI 的流行病学数据为研究溃疡危险因素提供了最佳的、最小偏差的起点，如表 3-4 所示。

早期的横断面流行病学研究确定了静脉疾病是腿部溃疡的主要原因，而且 VLU 的患病率随年龄增加而增加[58, 59]。Nelzén 等比较了静脉性和非下肢静脉性溃疡的患病率。在一个定义明确的瑞典人群中，活动性下肢溃疡的患病率为 0.31%，其中 54% 为静脉性，46% 为非静脉性[1]。在一项德国基于人群的研究中，研究了 31 619 名患者，静脉反流是 47.6% 的溃疡形成因素，动脉功能不全为 14.5%，动静脉复合反流为 17.6%[2]。

在西方人群中，VLU（包括已痊愈和活动性溃疡）的总患病率一直稳定在 1% 左右，而点患病率（活动性溃疡）估计为 0.1%~0.7%[36, 60, 61]。在这些研究中，溃疡的存在或不存在代表了 CVI 的二元结果，适合不同人群之间的比较。然而，静脉疾病是一个动态过程。超声引导下的浅表和深部静脉反流的影像技术使得通过不同阶段的研究可以了解静脉疾病的发展过程，最终导致溃疡形成的过程。

（一）爱丁堡静脉研究[50]

在 1994 年 5 月至 1996 年 4 月期间，爱丁堡大学的研究小组进行了首个关于多普勒超声结果与慢性静脉疾病（CVD）之间关联的代表性人群横断面研究。该具有里程碑意义的爱丁堡静脉研究对来自全科医疗登记的随机选择的 1566 名男女进行了筛查。研究对象年龄在 18—64 岁，女性的平均年龄为 44.8 岁，男性为 45.8 岁。选择年龄较轻的人群提供了一个进行后续研究的队列。几乎所有被调查对象（98.9%）都是白种人，反映了当地的人口统计数据。由于在

招募开始时没有可用的 CEAP 分类标准，该研究依赖于基尔研究中采用的静脉曲张和慢性静脉功能不全的临床标准和分类[62]。共 124 例（7.9%）被诊断为 CVI。CVI 的患病率与年龄和性别密切相关。男性经年龄调整后的 CVI 患病率为 9.4%（95%CI 7.2～11.6），女性为 6.6%（95%CI 4.9～8.3）。然而，在年龄超过 50 岁的人群中，男性的 CVI 患病率为 21.2%，女性为 12.0%。随着疾病的临床严重程度增加，浅表和深部静脉反流的频率也增加。

CEAP 分类法用于慢性静脉疾病的诊断和分类，该分类法于 1995 年发布[63]。从那时起，CEAP 标准在静脉曲张研究中的应用促进了流行病学比较的进行。表 3-4 显示了一系列流行病学研究的结果，除爱丁堡静脉研究外，所有研究都采用了 CEAP 分类。这些研究提供了超出简单患病率的详细信息。

（二）圣地亚哥人口研究[51]

在美国的这项研究中，Criqui 等报道了 2211 名年龄在 40—79 岁的男性和女性的 CVD 表现，研究时间为 1994 年至 1996 年。为了增加女性相关假设的统计力量，研究人员招募了更多的女性参与。在爱丁堡的研究中，有 15% 的男性和 7% 的女性没有 CVD 的可见症状，而在圣地亚哥的研究中，这些比例分别为 34% 和 11%。然而，两项研究中的 CVD 进展模式大致相似。Criqui 等发现，随着年龄增长，静脉曲张（C2 级）和营养改变（C4～C6 级）的发生率明显增加，在不到 50 岁的群体中分别为 16.9% 和 2.3%，而在 70 岁以上的人群中分别为 29.9% 和 10.2%。与不到 50 岁的人群相比，50—59 岁的人患皮肤变化的可能性增加了近 2 倍（OR=1.75）；而 60—69 岁的人群中，这个可能性又增加了 1 倍（OR=4.16）。与非西班牙裔白种人相比，非洲裔美国人、亚洲人和西班牙裔人群中的可见和功能性疾病的患病率较低。

性别差异明显。女性中蜘蛛痣、静脉曲张、浅层功能性疾病和浅层血栓事件较男性更常见（OR 分别为 5.4、2.2、1.9 和 1.9），但营养改变和深层功能性疾病和血栓事件较少（OR 均为 0.69）。在同时表现营养改变和深层功能性疾病的腿部中，经年龄调整后，水肿、浅层事件和深层事件的患病率分别为 48.2%、11.3% 和 24.6%，而没有 CVD 的可见和功能性病变的腿部患病率分别为 1.7%、0.6% 和 1.3%。

在圣地亚哥的研究中，CVD 的可见症状（如静脉曲张或皮肤改变）和超声检查结果显示的静脉功能障碍（如浅层或深部反流）密切相关，同时它们与水肿和血栓事件也密切相关。然而，Criqui 等发现约有 8% 的受试者在可见和功能性病变方面存在不一致情况，这进一步证实了超声检查的价值。

（三）波恩静脉研究[52]

波恩静脉研究在 2000 年 11 月至 2002 年 3 月期间进行，评估了德国波恩市和两个农村地区的 3000 多名年龄在 18—80 岁的受试者。采样是随机的，并来自于一个包括标准化问卷（简化版 36 项健康调查问卷）的人口登记格式。有趣的是，女性静脉曲张的患病率几乎是圣地亚哥研究中的一半（分别为 15.8% 和 27.7%），但女性水肿（C3 级）的患病率是 3 倍（分别为 14.9% 和 4.9%）。在这两项研究中，男性患有 C4～C6 级别的疾病（表 3-4）的比例较女性更高。随着年龄增长，静脉曲张和溃疡的比例均增加。

（四）波兰研究[64]

这项 2003 年的横断面调查包括了由初级保健医生治疗的 40 095 名连续门诊患者（其中 84% 为女性）。在 CEAP 分级中，轻度疾病（C0～C2 级）的患者占据了主要比例，达到了 89.4%。仅有 0.5% 的患者出现了开放性溃疡（C6 级），而 1% 的患者溃疡已经愈合（C5 级）。静脉曲张和严重的慢性静脉功能不全（皮肤改变、下肢溃疡）的患病率与其他发达国家观察到的情况相似。

（五）法国研究[53]

2004 年，一项法国雷诺现象研究的受试者进行了一项关于静脉曲张的横断面研究。与波兰研究相比，法国研究中的大多数受试者（68%）为男性。在法国的四个地区，每个地点随机选择了 2000 名受试者进行电话访谈。其中 409 名受试者进行了体格检查。约 70% 的受试者处于 C2 级。2.8% 的女性和 5.4% 的男性出现了营养性皮肤变化。值得注意的是，严重的慢性静脉功能不全只在患有静脉曲张的受试者中发现。年龄和足踝水肿与营养性变化的存在最相关，而过去患有 DVT 形成的病史则与营养性变化有"边缘显著"关联。有趣的是，重度的营养性变化通常出现在有色素沉着的肢体上。在 558 名女性和 277 名男性中没有发现活动性溃疡，但在 0.7% 的女性和 1.4% 的男性中发现了愈合溃疡的证据。

表 3-4 VLU 流行病学研究比较

研 究	年份（年）	男性（%）	平均年龄（岁）	样本量	C5～C6（%）	SVI（%）	DVI（%）	限 定
Edinburgh[50]	1994—1996	45	44.8	1566	0.6			无年龄大于 64 岁受试者
SanDiego[51]	1994—1998	35	59.9	2211	4.6[a]	52	22	结合 C4～C6
Bonn[52]	2000—2006	44		3072	0.7	73	55	
France[53]	1988—1992	68	ND	409	60—70 岁 =1 70—80 岁 =3			无 DUS
Italy[54]	2003	14	54	5241	8.6[a]			结合 C4～C6
USA（AVF）[55]	2007	23	60	2234	2	无目标	无目标	
Sweden[1, 56, 57]		38	77	282	0.3（C6） 1（C5～C6）	34[c]	60	b

a. 包括 C4 患者；b. 自我照顾；c. 仅 SVI

AVF. 美国静脉论坛；DUS. 双功超声；DVI. 深静脉功能不全；SVI. 浅静脉功能不全；VLU. 下肢静脉性溃疡

（六）意大利研究[54]

在 2003 年，意大利的调查员利用电视和报纸广告在整个意大利的城市招募了 5247 名年龄在 18 岁至 90 岁之间的人，让他们完成一份标准化的心血管疾病问卷，并接受随后的检查。大多数参与者为女性（85.9%）。与之前观察到的情况一样，调查员发现年龄与慢性静脉功能不全的症状之间存在线性关系，并且男性在静脉疾病的晚期阶段中占比较高。静脉曲张的危险因素包括生活在意大利南部、妊娠及家族病史。

（七）美国静脉论坛研究[55]

在 2006 年，美国静脉论坛赞助了一个全国性的静脉筛查项目，涉及 40 个州的 83 名医生。受筛查的人群（n=2234）平均年龄为 60 岁，以女性（77%）、白种人（80%）为主，并且平均 BMI 为 29kg/m²。广泛的筛查工具包括人口统计学信息、风险评估、慢性静脉功能不全生活质量问卷（CIVIQ）评估、超声检查（DUS）和临床检查。CIVIQ 生活质量评分与 CEAP 分级严重程度的增加相关。在 DUS 检查中，5% 的受试者出现阻塞，近 40% 的受试者出现反流。与其他调查一样，溃疡的患病率较低：仅有 0.5% 的受试者出现开放性溃疡（C6 级），而 1.5% 的受试者溃疡已经愈合（C5 级）。然而，有 7% 的受试者出现了表明慢性静脉功能不全进展的皮肤改变。有趣的是，出现反流或静脉高压的患者，以及具有较高静脉血栓栓塞风险评分的患者通常有更高的 CEAP 分级。

（八）瑞典斯卡拉堡研究[1, 56, 57]

Nelzén 等在瑞典斯卡拉堡进行了一系列关于下肢溃疡的流行病学研究。他们通过多普勒超声和双重扫描来区分所有下肢溃疡。报道了 0.3% 的点患病率（C6 级）和 1% 的总患病率（C5～C6 级）。在 463 个活动性溃疡中，大部分（332 个，72%）的溃疡是由静脉病因引起的，其中 38% 涉及深静脉，34% 仅涉及表浅反流。值得注意的是，40% 的静脉性溃疡的踝臂指数低于 0.9，表明存在外周动脉疾病。这一发现引起了"混合性"静脉和动脉性溃疡的注意。作者得出结论，评估的溃疡中有 40% 可通过某种干预手段进行治疗。在一项关于治疗影响的后续研究中（特别是对于表浅静脉和穿孔静脉功能不全的治疗），调查员报告了所有溃疡的总体减少 23%，并伴随着 VLU 减少 46%[65]（见第 4 章）。

三、静脉疾病的进展

虽然有几项流行病学研究探讨了下肢静脉性溃疡的患病率，但很少有研究关注静脉疾病的进展，即随着静脉性溃疡的发展，随时间推移的慢性静脉功能不全（CVI）的发生率。在波恩队列的一项 6.6 年后续研究中，Rabe 等[66]确定了原始研究中 1978 名受试者中新发展的静脉曲张和 CVI 的进展率。静脉曲张的患病率从 23% 上升至 25%，CVI 的进展率从 14.5% 上升至 16%。在原始研究中，C2 级的患者中，有 1/5（19.8%）的非隐静脉反流患者在基线时进展到更高的 C 级，而 31.8% 的隐静脉反流患者进展。多元分析中进展的风险因素包括年龄、肥胖和动脉高血压。作者指出了静脉疾病的快速进展。

2015 年，Lee 等报道了爱丁堡静脉研究的原始人群在 13 年内 CVI 的进展情况[67]。在原始的 1500 名患者中，近 900 名（约 60%）进行了随访的超声检查。令人惊讶的是，超过一半（57.8%）的受试者显示出静脉疾病的进展，年进展率为 4.3%。在原始研究中仅表现为静脉曲张的 270 名受试者中，超过 30% 的人发展为 CVI，并且随着年龄增长而增加。在 64 名基线具有 CVI 的患者中，有 5 人（7.8%）进展为 C5～C6 级疾病。相比之下，270 名具有静脉曲张但无 CVI 的患者没有进展为 C5～C6 级疾病。从静脉曲张到 CVI 恶化的风险因素包括静脉曲张家族史（OR=1.85）、超重（OR=1.85）和 DVT 形成史（OR=4.10）。

考虑到其快速进展，显然需要对 CVI 进行早期干预。一项针对 5 年行政保险索赔数据的回顾性队列分析比较了接受静脉曲张治疗和未接受治疗的患者。这些群体根据索赔的时间点分为与索赔诊断的时间相关的不同时间段。相比于 2～6 个月的干预（42.5%，P<0.0001）和延迟干预（6～24 个月，52.2%，P<0.0001），早期干预（<2 个月）与静脉曲张总体进展的降低相关（29.2%）。在基线水平的所有非溃疡患者中（<C4 级），延迟干预治疗使静脉曲张进展为溃疡或更严重的 Thomas Reuters 分期（>5）的调整概率增加 1.4 倍（P<0.0001）。

总而言之，流行病学研究确定了年龄是 CVI 最重要的风险因素，超过 50 岁后风险增加。与男性相比，女性更容易患 C1～C2 级疾病、表浅静脉反流和血栓事件。相反，CVI 和深静脉反流在男性中更为普遍。阳性的家族史是男女 CVI 的一个风险因素，而 BMI 在疾病进展中也可能起到一定作用。

四、首次下肢静脉性溃疡的临床危险因素

2009 年，Robertson 等[4]进行了一项病例对照研究，比较了患有下肢静脉性溃疡（C5～C6 级）和未出现溃疡的静脉患者（C2～C4 级）。该研究组中每组有 120 名受试者，年龄和性别匹配。该研究发现，VLU 的临床风险因素包括临床静脉病的严重程度，特别是皮肤改变（$P<0.0001$）、DVT 形成的病史（$P=0.001$），以及深静脉反流（$P=0.0001$）。多元分析（$P>0.05$）显示，进展为皮下脂肪硬化（C4b）和环状静脉曲张（C4c）的患者具有较高的 VLU 风险（OR 为 8.90 和 4.52）。其他溃疡的独立风险因素包括腘静脉反流（OR=2.82）和 BMI（OR=1.08），而良好的足背屈曲（OR=0.88）和有效的小腿肌肉泵（OR=0.96）则具有保护作用。

在 2019 年的系统综述中，Meulendijks 等[5]评估了 5 个病例对照或横断面研究，比较了患有溃疡和未出现溃疡的静脉患者。由于方法上的差异，无法进行统计比较，但大部分研究（其中 4 个研究）一致认为，年龄较大、BMI 较高、体力活动较少和动脉高血压与溃疡明显相关。其中的三个研究发现，静脉性溃疡与深静脉反流和 DVT 形成之间存在关联。

在 2021 年，Darwin 等[6]发表了一项对纵向数据（2005—2014 年）进行的行政医疗索赔数据分析，重点是识别首次静脉性溃疡（fVLU）的风险因素。该分析使用了 IBM 商业索赔数据库中的 >650 000 名患者的数据，限定年龄在 64 岁及以下。通过 ICD-9 编码识别了静脉功能不全的各种表现形式。校正后的风险比（AHR）显示，男性的风险增加（AHR=1.8），年龄增长使风险增加（45—54 岁，AHR=1.32；55—64 岁：AHR=1.59）。基线患有 CVI 或水肿的患者具有等同的 fVLU 风险增加（AHR=1.24），而基线患有慢性静脉高压是一个明显的风险因素（AHR=1.67）。表 3-5 显示了 Robertson 和 Darwin 研究中鉴定出的独立 fVLU 风险因素。

CVI 患者往往在组织改变增加溃疡风险之后才被晚转诊[4]。尽管静脉疾病进展至溃疡的速度较慢，但 Darwin 等[6]发现，fVLU 的最高发病率发生在 CVI 诊断后的 500 天内，这表明存在诊断延迟。对静脉曲张进行诊断和治疗是抗溃疡的强有力因素（AHR

分别为 0.43 和 0.45），而诊断慢性静脉功能不全（AHR=1.22）和水肿（AHR=1.22）与更高的风险相关。男性和女性在 fVLU 的平均年龄上相似（分别为 51.9 岁和 51.5 岁），但女性的 CVI 诊断年龄较早（分别为 50.2 岁和 49.6 岁），这表明早期诊断和可能的治疗可能减少了女性的 fVLU 发生。

Darwin 分析中的其他新发现似乎支持早期干预的保护作用。镇痛药与获益的关系（AHR=0.779）可能与关节炎和腿部骨折的意外发现有关。作者推测，疼痛缓解可能改善小腿肌肉泵作用和足背屈曲，这两者都被认为对 VLU 具有保护作用[44]。其他保护因素包括使用弹力袜（AHR=0.73）及他汀类药物（AHR=0.72）。

五、下肢静脉性溃疡的遗传危险因素

静脉高压、静脉曲张和反流是静脉性溃疡形成的必要条件，而异常静脉血流和铁沉积引发的炎症机制被认为是慢性静脉疾病的增强因素[17, 69]。理论上，DNA 检测可以通过识别慢性炎症过程中潜在的遗传突变，提供预后标志物，揭示静脉性溃疡发病机制的基因变异[15]。

在慢性静脉疾病的遗传风险因素研究中，重点关注 FOXC2 基因突变、基质金属蛋白酶（MMP）和血色素沉着症基因对静脉曲张的发展和溃疡进展的影响[10]。FOXC2 编码一种调控叉头蛋白转录因子，对静脉和淋巴瓣膜功能的发育起重要作用[10, 70]，由于反流是继发于瓣膜功能的，FOXC2 突变可能与静脉曲张和静脉疾病的进展有关[70]。在炎症过程中，MMP 和 MMP 组织抑制剂通过降解和重组细胞外基质促进组织重塑；失调的 MMP 活性被认为会破坏静脉壁的完整性并促进溃疡形成[10, 71]。如下所述，对血色素沉着症基因 HFE 突变的广泛研究阐明了其在静脉曲张和静脉性溃疡易感性中的重要作用[10, 15]。

在微循环中，持续的静脉高压导致蛋白质和红细胞渗漏到皮肤间质，伴随着明显的铁沉积[69, 70]。在慢性静脉疾病中，铁沉积常以赤褐色的高铜色素沉着物可见，这种色素沉积通常出现在疾病后期，并始终存在于溃疡周围。随着红细胞被间质巨噬细胞降解，释放的铁被并入酶红蛋白，随着时间的推移，酶红蛋白在结构上转变为含铁血黄素[69]。这些增加的铁储存和间质蛋白质形成了强烈的慢性炎症信号，负责白细胞在基质中的招募和迁移[69, 70]。

结果评价指标	Darwin AHR（CI）[a]	Robertson OR（CI）[a]
年龄	45—54 岁：1.316（1.276~1.358） 55—64 岁：1.596（1.546~1.648）	匹配
性别	男性：1.838（1.798~1.880）	匹配
动脉高血压 [b]	1.067（1.040~1.093）	
非静脉性溃疡病史	3.923（3.699~4.161）	
高 BMI		1.08（1.01~1.15）
C2：静脉曲张	0.438（0.418~0.458）	
CVI	1.244（1.193~1.298）	
慢性静脉高压	1.671（1.440~1.939）	
C3：水肿	1.224（1.193~1.256）	
C4a，淤积性皮炎	1.078（0.924~1.258）	6.15（3.45~10.97）
C4a，皮肤脂肪硬化		8.90（1.44~54.8）
C4a，环状静脉曲张		4.52（1.81~11.3）
深静脉反流		2.82（1.03~7.75）；仅腘静脉
足背屈曲		0.88（0.81~0.97）[c]
静脉泵动力		0.96（0.92~0.99）[c]

表 3-5 首次静脉性溃疡的危险因素

a. 在多元分析中，*P* 值为 0.05 被认为有显著性差异；b. 确定标准为服用降压药；c. 保护因素

然而，在慢性静脉疾病患者的腿部，铁沉积并不总是导致溃疡形成。Zamboni 等[72] 提出，个体在发展为静脉性溃疡的过程中可能存在遗传确定因素，并研究了与北欧人群中的血色素沉着症相关的 *HFE* 基因的 C282Y 和 H63D 突变的作用。他们发现，C282Y 突变使原发性慢性静脉疾病患者溃疡风险增加了近 7 倍，而具有 H63D 变异的患者溃疡发生年龄提前了近 10 年[73]。在 2009 年，同一研究小组调查了慢性静脉疾病患者中的另外两种突变：FPN1-8CG，该突变促进铁蛋白基因的表达，以及 MMP12-82AG，该突变促进 *MMP12* 基因的表达。FPN1-8CG 的静脉性溃疡风险为 5.2，而 MMP12-82AA 的 VLU 风险为 1.96[15]。

正如这些研究者所建议的，这些研究及类似研究的结果可以视为慢性静脉疾病患者静脉性溃疡的初步预后指标。尽管这些结果是重要的，但通过候选基因研究识别静脉性溃疡的风险因素，前提是对溃疡发生机制的认识，而目前对此仍知之甚少[3]。全基因组研究（GWAS）可能有助于增进对此的理解。在最近一项利用英国生物库（*n*=9577）研究静脉曲张病例并与 327 959 个对照样本进行对比的 GWAS 研究中，Fukaya 等[74] 发现了 30 个新的位点，证明了静脉疾病具有高度多基因性和多个遗传因素的特点[75]。值得注意的是，研究者使用机器学习评估了超过 2700 个临床变量，展示了基于人工智能的工具在大规模研究中驱动遗传关联的潜力，为未来关于因果关系的研究奠定了基础。

六、下肢静脉性溃疡的淋巴参与

静脉系统和淋巴系统之间作为互补排液通路具有密切的关系，促使我们对淋巴功能障碍在静脉性溃疡形成中的潜在作用进行了调查。淋巴解剖结构

和功能已经被证明在早期至更严重的静脉功能不全中逐渐退化[76]，正如 Partsch 所指出的，慢性静脉淋巴功能不全在 CVI 中总是存在的[77]。然而，淋巴退化是 CVI 的原因还是结果尚未确定。

在未受影响的肢体中，淋巴管形态良好，呈线性分布，并以脉动的单向流向下肢区域淋巴结为特征。在静脉曲张患者中，出现了异常的淋巴引流模式，早期出现淋巴管扩张和分段的迹象。水肿的存在标志着 C3 级静脉疾病，其特征是淋巴管明显分段。下肢静脉性溃疡表现为溃疡床淋巴管完全缺失，并且周围淋巴管数量显著减少，剩余淋巴管也受到严重损害[78]。Rasmussen 和 Sevick-Muraca[79] 使用近红外成像技术和吲哚菁绿（NIRFLI）在 12 例静脉性溃疡患者中观察到双侧皮肤回流和异常淋巴积聚。与正常患者相比，静脉性溃疡患者的淋巴管运动减弱，而且不规律到无法进行定量分析。在溃疡持续时间最长的受试者中，观察到较少的功能性淋巴管。这项研究团队的这些发现以及更近期的研究结果[76] 表明，淋巴系统在疾病进展中可能发挥着潜在的作用。

不幸的是，混合性静脉和淋巴功能不全（静脉淋巴水肿）通常直到静脉性溃疡出现时才被诊断出来。在一项基于索赔的分析中，对 2.7 万名被诊断为淋巴水肿的患者进行了研究，其中大多数患有静脉淋巴水肿（研究人群的 10%）的患者被编码为静脉性溃疡（9.6%），而只有 0.8% 的患者被编码为 CVI[80]。第二项基于索赔的研究对约 8.6 万名被诊断为淋巴水肿的患者进行了为期 1 年的追踪[68]，其中大约有相同比例的患者（9.8%）被诊断为静脉性溃疡。

结论

尽管原发性 CVD 是最常见的 VLU 的病因，但继发性 CVD 会增加 VLU 的风险。晚期 CVI 是 VLU 的必要条件，而皮肤变化的严重程度与 fVLU 风险增加相关。年龄较大、男性、深静脉反流和肥胖也会使患者更易患 fVLU。与原发性 CVD 相关的 HFE 基因突变，可能会显著增加 fVLU 的风险。在实际情况中，CVI 往往被晚期诊断，即患者已经出现了晚期 CVI 的症状。尽管原发性 CVD 发展为溃疡的过程较慢，但大多数 fVLU 发生在 CVI 诊断后的 500 天内。诊断和治疗静脉曲张是预防 VLU 的保护因素，而浮肿和 CVI 的诊断与较高的风险相关。

参考文献

[1] Nelzén O, Bergqvist D, Lindhagen A. Leg ulcer etiology—a cross sectional population study. J Vasc Surg. 1991;14(4):557–564.

[2] Körber A, Klode J, Al-Benna S, et al. Etiology of chronic leg ulcers in 31,619 patients in Germany analyzed by an expert survey. JDDG J der Deutschen Dermatol Gesellschaft. 2011;9(2):116–121.

[3] Raffetto JD, Ligi D, Maniscalco R, Khalil RA, Mannello F. Why venous leg ulcers have difficulty healing: overview on pathophysiology, clinical consequences, and treatment. J Clin Med. 2021;10(1):29.

[4] Robertson L, Lee AJ, Gallagher K, et al. Risk factors for chronic ulceration in patients with varicose veins: a case control study. J Vasc Surg. 2009;49(6):1490–1498.

[5] Meulendijks A, de Vries F, van Dooren A, Schuurmans M, Neumann H. A systematic review on risk factors in developing a first-time Venous Leg Ulcer. J Eur Acad Dermatol Venereol. 2019;33(7): 1241–1248.

[6] Darwin E, Liu G, Kirsner RS, Lev-Tov H. Examining risk factors and preventive treatments for first venous leg ulceration: a cohort study. J Am Acad Dermatol. 2021;84(1):76–85.

[7] Rice JB, Desai U, Cummings AKG, Birnbaum HG, Skornicki M, Parsons N. Burden of venous leg ulcers in the United States. J Med Econ. 2014;17(5):347–356.

[8] Gohel M, Taylor M, Earnshaw J, Heather B, Poskitt K, Whyman M. Risk factors for delayed healing and recurrence of chronic venous leg ulcers—an analysis of 1324 legs. Eur J Vasc Endovasc Surg. 2005; 29(1):74–77.

[9] Phillips T, Stanton B, Provan A, Lew R. A study of the impact of leg ulcers on quality of life: financial, social, and psychologic implications. J Am Acad Dermatol. 1994;31(1):49–53.

[10] Serra R, Ssempijja L, Provenzano M, Andreucci M. Genetic biomarkers in chronic venous disease. Biomarkers Med. 2020;14(2):75–80.

[11] American Venous Forum. What is Chronic Venous Disease? (https://www.veinforum.org/patients/ what-is-vein-disease/what-is-chronic-venous-disease/).

[12] Gloviczki P, Dalsing MC, Henke P, et al. Report of the society for vascular surgery and the American venous Forum on the july 20, 2016 meeting of the medicare evidence development and coverage advisory committee panel on lower extremity chronic venous disease. J Vasc Surg Venous Lymphat Disord. 2017;5(3):378–398.

[13] O'Donnell Jr TF, Passman MA, Marston WA, et al. Management of venous leg ulcers: clinical practice guidelines of the Society for Vascular Surgery (R) and the American Venous Forum. J Vasc Surg. 2014; 60(2 Suppl):3S–59S. https://doi.org/10.1016/j.jvs.2014.04.049.

[14] Lurie F, Passman M, Meisner M, et al. CEAP classification system and reporting standard, revision. J Vasc Surg Venous Lymphat Disord. 2020;8:342–352.

[15] Gemmati D, Federici F, Catozzi L, et al. DNA-array of gene

variants in venous leg ulcers: detection of prognostic indicators. J Vasc Surg. 2009;50(6):1444–1451.

[16] Chi Y-W, Raffetto JD. Venous leg ulceration pathophysiology and evidence based treatment. Vasc Med. 2015;20(2):168–181.

[17] Bergan JJ, Schmid-Schonbein GW, Smith PD, Nicolaides AN, Boisseau MR, Eklof B. Chronic venous disease. N Engl J Med. 2006;355(5):488–498. https://doi.org/10.1056/NEJMra055289.

[18] Labropoulos N. How does chronic venous disease progress from the first symptoms to the advanced stages? A review. Adv Ther. 2019;36(1):13–19.

[19] Labropoulos N, Gasparis AP, Pefanis D, Leon Jr LR, Tassiopoulos AK. Secondary chronic venous disease progresses faster than primary. J Vasc Surg. 2009;49(3):704–710.

[20] O'Donnell Jr TF, Lau J. A systematic review of randomized controlled trials of wound dressings for chronic venous ulcer. J Vasc Surg. 2006;44(5):1118–1125.

[21] Norman G, Westby MJ, Rithalia AD, Stubbs N, Soares MO, Dumville JC. Dressings and topical agents for treating venous leg ulcers. Cochrane Database Syst Rev. 2018;6.

[22] Johnson BF, Manzo RA, Bergelin RO, Strandness Jr DE. Relationship between changes in the deep venous system and the development of the postthrombotic syndrome after an acute episode of lower limb deep vein thrombosis: a one-to six-year follow-up. J Vasc Surg. 1995;21(2):307–313.

[23] TenBrook Jr JA, Iafrati MD, O'Donnell Jr TF, et al. Systematic review of outcomes after surgical management of venous disease incorporating subfascial endoscopic perforator surgery. J Vasc Surg. 2004; 39(3):583–589.

[24] Gloviczki ML, Kalsi H, Gloviczki P, Gibson M, Cha S, Heit JA. Validity of international classification of diseases, ninth revision, clinical modification codes for estimating the prevalence of venous ulcer. J Vasc Surg Venous Lymphat Disord. 2014;2(4):362–367.

[25] Marston W, Fish D, Unger J, Keagy B. Incidence of and risk factors for iliocaval venous obstruction in patients with active or healed venous leg ulcers. J Vasc Surg. 2011;53(5):1303–1308.

[26] Ma H, O'Donnell Jr TF, Rosen NA, Iafrati MD. The real cost of treating venous ulcers in a contemporary vascular practice. J Vasc Surg Venous Lymphat Disord. 2014;2(4):355–361.

[27] Barwell JR, Davies CE, Deacon J, et al. Comparison of surgery and compression with compression alone in chronic venous ulceration (ESCHAR study): randomised controlled trial. Lancet. 2004; 363(9424):1854–1859.

[28] van Gent WB, Hop WC, van Praag MC, Mackaay AJ, de Boer EM, Wittens CH. Conservative versus surgical treatment of venous leg ulcers: a prospective, randomized, multicenter trial. J Vasc Surg. 2006; 44(3):563–571.

[29] Gohel MS, Heatley F, Liu X, et al. A randomized trial of early endovenous ablation in venous ulceration. N Engl J Med. 2018;378(22):2105–2114.

[30] Enden T, Haig Y, Kløw N-E, et al. Long-term outcome after additional catheter-directed thrombolysis versus standard treatment for acute iliofemoral deep vein thrombosis (the CaVenT study): a randomised controlled trial. Lancet. 2012;379(9810):31–38.

[31] Vedantham S, Goldhaber SZ, Julian JA, et al. Pharmacomechanical catheter-directed thrombolysis for deep-vein thrombosis. N Engl J Med. 2017;377(23):2240–2252.

[32] Asbeutah AM, Riha AZ, Cameron JD, McGrath BP. Five-year outcome study of deep vein thrombosis in the lower limbs. J Vasc Surg. 2004;40(6):1184–1189.

[33] Akesson H, Brudin L, Dahlström J, Eklöf B, Ohlin P, Plate G. Venous function assessed during a 5 year period after acute iliofemoral venous thrombosis treated with anticoagulation. Eur J Vasc Surg. 1990; 4(1):43–48.

[34] Killewich LA, Bedford GR, Beach KW, Strandness Jr D. Spontaneous lysis of deep venous thrombi: rate and outcome. J Vasc Surg. 1989;9(1):89–97.

[35] Yamaki T, Nozaki M. Patterns of venous insufficiency after an acute deep vein thrombosis. J Am Coll Surg. 2005;201(2):231–238.

[36] Heit JA, Rooke TW, Silverstein MD, et al. Trends in the incidence of venous stasis syndrome and venous ulcer: a 25-year population-based study. J Vasc Surg. 2001;33(5):1022–1027.

[37] Ashrani AA, Heit JA. Incidence and cost burden of post-thrombotic syndrome. J Thromb Thrombol. 2009;28(4):465–476.

[38] Franzeck UK, Schalch I, Jager KA, Schneider E, Grimm Jr, Bollinger A. Prospective 12-year follow-up study of clinical and hemodynamic sequelae after deep vein thrombosis in low-risk patients (Zurich study). Circulation. 1996;93(1):74–79.

[39] Prandoni P, Lensing AW, Cogo A, et al. The long-term clinical course of acute deep venous thrombosis. Ann Intern Med. 1996;125(1):1–7.

[40] Brandjes DP, Büller HR, Heijboer H, et al. Randomised trial of effect of compression stockings in patients with symptomatic proximal-vein thrombosis. Lancet. 1997;349(9054):759–762.

[41] Stain M, Schönauer V, Minar E, et al. The post-thrombotic syndrome: risk factors and impact on the course of thrombotic disease. J Thromb Haemost. 2005;3(12):2671–2676.

[42] Mohr DN, Silverstein MD, Heit JA, Petterson TM, O'Fallon WM, Melton III LJ. The venous stasis syndrome after deep venous thrombosis or pulmonary embolism: a population-based study. Mayo Clin Proc. 2000;75(12):1249–1256.

[43] Haig Y, Enden T, Grøtta O, et al. Post-thrombotic syndrome after catheter-directed thrombolysis for deep vein thrombosis (CaVenT): 5-year follow-up results of an open-label, randomised controlled trial. Lancet Haematol. 2016;3(2):e64–e71.

[44] May R, Thurner J. The cause of the predominantly sinistral occurrence of thrombosis of the pelvic veins. Angiology. 1957;8(5):419–427.

[45] Cockett F, Thomas ML, Negus D. Iliac vein compression.– Its relation to iliofemoral thrombosis and the post-thrombotic syndrome. Br Med J. 1967;2(5543):14.

[46] Kasirajan K, Gray B, Ouriel K. Percutaneous AngioJet thrombectomy in the management of extensive deep venous thrombosis. J Vasc Interv Radiol. 2001;12(2):179–185.

[47] Raju S, Neglen P. High prevalence of nonthrombotic iliac vein lesions in chronic venous disease: a permissive role in pathogenicity. J Vasc Surg. 2006;44(1):136–144.

[48] Nyamekye I, Merker L. Management of proximal deep vein thrombosis. Phlebology. 2012;27(2_suppl): 61–72.

[49] Neglén P. Chronic deep venous obstruction: definition, prevalence, diagnosis, management. Phlebology. 2008;23(4):149–157.

[50] Evans CJ, Allan PL, Lee AJ, Bradbury AW, Ruckley CV, Fowkes FGR. Prevalence of venous reflux in the general population

on duplex scanning: the Edinburgh vein study. J Vasc Surg. 1998;28(5): 767–776.

[51] Criqui MH, Jamosmos M, Fronek A, et al. Chronic venous disease in an ethnically diverse population: the San Diego Population Study. Am J Epidemiol. 2003;158(5):448–456.

[52] Rabe E, Pannier-Fischer F, Bromen K, et al. Bonner venenstudie der deutschen gesellschaft für phlebologie. Phlebologie. 2003;32(01):1–14.

[53] Carpentier PH, Maricq HR, Biro C, Ponçot-Makinen CO, Franco A. Prevalence, risk factors, and clinical patterns of chronic venous disorders of lower limbs: a population-based study in France. J Vasc Surg. 2004;40(4):650–659.

[54] Chiesa R, Marone EM, Limoni C, Volonte M, Schaefer E, Petrini O. Chronic venous insufficiency in Italy: the 24–cities cohort study. Eur J Vasc Endovasc Surg. 2005;30(4):422–429.

[55] McLafferty RB, Passman MA, Caprini JA, et al. Increasing awareness about venous disease: the American Venous Forum expands the national venous screening program. J Vasc Surg. 2008;48(2):394–399.

[56] Nelzen O, Bergqvist D, Lindhagen A, Hallböök T. Chronic leg ulcers: an underestimated problem in primary health care among elderly patients. J Epidemiol Commun Health. 1991;45(3):184–187.

[57] Nelzen O, Bergqvist D, Lindhagen A. The prevalence of chronic lower-limb ulceration has been underestimated: results of a validated population questionnaire. Br J Surg. 1996;83(2):255–258.

[58] Baker S, Stacey M, Jopp-McKay A, Hoskin S, Thompson P. Epidemiology of chronic venous ulcers. Br J Surg. 1991; 78(7):864–867.

[59] Nelzen O, Bergqvist D, Lindhagen A. Venous and non-venous leg ulcers: clinical history and appearance in a population study. J Br Surg. 1994;81(2):182–187.

[60] Nelzen O. Prevalence of venous leg ulcer: the importance of the data collection method. Phlebolymphology. 2008;15(4):143–150.

[61] Rabe E, Pannier F. Epidemiology of chronic venous disorders. In: Gloviczki P, ed. Handbook of Venous and Lymphatic Disorders, Guidelines of the American Venous Forum. 4th ed. Boca Raton, FL: CRC Press; 2017:121–128.

[62] Widmer L. Peripheral venous disorders. Prevalence and sociomedical importance. Basel III study Bern. 1978:43–50.

[63] Porter JM, Moneta GL, on Chronic AICC, Disease V. Reporting standards in venous disease: an update. J Vasc Surg. 1995;21(4):635–645.

[64] Jawien A, Grzela T, Ochwat A. Prevalence of chronic venous insufficiency in men and women in Poland: multicentre cross-sectional study in 40,095 patients. Phlebology. 2003;18(3):110–122.

[65] Forssgren A, Fransson I, Nelzen O. Leg ulcer point prevalence can be decreased by broad-scale intervention: a follow-up cross-sectional study of a defined geographical population. Acta Derm Venereol. 2008;88(3):252–256.

[66] Pannier F, Rabe E. Progression of chronic venous disorders: results from the Bonn Vein Study. J Vasc Surg. 2011;53(1):254–255.

[67] Lee AJ, Robertson LA, Boghossian SM, et al. Progression of varicose veins and chronic venous insufficiency in the general population in the Edinburgh Vein Study. J Vasc Surg Venous Lymphat Disord. 2015;3(1):18–26.

[68] Raju A, Mallick R, Campbell C, Carlton R, O'Donnell T, Eaddy M. Real-world assessment of interventional treatment timing and outcomes for varicose veins: a retrospective claims analysis. J Vasc Interv Radiol. 2016;27(1):58–67.

[69] Zamboni P. The big idea: iron-dependent inflammation in venous disease and proposed parallels in multiple sclerosis. J R Soc Med. 2006;99(11):589–593.

[70] Crawford JM, Lal BK, Duran WN, Pappas PJ. Pathophysiology of venous ulceration. J Vasc Surg Venous Lymphat Disord. 2017;5(4):596–605.

[71] Woodside KJ, Hu M, Burke A, et al. Morphologic characteristics of varicose veins: possible role of metalloproteinases. J Vasc Surg. 2003;38(1):162–169.

[72] Zamboni P, Tognazzo S, Izzo M, et al. Hemochromatosis C282Y gene mutation increases the risk of venous leg ulceration. J Vasc Surg. 2005;42(2):309–314.

[73] Zamboni P, Izzo M, Tognazzo S, et al. The overlapping of local iron overload and HFE mutation in venous leg ulcer pathogenesis. Free Radic Biol Med. 2006;40(10):1869–1873.

[74] Fukaya E, Flores AM, Lindholm D, et al. Clinical and genetic determinants of varicose veins: prospective, community-based study of ≈500 000 individuals. Circulation. 2018;138(25):2869–2880.

[75] Wells QS. Varicose veins reach new heights. Circulation. 2018; 138:2881–2883.

[76] Rasmussen JC, Zhu B, Morrow JR, et al. Degradation of lymphatic anatomy and function in early venous insufficiency. J Vasc Surg Venous Lymphat Disord. 2021;9(3):720–730. e2.

[77] Partsch H, Lee B. Phlebology and lymphology–a family affair. Phlebology. 2014;29(10):645–647. https://doi.org/10.1177/0268355514551514.

[78] Eliska O, Eliskova M. Morphology of lymphatics in human venous crural ulcers with lipodermatosclerosis. Lymphology. 2001;34(3):111–123.

[79] Rasmussen JC, Aldrich MB, Tan I-C, et al. Lymphatic transport in patients with chronic venous insufficiency and venous leg ulcers following sequential pneumatic compression. J Vasc Surg Venous Lymphat Disord. 2016;4(1):9–17.

[80] Son A, O'Donnell Jr TF, Izhakoff J, Gaebler JA, Niecko T, Iafrati MA. Lymphedema-associated comorbidities and treatment gap. J Vasc Surg Venous Lymphat Disord. 2019;7(5):724–730. https://doi.org/10.1016/j.jvsv.2019.02.015.

第4章　下肢静脉性溃疡：流行病学和社会经济负担
Venous ulcers of the lower extremity: epidemiology and socioeconomic burden

Olle Nelzén　著

下肢溃疡不是一种疾病，而是一种临床表现，它可能由各种不同的疾病引起，并与若干风险因素有关。静脉性溃疡可由多种病理生理学机制引发，这些机制与不同静脉解剖段的血流动力学异常有关。我们小组在瑞典进行的一项基于人群的研究显示，浅静脉和穿静脉反流逐渐成为静脉性溃疡的主要原因，而 DVT 形成后的深静脉功能不全和（或）阻塞及原发性深静脉疾病的影响正变得越来越小[1]。此外，各种潜在的病理生理机制、不同的静脉解剖段受累和（或）静脉反流在静脉疾病患者中也并不罕见；这更显现出采取详细而全面的诊断方法的必要性。

静脉性溃疡不是一个新的医疗保健问题。相反，它自古以来就一直困扰着人类。在公元前1550年左右的埃及希伯来莎草纸中发现了对静脉性溃疡治疗的书面描述[2]。在意大利米兰大教堂中，有四幅画描绘了17世纪初圣卡洛为下肢溃疡患者表演的"奇迹"，这清楚地表明下肢溃疡已经是人群中的一个主要问题（图4-1）。静脉性溃疡的现代治疗面临的最大挑战是其临床和经济意义尚未得到广泛认识，这突出表明需要进行更多的流行病学研究。

一、流行病学在下肢静脉性溃疡研究和治疗中的作用

流行病学是研究特定人群中疾病或事件的分布（频率和模式）和决定因素（原因和风险因素）的医疗保健科学。了解一种疾病的流行病学对于规划临床路径、优化卫生系统及疾病的治疗具有重要的意义。一个好的流行病学调查可以形成一个非常有价值的基线，以此来计算所需医疗资源的规模，包括财政资源和与医务人员有关的工作量等问题，并作为一个有用的比较基准来衡量实施治疗变化所导致的结果。为实现上述目标，必须使用相同（或类似）的方法来进行重复的流行病学调查。进一步的流行病学研究可用于评估或发现某种疾病的可能危险因素。然而，为了得到准确的风险因素，需要进行纵向研究。控制混杂因素至关重要，例如，年龄分布在统计学上的显著差异，这可能是导致观察到的疾病患病率变化的原因，而非治疗变化的原因。然而，这种治疗改变的结果是否会影响目标疾病在总体人群中的发生还有待确定。需要对这一特定人群进行流行病学研究，以提供基于证据的概率。此外，流行病学研究也用于评估疾病的自然史，并确定健康人群与受该疾病影响的患者特征。

二、下肢静脉性溃疡的发病率和患病率

为了分析和理解流行病学文献，了解流行病学术语是必不可少的（表4-1）。某疾病的发病率是指

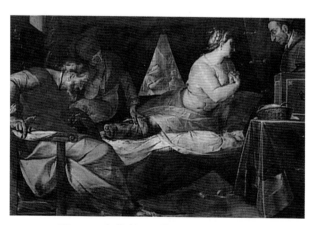

▲ 图4-1　奥莱利亚·德格利·安吉利的奇迹

1601年，当奥莱利亚·德格利·安吉利向圣卡洛大主教祈祷时，她的溃疡立刻愈合了，恢复了健康。乔万·巴蒂斯塔·克雷斯皮的画作，被称为 Cerano—1610。米兰大教堂，意大利（版权所有 ©1995年，米兰大教堂博物馆）

在特定时间范围内（通常为 1 年）新发生该疾病或经历与该疾病相关的健康事件的患者人数。它通常用患者人数占总人数的比例表示。患病率是指在某一特定时期所研究的人群中患有某种疾病的个体总数，通常以占总人数的比例或百分比表示。患病率的计算包括新发病例和现有病例，而发病率的计算则只包括新发病例。对于慢性疾病，如下肢静脉性溃疡，通常其患病率远高于发病率，而急性疾病（如流感）的患病率与发病率则近乎相等。有不同的方法来表示患病率；两种最常用的方法分别是时点患病率和期间患病率。时点患病率的测算通常是在较短的时间范围内（对于慢性病，通常少于 3 个月）采集样本。而期间患病率常用于较长时间段的测算，通常为 1 年或更长时间。总体患病率，也被称为终身患病率，通常用于测算在生命的某个时刻患有任何疾病者在总人群中所占的比例。在对下肢静脉性溃疡的应用中，它包括有溃疡愈合史的个体，以及活动性溃疡的个体。

表 4-1 流行病学术语	
发病率	单位时间和人口新增病例数，通常为 1 年
时点患病率	在任何时间点上患有某种疾病的个体所占比例，时间通常少于 3 个月
期间患病率	在较长时间内患有某种疾病的个体所占比例，通常为 1 年或更长时间
总体患病率	患有某种疾病的个体所占比例，终生期＝终身患病率

三、慢性静脉功能不全及其亚群在人群中的分布

如今，许多静脉性溃疡是由浅静脉和（或）穿静脉功能不全引起的。浅静脉功能不全在普通人群中非常常见，苏格兰（爱丁堡静脉的研究）和德国（波恩的研究）随机人群样本的数据显示，大约 1/3 的受试者可检测到浅静脉功能不全，且没有明确的性别倾向[2, 3]。根据临床 - 病因 - 解剖 - 病理生理（CEAP）分类系统[4, 5]，静脉曲张至少被归类为 C2 级，常见于 C3～C6 级；后一类被定义为慢性静脉功能不全（CVI）。在波恩研究中，79 岁以上的受试者被排除在外，而在爱丁堡研究中，65 岁以上的受试者被排除在外。因此，德国报道的发生慢性静脉功能不全的级别略高，其中 C3、C4、C5 和 C6 级所占比分别为

13.5%、2.9% 和 0.7%，而苏格兰研究中的上述所占比分别为 6.1%、1.2% 和 0.6%。由于上述研究包括了高龄患者，考虑到慢性静脉功能不全的患病率会随着患者年龄的增长而增加，预期比率更高也属于合理。值得强调的是，上述 C4～C6 级的比率是基于非常少的人口样本量，这对于评估真正的时点患病率是一个主要的限制。在这两项研究中，对静脉曲张疾病的进展进行了前瞻性监测，每年约有 4% 的患者进展到更严重的疾病阶段[6, 7]。根据斯卡拉堡研究的数据，为了防止静脉性溃疡的发展，预计需要治疗的 C2 级患者数量为 100 例。

四、下肢静脉性溃疡的定义

患者或普通民众可能更难识别下肢溃疡。因此，提供下肢静脉性溃疡的确切定义是极其重要的。许多以前的流行病学研究没有提供上述疾病的确切定义，这对这些研究的有效性产生了负面影响[14]。在瑞典的研究中[1, 9-13, 15-17]，慢性下肢溃疡的定义如下：膝盖以下且在 6 周内未愈合的任何溃疡；其他研究也使用了这一定义[18]。为了诊断静脉性溃疡，除了临床症状外，必须使用无创性或有创性检查模式诊断是否有静脉功能不全或阻塞。仅依靠临床症状，我们发现静脉性溃疡的诊断准确率为 75%；当结合其他的检查方式来确诊时，诊断的准确性更高[8]。因此，仅依靠体格检查，25% 的静脉性溃疡患者将有被误诊的风险。

五、下肢溃疡的患病率

流行病学研究表明，下肢溃疡在全球范围内普遍存在[15, 16]。评估静脉性溃疡对医疗系统影响的最常见方法是评估医疗系统中特定人群中下肢溃疡的时点患病率。这一影响评估是通过横断面研究进行的，以确定在特定时间点接受专业治疗的所有下肢溃疡患者。在任何时间点，估计慢性下肢溃疡的时点患病率约为活动性溃疡总人数的 0.1%～0.3%[15, 16]。此外，在瑞典，一些患有下肢溃疡的患者并没有寻求治疗，我们发现这些人的数量和接受专业治疗的人数一样多[11, 15]。后来一项基于人群的重复调查问卷研究表明，不寻求专业治疗的人数已减少到约 1/3[17]。改善下肢溃疡管理的策略步骤，特别是静脉性溃疡（表 4-2）。在瑞典斯卡拉堡的初步研究中，我们发现下肢溃疡的时点患病率约为 0.6%，这代表

拥有 900 万人口的瑞典中约有 5 万名活动性下肢溃疡患者[11]。由于下肢溃疡是一种复发率很高的慢性病，所以即使溃疡的根本原因得到永久解决，溃疡也常常会复发[13, 15]。对于治疗难治性溃疡，应重新评估潜在病因和共存合并症的诊断。因此，瑞典有下肢溃疡病史的总人数（15 万人）大约是活动性下肢溃疡人数的 3 倍。在研究期间，有 10 万人被治愈[15]。

表 4–2　斯卡拉堡提高下肢溃疡治疗的步骤[19]
• 促进早期多普勒和彩色多普勒超声的诊断评估
• 早期行浅静脉和穿静脉手术
• 创建治疗指南
• 大力举办有关诊断、多普勒的使用和压迫治疗的医疗人员研讨会
• 建立有组织的临床路径
• 多学科协作
• 建立以医院为基础的下肢溃疡诊疗中心

关于下肢溃疡的时点患病率，不同的研究可能会发现不同的结果。这些结果取决于所使用的研究方法、对所有下肢溃疡患者的识别、正确的溃疡诊断、该地区下肢溃疡治疗的效果，以及自行护理溃疡的个人比例[15, 16]。在对"自我保健"患者进行充分评估之前，无法准确评估静脉性溃疡的真实患病率及其对国家卫生保健系统的影响。流行病学研究是改善下肢溃疡管理和评估新管理策略效果的重要工具。

六、下肢溃疡的病因谱

诊断溃疡是至关重要的，这不仅是为了流行病学研究，而且更重要的是为了溃疡的治疗。个性化的治疗方案已变得越来越重要，因为现在有多种保守治疗方案，以及几种手术或微创治疗方案，它们单独或联合使用可以帮助患者愈合溃疡及预防复发。在一些流行病学研究中，已经明确了下肢溃疡的病因谱[1, 8-12, 17, 18, 20, 21]。下肢静脉性溃疡是其中最常见的，约占所有下肢溃疡的 50%[10, 15]。由于所有溃疡中有 20%～25% 位于足部，不太可能是静脉病因所致，如果排除足部溃疡，更准确的静脉性溃疡发生率可能约为 70%[10, 18]。约有一半的静脉性溃疡是由浅静脉功能不全和（或）穿静脉功能不全引起的[8, 10, 15, 21]。此外，由于人口的老龄化，我们有理由相信静脉性溃疡将变得越来越普遍。

足部溃疡最常见的病因是外周动脉疾病所致，大约一半的足部溃疡是由此引起[10]。详细的病因谱是复杂的，许多溃疡由多种病因所致[10, 15]。约有超过 1/3 的患者，其溃疡由多种致病因素所致。在大约 1/5 的溃疡病例中，静脉和动脉的混合病因是最常见的组合，其中静脉病因占据了主导地位[8, 10]。常见的溃疡常由涉及静脉功能不全在内的多种病因引起，并且没有明显的主要病因，因此，它们更难被治疗[10, 15, 22]。这些溃疡最常见于老年人。从我们的最新研究和其他的研究来看，多种病因导致的溃疡患病率明显增加，这对医疗保健系统提出了新的挑战[1, 22]。

七、静脉性溃疡的患病率

很少有研究能提供关于静脉性溃疡患病率的准确数据，因为只有少数研究是基于影像学证实的静脉功能不全，而许多研究只评估下肢溃疡而没有考虑病因[15, 16]。研究最多的患病率应该是静脉性溃疡的总患病率。许多国家的研究表明，大约 1% 的成年人存在已愈合或活动性的下肢静脉性溃疡病史（表 4-3）。根据瑞典斯卡拉堡研究的数据，我们还发现患者中患有静脉性和非静脉性慢性下肢溃疡的比例大致相同。因此，大约 2% 的人有慢性下肢溃疡史[11, 15]。

目前被公布的关于静脉性溃疡的时点患病率相对较少（表 4-3）。在最新的研究中，静脉性溃疡常通过无创性检查方式来诊断[1, 12, 17, 20, 22]。英国的一项研究报告表示最低时点患病率为 0.024%[22]。然而，上述的时点患病率是基于一项研究，该研究在方法上存在局限性，使用了大量耗时的问卷调查，这可能会对患者的招募产生负面影响[14]。在下面这两项研究中[11, 25]，最高的患病率是基于大量随机人群样本，因此也包括了"自我护理"组（未接受医疗保健专业人员治疗）的患者。在德国[25]和瑞典[11]的两项研究中，静脉性溃疡的时点患病率为 0.29%。基于接受专业治疗患者的时点患病率在 0.05%～0.20%。在大多数西方国家，虽然可能存在地方差异，但预计总人群中静脉性溃疡的时点患病率在 0.07%～0.30% 似乎是合理的（表 4-3）。表 4-4 显示了拥有 27.08 万人口的斯卡拉堡的初步加权结果，这些结果是基于我们三个独立研究的结果[8, 11, 12]。考虑到我们最初研究的数据是在开始降低溃疡发生率的计划之前进行分析的，估计的患病率与没有对慢性下肢静脉功能

作者（发表年份）	国 家	方 法	所有已知的医疗保健	无创性诊断	总 计	时点患病率 %
Bobek 等（1966）[23]	捷克斯洛伐克	• 人群研究 • 样本量 15 060 • 年龄＞15 岁	否	否	1.0（15 岁以上人群）	—
Widmer 等（1978）[24]	瑞士	• 选择样本 • 样本量 4529 • 年龄 25—74 岁	否	否	1.0（15 岁以上人群）	—
Fisoher 等（1981）[25]	西德	• 随机人群样本 • 样本量 4260 • 年龄 20—74 岁	否	否	• 2.7（样本中） • 2.3（基于检验）	• 0.44（样本中） • 0.29（基于检验）
Nelzén 等（1994）[8]	瑞典	• 横断面研究 • 人口 270 800 • 样本量 387/827 • 溃疡病理学验证（随机选择）	是	是 双向多普勒动静脉	没有评估	• 0.16（全人群） • 0.22（15 岁以上人群）
Baker 等（1991）[18]	澳大利亚	• 横断面研究 • 人口 238 000 • 样本量 246/259 • 溃疡病理学验证	是	是 多普勒 + 光谱分析	没有评估	0.06（全人群）
Nelzén 等（1996）[11]	瑞典	• 随机人群样本 • 样本量 12 000 • 年龄 50—89 岁	否	是 双向多普勒动静脉	• 0.8（全人群） • 1.0（15 岁以上人群）	0.29（全人群）
Nelzén 等（1996）[12]	瑞典	• 选择样本 • 样本量 2785 • 年龄 30—65 岁	否	是 双向多普勒动静脉	0.8（样本中）	0.2（样本中）
Moffatt 等（2004）[22]	英国	• 卫生保健的横断面研究 • 人口 252 000 • 样本量 113 • 溃疡病理学验证	是	是 多普勒 + 光谱分析	没有评估	0.024（全人群）
Forssgren 等（2012）[1]	瑞典	• 横断面研究 • 人口 254 111 • 样本量 198/621 • 溃疡病理学验证（随机选择）		是 多普勒 + 彩色多普勒超声	没有评估	0.09（全人群）
Forssgren 等（2015）[17]	瑞典	• 随机人群样本 • 样本量 10 000 • 30—89 岁 • 人口 255 042		是 多普勒 + 彩色多普勒超声	0.5（30—89 岁）	0.18（全人群）
Nelzén 等（2018）[20]	瑞典	• 横断面研究 • 人口 259 914 • 样本量 231/512 • 溃疡影像学验证			没有评估	0.05（全人群）

表 4–3 下肢静脉性溃疡的患病率估计

表 4-4　斯卡拉堡静脉性溃疡的综合基线患病率估计		
A. 开放性静脉性溃疡的时点患病率（%）		
	由专业医护人员管理	自我护理
总人口	0.16	0.3
成年人口（>15 岁）	0.22	0.4
退休人口（>65 岁）	0.76	1.0
B. 愈合和开放性静脉性溃疡的总体患病率（%）		
	由专业医护人员管理	自我护理
总人口	0.5	1.0
成年人口（>15 岁）	0.6	1.3
退休人口（>65 岁）	2.3	3.0

不全患者建立系统化治疗地区的患病率更相近[11, 12]。在我们后续的流行病学研究中，由于管理策略的重大改变，使其患病率得以降低，包括早期通过双相超声诊断评估来筛选可能从手术或介入治疗中获益的慢性下肢静脉功能不全的患者[17]。

八、静脉性溃疡的发病率

关于静脉性溃疡的发病率信息很少。在美国的一项研究中[26]，静脉性溃疡的年发病率在 25 年的时间里保持不变；根据年龄和性别调整的每年总发病率为 18/10 万。在新西兰进行的一项研究中[27]，下肢溃疡的每年累积发病率为 32/10 万。该研究没有显示静脉性溃疡患者的比例。然而，合理的估计是 50%，这与美国的研究中估计的发病率一致。根据我们在斯卡拉堡的研究，我们回顾性地估计年发病率为时点患病率的 1/10，根据统计接受专业治疗的患者，发病率为 16/10 万，如果包括"自我护理"的患者，总发病率约为 30/10 万[15]。总之，静脉性溃疡的年发病率可能在 15/10 万～30/10 万。

九、年龄及性别分布

大多数老年患者都有静脉性溃疡，由医护人员进行治疗。研究表明，在澳大利亚[18]和瑞典[8]，这些患者的中位年龄分别约为 75 岁和 77 岁。在 65 岁之后，女性的溃疡患病率明显高于男性[8, 18]。然而，由于所观察到的频率没有根据年龄进行调整，导致女性对静脉性溃疡的倾向性在过去被高估了[8]。女性长寿是造成这种高估的原因[15]。在斯卡拉堡的基线研究中，年龄调整后的男女患病比例为 1∶1.6[11]。图 4-2 显示了静脉性溃疡的年龄和性别特异性的时点患病率[8]。在澳大利亚进行的一项研究报告中，女性只有微弱的优势[18]。尽管在性别分布评估中缺乏关于"自我护理"的个体数据，但很明显，年龄分布向处于工作年龄的个体转移[11, 12]。

两项基于人群的研究对随机人群样本中的静脉疾病进行了全面评估，结果都显示男性和女性静脉曲张的发生率惊人地相似。在苏格兰爱丁堡的静脉研究中[2]，有静脉性溃疡病史的男性多出 4 倍，尽管这些数字很小，而且有些不确定。然而，这些数字对女性的倾向性提出了质疑。在德国波恩的研究中[3]，研究人员发现男女之间的溃疡发生率相同。此外，先前在美国圣地亚哥进行的一项研究发现[28]，静脉曲张在女性中更为常见，而营养性皮肤变化（CEAP C4 级）在男性中更为常见。因此，尽管年龄的增长是静脉性溃疡的一个危险因素，但女性是否是一个危险因素仍不确定。根据我们的经验，男性往往对溃疡更加羞于启齿，因此可能选择不向医疗机构寻求治疗。这导致由卫生保健专业人员治疗的患者研究中，女性的比例过高，这不仅是因为女性寿命长[15]。因此，正如上述研究所支持的那样，女性可能不是下肢静脉性溃疡的危险因素。2002 年斯卡拉堡下肢溃疡研究的结果也支持了上述说法[1]，该研究发现，在校正年龄后，男性和女性的患病人数几乎相等，而且根据我们在 2014 年开始的最新流行病学研究的初步结果，也支持了上述说法。我们认为，男性患者中静脉性溃疡患病率增加的另一个原因是，现在男性更倾向于为下肢溃疡寻求专业帮助，这使得数据采集更加准确[17]。图 4-3 显示，大多数年龄段的下肢溃疡患者数量减少，其中女性占比减少，在最初的研究中，女性占比很高，这很可能是由于患者抽样不均所致。

十、社会经济方面

2000 年发表的一篇综述报告称，治疗静脉性溃疡的费用很高[29]。其中，护理费用占总费用的 50%～75%，包括工资和员工差旅费；敷料和压缩材料占 10%~30%。此外，与患者相关的间接损失，如收入损失，占总成本的 15%~20%。现在的相对成本比例很有可能是与此相似的[30]。最近在澳大利亚和英国对静脉性溃疡患者的年度总费用进行了估计，结果非常相似。在英国，国家卫生服务在 12 个月内用于静脉性溃疡的伤口护理平均费用为 7600 英镑[29]。然而，如果溃疡没有愈合，则治疗费用更高（13 500 英镑）；已愈合溃疡的治疗费用为 3000 英镑。在澳大利亚，基于指南的未愈合溃疡护理的平均费用为每年 15 355 澳元)[30]。然而在 20 世纪 90 年代的美国，估计治疗费用更高[28]。此外，根据 2014 年美国发表的一项回顾性研究，未愈合溃疡的年度治疗费用估计已增至 33 907 美元[31]。从 2005 年到 2011

年，84 例患者治疗活动性静脉性溃疡的平均费用为 15 732 美元，该费用是用 50 名溃疡愈合后没有复发（平均愈合时间 122 天；范围 6~379 天）的患者（60%）的数据估算出来的。与保守治疗相比，手术治疗并没有显著增加医疗保健费用（19 503 美元 vs. 12 304 美元），但是与保守治疗相比，手术治疗导致静脉性溃疡复发率显著降低（5% vs. 34%）。

英国和巴西的研究表明，社会经济地位低下会影响静脉性溃疡患者的治疗效果，可能和获得包括手术治疗在内的最佳治疗策略的机会减少有关[32, 33]。在美国，种族对晚期慢性下肢静脉功能不全的影响已经被注意到[34, 35]。非裔美国人比白种人更早出现晚期慢性下肢静脉功能不全[34]。非白种人参与者在巴西北部的静脉性溃疡患者中更为普遍[33]。在瑞典，我们发现社会经济因素在慢性下肢静脉功能不全的发生中并没有起到主要作用[15]。最有可能的是，在世界社会经济地位较低的地区，患病率可能更高。

十一、静脉性溃疡的自然疾病史

大多数静脉性溃疡首次发生在中年[8]，然而患者直到 65 岁后才倾向于寻求专业帮助（图 4-4）。因

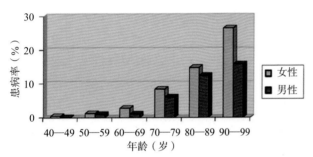

▲ 图 4-2 基于在斯卡拉堡接受专业治疗患者的年龄和性别的静脉性溃疡基线时点患病率[8]

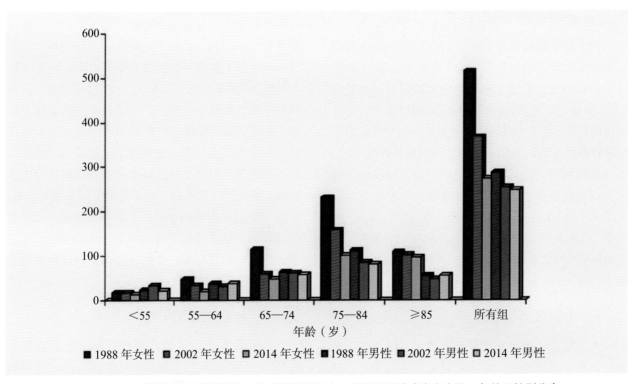

▲ 图 4-3 在瑞典斯卡拉堡进行的 3 次横断面调查中，代表下肢溃疡患者人数、年龄和性别分布

此，社区中有许多患有静脉性溃疡的年轻人和中年人没有得到治疗。这些患者中的许多人（50%～75%）只有浅静脉和（或）穿静脉功能不全，因此可以通过手术或微创静脉介入手术［包括静脉内激光消融（EVLA）和射频消融（RFA）］来治疗静脉反流[11, 12]。在舍夫德的研究中[12]，观察退休年龄以下（30—65岁）的人群后发现，只有 25% 的静脉性溃疡患者可检测到深静脉功能不全（DVI），而在斯卡拉堡的研究中[8]，相应的比例为 60%。这可能表明，由浅静脉和（或）穿静脉反流引起的静脉性溃疡在年轻人中更为常见，如果不及时治疗，浅静脉和穿静脉功能不全可能随着时间的推移而发展，直到累及深静

脉[36, 37]。不幸的是，这些首次出现静脉性溃疡的年轻患者很少寻求医疗帮助，在早期阶段，他们的静脉功能不全可以通过手术、静脉内激光消融或射频消融治疗（图 4-4）。幸运的是，我们在 2005 年重复进行的基于人群的随机研究显示，使用"自我护理"来管理静脉性溃疡患者的数量减少了，一般人群的比率约为 30%，而 1991 年则为 50% 左右[17]。由此可知，在人群中普及手术或静脉内消融技术的高效率和低并发症率，可能会让溃疡和静脉曲张患者尽早寻求专业帮助。

众所周知，下肢静脉性溃疡属于一种慢性疾病。静脉性溃疡相较于其他类型的慢性溃疡更难治疗，并且有更大的复发率[8]。在澳大利亚的一项研究中，溃疡的中位持续时间为 26 周[18]。此外，在瑞典，54% 的患者溃疡演变过程超过 1 年[8]。由 DVI 引起的溃疡是最难治疗的[13, 35, 38, 39]，其中 64% 溃疡的病程超过 1 年[8]。超过 70% 的活动性静脉性溃疡是复发性的[8, 18]。静脉曲张引起的溃疡容易复发，深静脉受累引起的溃疡也是如此[8, 13]。根据我们之前提到的瑞典基线研究，61% 的下肢静脉性溃疡患者在 65 岁前出现首次溃疡发作，其中 37% 的患者首次发作在 50 岁之前[8]。在斯卡拉堡，溃疡史（自首次溃疡发作以来的时间）的中位持续时间为 13.5 年，而其他原因造成的溃疡患者为 2.5 年[8]。

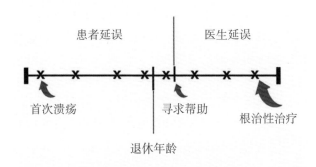

▲ 图 4-4 静脉性溃疡患者的典型情况和病史，"×"代表溃疡发作

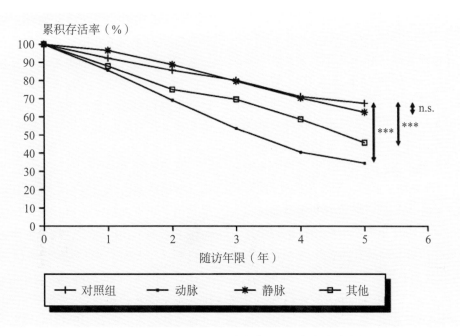

▲ 图 4-5 不同来源的下肢溃疡患者的 5 年生存生命表

秩和检验，***. $P < 0.001$；n.s. $P = 0.53$[8, 14]

十二、肥胖

众所周知，肥胖在静脉性溃疡患者中非常普遍，目前，关于肥胖是否是静脉疾病和溃疡的危险因素还存在争议。爱丁堡的一项前瞻性随访研究发现肥胖是慢性下肢静脉功能不全的一个危险因素[7]。在斯卡拉堡的研究中，我们发现静脉性溃疡患者比非静脉性溃疡患者更肥胖，而且，前一组患者比瑞典的匹配人群更肥胖[8]。然而，当我们在大量人群样本中观察与肥胖相关的相似问题，也包括"自我护理"组的个体时，我们发现溃疡患者并不比年龄和性别匹配的对照组更肥胖[15]。这一发现表明，静脉性溃疡可能导致一些患者肥胖，而不是肥胖导致静脉性溃疡。其他研究也发现，肥胖在静脉性溃疡患者中很常见，可能是静脉性溃疡的危险因素[34, 40, 41]。根据我们2014年开始的横断面调查的初步未发表数据显示，静脉性溃疡患者的中位BMI约为28kg/m²。高BMI可能导致腹内压升高，对静脉回流产生负面影响，类似于深静脉阻塞的机制[41]。

十三、深静脉血栓病史

在临床确诊DVT后，只有约5%的患者会出现下肢溃疡[42, 43]，这表明下肢静脉性溃疡患者中有DVT病史的并不多见。在瑞典的一项研究中，只有37%的下肢静脉性溃疡患者有DVT病史[6]，而在澳大利亚的一项研究中显示，这一数值更低（17%）[16]。深静脉功能不全的患者发生DVT的频率高于单纯浅静脉功能不全或穿静脉功能不全的患者（54% vs. 14%，$P<0.0001$）[8]。当分析所有诱发DVT的潜在因素（如妊娠、肢体骨折、重大创伤和全身麻醉）时，只有4%的澳大利亚的下肢溃疡患者没有证据表明存在这些诱发因素[16]。然而，血栓后溃疡占所有静脉性溃疡的比例可能不到50%，真实发生率为25%～50%[15]。后者得到了美国一项研究的支持[28]。该研究报告称，只有22%的下肢营养的观察显示出深静脉反流的迹象。2002年在斯卡拉堡进行的第二项横断面研究中，27%的静脉性溃疡患者在彩色多普勒超声检查中表现出血栓后改变。然而，有4例患者未接受DVT治疗，在所有溃疡患者中，只有19%的患者双下肢皆有DVT病史[1]。可能是因为DVT治疗方案的改进和DVT预防的普及，导致血栓后溃疡发生率的下降变成了一种趋势。在引入肝素治疗之

前被诊断为DVT的患者中，很少有人目前仍然存活，这也解释了浅静脉反流患者数量的上述趋势。我们在斯卡拉堡进行的一项横断面研究的初步数据显示，只有13%的回访者报告有DVT病史。

十四、治愈和生存

由于DVT而引起的溃疡更难愈合[35]。社区患者的下肢溃疡预后相当差，只有不到30%的患者可在12周之内完成溃疡愈合[44]。在苏格兰的一项全国性随机研究中发现[45]，专注于静脉性溃疡压迫治疗的护理培训计划没有任何益处。12周的治愈率基本保持不变。只有大约28%的患者在21个月的随访期间溃疡愈合。

作为斯卡拉堡研究的一部分，我们对所有患者进行了为期5年的随访，以评估其愈合率和生存率[13]，静脉性溃疡的预后较差，只有54%的患者痊愈，44%的患者没有复发，10%的患者在研究期间复发。在本项研究中，大多数静脉性溃疡是由社区护士使用保守压迫包扎方法治疗的。

深静脉功能不全患者的预后明显差于单纯浅静脉功能不全的患者。关于患者的存活率，我们发现，静脉性溃疡患者的5年存活率与年龄和性别匹配的对照人群相当（图4-5）。如今，由于采用了更积极的浅静脉和穿静脉反流干预策略，以及更结构化的管理方案，使得静脉性溃疡的治愈率有了显著提高[19]。根据斯卡拉堡2014—2015年最后一次横断面研究中，静脉性溃疡患者6年随访的初步数据显示，97%的患者溃疡愈合，41%的患者没有复发，69%的患者在随访结束时愈合。在这次随访中，没有患者因静脉性溃疡而截肢，而在20世纪90年代的长期随访中，有4名患者（5%）接受了截肢[13]。

十五、未来趋势

根据斯卡拉堡流行病学数据显示，瑞典斯卡拉堡采用了更全面的多学科方法，包括广泛使用静脉曲张手术等干预措施[19]，减少了静脉性溃疡的时点患病率，并大大改变了病因谱（图4-6）。这些数据来自于2002年[1]和2014—2015年的两项重复横断面研究，并将这些数据与1988年[4-6]在斯卡拉堡地区进行的基线研究的数据进行了比较，2002年和2014年静脉性溃疡患者比例分别下降了46%和71%[20]。静脉性溃疡的时点患病率从2002年的0.16%降至

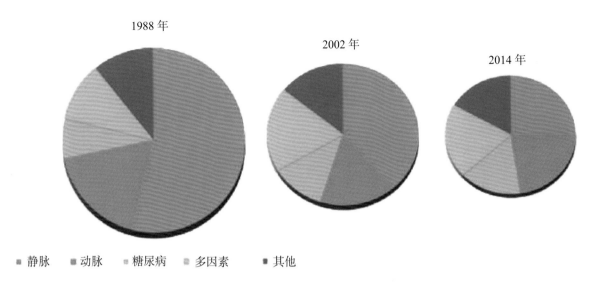

1988 年　　2002 年　　2014 年

■ 静脉　■ 动脉　■ 糖尿病　■ 多因素　■ 其他

▲ 图 4-6　根据瑞典斯卡拉堡的 3 项横断面研究显示，下肢溃疡的总人数和主要病因的相对比例有所减少

0.09%，并在 2014 年进一步降至 0.05%[20]。2005 年在同一地区进行的一项重复大规模研究（10 000 名参与者）进行了基于人群的问卷调查，数据也显示了类似的结果[17]。显然，目前男性在更大程度上寻求专业帮助。此外，在 2002 年，患有静脉曲张性溃疡的患者超过了患有深静脉功能不全性溃疡的患者，这使得从技术层面分析，运用手术治疗来纠正潜在的静脉血流动力学紊乱是可行的。到 2014 年，尽管深静脉功能不全引起的溃疡患者再次略多于浅静脉病因引起的溃疡患者，但静脉性溃疡患病率却进一步降低。由于剩余的溃疡患者主要由血栓后、深静脉功能不全引起或新发生的静脉曲张溃疡组成，所以斯卡拉堡的时点患病率可能很难再进一步降低。溃疡管理策略的范式转移，包括对浅静脉和穿静脉的干预治疗，可以改善愈合，降低溃疡复发率。

下肢溃疡是一种常见的健康问题，其患病率随着年龄的增长而增加。由于大多数国家人口老龄化问题日趋严重，在此基础上，如不采取重大的管理措施，慢性静脉性下肢溃疡的患病率很可能会进一步增加。对大多数患者仅使用保守压迫疗法，很可能只有少数患者得到治愈，而且这些患者中的大多数又会经历溃疡复发，有些溃疡永远不会愈合。有证据表明，浅静脉手术可显著降低术后 1 年内静脉性溃疡复发的风险[46]。早期静脉内介入治疗可使溃疡达到更快愈合的效果[47]。未经治疗的浅静脉反流是静脉性溃疡复发的已知危险因素[48]，这与我们在斯卡拉堡的经验一致，在那里，我们在 25 年期间将静脉性溃疡的患病率降低了 71%，从而证明静脉性溃疡的流行病学是可以改变的（图 4-6）。上述结果是通过开放手术实现的，静脉腔内热治疗方式可以产生类似的结果，尽管它们尚未在静脉性溃疡患者中进行长期随机对照试验。因此，随着下肢溃疡诊断率的提高和基于个人潜在病因和血流动力学特征（包括浅表、穿支和可能的深静脉干预）的个性化治疗的使用，这种情况将得到显著改善，下肢溃疡的患病率将在瑞典地区甚至是全球范围内减少。

参考文献

[1] Forssgren A, Nelzén O. Changes in the aetiological spectrum of leg ulcers after a broad-scale intervention in a defined geographical population in Sweden. Eur J Vasc Endovasc Surg. 2012;44:498–503.

[2] Evans CJ, Fowkes FGR, Ruckley CV, Lee AJ. Prevalence of varicose veins and chronic venous insufficiency in men and women in the general population: Edinburgh Vein Study. J Epidemiol Community Health. 1999;53:149–153.

[3] Maurins U, Hoffman BH, Lösch C, Jöckel KH, Rabe E, Pannier F. Distribution and prevalence of reflux in the superficial and deep venous system in the general population-results from the Bonn Vein Study Germany. J Vasc Surg. 2008;48:680–687.

[4] Lurie F, Passman M, Meisner M, et al. The 2020 update of the CEAP classification system and reporting standards. J Vasc Surg Venous Lymphat Disord. May 2020;8(3):342–352. https://doi.org/10.1016/ j.jvsv.2019.12.075. Epub 2020 Feb 27. Erratum in: J Vasc Surg Venous Lymphat Disord. 2021 Jan; 9(1):288. PMID: 32113854.

[5] Eklöf B, Rutherford RB, Bergan JJ, et al. American venous forum international ad hoc committee for revision of the CEAP classification. Revision of the CEAP classification for chronic venous disorders: consensus statement. J Vasc Surg. December 2004;40(6):1248–1252. https://doi.org/10.1016/ j.jvs.2004.09.027. PMID: 15622385.

[6] Pannier F, Rabe E. The relevance of the natural history of varicose veins and refunded care. Phlebology. 2012;27(Suppl1):23–26.

[7] Robertsson L, Lee AJ, Evans CJ, et al. Incidence of chronic venous disease in the Edinburgh vein study. J Vasc Surg:Venous and Lym Dis. 2013;1:59–67.

[8] Nelzén O, Bergqvist D, Lindhagen A. Venous and non-venous leg ulcers: clinical history and appearance in a population study. Br J Surg. 1994;81:182–187.

[9] Nelzén O, Bergqvist D, Hallböök T, Lindhagen A. Chronic leg ulcers: an underestimated problem in primary health care among elderly patients. J Epidemiol Community Health. 1991;45:184–187.

[10] Nelzén O, Bergqvist D, Lindhagen A. Leg ulcer etiology—a cross-sectional population study. J Vasc Surg. 1991;14:557–564.

[11] Nelzén O, Bergqvist D, Lindhagen A. The prevalence of chronic lower-limb ulceration has been underestimated: results of a validated population questionnaire. Br J Surg. 1996;83:255–258.

[12] Nelzén O, Bergqvist D, Fransson I, Lindhagen A. Prevalence and aetiology of leg ulcers in a defined population of industrial workers. Phlebology. 1996;11:50–54.

[13] Nelzén O, Bergqvist D, Lindhagen A. Long term prognosis for patients with chronic leg ulcers: a prospective cohort study. Eur J Vasc Endovasc Surg. 1997;13:500–508.

[14] Nelzén O. Prevalence of venous leg ulcer: the importance of the data collection method. Phlebolymphology. 2008;15:143–150.

[15] Nelzén O. Patients with chronic leg ulcers: aspects of epidemiology, aetiology, clinical history, prognosis and choice of treatment. Comprehensive Summaries of Uppsala dissertations from the Faculty of Medicine 664. Uppsala: Acta Univ Upsal. 1997;1:1–88.

[16] Baker SR, Stacey MC, Jopp-McKay AG, Hoskin SE, Thompson PJ. Epidemiology of chronic venous ulcers. Br J Surg. 1991;78:864–867.

[17] Forssgren A, Nelzén O. A repeat validated population questionnaire of a defined Swedish population verifies reduction in leg ulcer prevalence over time. Acta Derm Venereol. 2015;95:725–729.

[18] Graham ID, Harrison MB, Nelson EA, Lorimer K, Fisher A. Prevalence of lower-limb ulceration:a systematic review of prevalence studies. Adv Skin Wound Care. 2003;16:305–316.

[19] Nelzén O. Fifty percent reduction in venous ulcer prevalence is achievable – Swedish experience. J Vasc Surg. November 2010;52(5 Suppl):39S–44S. https://doi.org/10.1016/ j.jvs.2010.05.122. PMID: 21069938.

[20] Guarnera G, Zamboni P, Nelzen O, Manello F, Andriessen A. Pending questions in venous ulcers management. Report from a symposium of the world union of wound healing societies international congress. Veins and Lymphatics. 2020;9:62–71.

[21] Cornwall JV, Dore CJ, Lewis JD. Leg ulcers:epidemiology and aetiology. Br J Surg. 1986;73:693–696.

[22] Moffatt CJ, Franks PJ, Doherty DC, Martin R, Blewett R, Ross F. Prevalence of leg ulceration in a London population. Q J Med. 2004;97:431–437.

[23] Bobek K, Cajzl L, Cepelak V, Slaisova V, Opatzny K, Barcal R. Étude de la frequénce des maladies phlebologiques et de linfluence de quelques facteurs étiologiques. Phlebologie. 1966;19:227–230.

[24] Widmer LK. Peripheral Venous Disorders. Basle Study III. Bern: Hans Huber. 1978.

[25] Fisher H. Venenleiden: Eine Repräsentative Untersuchung in der Bevölkerung der Bundesrepublk Deutschland (Tübinger-studie). München: Urban Schwartsenberg. 1981.

[26] Heit JA, Rooke TW, Silverstein MD, et al. Trends in the incidence of venous stasis syndrome and venous ulcer: a 25-year population-based study. J Vasc Surg. 2001;33:1022–1027.

[27] Walker N, Rodgers A, Birchall N, Norton R, MacMahon S. The occurrence of leg ulcers in Auckland: results of a population-based study. New Zeeland Med J. 2002;1151:159–162.

[28] Criqui MH, Jamosmos M, Fronek A, et al. Chronic venous disease in an ethnically diverse population: the San Diego Population Study. Am J Epidemiol. 2003;158:448–456.

[29] Nelzén O. Leg ulcers: economic aspects. Phlebology. 2000; 15:110–114.

[30] Guest JF, Fuller GW, Vowden P. Venous leg ulcer management in clinical practice in the UK: costs and outcomes. Int Wound J. 2018;15:29–37.

[31] Ma H, O'Donnell Jr TF, Rosen NA, Iafrati MD. The real cost of treating venous ulcers in a contemporary vascular practice. J Vasc Surg: Venous Lym Dis. October 2014;2(4):355–361. https:// doi.org/ 10.1016/j.jvsv.2014.04.006. Epub 2014 Jun 24. PMID: 26993537.

[32] Petherick ES, Cullum NA, Pickett KE. Investigation of the effect of deprivation on the burden and manageement of venous leg ulcers: a cohort study using the thin database. PLoS One 8(3): e58948. DOI: 10.1371/journal.pone.0058948.

[33] de Sousa EM, Yoshida WB, de Melo VA, Aragao JA, Oliveira de. Ulcer due to chronic venous disease: a sociodemographic study in Northeastern Brazil. Ann Vasc Surg. 2013;27:571–576.

[34] Dua A, Desai SS, Heller JA. The impact of race on advanced chronic venous insufficiency. Ann Vasc Surg. 2016;34:152–156.

[35] Melikian R, ODonnel TF, Suarez L, Ifrati MD. Risk factors associated with the venous leg ulcer that fails to heal after one year of treatment. J Vasc Surg: Venous and Lym Dis. 2019;7:98–105.

[36] Walsh JC, Bergan JJ, Beeman S, Comer TP. Femoral venous reflux abolished by greater saphenous vein stripping. Ann Vasc Surg. 1994;8:566–570.

[37] Magnusson M, Nelzen O, Volkmann R. Leg ulcer recurrence and its risk factors: a duple ultrasound study before and after vein surgery. Eur J Vasc Endovasc Surg. 2006;32:453–461.

[38] Skene AI, Smith JM, Dore CJ, Charlett A, Lewis JD. Venous leg ulcers: a prognostic index to predict time to healing. Br Med J. 1992;305:1119–1121.

[39] Vlajinac H, Marinkovic J, Maksimovic M, Radak D. Factors

related to venous ulceration: a crosssectional study. Angiology. 2014;65:824–830.

[40] Barnsbee L, Cheng Q, Tulleners R, Lee X, Brain D, Pacella R. Measuring costs and quality of life for venous leg ulcers. Int Wound J. 2019;16:112–121.

[41] Van Rij AM, De Alwis CS, Jiang P, et al. Obesity and impaired venous function. Eur J Vasc Endovasc Surg. 2008;35:739–744.

[42] Milne AA, Ruckley CV. The clinical course of patients following extensive deep venoue thrombosis. Eur J Vasc Surg. 1994;8:56–59.

[43] Saarinen J, Sisto T, Laurikka J, Salenius J-P, Tarkka M. Late sequelae of acute deep venous thrombosis: evaluation five and ten years after. Phlebology. 1995;10:106–109.

[44] Simon DA, Freak L, Kinsella A, et al. Community leg ulcer clinics: a comparative study in two health authorities. BMJ.

1996;312:1648. https://doi.org/10.1136/bmj.312.7047.1648.

[45] Scottish Leg Ulcer Trial Participants. Effect of a national community intervention program on healing rates of chronic leg ulcer: randomized controlled trial. Phlebology. 2002;17:47–53.

[46] Barwell JR, Davies CE, Deacon J, et al. Comparison of surgery and compression with compression alone in chronic venous ulceration (ESCHAR study): randomized controlled trial. Lancet. 2004;363: 1854–1859.

[47] Gohel MS, Heatly F, Liu XB, et al, Davies AH for the EVRA Trial Investigators. A randomized trial of early endovenous ablation in venous ulceration. N Engl J Med. 2018;378:2105–2114.

[48] Gohel MS, Taylor M, Earnshaw JJ, Heather BP, Poskitt KR, Whyman MR. Risk factors for delayed healing and recurrence of chronic venous leg ulcers. An analysis of 1324 legs. Eur J Vasc Endovasc Surg. 2005;29:74–77.

第二篇

临床评估和诊断方式
Clinical evaluation and diagnostic modalities

第 5 章　慢性静脉功能不全患者的初步临床评估

Initial clinical evaluation in patients with chronic venous insufficiency

Yana Etkin　　Ruth L. Bush　　著

下肢静脉性溃疡（VLU）是慢性静脉功能不全（CVI）的终末期，在西方国家的成年人发病率约 0.3%，活动性和愈合性溃疡的患病率共约为 1%[1, 2]。它们占下肢溃疡的 80%，经常复发或数周至数年不愈合[3, 4]。静脉性溃疡每年造成约 200 万个工作日的损失，在美国每年的治疗费用约为 30 亿美元，CVI 是个人寻求医疗保健最常见的 10 种原因之一[5, 6]。

对于医疗保健专业人员来说，进行彻底的临床评估至关重要，这是管理这种常见病患的第一步。有助于准确诊断并避免治疗延误。此外，及时、准确的诊断可以降低蜂窝织炎、骨髓炎或恶变等严重并发症的风险[7]。对进展为溃疡的下肢 CVI 患者进行临床评估主要为了将症状与体格检查和影像学检查结果相关联，以区分溃疡的主要潜在病因是静脉疾病或诸如外周动脉疾病（peripheral arterial disease，PAD）、糖尿病（diabetes mellitus，DM）、血液病、自身免疫病和神经病等其他疾病。静脉性溃疡主要依靠临床诊断，但症状和临床体征之间的不一致和低物异性可能需要额外的辅助检查，如超声检查、体积描记图或静脉造影。CVI 和与之相关的静脉高压会导致下肢静脉循环血液淤积，引发炎症级联反应、毛细血管及内皮损伤、血小板聚集和细胞内水肿[1, 3, 8]，促使 VLU 的进展，延缓伤口愈合受损。正确地检查 VLU 并进行详细的病史记录将增加对溃疡发病机制的了解，并制订个性化的治疗计划[8]。

本章以为医疗保健专业人员提供详细的临床指导为目的，为下肢溃疡患者进行合适的初步评估提供指导，包括全面的病史，评估 VLU 的危险因素和发病条件，体格检查，深静脉和浅静脉的多普勒超声，额外的影像检查，临床 – 病因 – 解剖 – 病理生理（CEAP）系统的分类[9]，以及静脉临床严重程度评分（Venous Clinical Severity Score，VCSS）的使用[10]。

一、病史

静脉性溃疡患者的临床评估始于全面的病史，以确定 CVI 的病因，评估疾病的严重程度，并确定其对患者生活质量的影响。但是，医生和其他医疗保健专业人员必须明确，VLU 不是简单的原发性疾病，腿部溃疡通常是多因素导致的疾病，其主要病因必须明确。当其他共存的因素是溃疡发病和不愈的主要病因时，则必须考虑在内，如 DM 和 PAD（见第 10 章）。

（一）高危因素

评估与 CVI 和 VLU 相关的常见高危因素很重要，包括肥胖、CVI 家族史、高龄、女性、妊娠次数、长期制动的腿部创伤史、小腿肌肉日常活动受损和无效泵血、DVT 形成或静脉炎史，以及职业风险[8, 11]。DVT 或肺栓塞病史是诊断的关键。如果患者仍在使用抗凝药物，则有必要调查继续使用抗凝药物的原因。应特别注意已纠正的危险因素，如肥胖、需要久坐久站的职业。同时要注意可能导致其他诊断的危险因素，如 PAD、淋巴阻塞、创伤、血管炎或感染。

（二）鉴别诊断

依照血管外科学会 / 美国静脉论坛（SVS/AVF）实践指南中详述的方法可以得到一份标准化和详细的病史，使临床医生能够将静脉性溃疡与可能存在的其他潜在疾病区分开来[12]。一项基于来自德国的 3 万多名慢性腿部溃疡患者的人群研究，其病因如下：47.6% 为静脉性，14.5% 为动脉性，17.6% 为动脉和静脉混合型。其他不常见的原因包括血管炎（5.1%）、外源性因素（3.8%）、坏疽性脓皮病（3.0%）、感染（1.4%）、肿瘤（1.1%）、钙化反应（1.1%）和药物诱导（1.1%）[12]。如前所述，有几种疾病可能导致腿部溃疡和（或）干扰愈合，如 PAD、淋巴水肿、周围神经病变、代谢性、血液病（如镰状细胞病）、自身免疫性疾病和皮肤病（表 5-1）。慢性传染病，如乙型肝炎或丙型肝炎也可能是原因之一。评估全身性症状，如全身肌肉或关节疼痛、紫癜或瘀点，对于正确诊断 VLU，确定致病条件和对患者进行整体治疗非常重要。

具有潜在静脉源性的溃疡通常会剧烈疼痛。溃疡的位置和外观也可用于诊断。VLU 常见于内踝与外踝水平的圆周区域（足靴区分布）。VLU 的位置与反流分布相关，其中大隐静脉（great saphenous vein，GSV）反流容易引起内踝溃疡，而小隐静脉（small saphenous vein，SSV）反流导致外踝溃疡。同样重要的是要注意溃疡是否复发，存在的时间，伤口的大小和形态特征，以及如果患者以前接受过治疗，治疗前的其他溃疡在什么部位。

（三）慢性静脉功能不全的症状

要将腿部溃疡归类为 VLU，必须有 CVI 的临床表现。大多数患者在评估时至少有一种主观症状和溃疡。CVI 可能会出现一系列的症状，包括下肢疼痛、肿胀、疲倦、沉重、静脉曲张，以及皮肤变化，如色素沉着、脂肪硬化和溃疡。一项对来自意大利 24 个城市患者的研究表明，67% 的男性和 79% 的女性存在腿部乏力和沉重，50% 的男性和 56% 的女性存在疼痛，39% 的男性和 57% 的女性存在腿部肿胀[13]。

CVI 引起的疼痛通常在长时间站立或双脚处于直立位置的坐位时更严重，而随着腿部抬高和行走

溃疡的病因	病理生理学
静脉性疾病	CVI、血栓形成后综合征
动脉性疾病	PAD、血栓闭塞性脉管炎、动脉瘤、高血压动脉病
淋巴性疾病	淋巴水肿
微血管性疾病	糖尿病、类血管病变
周围神经性疾病	糖尿病、酒精、药物、遗传
中枢神经性疾病	骨髓发育不良、脊柱裂、脊髓灰质炎、多发性硬化症
代谢性疾病	糖尿病、痛风、戈谢病、淀粉样变性、钙化、卟啉症、高同型半胱氨酸血症
血液性疾病	镰状细胞贫血、地中海贫血、真性红细胞增多症、白血病、血小板增多症、淋巴瘤、骨髓增生异常症、凝血因子或纤溶因子紊乱
自身免疫性疾病	血管炎、类风湿性关节炎、结节性多动脉炎、肉芽肿性血管炎、Churgstraus 综合征、系统性红斑狼疮、干燥综合征、硬皮病、白塞病、冷球蛋白血症
外源性疾病	热、冷、压、辐射、化学、过敏、创伤
肿瘤性疾病	基底细胞癌、鳞状细胞癌、黑色素瘤、血管肉瘤、皮肤淋巴瘤、皮肤类癌乳头状瘤病、角棘瘤
感染性疾病	细菌：疖、湿疹、分枝杆菌病、梅毒、丹毒、炭疽、白喉、慢性植物性脓皮病、热带溃疡 病毒：疱疹、天花、巨细胞病 真菌：孢子虫病、组织胞浆菌病、芽生菌病、球虫病 原虫：利什曼病
药物性疾病	羟基脲、来氟米特、甲氨蝶呤、卤素、疫苗、麦角胺、细胞抑制剂浸润
皮肤性疾病	坏疽脓皮病、坏死性类脂病、结节病、穿孔性皮肤病、朗格汉斯细胞组织细胞增生症、恶性萎缩性皮肤病、大疱性皮肤病

表 5-1 下肢溃疡的鉴别诊断

改编自 O'Donnell TF, Jr., Passman MA, Marston WA et al. Management of venous leg ulcers: clinical practice guidelines of the Society for Vascular Surgery and the American Venous Forum. *J Vasc Surg*. 2014;60(2 Suppl):3s–59s.

改善。这与 PAD 相关的疼痛明显不同，轻度 / 中度 PAD 患者行走时往往疼痛更明显，在中 / 重度 PAD 患者中，肢体抬高时疼痛更严重。CVI 引起的疼痛通常会在一天中逐渐变得加重。如果在患者久站之前的早上疼痛加剧，临床医生应该考虑其他原因，如关节炎。

其他症状包括四肢疼痛、疲劳、皮肤变色、刺痛、瘙痒和静脉曲张（表 5-2）。临床医生应该确定这些症状限制患者活动的程度 [10]。如果因症状导致活动严重受限，如患者因疼痛而不能行走，则应考虑其他原因，如动脉跛行。也应该确定症状的发作和进展的速度。与动脉疾病相比，静脉疾病的病程往往更缓慢，通常会在几个月或几年后恶化。

表 5-2 下肢慢性静脉功能不全的症状和体征	
症 状	体 征
• 疼痛感	• 毛细血管扩张
• 烧灼感	• 环状动脉扩张
• 搏动感	• 网状静脉
• 绞痛感	• 静脉曲张
• 肿胀感	• 水肿
• 沉重感	• 皮肤硬结 / 炎症
• 瘙痒感	• 皮肤变色
• 疲倦感	• 湿疹 / 静脉淤积性皮炎
• 麻木 / 刺痛感	• 色素沉着
• 不宁腿综合征	• 足踝区光泽
	• 白色萎缩
	• 脂质硬皮病
	• 愈合或活动期溃疡

（四）下肢静脉性溃疡的病史

重要的是确定与 VLU 相关的症状发作和持续的时间，溃疡是否为最近发生，溃疡存在多久，以及是否有创伤或感染史。许多患者会描述一个刺激性事件，如在溃疡之前有轻微的伤害，随后伤口长时间不愈合。另一个重要因素是溃疡的进展速度。静脉性溃疡的扩张速度比动脉性溃疡慢。应记录既往的溃疡史，包括溃疡数量、大小、部位及所使用的治疗方法。既往溃疡可能预示着更严重和（或）进展性静脉疾病，并且已被证明是溃疡愈合不良（未愈合＞10 年）和溃疡复发的最强预测因素 [7]。

（五）既往治疗史

除一般病史外，还应了解静脉疾病的特殊病史。应确定患者之前是否进行过任何静脉疾病的评估（如静脉曲张、蜘蛛痣等），以及是否进行过超声评估。应获得静脉曲张的既往治疗史，如静脉剥离、静脉内消融或硬化治疗，并记录静脉闭合和反流消除的影像学资料。压迫治疗的使用（非弹性、弹性、间歇充气），包括弹力袜的类型 / 等级、依从性、耐受性和症状缓解的效果也应记录在案。

详细的病史应包括 VLU 的非手术治疗方案，包括外用药、口服药物（如己酮可可碱、阿司匹林、伊洛前列素、锌、抗生素）及高压氧治疗。任何如清创、植皮、皮肤替代品和其他生物敷料的外科治疗都应予以关注。

二、体格检查

应进行完整的体格检查，包括详细评估静脉疾病的临床体征和外周脉搏检查。应尽可能在温暖且光线充足的房间中从腹股沟到足趾进行全面的检查，并在对患者进行站立位的额外评估。应注意所有主要体征的位置和分布。许多从业者使用带有双下肢图纸的标准化表格来记录（图 5-1）。

（一）慢性静脉功能不全的体征

除了 VLU 之外，CVI 和静脉高压的常见体征还包括静脉曲张、水肿、足踝和小腿之间的胫骨部位皮肤色素沉着、静脉湿疹、白色萎缩（白色瘢痕组织）和脂质硬皮病（纤维蛋白沉积在足踝和小腿之间的凹陷），见表 5-2 [14]。

水肿不是一个特异性症状，可能是由于其他潜在原因引起，如肾功能不全、心力衰竭或淋巴水肿（见第 9 章）。与 CVI 相关的水肿通常在腿部长期处于休息位的傍晚加重，并在夜间抬高下肢后的早上改善。CVI 的水肿局限于踝关节水平以下的下肢远端，通常是单侧的。慢性疾病引起的水肿往往表现为全身性水肿和双侧下肢肿胀，如肾病或心力衰竭等慢性疾病引起的水肿。

与 CVI 相关的最常见和最早的皮肤变化之一是淤积性皮炎。其特点是皮疹伴有瘙痒、红斑、脱屑、渗出和结痂（图 5-2）。皮肤变化的特征是小腿上的色素沉着，最常影响到小腿内侧的区域（图 5-3）。色素沉着是由于红细胞渗出与受损的毛细血管导致的含铁血黄素沉积 [15, 16]。长期严重的 CVI 可导致脂质硬皮

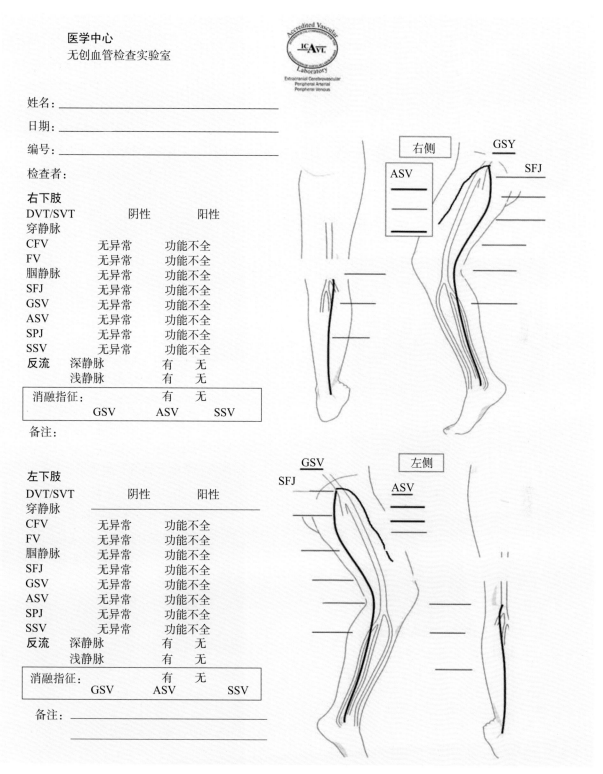

▲ 图 5–1　记录检查和超声结果的标准化表格示例

ASV. 前隐静脉；CFV. 股总静脉；DVT. 深静脉血栓；FV. 股静脉；GSV. 大隐静脉；SFJ. 隐股静脉交界处；SPJ. 隐腘静脉交界；SSV. 小隐静脉；SVT. 内脏静脉血栓

病，这与内踝周围的皮肤硬化和纤维化有关（图 5–4）。由于组织增厚，腿部形状可以改变为"倒香槟瓶"的形状。其他与脂质硬皮病有关的皮肤变化包括环状静脉扩张或"踝关节耀斑"，这是一种踝关节内侧周围的小血管扩张（图 5–5）及白色萎缩，这是白色光滑的薄皮肤区域，有明显的毛细血管（图 5–6）。

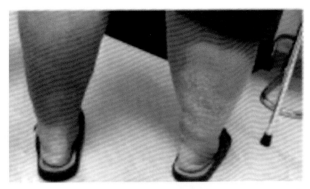

▲ 图 5-2　淤积性皮炎
以炎症、鳞屑和色素增多为特征的淤积性皮炎

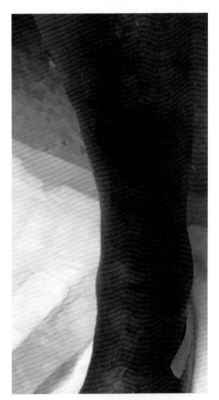

▲ 图 5-3　足踝区色素沉着
由于 CVI 引起的色素沉着通常发生在
足踝区，范围从轻微皮肤变化的小区
域到严重皮肤变暗的大范围区域

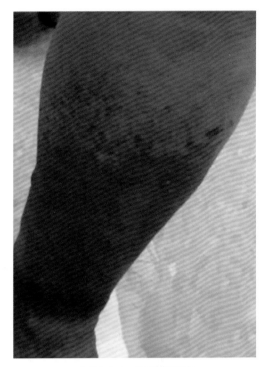

▲ 图 5-4　脂质硬皮病
脂质硬皮病与足踝以上的皮肤增厚、变色、肿
胀和小腿变细（倒香槟酒瓶形状）有关

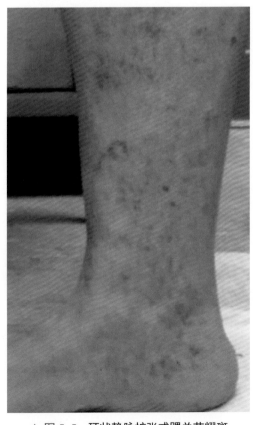

▲ 图 5-5　环状静脉扩张或踝关节耀斑
内踝或外踝上方小静脉的扇形图案

　　体征和症状的分布可能因性别和年龄而异。例
如，男性静脉曲张的发病率往往更高。男女之间水
肿的发病率相近。但男性的溃疡发生率是未产女性
的 3 倍。总的来说，女性的溃疡发病率更高。症状
也与年龄有关，50 岁以上的患者水肿、静脉曲张和
萎缩的发生率增加。Chiesa 等报道说，静脉性溃疡的
发病率从 50 岁之前的 0.1% 显著增加到 50 岁之后的
0.6%[17]。

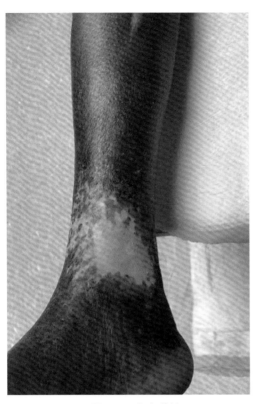

▲ 图 5-6　白色萎缩
由于溃疡愈合而形成的瘢痕

BMI 与 CVI 除了毛细血管扩张外最明显的征象有关。Musil 等的研究表明，BMI 是女性的一个独立风险因素，但在男性中不是[18]。然而，根据 CEAP 的分类，BMI 和年龄是预测晚期临床等级的重要因素。肥胖的严重程度（BMI>35kg/m²）也被证明与静脉的不良预后相关[19]。

（二）下肢静脉性溃疡的评估

静脉性溃疡通常位于足踝区（内侧或外侧足踝），沿着大隐静脉或小隐静脉走行，并可向四周延伸。VLU 很少出现在足部或膝关节以上。溃疡伴随着疼痛，创面浅且有不规则的平坦边界。底部常有肉芽组织、纤维蛋白和碎屑的混合物（图 5-7）。如果有非常厚的腐肉或黑色的焦痂，可能与动脉供血不足有关。在整个治疗过程中，也应了解溃疡的大小并进行监测。

如果压迫治疗和静脉闭合治疗（如必要）12 周后，伤口没有愈合的迹象，应考虑进行伤口活检以排除是潜在的恶性肿瘤的可能。还应检查伤口是否有感染的迹象，包括周围红斑、肿胀加重、渗出物增多、有异味和（或）疼痛加剧。一些患者还可能出现全身性的感染症状，如发热和心动过速。

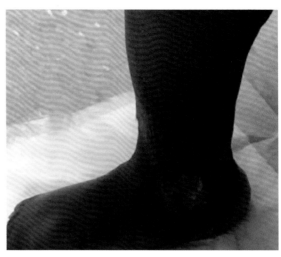

▲ 图 5-7　静脉性溃疡
通常发生在内踝或外踝上方。这些溃疡是浅的，边界不规则，平坦。底部通常有肉芽组织、纤维蛋白和碎屑的混合物

在所有出现下肢溃疡的患者中，评估血流灌注情况是初步评估的一个关键部分。患有静脉疾病的患者通常四肢温暖且血流灌注良好，可触摸到足部动脉搏动。有时由于严重的水肿而难以触及脉搏，这时可以采用其他方式，如踝肱指数（anklebrachial index，ABI）、动脉超声来进一步评估循环状态。

我们建议在第一次评估时对所有患者进行 ABI 检查以排除动脉疾病的可能。值得强调的是，糖尿病患者、老年患者和肾脏疾病患者，下肢动脉由于钙化难以压缩，导致 ABI 可能会出现假性升高。在这些患者中，可能需要使用足趾压或脉搏量记录（pulse volume recording，PVR）。此外，在 VLU 患者中，可能无法使用血压袖带，因而可能需要使用足趾压或 CT 血管成像来替代 ABI 检查。基线 ABI 也将有助于确定患者在外周血流灌注没有恶化时所能忍受的压力水平。

将静脉性溃疡与其他潜在病症区分开来是十分重要的（表 5-3）。动脉性溃疡伴随疼痛，呈穿孔状或星形，并且可能覆有一层黑痂。常出现在足背和受力点。其他症状也通常存在，如足部脉搏减弱或消失、皮肤萎缩和脱毛、皮温冰凉、压迫性潮红，以及毛细血管再充盈延迟。

糖尿病或神经性溃疡一般位于压力点上，如跖骨头和周围皮肤可能增厚。这些溃疡往往无痛且麻木。通常情况下，糖尿病足溃疡的患者会有完整的足部脉搏或正常的足趾压力或 PVR。

特　征	静脉性溃疡	动脉性溃疡	神经性溃疡
位置	• 内外踝水平圆周分布 • 不在足部或膝关节以上	足背、压力点、足趾关节、胫骨前部	足底在压力点上的位置，如跖骨头和足跟
溃疡周围疼痛	严重疼痛	通常中等疼痛	不疼痛
溃疡外观	浅，边缘不规则，扁平，肉芽组织、纤维蛋白和碎屑的混合物通常出现在基底部	深，穿孔或星状，边界分明，可能有覆盖的焦痂	穿孔，浅层红色，周围有胼胝分布
血供	温热且血流良好，可触及脉搏或足趾压 / PVR 正常	足部脉搏减弱或消失，触摸时可能感觉冰凉，毛细血管再充盈延迟	完整的足部脉搏或正常的足趾压力 / PVR
皮肤改变	硬化，湿疹，色素沉着，踝部病变，白色萎缩，脂质皮硬皮病	皮肤萎缩无毛，压迫性潮红	周围皮肤可能增厚
下肢疼痛	长时间站立或坐着，双脚处于休息位置，情况会更糟，但随着抬高腿部和行走，情况会有所改善	轻 / 中度 PAD 患者的行走疼痛或中 / 重度 PAD 患者的肢体抬高时	无

表 5-3　下肢溃疡的临床表现

三、生活质量评估

进展到 VLU 的严重 CVI 通常伴随生活质量的降低，如慢性疼痛、身体功能下降和行动不便。它还与抑郁和社会孤立有关[14]。根据 36 项一般健康调查（SF-36）问卷及特定疾病的调查问卷，生活质量与静脉疾病的严重程度有显著的关联[14]。

静脉疾病评估应包括健康相关的生活质量评估。通用的 SF-36 和慢性静脉功能不全问卷、Charring Cross 静脉性溃疡问卷等静脉疾病特定的调查，以及其他一些问卷已用于静脉疾病患者并得到验证[12]。

四、临床分级和静脉严重程度评分

CVI 的临床表现在不同的患者之间有很大的差异，但溃疡必须有一些表现才能被归类为 VLU。为了解决 CVI 临床表现的复杂性，以及规范临床交流和实践指南的实施，CEAP 分级系统最初于 1996 年的制订，并经过多次修订，最近一次更新是在 2020 年[9]。CEAP 基本分级（表 5-4）是更全面的 CEAP 分级的简化版，建议用于临床实践，而更全面的 CEAP 则用于研究[12]。基于 CEAP 分级的临床严重程度评分可以帮助临床医生指导 CVI 患者的评估，并监测随时间推移产生的变化。例如，CEAP 的最高级别适用于有活动性大溃疡的患者。在一项对 1422 名慢性 CVI 患者的研究中，控制了年龄、性别、BMI、合并症和慢性静脉疾病的持续时间后，症状严重程

表 5-4　CEAP 基本分级系统

临床分级	C0	未见 / 未触及静脉疾病
	C1	毛细血管扩张或网状静脉扩张
	C2	静脉曲张
	C3	水肿
	C4a	色素沉着或湿疹
	C4b	脂质硬皮症或白色萎缩
	C5	可愈合的静脉性溃疡
	C6	活动性溃疡
病因学分型	Ec	先天性
	Ep	原发性
	Es	继发性
	En	未明确静脉性病因
解剖分型	As	浅静脉
	Ap	穿静脉
	Ad	深静脉
	An	未发现静脉病变部位
病理生理分型	Pr	反流
	Po	阻塞
	Pr, o	反流且阻塞
	Pn	未明确病理生理分型

CEAP. 临床、病因、解剖和病理生理学

度的总分与 CEAP 临床等级显著相关[14]。CEAP 等级和生活质量之间的关系已被发现[14]。

除 CEAP 外，另一种客观描述 CVI 临床表现严重程度的方法是基于 VCSS，见表 5-5[10]。VCSS 由 10 个临床症状指标组成（疼痛、静脉曲张、水肿、色素沉着、硬结、炎症、活动性溃疡的数量、活动性溃疡的持续时间、最大活动性溃疡的大小和压迫性治疗），每个评分等级从 0 到 3。此评分系统应作为 CEAP 的补充使用，因为它允许客观评估随时间变化的治疗效果[20]。VCSS>8 表示患者病情严重，有进展的风险，需要进行额外的诊断或治疗[12]。

结论

慢性静脉功能不全是下肢溃疡的一个常见病因。诊断主要基于临床评估，旨在将静脉性溃疡与其他病症区分开，并要求对疾病的病因和病理生理学有一个全面的了解。CVI 的体征和症状差异很大，应进行全面彻底的评估。如果症状和临床症状不相关，则可能需要额外的诊断研究。应使用 CEAP 分类及 VCSS 系统客观地描述 CVI 临床表现的严重程度，并选择适当的治疗和干预措施，监测 VLU 的治愈情况与病情变化。

致谢：图 5-2 至图 5-7 由 Yana Etkin 提供。

表 5-5　静脉临床严重度评分（VCSS）系统

类　别	0（无）	1（轻度）	2（中度）	3（重度）
疼痛		偶尔疼痛	日常疼痛（干扰但不妨碍日常活动）	日常疼痛（限制日常活动）
静脉曲张		少数，分散，包括足踝耀斑	局限于小腿或大腿	小腿及大腿同时受累
水肿		局限于足或足踝	累及足踝但低于膝关节	累及膝关节以上
皮肤色素沉着		局限于足踝	局限于小腿下 1/3	累及小腿下 1/3 以上
炎症		局限于足踝	局限于小腿下 1/3	累及小腿下 1/3 以上
硬化		局限于足踝	局限于小腿下 1/3	累及小腿下 1/3 以上
活动性溃疡数量		1	2	≥3
活动性溃疡持续时间（最长）		<3 个月	>3 个月但 <1 年	>1 年
活动性溃疡大小（最大直径）		<2cm	2~6cm	>6cm
压力治疗		间歇性使用弹力袜	经常使用弹力袜	每天使用弹力袜

参考文献

[1] Nicolaides AN, Allegra C, Bergan J, et al. Management of chronic venous disorders of the lower limbs: guidelines according to scientific evidence. Int Angiol. 2008;27(1):1–59.

[2] Nicolaides AN, Labropoulos N. Burden and suffering in chronic venous disease. In Adv Ther. 2019: 1–4.

[3] Collins L, Seraj S. Diagnosis and treatment of venous ulcers. Am Fam Physician. 2010;81(8):989–996.

[4] O'Meara S, Al-Kurdi D, Ologun Y, Ovington LG, Martin-St James M, Richardson R. Antibiotics and antiseptics for venous leg ulcers. Cochrane Database Syst Rev. 2014;(1):Cd003557.

[5] Bergan JJ, Schmid-Schonbein GW, Coleridge Smith PD, Nicolaides AN, Boisseau MR, Eklof B. Chronic venous disease. Minerva Cardioangiol. 2007;55(4):459–476.

[6] Abbade LP, Lastoria S, Rollo HA, Stolf HO. A sociodemographic, clinical study of patients with venous ulcer. Int J Dermatol. 2005;44(12):989–992.

[7] Abbade LP, Lastória S, Rollo Hde A. Venous ulcer: clinical characteristics and risk factors. Int J Dermatol. 2011;50(4):405–411.

[8] Abbade LP, Lastória S. Venous ulcer: epidemiology, physiopathology, diagnosis and treatment. Int J Dermatol. 2005;44(6):449–456.

[9] Lurie F, Passman M, Meisner M, et al. The 2020 update of the

CEAP classification system and reporting standards. J Vasc Surg Venous Lymphat Disord. 2020;8(3):342–352.

[10] Passman MA, McLafferty RB, Lentz MF, et al. Validation of venous clinical severity score (VCSS) with other venous severity assessment tools from the American venous Forum, national venous screening program. J Vasc Surg. 2011;54(6 Suppl):2s–9s.

[11] Bergqvist D, Lindholm C, Nelzén O. Chronic leg ulcers: the impact of venous disease. J Vasc Surg. 1999;29(4):752–755.

[12] O'Donnell Jr TF, Passman MA, Marston WA, et al. Management of venous leg ulcers: clinical practice guidelines of the Society for Vascular Surgery® and the American Venous Forum. J Vasc Surg. 2014; 60(2 Suppl):3s–59s.

[13] Chiesa R, Marone EM, Limono C, Volonte M, Schaefer E, Petrini O. Effectof chronic venous insufficiency on activities of daily living and quality of life: correlation of demographic factors with duplex ultrasonography findings. Angiology. 2007;58(4):440–449.

[14] Bergan JJ, Schmid-Schonbein GW, Coleridge Smith PD, Nicolaides AN, Boisseau MR, Eklof B. Chronic venous disease. N Engl J Med. 2006;355(5):488–498.

[15] Herrick SE, Treharne LJ, deGiorgio-Miller AM. Dermal changes in the lower leg skin of patients with venous hypertension. Int J Low Extrem Wounds. 2002;1(2):80–86.

[16] Stacey MC, Burnand KG, Bhogal BS, Black MM. Pericapillary fibrin deposits and skin hypoxia precede the changes of lipodermatosclerosis in limbs at increased risk of developing a venous ulcer. Cardiovasc Surg. 2000;8(5):372–380.

[17] Chiesa R, Marone EM, Limoni C, Volonte M, Petrini O. Chronic venous disorders: correlation between visible signs, symptoms, and presence of functional disease. J Vasc Surg. 2007;46(2):322–330.

[18] Musil D, Kaletova M, Herman J. Age, body mass index and severity of primary chronic venous disease. Biomed Pap Med Fac Univ Palacky Olomouc Czech Repub. 2011;155(4):367–371.

[19] Deol ZK, Lakhanpal S, Franzon G, Pappas PJ. Effect of obesity on chronic venous insufficiency treatment outcomes. J Vasc Surg Venous Lymphat Disord. 2020;8(4):617–628.e1.

[20] Krishnan S, Nicholls SC. Chronic venous insufficiency: clinical assessment and patient selection. Semin Intervent Radiol. 2005;22(3):169–177.

Raudel Garcia　Nicos Labropoulos　著

要　点

- 所有临床类型的慢性静脉功能不全（CVI）都是由瓣膜功能不全引起的反流，或者合并浅静脉、深静脉和穿静脉系统的流出道阻塞引起的静脉高压造成的。原发性静脉反流是 CVI 最常见的病因。
- 彩色多普勒超声（DUS）是诊断下肢静脉性溃疡（VLU）患者瓣膜功能不全（反流）和下肢静脉系统阻塞的标准成像技术。
- 股总静脉（CFV）、股静脉（FV）和腘静脉（POPV）反流持续时间 >1000ms，浅静脉、穿静脉和小腿深静脉反流持续时间 >500ms 考虑是病理性的。
- 大多数 VLU 患者表现为下肢静脉多系统反流，近一半的 VLU 患者仅表现为浅静脉系统反流，孤立的穿静脉或深静脉反流比较少见，超过 2/3 的 VLU 在溃疡底部和溃疡旁可见多支增宽的反流静脉。
- 约 1/3 的 VLU 患者在深静脉系统可检测到血栓后改变，通常累及多个位置。灰阶成像可显示静脉收缩变细，形态不规则，管壁增厚，管腔内充填高回声区，管腔部分可压闭。此外，通过彩色血流和频谱多普勒模式可以获得病变静脉的通畅性，以及血流充盈情况的信息。
- 双侧股总静脉血流模式不对称，腹壁浅静脉或阴部静脉的血流方向逆转，均提示腹股沟以上区域静脉流出道阻塞，需要进一步检查。

一、下肢静脉性溃疡的诊断

下肢静脉性溃疡（VLU）是一类复杂的静脉疾病，发病率高，症状进行性加重。慢性静脉疾病（chronic venous disease，CVD）的整个谱系，从 CEAP C0~C6 级，都是由静脉瓣膜功能不全（反流）、静脉流出道阻塞、小腿肌肉泵机械性功能障碍引起的静脉高压所致[1, 2]。慢性静脉功能不全（CVI）仅用于 C3~C6 级伴有皮肤变化的晚期 CVD 病变[3]。原发性因素是 CVI 和静脉性溃疡最常见的病因[4]。

VLU 患者的静脉反流模式和梗阻情况更为独特及复杂。大多数溃疡的肢体存在多系统并存的反流情况，仅浅静脉反流或合并深静脉、穿静脉反流是主要模式[6, 7]。超过 2/3 的溃疡肢体在溃疡区或溃疡旁可见扩张的反流静脉，与功能不全的浅静脉主干或穿静脉相连[8, 9]。深静脉梗阻最常见的原因是血栓，

这类患者大部分存在深静脉反流。约 1/3 的 VLU 患者有 DVT 史，通常累及多个静脉部位[7, 8, 10, 11]。超过 1/3 的 CEAP 5 级和 6 级患者存在至少 50% 盆腔流出道静脉梗阻，1/4 的患者存在大于 80% 的盆腔静脉梗阻[12]。较高程度梗阻的相关危险因素包括女性、DVT 病史和深静脉反流等[12]。约 1/3 的 VLU 和盆腔静脉流出道梗阻患者是由于非血栓性病因即非血栓性髂静脉病变（non-thrombotic iliac vein lesion，NIVL）造成的[13]。静脉成形术和支架置入术在 NIVL 的患者中治疗静脉性溃疡的愈合率显著高于髂股静脉血栓形成后引发溃疡的患者[14]。对于所有难治性 VLU 患者，建议常规评估腹股沟区以上的静脉流出道[13, 15]。

根据深静脉反流和梗阻的部位、分布和范围的不同，CVI 和 VLU 患者的手术治疗策略会有所不同。

多普勒超声（DUS）是检测和定位与静脉高压相关的下肢静脉异常的首选成像技术。此外，通过彩色血流和频谱多普勒检测到的股总静脉（CFV）血流异常（CFV 无时相性血流或非不对称血流模式）和腹壁浅静脉（SEV）异常（血流方向逆转）可推断髂静脉的阻塞[16-19]。DUS 对诊断腹股沟水平以下的静脉反流和梗阻具有较高的灵敏度和特异度，且无创、经济、可重复性好。超声是该类疾病精准治疗、操作引导和随访的重要工具。

超声结果的准确性可能会受到患者配合欠佳、体型、活动受限、腿部肿胀、溃疡部位疼痛、绷带或石膏遮挡、营养不良性钙化、图像优化不佳、操作流程和图像解读等因素的限制。需要强调的是，超声检查具有高度的操作者依赖性，其诊断准确性依赖于超声医师的经验。

（一）基本原则

溃疡的临床特征如位置、大小和深度等与超声检出的静脉解剖和功能异常之间的相关性对确定疾病病因有重要意义。检查者应注意临床与超声的联系。在进行超声检查之前，检查者应查看患者的病历，并评估合并症（如糖尿病、肥胖、外周动脉疾病、周围神经病变、恶性肿瘤等）、溃疡持续时间和复发情况、既往静脉血栓栓塞事件（venous thromboembolic event，VTE）、既往浅静脉或深静脉手术史（如高位结扎和剥脱术、下腔静脉滤器置入、支架、消融等）和非血管类手术情况［如髋关节和（或）膝关节置换术］。此外，有必要进行适当的体格检查。

患者采取站立位，以便正确测量静脉直径和评估反流情况。对于不能站立的患者，可采用头高脚低的体位进行检查。患者坐在检查台边缘，双腿悬垂，检查腘窝和所有小腿静脉。检查室和超声耦合剂应温度适宜，以防止静脉痉挛。上午进行的浅静脉反流测量的可重复性更高，下午检查时，通常获得的反流持续时间更长[18]。使用 Valsalva 动作对下肢近端静脉进行评估，使用手工或机械小腿挤压对远端静脉进行评估，增加静脉血流量使反流评估更准确。踝关节主动背伸也可用于远端静脉的评估[20]。

高频线阵探头可用于检查浅静脉及距体表深度在 6cm 以内的结构。低频凸阵探头（1～5MHz）由于穿透性较好，可用于深静脉、肥胖或水肿患者的检查。对于溃疡部位需使用探头隔离套。横断面超声检查用于评估静脉通畅性和测量直径。纵断面超声检查获得彩色血流和频谱多普勒图像，用于评估静脉通畅性、管腔血流充盈情况（血流充盈良好、血流充盈缺损、无血流）、频谱形态（频谱是否有呼吸时相性、流速是否增高或降低）、血流方向（顺行、逆行）和自发性（自发或非自发）[21]。应调整机器设置以获得高质量的图像和精确的血流速度值[22, 23]。灰阶模式需要调整的参数主要包括聚焦区的位置、数量、深度和时间增益补偿（TGC）。聚焦区域通常位于静脉管腔的后壁，以最大限度地提高横向分辨率。也可选择多个聚焦区，但是这样会降低帧率，从而降低时间分辨率。同样，位置越深帧频越低。应适当设置 TGC 曲线以克服超声衰减，在没有血栓形成的情况下，静脉管腔内是呈无回声的。灰阶模式的优化设置对于后续的多普勒成像至关重要。对于双功（彩色）和三功（频谱）多普勒超声建议设置为"低速血流"模式。彩色增益适当增加，保证图像中血管壁清晰显示的同时，血管腔内彩色血流充盈充分，但要防止外溢。按照惯例，彩色模式预设红色为朝向探头，蓝色为背离探头，在操作中应调节为红色表示反流的静脉血流，蓝色表示正常的静脉血流。壁滤波、速度标尺或脉冲重复频率（PRF）应降低。彩色取样框的大小和深度反过来影响帧率和图像分辨率。通过调整频谱的增益、标尺或 PRF、基线、速度、取样容积和取样线角度，可以获得可靠的频谱波形。当多普勒角度（超声角度）设置为 0°或与血流平行时，可以记录到最准确的速度。然而，因为大多数静脉与皮肤平行，应采取＜60°的角度来获取更准确的流速。扫描迂曲的静脉时，调整角度会比较困难。当光标的位置与血管轴不平行时，可能会低估血流速度。一般来说，在记录反流持续时间或频谱形态时，可以使用 0°的角度，因为它只影响血流的速度。在基线下方和上方记录的速度分别代表顺行血流和逆行血流（反流）。根据其持续时间的长短来判断反流为生理性或病理性。

（二）反流的诊断

超声评估静脉反流的参数包括反流持续时间、反流峰值速度、反流血流量和静脉直径。浅静脉、穿通支静脉、股深静脉（DFV）和小腿深静脉反流持续时间＞500ms，CFV、FV 和 POPV 反流持续时间＞1000ms 时被认为是病理性的反流[24]。一般情况下，大静脉的瓣叶数量少但瓣叶较长，因此，需要不同的诊断界值。有研究认为，反流持续时间是一个定性的变量，不应用于定义严重程度。仅根据瓣膜关闭时间将反流分为轻度、中度、重度是不合适的[25]。

静脉瓣功能不全或合并梗阻是 VLU 患者最常见的病理类型。单纯的梗阻少见，反流合并梗阻在 CVI 患者中发病率最高[26, 27]。原发性静脉曲张引起的静脉反流是最常见的，其病因是局限性或多节段静脉壁扩张和瓣膜功能障碍导致的[28]。原发性静脉功能不全和 VLU 相关的危险因素包括高龄、遗传、家族史、肥胖和长时间站立[28]。一篇综述中提到，约 88% 的 VLU 存在浅静脉反流，可孤立存在，也可与穿支和（或）深静脉反流同时存在。在 45% 患者的肢体中检测到孤立的浅静脉功能不全，但孤立的深静脉反流非常少见（12%）[7]，其他研究也报道了类似的发现[4, 9, 29-34]。静脉长时间扩张、血管壁或瓣叶薄弱、损伤或浅静脉炎是浅静脉系统瓣膜功能不全的主要原因[35]。在近 60% 的溃疡患者中，穿通支静脉功能不全与浅静脉和（或）深静脉反流有关，但穿通支静脉功能不全在其他两个系统无反流的情况下很少出现[36-38]。不论是否合并深静脉功能不全，穿通支静脉的患病率、直径、流量和流速均随着 CVD 临床严重程度的增加而增加[39-45]。约 86% 的静脉性溃疡局部存在一定程度的回流异常，其模式可能不同于轴向静脉疾病（图 6-1）。深静脉反流通常发生在血栓形成后[46, 47]。根据病史和无创检查统计结果显示，有 1/3 的溃疡患者有血栓史[4, 48, 49]。对于有血栓病史的肢体，同侧肢体 DVT 复发、腘静脉反流、多节段受累，以及反流和梗阻并存是皮肤损伤和 VLU 最重要的预测因素[50]。创伤性静脉损伤（机械

损伤、热损伤或化学损伤）和动静脉瘘也可能导致瓣膜损伤和反流。由于先天性瓣膜发育不全或未发育引起的静脉反流在深静脉系统比较罕见[51-53]。

原发性和继发性静脉反流的鉴别非常重要，DUS 是诊断的最佳方法。DUS 可以清晰地显示管壁和管腔的变化及反流的模式。许多患者仅在 DUS 检查中发现无症状的血栓形成。溃疡的位置与反流的解剖分布和范围之间的准确对应对于治疗至关重要。如前所述，VLU 患者伴有深静脉功能不全的发生率较高[50, 54]。

（三）浅静脉、深静脉和穿静脉

浅静脉反流与溃疡部位相关。典型的 VLU 出现在小腿远端，其中包括内侧（56%）、外侧（30%）或两侧（14%）[8]。两侧 VLU（小腿内侧和外侧）可表现为多个溃疡，或单个大溃疡影响整个或部分小腿的周径。内侧溃疡主要与大隐静脉（GSV）的反流有关，而外侧溃疡主要与小隐静脉（SSV）的反流有关[8]。

Obermayer 等使用 DUS 前瞻性地评估了 169 例 VLU 患者，以确定浅静脉反流的来源。反流的来源分为轴向型和交叉型。轴向型指的是与 GSV 或穿通支静脉功能不全相关的内侧溃疡，以及与 SSV 或穿通支静脉功能不全相关的外侧溃疡。交叉型指的是伴有 GSV 或穿通支静脉功能不全的外侧溃疡，以及伴有 SSV 功能不全的外侧溃疡。对于有多个反流来源的溃疡，反流距离较长。根据病史确定第一个溃疡的定位。79% 的 VLU 表现为轴性反流，主要与内侧的溃疡相关。89% 的内侧溃疡有轴性反流，62% 的 GSV 及 27% 的内侧穿静脉有轴向的反流。仅 11% 的内侧溃疡出现交叉反流，且均在 SSV 内。相反，

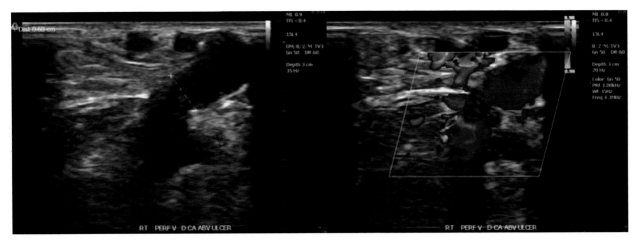

▲ 图 6-1　在溃疡区可见一粗大、功能不全的病理性穿静脉与曲张的浅静脉相连

54% 的外侧壁溃疡有轴性反流，24% 的 SSV 和 30% 的外侧壁穿通支静脉出现轴向反流。46% 的外侧方溃疡有 GSV 的交叉反流。在这项研究中，21% 的溃疡位于反流源的"非典型"位置[9]。

大多数 VLU 患者存在属支静脉的反流和静脉曲张。然而，由于静脉曲张在成年人群中非常普遍，因此可以偶然发现非静脉性溃疡[55]。有趣的是，Pittaluga 等注意到，有大隐静脉反流但无静脉曲张的肢体往往临床分级更高[56]。皮下软组织内小分支静脉微瓣膜的功能状态可以解释上述现象，也是许多 CVD 患者未进展至 CEAP C6 级的原因[56-59]。

SSV 功能不全与 CEAP 高临床分级直接相关。Lin 等报道，C1~C3 级患者 SSV 功能不全发生率为 25.8%，而在皮肤损伤、愈合或活动性溃疡（C4~C6 级）患者中，SSV 功能不全发生率显著增高（36.1%，$P=0.006$）。研究发现 SSV 反流与深静脉反流高度相关[60]。Labropoulos 等报道，在 CVD 肢体中，SSV 反流的发生率为 10%，其中 C5~C6 肢体占 5.5%[61]。在本研究中，孤立性 SSV 反流定义为 SSV 及其相关穿静脉的功能不全。SSV 内的反流程度和相关穿通支静脉的数量与 CEAP 临床分级严重程度相关[5, 61, 62]。

足部和足趾溃疡通常是由外周血管疾病、糖尿病、神经病变、生物力学结构畸形和软组织改变等多种因素同时作用引起的[63]。单纯由静脉疾病引起的足溃疡并不常见，通常与浅静脉弓、足底静脉和穿通支静脉的反流有关。周围皮肤因含铁血黄素沉积而出现色素沉着为其典型的临床特征，因此需要对足静脉进行详细的检查[64, 65]。

VLU 患者的深静脉反流发生率高于轻度 CVD 患者。总体而言，超过一半的 VLU 患者表现为深静脉反流，通常伴有浅静脉和（或）穿通支静脉的反流[4, 7]。2/3 的 CVD 患者是继发性（血栓形成后）的深静脉功能不全[66]。深静脉反流最常见的部位是腘静脉，约 1/4 的深静脉反流患者表现为孤立性腘静脉功能不全[6]。腘静脉反流在 VLU 发病机制中的重要性尚不完全清楚，因此，需要进一步被论证。腘静脉被称为腿部静脉的"守门人"，其功能不全被认为是病情严重和预后不良的重要危险因素[67-70]。Brittenden 等在 155 例活动性 VLU 患者中通过 DUS 记录了静脉反流的情况，所有患者均仅接受压迫治疗，24 周时，超过 2/3 的溃疡愈合。他们发现愈合的和未愈合的溃疡之间的深静脉或浅静脉反流模式

没有显著差异，考虑腘静脉功能不全对溃疡愈合有不利影响[68]。Neglen 等评估了 103 条下肢腘静脉不同的超声血流动力学参数，进行腘静脉功能不全情况与临床严重程度的相关性比较。然而，他们发现这些变量之间并没有有意义的相关性[25]。

关于深静脉功能不全，除了反流持续时间外，许多研究还将其他超声参数与疾病严重程度和治疗结果进行研究。Neglen 等发现，与反流持续时间相比，较高的 CEAP 临床分级与反流峰值速度和反流率之间的相关性更好。在轴向反流至膝下静脉（伴或不伴浅静脉功能不全）的患者中，上述结果更为显著[25]。类似地，Danielsson 等报道，在皮肤损伤和活动性溃疡患者中，下肢静脉反流峰值速度显著较高，而反流持续时间与疾病严重程度无显著相关性。他们认为，反流速度峰值似乎更能反映静脉功能障碍[71]。腘静脉和股静脉的反流速度峰值分别 > 25.4cm/s 和 24.5cm/s 是血栓形成后下肢深静脉功能不全严重程度的强预测危险因素[72]。Marston 等评估了大隐静脉消融术后深静脉峰值反流速度与临床结局的相关性。研究表明，在反流速度峰值 < 10cm/s 的肢体中，大隐静脉消融后的临床结果显著较好[73]。现行指南推荐反流时间或持续时间作为诊断的唯一定性参数[74]。对于是否将其他 DUS 衍生的变量用于评估下肢静脉功能障碍的程度，研究者尚未达成共识。

关于轴向性深静脉反流的临床意义也存在争议，但对于大多数人来说，从腹股沟到小腿的整个深静脉系统不间断反流与疾病严重程度和溃疡延迟愈合或不愈合相关性较好[25, 70, 72, 75]（图 6-2）。如果在有轴向深静脉反流的肢体中评估频谱多普勒参数，而不是反流时间，所记录的定量变量只应在腘静脉处使用[25]。

对深静脉反流的检查，反流的范围及程度的判断对 CVI 疾病管理具有重要意义。下肢静脉性溃疡合并深静脉功能不全有较高的复发率[76]。此外，合并深、浅静脉反流的患者与浅静脉介入治疗相关的血栓并发症发生率较高，应在术前进行咨询[77]。约 1/3 的合并深静脉和浅静脉功能不全的患者接受大隐静脉消融术后，深静脉反流得到缓解[73, 78]。持续性深静脉反流和顽固性静脉性溃疡的患者可能从深静脉重建（包括瓣膜成形术、瓣膜移植或瓣膜置换手术）中获益[73, 74]。

交通静脉在 CVD 和 VLU 发病机制中的作用尚

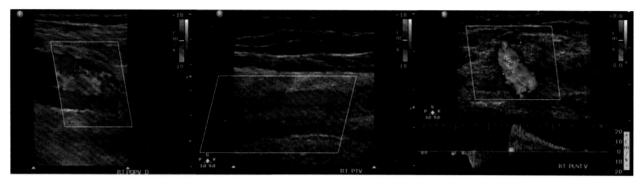

▲ 图 6-2　从腘静脉经胫后静脉和足底静脉持续性反流，在血栓后肢体静脉性溃疡患者中发病率很高。这在复发性溃疡和难治性溃疡的患者中更为常见

不完全清楚。理论上，在原发性 VLU 患者中，由于相关的反流浅静脉以下行方式（折返穿支）使穿静脉血容量增加，以及浅静脉系统的静脉壁疾病进行性加重，使小腿穿静脉扩张伴功能不全。没有证据表明反流始于穿静脉，之后延伸至浅静脉[79]。事实上，在活动性 VLU 患者中，小腿穿静脉功能不全总是与浅静脉和（或）深静脉反流相关[3, 6, 38]。在治愈相关的浅静脉反流后，在大多数情况下也纠正了穿静脉的反流[80, 81]。浅静脉介入治疗后持续性穿静脉反流通常是由深静脉功能不全、消融失败或穿静脉与未治疗的浅静脉反流节段相连接引起[44, 81]。对于深静脉功能不全的患者，在一次或多次手术中预先处理功能不全的大隐静脉主干、属支及其病变的穿静脉也是合理的方案[82]。

DUS 对病变穿静脉的识别和定性具有重要意义。如前所述，交通静脉的患病率及形态和功能异常与 CVD 的严重程度呈正相关[39-45, 83, 84]。DUS 不仅有助于制订治疗计划，也有助于术后随访。病理性的穿静脉合并顽固性或复发性 VLU，无论是否存在浅静脉或深静脉反流，均应予以治疗，然而，治疗这些疾病的证据并不充分[79]。无论采用何种手术方式（热消融或非热消融），交通静脉的闭合率均低于大隐静脉消融。此外，消融后的交通静脉具有更高的再通率，并可以新生交通静脉[85]。对于不愈合或复发的 VLU 患者，需要对交通静脉进行持续的 DUS 评估。

（四）检查方案

在最新版本的静脉术语[86]中，将轴向反流定义为从腹股沟到小腿的持续反向静脉血流。轴向反流可以只发生在浅静脉系统或只发生在深静脉系统，也可以三组静脉系统都出现反流。节段性反流是指在股静脉、腘静脉、小腿深静脉，以及大隐静脉

的膝上和膝下部分的静脉瓣膜功能不全。对于很多 CVD 患者来说，静脉瓣膜功能不全是一个从单发到多发再到轴向反流的逐渐加重的过程，随着瓣膜功能不全数量逐渐增加，患者病情也逐渐加重。

轴向反流无论局限于浅静脉系统还是深静脉系统，或者两者皆有，都与 CVD 患者疾病的进展和严重程度息息相关。C6 患者的典型超声表现就是轴向反流（图 6-3）。Danielsson 等扫描了 83 例有 VLU 患者的下肢静脉，79% 的患者探查到轴向反流，一半以上的患者出现多系统反流[87]。有时浅静脉系统瓣膜功能良好但穿静脉功能不全时，在功能不全的瓣膜近端和远端均可探及反流信号。目前，静脉超声检查为分段式，最终的报告是汇总每段静脉的超声表现[88]。因此，临床医生在制订治疗方案时，需要将患者的临床表现与超声检查结果综合考虑。

由于 VLU 患者下肢静脉反流具有多样性和多系统性的特点，建议要从腹股沟到足踝整条下肢的三个静脉系统进行全面的超声检查[6]，仔细扫查溃疡处的静脉并追溯反流静脉到开口处[9]。近期作者发表了一篇针对下肢静脉检查的超声检测方案，以下进行概述[89]。

检查膝上静脉时，患者站立在检查者面前，被检查侧下肢轻度外旋外展，对侧下肢承担身体大部分重量。评估膝下静脉时，患者可面对检查者坐在检查床上，双腿自然分开。按照深静脉、浅静脉和穿静脉的顺序进行检查。在二维模式下，探头垂直静脉检查，测量其内径并加压看是否可以压闭。在彩色和频谱多普勒检查中，探头的方向要与血管方向平行，来评估静脉管径、血流充盈情况、血流方向和反流持续时间。按从头侧到足侧的顺序，小腿段在人工挤压检查处远侧肢体放松后，观察静脉内

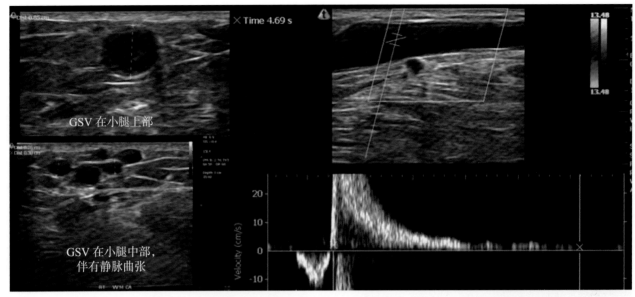

▲ 图 6-3　小腿中部多发穿静脉反流和静脉曲张病例，大隐静脉（GSV）出现持续高速轴向回流

的静脉反流信号。腹股沟和大腿上部的静脉反流情况可以通过 Valsalva 动作来辅助评估。

对于 VLU 患者，应从腹股沟到小腿检查所有的深静脉是否有梗阻或反流。CFV 位于腹股沟韧带深方。双侧 CFV 的频谱多普勒图像对比可以提示检查医师不要忽视某一侧盆腔血管流出道梗阻。在股腘静脉全程血栓形成后，DFV 的图像通常出现增宽或轴性反流的转化。在"隐 – 深静脉"和"穿静脉"交界处血管内反向血流可能只是一种募集型反流，不是真正的深静脉瓣膜功能不全。这种类型的深静脉回流通常在治疗相关的浅静脉疾病后而恢复正常。

浅静脉瓣膜反流的评估从隐股静脉交界处开始。在腹股沟区，隐股静脉位于 CFV 的内侧，位置更表浅。隐股静脉、股总静脉及股总动脉短轴声像图呈"米老鼠"形。在腹股沟处需要留存与隐股静脉相交界的大隐静脉、副大隐静脉和其他穿静脉反流的图像。腹壁浅静脉（SEV）和（或）阴部静脉内出现反流可能提示腹股沟以上回流静脉梗阻。

同时也需要记录静脉的数量和解剖变异。在 CVD 患者里，有两条大隐静脉的不到 2%[90]。在大腿近端、隐股静脉下方 3～5cm 处，GSV 穿过大收肌走行。在高分辨二维超声图像中，以筋膜为解剖标志可识别 GSV，因为在横断面上，深、浅筋膜与静脉回声形成了被称为"隐静脉眼"的特征性表现。"隐静脉眼"在大腿内侧横切面超声图像最清晰，可用于区分 GSV 与曲张的静脉属支和其他可能被误认为

是 GSV 细长浅静脉。前副大隐静脉和后副大隐静脉分别在 GSV 外侧和内侧，分别与之平行走行。前副大隐静脉与 GSV 的区别在于其与股静脉和股浅动脉是相对走行。每支内径达到隐静脉主干 50% 的隐静脉分支均应检查是否有反流。对膝下 GSV 及其属支采用相同方法测量静脉内径和反流时间。

SSV 开口处位于腘窝，应从近端到远端全程扫查。SSV 内径在隐腘静脉交界处以远 3cm 的小腿中部测量。SSV 在其筋膜室内稍偏内侧沿小腿走行。SSV 及其末端的多种解剖变异已有报道。1/4 的患者没有真正的隐腘静脉交界，SSV 通常起源于小腿中远段的并行静脉。扩张的隐静脉分支及隐静脉间静脉也同样需要评估。

约 10% 的 CVD 患者可探查到隐静脉之外的浅静脉反流，这在因静脉高压导致活动性 VLU 患者中是很少见的。检测这些静脉回流的方法略有不同。有的静脉，比如臀静脉、外阴静脉、坐骨神经静脉和腘窝静脉等，这些静脉位置较深，因此可能需要凸阵探头检查。

对于所有有皮肤损伤和活动性 VLU 下肢静脉功能不全患者，应检查膝下 3.5mm 以远的穿静脉是否有反流。在大腿可以看到穿静脉回流，往往在小腿中段以远的部分才可看到穿静脉反流（图 6-4）。需要在深筋膜水平垂直于静脉壁测量内径，不能测量筋膜缺损的位置。

除上述检查方案外，详细检查溃疡床周围的静

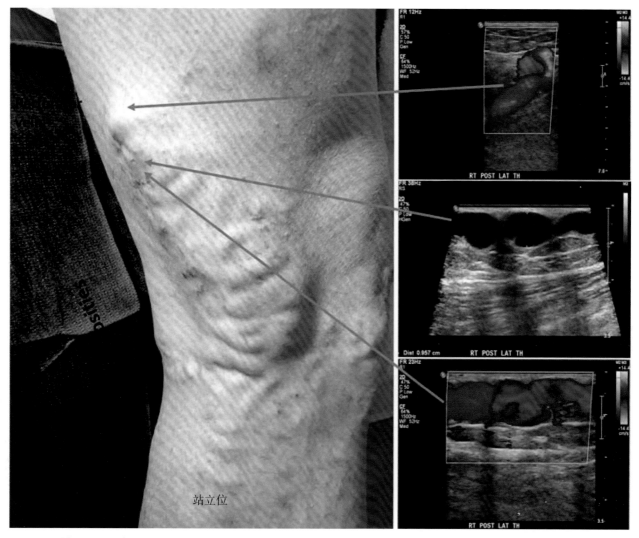

站立位

▲ 图 6-4　下肢最长的穿静脉是股后外侧穿静脉。这个病例中患者静脉曲张最大的反流来源就是沿大腿内侧

脉是否异常非常重要。1991 年，Hanrahan 等提出了一种无菌技术，这种方法目前仍在使用[34]。手动压迫和放松足部中段能更好地确定小腿远端静脉性溃疡的反流来源。每一条穿过溃疡床或溃疡边缘 2cm 内的反流静脉都应检查并追踪其来源。这对于 C6 疾病患者的手术方案制订至关重要[8-10]。Labropoulos 等评估了 43 例 VLU 患者的局部溃疡静脉。所有溃疡周边静脉无论是浅静脉还是深静脉、无论是单一系统或者多系统反流均表现为"轴向"反流（定义为溃疡床外的下肢静脉）。只有 6 例（14%）溃疡周边静脉没有局部反流信号（定义为穿过溃疡区域的下肢静脉）。在靠近内踝的 VLU 中，最常见的"轴向"反流静脉是 GSV、后隐弓静脉、胫后静脉和腓静脉。对于靠近外踝的溃疡，SSV 及其分支和腓静脉是"轴向"反流的主要来源。小腿前方溃疡轴向反流主要来

源有前隐弓静脉和胫前静脉[8]。

二、下肢静脉阻塞性病变的诊断

急性 DVT 是下肢静脉阻塞最常见的原因。腹股沟区 DVT 也与盆腔流出道因外源性压迫造成的慢性静脉阻塞相关。慢性静脉阻塞可引起血液瘀滞、黏度增加以及血栓形成。急性下肢 DVT 与盆腔流出道静脉梗阻之间不一定存在相关性。1/4～1/3 的自然人群存在 50% 或以上的髂静脉狭窄[91]。腹股沟以下区域的梗阻是由于 DVT 后静脉没有再通或部分再通所致。如前所述，1/3 的 VLU 患者表现为血栓形成后的下肢静脉改变。急性 DVT 形成后静脉及其瓣膜的形态学改变可导致管腔狭窄和瓣膜功能不全。事实上，在大多数 VLU 患者中都发现了深静脉回流障碍，且影像学表现与阻塞部位相符[7, 8, 11, 92]。

识别下肢静脉瓣膜反流和静脉梗阻对 VLU 患者的管理至关重要。Lawrence 等的一项研究显示，在832 例 VLU 患者中，134 例（约 16%）有一条或多条下肢静脉狭窄。同时根治深静脉阻塞和浅静脉/穿静脉反流在溃疡愈合和控制复发率方面取得了更好的结果[93]。

（一）检查方法

对 VLU 患者进行初步 DUS 检查，目的是确定瓣膜反流及静脉梗阻情况。以此为目的 DUS 检查方案之前已在本章中解释。当 DUS 的唯一目的是排除阻塞性病变时，可采用更简单的方法。患者仰卧位检查，腿部屈曲、外展和外旋，从近心端向远心端检查深静脉可压闭性、期向性、血流的自发性、挤压远端肢体流速是否增快，以及血流方向。在评估瓣膜反流时，Valsalva 动作用于评估腹股沟区静脉，小腿挤压/放松动作可用于检测大腿和小腿处静脉反流情况。

二维超声模式下，在短轴探头加压静脉多个节段（间隔 2～3cm），直到管腔完全被压闭。彩色多普勒和频谱多普勒图像是在纵轴观察静脉通畅情况。除非怀疑双侧静脉同时存在问题，否则只检查患侧下肢。重要的是要扫查对侧 CFV，观察是否存在不对称的血流情况，常见于盆腔流出道静脉梗阻患者。肥胖患者腹股区静脉扫查更为困难，但经验丰富的医师多数情况能较好地解决这个问题。让患者左侧卧位或右侧卧位时，下腔静脉与髂静脉的距离会明显缩短。此外，在这样的体位下，可以适度增加探头压力，患者不会感到疼痛或不适。此方法多用于检查中心静脉。我们经常为 BMI 较高的患者进行这项检查，没有任何问题。然而，对于缺乏培训和操作经验者来讲，仍然是很大的挑战。

（二）急性静脉血栓

近端型（累及从 CFV POPV 的任何深静脉段）急性下肢 DVT 的预后比远端型（累及从腘静脉以下的任何深静脉段：足部静脉和肌间静脉）DVT 的预后差，因为肺栓塞和严重血栓形成后综合征（PTS）的风险较高。结合临床概率评分和 D- 二聚体检测可以排除急性 DVT。DUS 是诊断中、高临床概率或 D- 二聚体高指标患者 DVT 的最佳诊断方法[94]。

DVT 患者的 DUS 表现包括静脉部分或完全不能压闭、充盈缺损或无血流信号，挤压远端肢体流速升高的现象减弱或消失，无自发性血流，呼吸时相性减弱或消失。上述表现在很大程度上提示静脉部分或完全闭塞。此外，急性血栓形成的静脉通常表现管腔扩张，静脉壁形态正常，管腔内充填低回声或无回声区。有时，可以看到稍高回声血栓附着在静脉壁或自由漂浮在管腔内。漂浮的血栓通常是急性发作的。彩色多普勒未显示血流信号。

（三）慢性静脉阻塞

急性 DVT 形成后，通常会发生静脉完全闭塞或再通不全。再通失败的下肢静脉慢性阻塞和瓣膜损伤会引起深静脉瓣功能不全，从而导致流动性静脉高压，以及血栓形成后综合征（PTS）的主要症状：静脉性跛行和水肿。1/4～1/2 的急性症状性 DVT 患者可能发展为 PTS。在近端型 DVT 及血栓负荷大的患者中，PTS 的患病率和严重程度更高[94]。1/4～1/3 的 PTS 患者症状严重，包括 VLU[95]。约 10% 的 PTS 患者将在 1～2 年发展为 VLU[96]。DUS 可以很好地识别血栓后的静脉改变。二维超声模式下可显示静脉管壁增厚、不规则，静脉收缩变细、管腔部分可压闭，管腔狭窄，可见高回声纤维索条结构附着于内膜。彩色血流可表现为变窄且不规则的充盈缺损或无血流信号。频谱多普勒通常可见挤压远端肢体时血流增强现象减弱，呼吸时相性减低和反流。偶尔可见多个侧支血管绕过梗阻区。

外源性压迫而引起的静脉阻塞通常见于腹股沟以上静脉，下肢 DUS 检查对盆腔静脉梗阻具有重要价值。与髂股静脉梗阻相对应的 CFV 检查结果包括减少或没有增强血流信号，呼吸时相性减弱或消失，以及非自发性血流。CFV 不对称的血流情况高度提示静脉流出道梗阻（图 6-5）。这些只是梗阻的间接表现，需要通过其他影像学检查进行确认（即多平面静脉造影和静脉内超声）。侧支血管的存在可能掩盖上述超声表现。因此，CFV 正常且对称的血流情况也不能完全排除近端静脉阻塞的可能性。

Hui 等[97]的一项研究评估了下肢超声对髂静脉及下腔静脉梗阻的诊断价值。313 条肢体（192 例患者）的 DUS 异常结果与后来的断层影像学检查或静脉造影进行了比较。未进行灵敏度较高的血管内超声（intravascular venous ultrasound，IVUS）。非时相性血流诊断髂腔静脉梗阻的灵敏度为 69.2%，特异度为 82.8%，阴性预测值（NPV）为 78.4%，阳性预测值（PPV）为 74.8%。血流对 Valsalva 动作无反

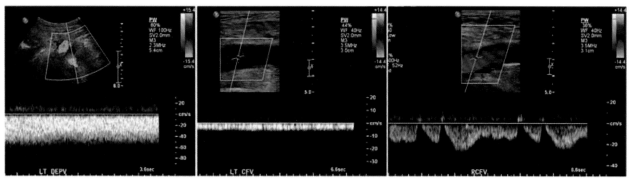

▲ 图 6-5 左髂静脉阻塞患者的非时相相位性血流和不对称性血流，不对称患者既往有髂股 DVT 病史，表现为肿胀和静脉性跛行。侧支（阴部外深静脉）可见非时相相位性反向血流。左侧股总静脉部分再通，血流速度慢，且呈非时相相位性改变低。右股总静脉有时相相位性血流。血流呈非时相相位性血流且与正常右侧不对称均提示左髂静脉阻塞。该患者有左侧髂总静脉和髂外静脉慢性闭塞

应诊断髂腔静脉梗阻的灵敏度为 13.6%，特异度为 97.6%，阴性预测值为 61.6%，阳性预测值为 80.0%。联合应用无时相性血流和血流对 Valsalva 动作无反应性诊断的灵敏度为 68.2%，特异度为 87.2%，阴性预测值为 79.6%，阳性预测值为 78.9%。Kayilioğlu 等[16] 将 86 例患者的 DUS 表现与静脉造影和血管内超声的结果进行了对比。在该研究使用的不同 DUS 参数中，静息状态下 CFV 单相血流联合 Valsalva 动作下持续不间断血流对髂腔静脉阻塞的诊断价值最大，灵敏度为 38.1%，特异度为 100%，NPV 为 55.8%，PPV 为 100%。这些诊断参数的灵敏度和阴性预测值随着梗阻程度的增加而增加。CFV 的 DUS 参数异常与盆腔流出静脉阻塞程度直接相关。文献报道 DUS 在狭窄程度 >80% 的一组患者中，诊断流出道梗阻的灵敏度、特异度、阴性预测值和阳性预测值分别为 77%、100%、95% 和 100%[18]。

在髂腔静脉闭塞的患者中，腹壁浅静脉（SEV）的血流逆转是一项特征性的超声表现。根据 DUS 是否存在 SEV 反流而诊断为髂腔静脉梗阻的 15 例患者，行 CT 静脉造影或应用血管内超声进行的静脉造影，15 例患者均证实存在髂腔静脉闭塞。此外，在成功完成闭塞静脉再通手术后，所有患者 SEV 血流均恢复正常[17]。下肢静脉慢性阻塞的少见原因包括腘窝压迫综合征、骨或软组织肿物、淋巴结肿大、动脉瘤、脓肿和血肿[89]。

（四）复发性静脉血栓

复发性 DVT 的定义为既往未受累或血栓已经消除的部位发生静脉血栓[98]。1/5 ～1/3 的患者可能在

一生中经历复发性静脉血栓栓塞事件（VTE）[94, 99]。同侧 DVT 复发是发生严重 PTS 和 VLU 的危险因素[100, 101]。约 6% 有 DVT 病史的患者可进展为更严重的 PTS 并发展为 VLU[99, 102]。PTS 患者 DVT 复发风险更高，使两者形成恶性循环[103]。降低同侧 DVT 复发风险可能减少 PTS 和 VLU 的发生[104]。

同侧复发性 DVT 可新发生于健康静脉和（或）血栓形成后的静脉段，伴有管腔改变和不同程度的残余静脉阻塞。1/3～1/2 以上的患者在首次 DVT 发作后可检测到血栓形成后管腔改变[105-108]。发生 2 次及以上同侧 DVT 患者的管腔改变的发生率较高[105, 108]。与残留管腔改变相关的其他因素包括较大的血栓负荷[105] 和诱发因素（有诱因 vs. 无诱因）[109]。

持续的血栓形成后管腔改变可能是 DVT 复发的危险因素，从而增加 PTS 和 VLU 的风险。一些研究表明，残余静脉梗阻与 VTE 复发相关[105-107, 110]，而其他研究则未发现此相关性[109, 111, 112]。一些研究者认为，3 个月随访时 DUS 复查可见残留的静脉梗阻、较高程度的瘢痕化和管腔狭窄是 DVT 复发的主要因素[105-107]。

下肢 DVT 发病后，DUS 形态和功能异常新的基线也可能对未来复发的评估具有临床意义。对于残留血栓后复发性 DVT 的诊断，有许多的 DUS 诊断标准。包括血栓长度增加 5～9cm，在探头最大加压下静脉直径增加（血栓厚度）>2 mm 至≥4 mm，以及静脉再次不可压闭[113-116]。

（五）干预期间和干预后的影像学检查

超声是 VLU 患者浅静脉介入治疗最必要的"工

具"。超声可用于经皮静脉通路、注射硬化剂、导管置入、头端推进和定位、肿胀麻醉的引导，以及明确静脉闭合效果。根据医师的偏好，探头可以垂直于或平行于血管进行静脉穿刺。插入导管后，使用超声从入路部位到隐股交界处以远的最终位置，对导管头端进行跟踪和引导。超声对于引导导管通过迂曲、粘连或蹼等难以通过的静脉段非常有用。在静脉内热消融技术中使用肿胀麻醉，其作用为进行麻醉、吸收热量而不损伤皮肤或相邻神经，以及压闭隐静脉及其属支。在超声横轴或纵轴的引导下，沿着大隐静脉的走行直接将麻醉液注入静脉周围组织。超声显影可以保证肿胀液在血管外膜周围均匀分布，并防止液体意外注入血管内。在手术结束时，使用 DUS 重新评估治疗的静脉，以确保技操作成功[117]。

在美国，浅静脉治疗后的 DUS 随访是标准流程。其目的是确定消融成功并排除并发症（图 6-6）。一些治疗后功能不全的静脉可能永远不会闭塞，少数闭塞的静脉可能发生再通，偶尔新的主干（即副大隐静脉）会出现功能不全（图 6-7）。完全消除静脉反流对 VLU 愈合和降低复发风险至关重要[71, 118]。

通过 DUS 可以看到与浅静脉介入治疗相关的最常见并发症包括急性 DVT、静脉内热诱导血栓形成（EHIT）、动静脉瘘、血栓性浅静脉炎、血肿、淋巴囊肿、血清肿和脓肿。隐静脉消融术后急性 DVT 的发生率约为 1%[119-121]。在热消融（EHIT）或化学消融后，可检测到血栓从消融的浅静脉干向隐股交界蔓延（消融后浅静脉血栓蔓延，PASTE）。静脉内热诱导血栓形成和 PASTE 有非常明显的 DUS 表现，不

被认为是 DVT。这种类型的血栓非常稳定，常在诊断后不久管腔收缩。只有最严重的类型需要使用抗凝药物。有 VTE 病史的患者风险更高[122, 123]。其他危险因素包括大隐静脉直径细、同时行静脉切除术和男性[124, 125]。美国静脉论坛（American Venous Forum）和血管外科学会（Society of Vascular Surgery）最近对这一主题进行了综述，并提供了预防和治疗的建议[126]。对于 EHIT 的预防，指南建议根据个体对风险、获益和替代方案的评估，采用机械（压迫）或化学（抗凝）预防。导管头端的位置应距隐 – 深静脉交界 2.5cm 以上。此外，作者建议将大隐静脉较粗的患者采取大幅度 Trendelenburg（头低足高位）体位，并在隐 – 深静脉交界处浸润过量肿胀麻醉液，尤其是隐股静脉交界处。指南建议对 EHIT Ⅰ 级无须治疗或监测，对于 EHIT Ⅱ 级，不需要治疗，到缓解之前每周 DUS 监测。或者对于血栓蔓延或肺栓塞风险高的 EHIT Ⅱ 级患者可接受抗血小板治疗，而非预防性或治疗性抗凝治疗，直至血栓减少或消失。EHIT Ⅲ 级患者应接受治疗性抗凝，并每周进行 DUS 随访。血栓减少或消失后应暂停抗凝治疗。EHIT Ⅳ 级患者的治疗应遵循最新的 Chest 指南中关于有诱因的近端 DVT 的建议[127]。

浅静脉介入治疗后，DUS 偶尔可发现动静脉瘘。可能是静脉和邻近动脉同时发生热损伤，也可能是注射肿胀麻醉液时外伤性针刺伤所致。通常无临床意义，但也可能与消融的静脉段再通相关。频谱多普勒可显示存在动静脉瘘的静脉段内持续的高速血流和低阻力波形，也可以看到搏动性动脉血流[128, 129]。

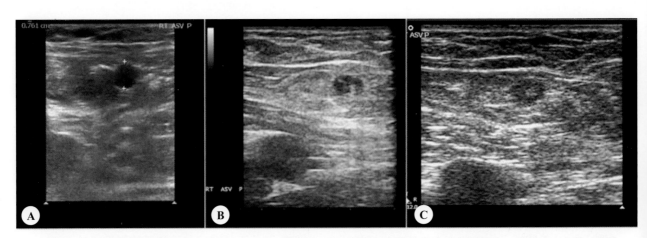

▲ 图 6-6　右前副大隐静脉反流，直径 7.6mm，消融后 1 周，静脉从交界处至大腿中部闭塞。消融后 1 个月，静脉仍闭塞

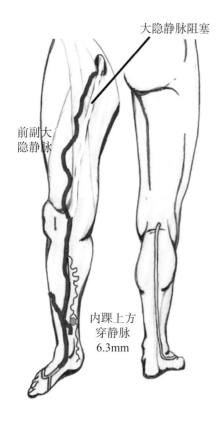

大隐静脉阻塞

前副大隐静脉

内踝上方穿静脉
6.3mm

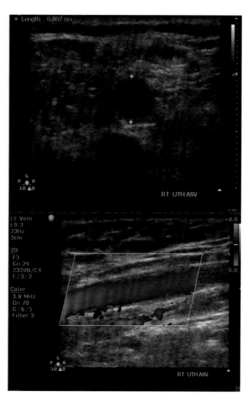

◀ 图 6-7 63 岁男性，有长期双下肢静脉性溃疡病史，右内踝上方出现新发溃疡。多普勒超声显示右侧前副大隐静脉持续性反流至膝下大隐静脉，多支曲张静脉延伸至溃疡处

腔内热消融后血栓性静脉炎的发生率约为 5%[130]。大多数血栓性浅静脉炎可通过压迫、热敷和抗感染治疗得到控制。症状严重者可在超声引导下行切开引流（取栓术）治疗。需要手术切除的脓毒性血栓性静脉炎病例报道很少[131, 132]。其他并发症，如脓肿、血清肿和导管断裂的发生率较低（<1%）[133]。

DUS 很容易诊断这些并发症。

披露声明

作者在本文研究、撰写和（或）出版过程中未获得任何经济支持。作者声明在本文研究、撰写和（或）出版方面没有潜在的利益冲突。

参 考 文 献

[1] Raju S, Knepper J, May C, Knight A, Pace N, Jayaraj A. Ambulatory venous pressure, air plethysmography, and the role of calf venous pump in chronic venous disease. J Vasc Surg Venous Lymphat Disord. May 2019;73:428–440.

[2] Raffetto JD, Ligi D, Maniscalco R, Khalil RA, Mannello F. Why venous leg ulcers have difficulty healing: overview on pathophysiology, clinical consequences, and treatment. J Clin Med. December 24, 2020;10(1):29.

[3] Meissner MH, Gloviczki P, Bergan J, et al. Primary chronic venous disorders. J Vasc Surg. December 2007;46(Suppl S):54Se67S.

[4] Kanth AM, Khan SU, Gasparis A, Labropoulos N. The distribution and extent of reflux and obstruction in patients with active venous ulceration. Phlebology. June 2015;30(5):350–356.

[5] Labropoulos N, Leon M, Nicolaides AN, Giannoukas AD, Volteas N, Chan P. Superficial venous insufficiency: correlation of anatomic extent of reflux with clinical symptoms and signs. J Vasc Surg. December 1994;20(6):953–958.

[6] Labropoulos N, Leon M, Geroulakos AD, Volteas N, Chan P,

Nicolaides AN. Venous hemodynamic abnormalities in patients with leg ulceration. Am J Surg. June 1995;169(6):572–574.

[7] Tassiopoulos AK, Golts E, Oh DS, Labropoulos N. Current concepts in chronic venous ulceration. Eur J Vasc Endovasc Surg. September 2000;20(3):227–232.

[8] Labropoulos N, Giannoukas AD, Nicolaides AN, Ramaswami G, Leon M, Burke P. New insights into the pathophysiologic condition of venous ulceration with color-flow duplex imaging: implications for treatment? J Vasc Surg. July 1995;22(1):45–50.

[9] Obermayer A, Garzon K. Identifying the source of superficial reflux in venous leg ulcers using duplex ultrasound. J Vasc Surg. November 2010;52(5):1255–1261.

[10] van Rij AM, Solomon C, Christie R. Anatomic and physiologic characteristics of venous ulceration. J Vasc Surg. November 1994;20(5):759–764.

[11] Nicolaides AN. Cardiovascular Disease Educational and Research Trust; European Society of Vascular Surgery; The International Angiology Scientific Activity Congress

Organization; International Union of Angiology; Union Internationale de Phlebologie at the Abbaye des Vaux de Cernay. Investigation of chronic venous insufficiency: a consensus statement (France, March 5–9, 1997). Circulation. November 14, 2000;102(20):E126eE163.

[12] Marston W, Fish D, Unger J, Keagy B. Incidence of and risk factors for iliocaval venous obstruction in patients with active or healed venous leg ulcers. J Vasc Surg. May 2011;53(5):1303–1308.

[13] Raju S, Kirk OK, Jones TL. Endovenous management of venous leg ulcers. J Vasc Surg Venous Lymphat Disord. April 2013;1(2):165–172.

[14] Wen-da W, Yu Z, Yue-Xin C. Stenting for chronic obstructive venous disease: a current comprehensive meta-analysis and systematic review. Phlebology. July 2016;31(6):376–389.

[15] Kokkosis AA, Labropoulos N, Gasparis AP. Investigation of venous ulcers. Semin Vasc Surg. March 2015;28(1):15–20.

[16] Kayılıoglu SI, Köksoy C, Alaçayır I. Diagnostic value of the femoral vein flow pattern for the detection of an iliocaval venous obstruction. J Vasc Surg Venous Lymphat Disord. January 2016;4(1):2–8.

[17] Kolluri R, Fowler B, Ansel G, Silver M. A novel duplex finding of superficial epigastric vein flow reversal to diagnose iliocaval occlusion. J Vasc Surg Venous Lymphat Disord. May 2017;5(3):358–362.

[18] Sloves J, Almeida JI. Venous duplex ultrasound protocol for iliocaval disease. J Vasc Surg Venous Lymphat Disord. November 2018;6(6):748–757.

[19] Lurie F, Comerota A, Eklof B, et al. Multicenter assessment of venous reflux by duplex ultrasound. J Vasc Surg. February 2012;55(2):437–445.

[20] Gianesini S, Obi A, Onida S, et al. Global guidelines trends and controversies in lower limb venous and lymphatic disease: narrative literature revision and experts' opinions following the vWINter international meeting in Phlebology, Lymphology & Aesthetics, 23–25 January 2019. Phlebology. September 2019;34(1 Suppl):4–66.

[21] Kim ES, Sharma AM, Scissons R, et al. Interpretation of peripheral arterial and venous Doppler waveforms: a consensus statement from the society for vascular medicine and society for vascular ultrasound. Vasc Med. October 2020;25(5):484–506.

[22] Coleridge-Smith P, Labropoulos N, Partsch H, Myer K, Nicolaides A, Cavezzi A, et al. Duplex ultrasound investigation of the veins in chronic venous disease of the lower limbs: UIP consensus document. Part 1. Basic principles. Eur J Vasc Endovasc Surg. 2006;31:83–92.

[23] Leon LR, Labropoulos N. Vascular laboratory: venous duplex scanning. In: Cronenwett JL, Johnston W, eds. Rutherford's Vascular Surgery. 8th ed. London: Saunders Elsevier; 2014.

[24] Labropoulos N, Tiongson J, Pryor L, et al. Definition of venous reflux in lower-extremity veins. J Vasc Surg. October 2003;38(4):793–798.

[25] Neglen P, Egger 3rd JF, Olivier J, Raju S. Hemodynamic and clinical impact of ultrasound-derived venous reflux parameters. J Vasc Surg. August 2004;40(2):303–310.

[26] Labropoulos N, Waggoner T, Sammis W, Samali S, Pappas PJ. The effect of venous thrombus location and extent on the development of post-thrombotic signs and symptoms. J Vasc Surg. August 2008; 48(2):407–412.

[27] Johnson BF, Manzo RA, Bergelin RO, Strandness Jr DE. Relationship between changes in the deep venous system and the development of the postthrombotic syndrome after an acute episode of lower limb deep vein thrombosis: a one- to six-year follow-up. J Vasc Surg. February 1995;21(2):307–312. discussion 313.

[28] Alavi A, Sibbald RG, Phillips TJ, et al. What's new: management of venous leg ulcers: approach to venous leg ulcers. J Am Acad Dermatol. April 2016;74(4):627–640. quiz 641–2.

[29] Magnusson MB, Nelzen O, Risberg B, Sivertsson R. A colour Doppler ultrasound study of venous reflux in patients with chronic leg ulcers. Eur J Vasc Endovasc Surg. April 2001;21(4):353–360.

[30] Grabs AJ, Wakely MC, Nyamekye I, Ghauri AS, Poskitt KR. Colour duplex ultrasonography in the rational management of chronic venous leg ulcers. Br J Surg. October 1996;83(10):1380–1382.

[31] Adam DJ, Naik J, Hartshorne T, Bello M, London NJ. The diagnosis and management of 689 chronic leg ulcers in a single-visit assessment clinic. Eur J Vasc Endovasc Surg. May 2003;25(5):462–468.

[32] Ibegbuna V, Delis KT, Nicolaides AN. Haemodynamic and clinical impact of superficial, deep and perforator vein incompetence. Eur J Vasc Endovasc Surg. 2006;31:535–541.

[33] Ioannou CV, Giannoukas AD, Kostas T, et al. Patterns of venous reflux in limbs with venous ulcers. Implications for treatment. Int Angiol. June 2003;22(2):182–187.

[34] Hanrahan LM, Araki CT, Rodriguez AA, Kechejian GJ, LaMorte WW, Menzoian JO, et al. Distribution of valvular incompetence in patients with venous stasis ulceration. J Vasc Surg. 1991;13:805–811.

[35] Eberhardt RT, Raffetto JD. Chronic venous insufficiency. Circulation. July 22, 2014;130(4):333–346.

[36] Darke SG, Penfold C. Venous ulceration and saphenous ligation. Eur J Vasc Surg. 1992;6:4–9.

[37] Lees TA, Lambert D. Patterns of venous reflux in limbs with skin changes associated with chronic venous insufficiency. Br J Surg. 1993;80:725–728.

[38] Myers KA, Ziegenbein RW, Zeng GH, Matthews PG. Duplex ultrasonography scanning for chronic venous disease: patterns of venous reflux. J Vasc Surg. 1995;21:605–612.

[39] Bjordal R. Simultaneous pressure and flow recordings in varicose veins of the lower extremity. A haemodynamic study of venous dysfunction. Acta Chir Scand. 1970;136:309–317.

[40] Christopoulos D, Nicolaides AN, Szendro G. Venous reflux: quantification and correlation with the clinical severity of chronic venous disease. Br J Surg. 1988;75:352–356.

[41] Delis KT, Ibegbuna V, Nicolaides AN, Lauro A, Hafez H. Prevalence and distribution of incompetent perforating veins in chronic venous insufficiency. J Vasc Surg. 1998;28:815–825.

[42] Zukowski AJ, Nicolaides AN, Szendro G, et al. Haemodynamic significance of incompetent calf perforating veins. Br J Surg. 1991;78:625–629.

[43] Stuart WP, Adam DJ, Allan PL, Ruckley CV, Bradbury AW. The relationship between the number, competence, and diameter of medial calf perforating veins and the clinical status in healthy subjects and patients with lower-limb venous disease. J Vasc Surg. 2000;32:138–143.

[44] Stuart WP, Lee AJ, Allan PL, Ruckley CV, Bradbury AW. Most incompetent calf perforating veins are found in association with superficial venous reflux. J Vasc Surg. November 2001;34(5):774–778.

[45] Delis KT, Husmann M, Kalodiki E, Wolfe JH, Nicolaides AN. In situ hemodynamics of perforating veins in chronic venous insufficiency. J Vasc Surg. 2001;33:773–782.

[46] Labropoulos N, Meissner M, Nicolaides AN, Sowade O, Volteas N, Chan P, et al. Venous reflux in patients with previous deep venous thrombosis: correlation with ulceration and other symptoms. J Vasc Surg. July 1994;20(1):20–26.

[47] Labropoulos N, Gasparis AP, Tassiopoulos AK. Prospective evaluation of the clinical deterioration in post-thrombotic limbs. J Vasc Surg. October 2009;50(4):826–830.

[48] Labropoulos N, Patel PJ, Tiongson JE, Pryor L, Leon Jr LR, Tassioulos AK, et al. Patterns of venous reflux and obstruction in patients with skin damage due to chronic venous disease. Vasc Endovasc Surg. 2007 Feb-Mar;41(1):33–40.

[49] Meissner MH, Moneta G, Burnand K, et al. The hemodynamics and diagnosis of venous disease. J Vasc Surg. 2007;46:4S–24S.

[50] Labropoulos N, Leon L, Rodriguez H, Kang SS, Mansour AM, Littooy FN, et al. Deep venous reflux and incompetent perforators: significance and implications for therapy. Phlebology. 2004;19(1):22–27.

[51] Kistner RL, Eklof B, Masuda EM. Diagnosis of chronic venous disease of the lower extremities: the "CEAP" classification. Mayo Clin Proc. April 1996;71(4):338–345.

[52] Labropoulos N. CEAP in clinical practice. Vasc Surg. 1997; 31:224–225.

[53] Plate G, Brudin L, Eklof B, Jensen R, Ohlin P. Congenital vein valve aplasia. Wold J Surg. 1986;10(6): 929–934.

[54] Parker CN, Finlayson KJ, Shuter P, Edwards HE. Risk factors for delayed healing in venous leg ulcers: a review of the literature. Int J Clin Pract. September 2015;69(9):967–977.

[55] Pannier F, Rabe E. Differential diagnosis of leg ulcers. Phlebology. March 2013;28(Suppl 1):55–60.

[56] Pittaluga P, Chastane S, Rea B, Barbe R. Classification of saphenous refluxes: implications for treatment. Phlebology. 2008;23(1):2–9.

[57] Curri SB, Annoni F, Montorsi W. Les microvalvules dans les microveinules [Microvalves in microvenules]. Phlebologie. 1987 Jul-Sep;40(3):795–801.

[58] Caggiati A, Phillips M, Lametschwandtner A, Allegra C. Valves in small veins and venules. Eur J Vasc Endovasc Surg. October 2006;32(4):447–452.

[59] Vincent JR, Jones GT, Hill GB, van Rij AM. Failure of microvenous valves in small superficial veins is a key to the skin changes of venous insufficiency. J Vasc Surg. December 2011;54(6 suppl l), 62Se9S.e1–3.

[60] Lin JC, Iafrati MD, O'Donnell Jr TF, Estes JM, Mackey WC. Correlation of duplex ultrasound scanning-derived valve closure time and clinical classification in patients with small saphenous vein reflux: is lesser saphenous vein truly lesser? J Vasc Surg. May 2004;39(5):1053–1058.

[61] Labropoulos N, Giannoukas AD, Delis K, et al. The impact of isolated lesser saphenous vein system incompetence on clinical signs and symptoms of chronic venous disease. J Vasc Surg. November 2000; 32(5):954–960.

[62] Qureshi MI, Lane TR, Moore HM, Franklin IJ, Davies AH. Patterns of short saphenous vein incompetence. Phlebology. March 2013;28(Suppl 1):47–50.

[63] Boulton AJ, Armstrong DG, Albert SF, et al. American Diabetes Association. American Association of Clinical Endocrinologists. Comprehensive foot examination and risk assessment: a report of the task force of the foot care interest group of the American Diabetes Association, with endorsement by the American Association of Clinical Endocrinologists. Diabetes Care. August 2008;31(8):1679–1685.

[64] van Bemmelen PS, Spivack D, Kelly P. Reflux in foot veins is associated with venous toe and forefoot ulceration. J Vasc Surg. February 2011;53(2):394–398.

[65] Stelzner C, Schellong S, Wollina U, Machetanz J, Unger L. Fußläsionen [foot lesions]. Internist. November 2013; 54(11):1330–1336.

[66] Kalra M, Gloviczki P. Surgical treatment of venous ulcers: role of subfascial endoscopic perforator vein ligation. Surg Clin. 2003;83:671–705.

[67] Shull KC, Nicolaides AN, Fernandese Fernandes J, et al. Significance of popliteal reflux in relation to ambulatory venous pressure and ulceration. Arch Surg. November 1979; 114(11):1304–1306.

[68] Brittenden J, Bradbury AW, Allan PL, Prescott RJ, Harper DR, Ruckley CV, et al. Popliteal vein reflux reduces the healing of chronic venous ulcer. Br J Surg. January 1998;85(1):60–62.

[69] Hjerppe A, Saarinen JP, Venermo MA, Huhtala HS, Vaalasti A. Prolonged healing of venous leg ulcers: the role of venous reflux, ulcer characteristics and mobility. J Wound Care. November 2010; 19(11):474–478.

[70] Kjaer ML, Jorgensen B, Karlsmark T, Holstein P, Simonsen L, Gottrup F, et al. Does the pattern of venous insufficiency influence healing of venous leg ulcers after skin transplantation? Eur J Vasc Endovasc Surg. June 2003;25(6):562–567.

[71] Danielsson G, Eklof B, Grandinetti A, Lurie F, Kistner RL. Deep axial reflux, an important contributor to skin changes or ulcer in chronic venous disease. J Vasc Surg. December 2003;38(6):1336–1341.

[72] Yamaki T, Nozaki M, Sakurai H, Takeuchi M, Soejima K, Kono T, et al. High peak reflux velocity in the proximal deep veins is a strong predictor of advanced post-thrombotic sequelae. J Thromb Haemost. February 2007;5(2):305–312.

[73] Marston WA, Brabham VW, Mendes R, Berndt D, Weiner M, Keagy B, et al. The importance of deep venous reflux velocity as a determinant of outcome in patients with combined superficial and deep venous reflux treated with endovenous saphenous ablation. J Vasc Surg. August 2008;48(2): 400–405.

[74] O'Donnell Jr TF, Passman MA, Marston WA, Ennis WJ, Dalsing M, O'Donnell Jr TF, et al, Society for Vascular Surgery, American Venous Forum. Management of venous leg ulcers: clinical practice guidelines of the Society for Vascular Surgery® and the American Venous Forum. J Vasc Surg. August 2014;60(2 Suppl):3S–59S.

[75] Welch HJ, Young CM, Semegran AB, Iafrati MD, Mackey WC, et al. Duplex assessment of venous reflux and chronic venous insufficiency: the significance of deep venous reflux. J Vasc Surg. November 1996;24(5):755–775.

[76] Marston WA, Crowner J, Kouri A, Kalbaugh CA. Incidence of

venous leg ulcer healing and recurrence after treatment with endovenous laser ablation. J Vasc Surg Venous Lymphat Disord. July 2017; 5(4):525–532.

[77] Brown CS, Osborne NH, Kim GY, et al. Effect of concomitant deep venous reflux on truncal endovenous ablation outcomes in the Vascular Quality Initiative. J Vasc Surg Venous Lymphat Disord. March 2021;9(2):361–368. e3.

[78] Puggioni A, Lurie F, Kistner RL, Eklof B. How often is deep venous reflux eliminated after saphenous vein ablation? J Vasc Surg. September 2003;38(3):517–521.

[79] Labropoulos N. Current views on the management of incompetent perforator veins. Ann Phlebology. 2020;18(1):1–3.

[80] Al-Mulhim AS, El-Hoseiny H, Al-Mulhim FM, et al. Surgical correction of main stem reflux in the superficial venous system: does it improve the blood flow of incompetent perforating veins? World J Surg. July 2003;27(7):793–796.

[81] Stuart WP, Adam DJ, Allan PL, Ruckley CV, Bradbury AW. Saphenous surgery does not correct perforator incompetence in the presence of deep venous reflux. J Vasc Surg. November 1998;28(5): 834–838.

[82] Goldschmidt E, Schafer K, Lurie F. A systematic review on the treatment of nonhealing venous ulcers following successful elimination of superficial venous reflux. J Vasc Surg Venous Lymphat Disord. July 2021;9(4):1071–1076.

[83] Delis KT. Leg perforator vein incompetence: functional anatomy. Radiology. April 2005;235(1): 327–334.

[84] Liu X, Zheng G, Ye B, Chen W, Xie H, Zhang T, et al. Factors related to the size of venous leg ulcers: a cross-sectional study. Medicine (Baltim). February 2019;98(5):e14389.

[85] Dillavou ED, Harlander-Locke M, Labropoulos N, Elias S, Ozsvath KJ. Current state of the treatment of perforating veins. J Vasc Surg Venous Lymphat Disord. January 2016;4(1):131–135.

[86] Perrin M, Eklof B, Maleti O. The Vein Glossary. 2020.

[87] Danielsson G, Arfvidsson B, Eklof B, Kistner RL, Masuda EM, Satoc DT, et al. Reflux from thigh to calf, the major pathology in chronic venous ulcer disease: surgery indicated in the majority of patients. Vasc Endovasc Surg. 2004 May-Jun;38(3):209–219.

[88] Lurie F. Anatomical extent of venous reflux. Cardiol Ther. 2020;9:215–218.

[89] Garcia R, Labropoulos N. Duplex ultrasound for the diagnosis of acute and chronic venous diseases. Surg Clin. April 2018;98(2):201–218.

[90] Kockaert M, de Roos KP, van Dijk L, Nijsten T, Neumann M. Duplication of the great saphenous vein: a definition problem and implications for therapy. Dermatol Surg. January 2012;38(1): 77–82.

[91] Meissner MH, Khilnani NM, Labropoulos N, et al. The symptoms-varices-pathophysiology classification of pelvic venous disorders: a report of the American vein & lymphatic society international working group on pelvic venous disorders. J Vasc Surg Venous Lymphat Disord. May 2021;9(3): 568–584.

[92] Neglén P, Thrasher TL, Raju S. Venous outflow obstruction: an underestimated contributor to chronic venous disease. J Vasc Surg. November 2003;38(5):879–885.

[93] Lawrence PF, Hager ES, Harlander-Locke MP, et al. Treatment of superficial and perforator reflux and deep venous stenosis improves healing of chronic venous leg ulcers. J Vasc Surg Venous Lymphat Disord. July 2020;8(4):601–609.

[94] Chopard R, Albertsen IE, Piazza G. Diagnosis and treatment of lower extremity venous thromboembolism: a review. JAMA. November 3, 2020;324(17):1765–1776.

[95] Kahn SR, Ginsberg JS. Relationship between deep venous thrombosis and the postthrombotic syndrome. Arch Intern Med. January 12, 2004;164(1):17–26.

[96] Ashrani AA, Heit JA. Incidence and cost burden of post-thrombotic syndrome. J Thromb Thrombolysis. November 2009;28(4):465–476.

[97] Hui JZ, Goldman RE, Mabud TS, Arendt VA, Kuo WT, Hofmann LB, et al. Diagnostic performance of lower extremity Doppler ultrasound in detecting iliocaval obstruction. J Vasc Surg Venous Lymphat Disord. September 2020;8(5):821–830.

[98] Heit JA, Lahr BD, Petterson TM, Bailey KR, Ashrani AA, Melton 3rd LJ, et al. Heparin and warfarin anticoagulation intensity as predictors of recurrence after deep vein thrombosis or pulmonary embolism: a population-based cohort study. Blood. November 3, 2011;118(18):4992–4999.

[99] Schulman S, Lindmarker P, Holmström M, et al. Post-thrombotic syndrome, recurrence, and death 10 years after the first episode of venous thromboembolism treated with warfarin for 6 weeks or 6 months. J Thromb Haemost. April 2006;4(4):734–742.

[100] Ziegler S, Schillinger M, Maca TH, Minar E. Post-thrombotic syndrome after primary event of deep venous thrombosis 10 to 20 years ago. Thromb Res. January 15, 2001;101(2):23–33.

[101] Kahn SR. Frequency and determinants of the postthrombotic syndrome after venous thromboembolism. Curr Opin Pulm Med. September 2006;12(5):299–303.

[102] Polak MW, Siudut J, Plens K, Undas A. Prothrombotic clot properties can predict venous ulcers in patients following deep vein thrombosis: a cohort study. J Thromb Thrombolysis. November 2019; 48(4):603–609.

[103] Stain M, Schönauer V, Minar E, et al. The post-thrombotic syndrome: risk factors and impact on the course of thrombotic disease. J Thromb Haemost. December 2005;3(12):2671–2676.

[104] Kahn SR. The post-thrombotic syndrome: the forgotten morbidity of deep venous thrombosis. J Thromb Thrombolysis. February 2006;21(1):41–48.

[105] Yoo T, Aggarwal R, Wang TF, Satiani B, Haurani MJ. Presence and degree of residual venous obstruction on serial duplex imaging is associated with increased risk of recurrence and progression of infrainguinal lower extremity deep venous thrombosis. J Vasc Surg Venous Lymphat Disord. September 2018;6(5):575–583.

[106] Stephenson EJ, Liem TK. Duplex imaging of residual venous obstruction to guide duration of therapy for lower extremity deep venous thrombosis. J Vasc Surg Venous Lymphat Disord. July 2015;3(3): 326–332.

[107] Donadini MP, Ageno W, Antonucci E, et al. Prognostic significance of residual venous obstruction in patients with treated unprovoked deep vein thrombosis: a patient-level meta-analysis. Thromb Haemost. January 2014;111(1):172–179.

[108] Galli M, Ageno W, Squizzato A, et al. Residual venous obstruction in patients with a single episode of deep vein thrombosis and in patients with recurrent deep vein thrombosis. Thromb Haemost. July 2005; 94(1):93–95.

[109] Carrier M, Rodger MA, Wells PS, Righini M, LE Gal G. Residual vein obstruction to predict the risk of recurrent venous

thromboembolism in patients with deep vein thrombosis: a systematic review and meta-analysis. J Thromb Haemost. June 2011;9(6):1119–1125.

[110] Prandoni P, Lensing AW, Prins MH, et al. Residual venous thrombosis as a predictive factor of recurrent venous thromboembolism. Ann Intern Med. December 17, 2002;137(12):955–960.

[111] Watson HG. RVO–real value obscure. J Thromb Haemost. June 2011;9(6):1116–1118.

[112] LE Gal G, Carrier M, Kovacs MJ, et al. Residual vein obstruction as a predictor for recurrent thromboembolic events after a first unprovoked episode: data from the REVERSE cohort study. J Thromb Haemost. June 2011;9(6):1126–1132.

[113] Prandoni P, Cogo A, Bernardi E, et al. A simple ultrasound approach for detection of recurrent proximal- vein thrombosis. Circulation. October 1993;88(4 Pt 1):1730–1735.

[114] Gibbs H. The diagnosis of recurrent deep venous thrombosis. Aust Prescr. 2007;30:38–40.

[115] Linkins LA, Pasquale P, Paterson S, Kearon C. Change in thrombus length on venous ultrasound and recurrent deep vein thrombosis. Arch Intern Med. September 13, 2004;164(16):1793–1796.

[116] Linkins LA, Stretton R, Probyn L, Kearon C. Interobserver agreement on ultrasound measurements of residual vein diameter, thrombus echogenicity and Doppler venous flow in patients with previous venous thrombosis. Thromb Res. 2006;117(3):241–247.

[117] Nyamekye IK. A practical approach to tumescent local anaesthesia in ambulatory endovenous thermal ablation. Phlebology. May 2019;34(4):238–245.

[118] Magnusson MB, Nelzen O, Volkmann R. Leg ulcer recurrence and its risk factors: a duplex ultrasound study before and after vein surgery. Eur J Vasc Endovasc Surg. October 2006;32(4):453–461.

[119] Healy DA, Kimura S, Power D, et al. A systematic review and meta-analysis of thrombotic events following endovenous thermal ablation of the great saphenous vein. Eur J Vasc Endovasc Surg. September 2018;56(3):410–424.

[120] Aurshina A, Ascher E, Victory J, et al. Clinical correlation of success and acute thrombotic complications of lower extremity endovenous thermal ablation. J Vasc Surg Venous Lymphat Disord. January 2018;6(1):25–30.

[121] Merchant Jr R, Kistner RL, Kabnick LS. Is there an increased risk for DVT with the VNUS closure procedure? J Vasc Surg. September 2003;38(3):628.

[122] Harlander-Locke M, Jimenez JC, Lawrence PF, Derubertis BG, Rigberg DA, Gelabert HA, et al. Endovenous ablation with concomitant phlebectomy is a safe and effective method of treatment for symptomatic patients with axial reflux and large incompetent tributaries. J Vasc Surg. 2013;58: 166–172.

[123] Puggioni A, Marks N, Hingorani A, Shiferson A, Alhalbouni S, Ascher E, et al. The safety of radiofrequency ablation of the great saphenous vein in patients with previous venous thrombosis. J Vasc Surg. 2009;49:1248–1255.

[124] Sufian S, Arnez A, Labropoulos N, Lakhanpal S. Incidence, progression, and risk factors for endovenous heat-induced thrombosis after radiofrequency ablation. J Vasc Surg Venous Lymphat Disord. April 2013;1(2):159–164.

[125] Sufian S, Arnez A, Labropoulos N, Lakhanpal S. Endovenous heat-induced thrombosis after ablation with 1470 nm laser: incidence, progression, and risk factors. Phlebology. June 2015;30(5):325–330.

[126] Kabnick LS, Sadek M, Bjarnason H, et al. Classification and treatment of endothermal heat-induced thrombosis: recommendations from the American venous Forum and the society for vascular surgery. Phlebology. February 2021;36(1):8–25.

[127] Kearon C, Akl EA, Ornelas J, et al. Antithrombotic therapy for VTE disease: CHEST guideline and expert panel report. Chest. 2016;149:315–352.

[128] Theivacumar NS, Gough MJ. Arterio-venous fistula following endovenous laser ablation for varicose veins. Eur J Vasc Endovasc Surg. August 2009;38(2):234–236.

[129] Rudarakanchana N, Berland TL, Chasin C, Sadek M, Kabnick LS. Arteriovenous fistula after endovenous ablation for varicose veins. J Vasc Surg. May 2012;55(5):1492–1494.

[130] Dermody M, O'Donnell TF, Balk EM. Complications of endovenous ablation in randomized controlled trials. J Vasc Surg Venous Lymphat Disord. October 2013;1(4):427–436.

[131] Grady Z, Aizpuru M, Farley KX, Benarroch-Gampel J, Crawford RS. Surgical resection for suppurative thrombophlebitis of the great saphenous vein after radiofrequency ablation. J Vasc Surg Cases Innov Tech. November 22, 2019;5(4):532–534.

[132] Gupta S, Mansuri N, Kowdley G. Group G streptococcus leading to necrotizing soft tissue infection after left lower extremity radiofrequency venous ablation. J Vasc Surg Cases Innov Tech. April 28, 2019; 5(2):110–112.

[133] Mazayshvili K, Akimov S. Early complications of endovenous laser ablation. Int Angiol. April 2019; 38(2):96–101.

第 7 章　慢性静脉功能不全中主要静脉流出障碍的诊断
The diagnosis of major venous outflow obstruction in chronic venous insufficiency

Jovan N. Markovic　　Martin V. Taormina　　Ellen D. Dillavou　著

慢性静脉疾病（CVD）会有许多不同阶段的表现，因为这种普遍的静脉疾病会在数年时间内不断发展。典型的早期症状包括腿部肿胀、疼痛、沉重、烧灼感和皮肤色素沉着。随着病情发展，患者还会出现皮肤变化和溃疡。明确静脉高压的潜在病因对于病情诊断和治疗计划是十分重要的；明确静脉高压是由静脉回流引起还是静脉流出阻塞，也是选择适当干预措施的关键因素。瓣膜功能障碍和静脉回流是慢性静脉功能不全（CVI）的主要潜在原因。但现在，越来越多的人认为，由血栓形成后的变化或外部压迫引起的髂股流出道阻塞，才是静脉功能不全发病机制中的一个重要因素。反流和流出阻塞的结合导致了最高的静脉高压和最严重的临床症状。因此，在对这些患者的治疗中，对静脉阻塞进行及时和准确的诊断是至关重要的。本章将研究用于评估静脉性溃疡患者的静脉流出阻塞引起的静脉高压的诊断流程和诊断方法。对于静脉性溃疡患者的静脉流出阻塞所引起的静脉高压，本章会对其诊断流程和诊断方法进行全面评估。

一、髂静脉和骨盆静脉的解剖和血流动力学

鉴于静脉系统的连续性，尤其是腹部、盆腔和腹股沟下静脉解剖和血流动力学之间的关系，再结合我们对盆腔静脉充血综合征的充分了解，我们必须要采取全面的方法，将静脉系统作为一个连续体来进行评估，而不是评估孤立的静脉部分。了解名义上的盆腔静脉解剖结构和正常的静脉血流动力学是了解静脉流出障碍的病理生理学、诊断和选择合适治疗方法的第一步，也是最基本的一步。腹股沟下最尾部的深静脉是股总静脉（CFV），位于腹股沟韧带下方的股静脉、股深静脉和大隐静脉的汇合处。

当它上升到腹股沟韧带后，CFV 成为髂外静脉，髂外静脉在骶髂关节前方与髂内静脉（IIV）汇合，形成髂总静脉，而髂外静脉也是下腹静脉、髂深周静脉和盆腔静脉的流出口。下腹腔静脉与上腹腔静脉在上方相通。左边和右边的髂总静脉在 L_5 椎体的右侧连接，形成下腔静脉。L_5 水平的右侧脊柱在静脉支架手术中是一个重要的解剖标志，因为支架手术中使用的硬件在左侧或与脊柱对齐的情况下，可以看出解剖学上的变化（即左侧下腔静脉）或手术中硬件的错误位置。与右侧髂总静脉和下腔静脉之间的角度相比，左侧髂总静脉与下腔静脉汇合处的角度更突出。此外，左髂总静脉位于右髂总动脉的后方，当左髂总静脉被压在右髂动脉和骶髂脊的凸部之间时，这种解剖接近在 May-Thurner 综合征的发病中具有重要作用。在骨盆中，静脉系统包含一个相互连接的静脉丛的复杂网络。髂内静脉是臀部、骶部、坐骨神经、腰部、臀部和内阴部静脉，以及内脏静脉的流出口，包括性腺、痔疮、膀胱前列腺（男性）和子宫及膀胱阴道静脉（女性）。右侧性腺静脉直接与下腔静脉相连，左侧性腺静脉则与左肾静脉相连，左肾静脉汇入下腔静脉[1-4]。需要我们注意的是，上述解剖结构有很大差异，因此对每个患者和每个肢体采取个性化方法是很重要的。

二、慢性静脉功能不全和静脉高压的诊断
病史和患者身体状况

病史采集和体格检查对于静脉性溃疡患者的诊断和治疗至关重要，但最终结果往往都是模糊的，可能无法确定静脉功能障碍的确切病理生理学以及解剖位置。腿部疼痛的鉴别诊断可能很复杂，包括动脉闭塞性疾病、静脉疾病、神经性疼痛、肌肉骨

骼疾病、椎管狭窄或压迫、外伤等。当患者出现溃疡时，我们还要考虑很多其他因素，如血管炎、脓皮病、溃疡性恶性肿瘤（比如基底细胞或鳞状细胞癌）、真菌或外伤等。

我们需要详细地了解病史，从而以更适当的途径来进行诊断评估。CVD 的病因有几种，其中包括血栓形成后综合征（PTS）——由之前的 DVT 形成，以及非血栓性髂静脉病变（NIVL）。血栓形成后综合征产生的瘢痕与静脉血栓有直接关系，可能会导致回流和瓣膜功能不全，并形成慢性静脉高压。PTS 是DVT 最常见的长期并发症，有 20%～50% 的原 DVT 患者都患有 PTS[1]。最常造成严重 PTS 的原因在于髂股 DVT[2,3]。在了解病史时，我们必须要询问患者以前的血栓事件，但许多患者不知道 DVT 的确切位置或程度。因此除了对整个下肢进行详细的影像学检查外，我们还要考虑对所有提报病史或临床提示有 DVT 的患者进行骨盆成像检查。

针对以前没有血栓病史，但仍有静脉高压症状的患者，我们需要对其进行 NIVL 筛查。最常见的NIVL 是脊柱和右髂动脉之间的左髂静脉受压，也被称为 May-Thurner 综合征，正如上文所述[5]。其他不太常见的还有右髂静脉受压或下腔静脉受压，由此产生的压迫会因血流受阻而产生静脉性高压。

CVI 的体检结果包括腿部肿胀，以及血色素沉积导致的皮肤色素沉着、皮肤干燥、有鳞片、溃疡愈合或复发。我们需排除腿部肿胀的医学原因，如肝脏疾病、充血性心力衰竭、肺动脉高压、淋巴水肿、肾病综合征、急性和慢性肾脏疾病、妊娠和药物引起的肿胀（见第 9 章）。

三、诊断方式

（一）动脉检查

每个出现腿部溃疡的患者都应该进行全面的动脉检查，而且都需要留存脉搏检查的记录——这对于医生进行决策是至关重要的。伤口愈合需要充分的血流灌注。同时还要对周围动脉疾病的风险因素进行合理的评估，这些因素包括男性、年龄、吸烟、高血压、血脂异常、糖尿病、肥胖、并发的心血管疾病、脑卒中、肾功能不全和家族史。约有 20% 的溃疡患者同时存在动脉和静脉功能不全，而且任何患有心血管疾病的患者也应检查其是否也存在动脉和静脉功能不全。如果患者有可摸到的脉搏，那么

其就不需要进一步的检查。但如果没有可摸到的脉搏或脉搏微弱，那么患者就需要进一步检查。测量踝肱指数（ABI）是一种安全可靠的方法，可用来量化四肢的血压——这是非常重要的一个步骤，特别是在可能需要采取保守措施（比如压迫疗法）的情况下。测量踝部血压时，应将下肢袖带放在腿的最远端。这会与肱动脉压力进行比较，可显示出下肢的整体灌注情况，随后会根据具体的结果来判断是否需要进行进一步评估。任何有静脉性溃疡以及 ABI 低于0.5 的患者都应该考虑重新进行动脉血管重建，这是为了保证能有足够的血液灌注来愈合溃疡，同时确保患者动脉压力足够。如果 ABI 低于 0.5，那么压迫可能导致新的伤口，所以应避免出现压迫；如果高于正常的 ABI 值，那么就说明有一个不可压缩的钙化动脉，而且无法排除存在周围动脉疾病。

对缓慢愈合的溃疡的动脉供血不足进行重建，对于改善伤口愈合是非常重要的。微创检查，比如血管造影，可能有助于我们明确疾病的程度，以及采取干预计划，从而增加远端灌注。根据临床情况，我们可能还需要进行手术分流。

（二）双向超声检查

双向超声成像是评估下肢静脉系统的最重要的诊断方式，在测量静脉系统的解剖学和血流动力学成分层面时，双向超声成像成本更低，而且安全有效，还能更好地描述潜在的病理生理学原因。但我们必须要了解的是，这一检查在很大程度上取决于操作者，应该选择合格的注册血管专业的医师在符合标准的血管实验室内进行全面的静脉超声检查。检查 DVT 时应采取仰卧位，检查静脉回流时则应采取站立位，从而确保获得超声双成像。检查时还需确保能获得压缩和血流模式的增强，从而明确急性和慢性静脉阻塞或失活的静脉瓣膜[4]。

我们需要对股总静脉、股深静脉、股浅静脉和腘静脉的回流和血栓形成情况进行检查，同时还要评估隐静脉和穿孔术。反流扫描常以站立位进行，如果患者无法站立，也可以采取头低脚高卧位。对股总静脉和股隐静脉交界处进行检查时，可以采用Valsalva 动作，以及远端压迫和释放，以对静脉进行扩容，并记录瓣膜关闭时间。当股静脉和腘静脉的瓣膜关闭时间 >1s，大隐静脉、小隐静脉和前隐静脉，以及穿静脉的瓣膜关闭时间 >0.5s，则其被定义为反流（见第 6 章）。

作为静脉高压和相关静脉疾病的一个原因，静脉流出阻塞向来没有得到足够的重视。现有的下肢 CVD 管理指南也没有充分考虑到盆腔和（或）腹腔静脉疾病的表现，其中一个原因就在于我们缺乏对那种能识别问题的可靠、无创筛查进行研究[6-8]。在静脉阻塞的诊断中，双向超声检查会起到一定的作用，但我们需要注意的是，尽管进行精确检查需要丰富的经验和培训，但目前还是缺乏对检测静脉流出阻塞的超声检查进行相关培训。静脉流出的检查从 CFV 联合处开始，与下腔静脉检查一起完成，检查还应包括上述的腹股沟上静脉区域。我们需要明确 CFV 波形，从而寻找阻塞的间接证据。近端流出阻塞的特征为非相干波形的信号、呼吸变异的消失，以及远端肢体受压时的增强效果差。我们也直接观察腹部和盆腔静脉系统，以提高诊断的准确性。但我们在观察和评估上述区域时，高 BMI 值、体型、肠道气体和不同的操作者也可能会造成一定影响。目前还没有一种公认的用来界定狭窄程度的方法，这就限制了双向超声检查直接成像的总体效果，而传统的双向超声检查评估是基于下文讨论的直接和间接标准。

直接双向超声检查的标准包括平面评估、静脉管腔变化和狭窄后与狭窄前的静脉血流速度比[6, 7]。平面评估和管腔变化可以直接观察到阻塞情况，在某些情况下可以用来区分狭窄和闭塞。速度比评估则需要仔细研读，因为没有速度比的情况并不能排除阻塞——这是由于静脉可能完全闭塞，部分重新通畅或有长段狭窄。近期，Metzger 等对 51 位 CVI 患者的 102 副下肢进行了检查，从而使双向超声检查的结果与血管内超声（IVUS）相关联。所有患者都接受了双向超声检查、IVUS 和静脉注射。研究表明，当出现速度比 > 2.5 时，狭窄度则 > 50%[7]。在超声检查过程中，重要的是避免让超声换能器对皮肤（以及随后的深层解剖结构）施加过多的压力，因为压力会影响测量结果并高估阻塞。

间接超声检查的标准包括 CFV 近端非相位性血流、CFV 血流不对称、Valsalva 动作时的非相位性血流、结肠侧支的存在、大腿受压时 CFV 无速度或低速度增强、同侧髂内静脉和深层外阴静脉中的反向流动、上腹下静脉向头侧流动，以及 CFV 受压困难。虽然 CFV 中存在相位性血流模式和良好的血流增强，但仍然可能会出现阻塞[5, 8-10]。若出现阻塞，上述间接征象会提示有阻塞，但它们不能用于明确诊断或区分外源性压迫、狭窄和闭塞，或是管腔变化。如果需要明确的话，就要进一步检查。双向超声检查的作用的确很大，但在众多患者中，其缺乏界定梗阻的诊断标准。而且，这一检测的效果还取决于操作者的水平。

（三）CT 静脉造影

CT 静脉造影（CT venography，CTV）是检查髂静脉和下腔静脉病变的最常用的成像方式[9]。CTV 可以提供和 DVT、解剖因素相关的有用信息，比如周围结构对静脉的压迫。CTV 可以分为间接和直接静脉成像。间接 CTV 是通过在静脉内注射造影剂而成像，而直接 CTV 则是通过直接向受影响的肢体注射造影剂而成像的，间接 CTV 应用率更高。在进行检查时，先使用 18 号或 20 号针头，在 50s 内从胫骨前静脉通路（最常见的路径）注射重量经调整的（75～100ml）非离子型对比剂，然后再进行第二次扫描延迟。

在直接 CTV 中，通常是向足部注射造影剂[9]。这样做是为了在患肢中获得高浓度的造影剂，而且能基本上获得四肢的静脉图。直接 CTV 最常被用于规划血管内重建。

Lin 等评估了 2963 次多普勒检查，发现 124 例病例的 CFV 有异常的单相波[5]。在这一亚组中，他们用腹部 / 盆腔 CT 对 87%（108 例）的病例进行了检查，发现 42% 和 6% 的病例分别有 DVT，以及髂静脉弥漫性狭窄或透明增生。该研究还显示，在 45 例病例中，虽然在超声检查中发现了异常的单相 CFV 波形，但 CT 却没有显示髂骨流出阻碍。但考虑到 DVT 的高发病率，对于单相 CFV 波形异常的患者，有必要对髂静脉进行 CT 检查。Marston 等分析了 78 例已愈合或复发的静脉性溃疡病例，从而用来明确与 CTV 或磁共振静脉成像（magnetic resonance venography，MRV）相比，双向超声检查髂腹腔静脉流出阻塞的诊断准确性[11]。研究显示，特异度、灵敏度、阳性预测值和阴性预测值的比率分别为 100%、77%、100% 和 95%。作者将没有异常的 CFV 波形与呼吸变化和压迫时的流量增加作为双向扫描证明流出阻塞的标准。最终结果说明，CFV 没有异常波形并不能排除髂腹腔阻塞，CFV 严重阻塞的患者或更近端阻塞的患者会出现 CFV 的假阴性双向检查结果。

一般来说，CTV 的主要缺点是辐射剂量、碘化对比剂（禁忌人群：肾功能不全和对其过敏的人群）和置入性设备（比如骨科硬件）的伪影。

（四）MRV

另一个有价值的诊断工具是增强或非增强磁共振成像，这特别适用于对 CTV 禁忌者，比如，有造影剂肾病或过敏反应的患者，还有孕妇——它不需要使用碘化造影剂，也没有辐射暴露，因此优势十分明显。与传统的静脉造影相比，MRV 也是非常准确的，特别是对盆腔静脉[12, 13]。MRV 对中央闭塞及肺栓塞的病因检查也有优势，如中央肿块或其他不容易被超声识别或看到的病变。多年来该技术一直被优化改进，但造价却非常昂贵，而且还需要专门的放射科医生和熟练的放射科工作人员，这样才能确保达到可接受的诊断成像精度[9]。2022 年，Saleem 等比较了 505 位被评估为慢性髂股静脉阻塞患者的 IVUS 和MRV[12]。其中，78 位（15%）的患者进行了 MRV 检查。该研究表明，MRV 的灵敏度较高，但和 IVUS 检查相比，其特异度较低，而且 MRV 还高估了髂外静脉和髂总静脉的狭窄严重程度。基于上述研究发现，作者建议 MRV 不应该被用于慢性髂股静脉阻塞患者的明确诊断。

（五）静脉造影

数年来，静脉造影一直是诊断髂股静脉病变的黄金标准[9, 14, 15]。传统的基于导管的诊断性静脉造影通常在计划进行干预时才使用，如过滤器放置、溶栓、血栓治疗和支架放置。将针头插入静脉系统，注入碘化对比剂以观察静脉系统，可以看到急性和慢性病变，并以此选择合适的干预措施。还可以看到急性 DVT，并明确治疗方法的选择。此外还可以评估非血栓性病变，并根据需要进行修复。但同时可能还需要 IVUS 来确定狭窄或帮助选择大小合适的支架——在下面的章节中我们会详细讨论这部分内容。2017 年，Cagne 等发表了静脉造影照片与 IVUS 诊断髂静脉阻塞的试验[16]，实验在美国的 11 个地点和欧洲的 3 个地点进行，比较了多平面静脉造影照片与 IVUS 对临床怀疑髂股静脉阻塞患者的诊断效果。静脉造影照片被用来测量静脉直径，IVUS 被用来测量直径和面积。所有的多平面静脉造影照片都是使用 30° 左右的前斜视图和前正视图进行的，静脉造影和 IVUS 的直径缩小 50% 和横截面积缩小 50% 被认为是显著的。用于计算直径和横截面积减少的参考静脉被看作是目标病变最正

常的近端或远端静脉段，而没有确定正常参考静脉时，则使用文献中的先例作为替代参考。研究结果表明，与多平面静脉造影相比，IVUS 在识别和量化髂股静脉阻塞上灵敏度更高，而且 IVUS 改变了57% 患者的治疗方案。此外，在 26.3% 的患者中，多平面静脉造影没有发现其明显的阻塞性病变。在同一试验的后续分析中，同一组作者对 IVUS 检查结果作为显著症状改善的预测因素进行了评估——显著症状改善是指在 6 个月的随访中，修订后的静脉临床严重程度评分减少 4 分以上[17]。评估结果表明，IVUS 中＞54% 面积狭窄的阈值可以用来更好地预测临床改善。在非血栓性病变的患者中，IVUS 测量的直径是预测临床改善的一个＞64% 的阈值，而不是狭窄面积。但需要强调的是，上述 IVUS 参数应作为一般性的指导，而不是绝对的治疗指征。若需进行干预，应取决于那些经验丰富的医生对放射学检查结果和症状严重程度的判断。例如，一个 IVUS 鉴定的狭窄＜50% 的患者，虽然接受过保守治疗，但仍有复发性溃疡，这种情况下就应考虑矫正静脉流出障碍。

（六）血管内超声

血管内超声（IVUS）是目前识别静脉系统狭窄病变的黄金标准，特别是腔静脉和髂静脉，以及周围结构。对于诊断深静脉疾病和用以指导进行安全有效的血管内治疗而言，IVUS 是一个重要工具[18]。IVUS 能提供准确的实时信息，以及周围解剖结构的评估情况，而且没有辐射和造影剂。IVUS 还不受体型的影响，对病态肥胖的患者非常友好。它是一种侵入性操作，可用于球囊前的评估，并检查狭窄的程度，帮助确定支架的大小，明确着陆区和检查干预措施的结果。由于血管内超声可以实时评估整个血管壁，因此能避免产生错误的结果。近期一项系统综述对比了 IVUS 和多维造影成像方式对慢性闭塞性髂股静脉疾病的描述，并表示在指导慢性髂静脉阻塞患者的静脉干预上，IVUS 的灵敏度和特异度较高[19]。综述还说明了一点，静脉造影常常低估了静脉狭窄的存在及其严重性。但需要强调的是，在IVUS 确定狭窄的患者中，并非所有的静脉造影都能检测到侧支血管。还要注意的是，右髂静脉受压的患者（IVUS 上＞50% 的狭窄），对其进行静脉造影，也没有检测到副血管。在对侧静脉受压（IVUS 上右髂静脉受压＞50%）的患者中，对 82% 的患者进行

静脉造影，发现了相关的附属血管。Shammas 等的研究表明，与 IVUS 相比，静脉造影的静脉狭窄百分比被低估了 15.2%[20]。

（七）诊断流程

所有出现 CVI 症状的患者都应该进行彻底的病史询问和体格检查。腿部肿胀、沉重、疼痛、跳动、皮肤变色和溃疡等症状会导致诊断结果为静脉功能不全，这时就应该检查动脉系统，并且应该根据体格检查的结果进行后续工作。如果患者有明显的可摸到的脉搏，那么就应该进行静脉检查。但厚的、有瘢痕的皮肤或有肿胀，那么进行体格检查就会很困难。因此，如果有任何疑问，就需要获得 ABI。

随后再进行静脉超声检查，来确定是否有反流或静脉流出阻塞的证据。在某些情况下，仅凭超声检查就可以找到静脉阻塞的直接证据。如果有细微的阻塞迹象，并且没有明确的超声检查结果，那么进行 CTV 或 MRV 是极有必要的。正如前文所述，MRV 的精确度与机构有关，因此，我们建议与放射科医生先进行协调，以便确认 MCV 能提供所需的信息。检查结果可能会提示有阻塞性病变，这时就需要

静脉造影术和 IVUS 来进行确诊并进行干预，以减轻症状。在处理下肢已发现的任何反流之前，我们应先缓解静脉功能不全的阻塞性成分，来减少反流复发的可能性。我们已对诊断算法进行了总结（图 7-1）。

综上所述，主要静脉流出阻塞管理的一个重要局限是缺乏一种无创的筛查和诊断方式，用以识别和描述主要静脉流出阻塞的情况。在过去，CTV 和 MRV 常被用于有 CVI 体征和症状的患者上，以生成静脉流出的成像，这些患者的体征和症状与超声检查结果不相称。当然，CTV 和 MRV 也可用于超声图像变化提示有髂腹腔梗阻的患者[11, 21]。但 CTV 或 MRV 无法获取有用的血流动力学数据，而且不能识别管腔内和其他可能导致病理性静脉回流，这就限制了 CTV 和 MRV 不能成为诊断和治疗计划的最终成像工具。目前，IVUS 和静脉造影被认为是诊断的黄金标准，但它们属于侵入性操作，而且造价较高，只能在高度专业化的中心进行，因此无法用于筛选大量的患者。现在越来越多的研究都表明 IVUS 比静脉造影更敏感，故这种诊断方式可以作为临床怀疑有主要静脉流出障碍患者的主要成像手段。除此之

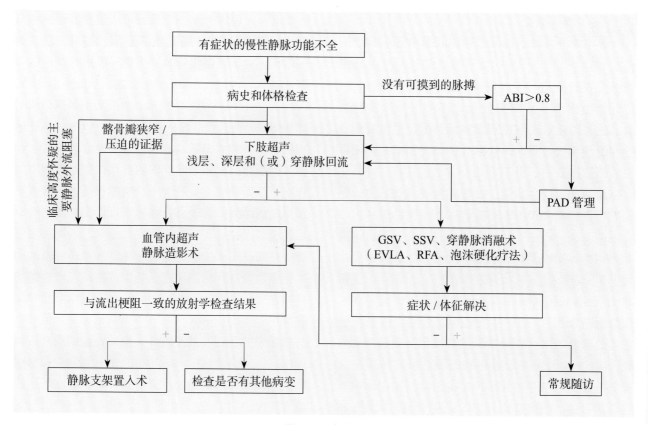

▲ 图 7-1　诊断流程
ABI. 踝肱指数；EVLA. 静脉内激光消融；GSV. 大隐静脉；SSV. 小隐静脉；RFA. 射频消融

外，在检查髂腹腔阻塞时，也有越来越多的证据说明其对腹部和盆腔侧支静脉网络的作用，以及有助于鉴别盆腔静脉充血，有 CVI 症状和体征患者的基本病因[22-25]。

参考文献

[1] Meissner MH. Lower extremity venous anatomy. Semin Intervent Radiol. 2005;22:147–156.

[2] Notowitz LB. Normal venous anatomy and physiology of the lower extremity. J Vasc Nurs. 1993;11: 39–42.

[3] Ouriel K, Green RM, Greenberg RK, Clair DG. The anatomy of deep venous thrombosis of the lower extremity. J Vasc Surg. 2000;31:895–900.

[4] Seligman B. Venous anatomy of the lower extremity. Clin Med. 1961;8:1119–1124.

[5] Lin EP, Bhatt S, Rubens D, Dogra VS. The importance of monophasic Doppler waveforms in the common femoral vein: a retrospective study. J Ultrasound Med. 2007;26:885–891.

[6] Labropoulos N, Borge M, Pierce K, Pappas PJ. Criteria for defining significant central vein stenosis with duplex ultrasound. J Vasc Surg. 2007;46:101–107.

[7] Metzger PB, Rossi FH, Kambara AM, et al. Criteria for detecting significant chronic iliac venous obstructions with duplex ultrasound. J Vasc Surg Venous Lymphat Disord. 2016;4:18–27.

[8] Bach AM, Hann LE. When the common femoral vein is revealed as flattened on spectral Doppler sonography: is it a reliable sign for diagnosis of proximal venous obstruction? AJR Am J Roentgenol. 1997; 168:733–736.

[9] Kayilioglu SI, Koksoy C, Alacayir I. Diagnostic value of the femoral vein flow pattern for the detection of an iliocaval venous obstruction. J Vasc Surg Venous Lymphat Disord. 2016;4:2–8.

[10] Sermsathanasawadi N, Pruekprasert K, Pitaksantayothin W, et al. Prevalence, risk factors, and evaluation of iliocaval obstruction in advanced chronic venous insufficiency. J Vasc Surg Venous Lymphat Disord. 2019;7:441–447.

[11] Marston W, Fish D, Unger J, Keagy B. Incidence of and risk factors for iliocaval venous obstruction in patients with active or healed venous leg ulcers. J Vasc Surg. 2011;53:1303–1308.

[12] Saleem T, Lucas M, Raju S. Comparison of intravascular ultrasound and magnetic resonance venography in the diagnosis of chronic iliac venous disease. J Vasc Surg Venous Lymphat Disord. 2022;10: 1066–1071 e2.

[13] How GY, Quek LHH, Huang IKH, et al. Intravascular ultrasound correlation of unenhanced magnetic resonance venography in the context of pelvic deep venous disease. J Vasc Surg Venous Lymphat Disord. 2022;10:1087–1094.

[14] Lau I, Png CYM, Eswarappa M, et al. Defining the utility of anteroposterior venography in the diagnosis of venous iliofemoral obstruction. J Vasc Surg Venous Lymphat Disord. 2019;7:514–521 e4.

[15] Rollo JC, Farley SM, Oskowitz AZ, Woo K, DeRubertis BG. Contemporary outcomes after venography-guided treatment of patients with May-Thurner syndrome. J Vasc Surg Venous Lymphat Disord. 2017;5:667–676 e1.

[16] Gagne PJ, Tahara RW, Fastabend CP, et al. Venography versus intravascular ultrasound for diagnosing and treating iliofemoral vein obstruction. J Vasc Surg Venous Lymphat Disord. 2017;5:678–687.

[17] Gagne PJ, Gasparis A, Black S, et al. Analysis of threshold stenosis by multiplanar venogram and intravascular ultrasound examination for predicting clinical improvement after iliofemoral vein stenting in the VIDIO trial. J Vasc Surg Venous Lymphat Disord. 2018;6:48–56.e1.

[18] Raju S, Martin A, Davis M. The importance of IVUS assessment in venous thrombolytic regimens. J Vasc Surg Venous Lymphat Disord. 2013;1:108.

[19] Saleem T, Raju S. Comparison of intravascular ultrasound and multidimensional contrast imaging modalities for characterization of chronic occlusive iliofemoral venous disease: a systematic review. J Vasc Surg Venous Lymphat Disord. 2021;9:1545–1556 e2.

[20] Shammas NW, Shammas GA, Jones-Miller S, et al. Predicting iliac vein compression with computed tomography angiography and venography: correlation with intravascular ultrasound. J Invasive Cardiol. 2018;30:452–455.

[21] Wolpert LM, Rahmani O, Stein B, Gallagher JJ, Drezner AD. Magnetic resonance venography in the diagnosis and management of May-Thurner syndrome. Vasc Endovasc Surg. 2002;36:51–57.

[22] Daugherty SF, Gillespie DL. Venous angioplasty and stenting improve pelvic congestion syndrome caused by venous outflow obstruction. J Vasc Surg Venous Lymphat Disord. 2015;3:283–289.

[23] Mahmoud O, Vikatmaa P, Aho P, et al. Efficacy of endovascular treatment for pelvic congestion syndrome. J Vasc Surg Venous Lymphat Disord. 2016;4:355–370.

[24] Antignani PL, Lazarashvili Z, Monedero JL, et al. Diagnosis and treatment of pelvic congestion syndrome: UIP consensus document. Int Angiol. 2019;38:265–283.

[25] Gibson K, Minjarez R. Vascular disease patient information page: pelvic venous reflux (pelvic congestion syndrome). Vasc Med. 2019;24:467–471.

第 8 章　与慢性静脉功能不全相关的高凝状态

Hypercoagulable states associated with chronic venous insufficiency

Samuel Anthony Galea　Emma Wilton　著

在英国，静脉疾病是腿部溃疡最常见的病因，占 60%～80%[1]，患病率约为 0.1%～0.3%[1]。5%～10% 的静脉性溃疡患者仅有深静脉系统病变。据估计，在西方，总医疗费用的 1% 用于慢性下肢溃疡的治疗[2]，静脉性溃疡给医疗支出带来了巨大的经济负担。及时和适当地预防、诊断和治疗下肢静脉性溃疡十分重要。

下肢静脉性溃疡是慢性静脉疾病（CVD）最严重的表现，是下肢动态静脉压升高和静脉高压的结果。这可能是由深、浅和（或）穿通支静脉回流或静脉流出道阻塞引起的。在深静脉系统，血栓形成可能导致静脉瓣膜损伤（导致反流）或瘢痕形成造成慢性阻塞。慢性静脉阻塞的其他原因包括先天性异常、May-Thurner 综合征（左髂总动脉压迫左髂静脉）和来自盆腔肿物的外部压迫。与原发性静脉疾病相比，继发性静脉阻塞和静脉反流，包括血栓形成后综合征（PTS）患者的溃疡发生率和慢性静脉疾病进展率更高[3]。

血栓形成是静脉疾病急性病理生理过程的核心。DVT 形成和随之可能发生的肺栓塞（PE）都是下肢深静脉循环中异常血栓形成所致。

深静脉中血栓的存在使静脉管腔直径减小，阻碍了下肢静脉血液回流。静脉横截面面积的减少导致回流阻力增加，进而导致血液回流量的减少和静脉压的增高。这些血流动力学的改变，以及血管周围的炎症反应导致患者出现 DVT 的体征和症状，其特征是"红""肿""热""痛"。随着炎症过程开始消退，如果静脉完全再通，症状可能会完全消失，尤其是如果 DVT 没有引起对壁和（或）瓣膜完整性的结构性损害。发生于近端肢体（头侧）的 DVT 再通率较低，小腿静脉的再通率为 80%，髂静脉的再通率则降至 20%[4]。未能完全再通且静脉内有残余血栓的患者，其静脉流出道压力升高，可能继发瓣膜损伤导致反流[4]。静脉反流和（或）阻塞的存在可能是 PTS 发展的危险因素。血栓形成过程导致流出道阻力增加，回流减少，静脉压增加，与血管周围炎症共同导致 DVT 的特征性症状和体征。患者表现为患肢肿胀、疼痛和压痛，通常发生在小腿，但在发生髂股 DVT 时，也可能累及大腿。这是一种慢性衰弱状态，是 DVT 的长期并发症。20%～50%[4] 既往患有下肢 DVT 的人会在 5 年内出现一些 PTS 症状。PTS 的特征是慢性疼痛、肿胀、水肿、静脉扩张、皮肤硬结、静脉跛行，5%～10% 的病例发展为溃疡[6]。与 PTS 相关的其他症状包括抽筋、沉重、感觉异常和患肢瘙痒。它对生活质量有重大影响。大多数 PTS 患者在急性 DVT 发作后 6 个月至 2 年内出现症状[7]，多达 10% 的 PTS 患者会在 10 年内发生静脉性溃疡[8]。如果存在以下几种情况：1 月后症状仍未完全缓解、近端（髂股）DVT、既往有同侧 DVT 病史、BMI 高、口服抗凝药依从性、抗凝治疗后超声仍发现残余 DVT，则发生 PTS 的风险增加[10]。因此，对各种可能导致异常血栓形成情况的了解有助于临床医生对患者的诊疗。

高凝状态是指由于遗传和（或）获得性疾病引起血液发生病理生理学变化，导致患者更易形成血栓。这只是促进静脉血栓形成的因素之一。Virchow 三联征表明血栓是由于血流异常，内膜损失和（或）血液成分紊乱导致，最初为 1856 年由 Rudolf Virchow 提出，并沿用至今。

高凝状态是一个医学难题，缺乏有力的证据来指导临床实践。最近的一些研究[12-15]形成最新的临床实践，并为该领域的持续研究提供机会。虽然血栓形成倾向性筛查是一个有用的工具，但它有一定的局限性。其中包括这样一个事实，即与血栓形成倾向有关的文献传统上是基于没有控制种族多样性的研究，并且没有阳性结果并不能完全反驳患者患有已知或遗传疾病的可能性。

对高凝状态的病因有两种分类方法。它可以根据凝血功能的亢进或抗栓功能的丧失而细分（表 8-1）[16]或基于遗传模式分为先天遗传或后天获得（表 8-2）。

表 8-1　促血栓形成或抗血栓形成的情况举例	
促进血栓形成	抗血栓形成功能减弱
• 因子 V 莱登	• 蛋白 C 缺乏
• 凝血酶原 G20210A 突变	• 蛋白 S 缺乏
• 促凝血因子（如因子Ⅷ、血管性血友病因子）升高	• 抗凝血酶缺乏
• Ⅴ、Ⅶ、Ⅸ 和 Ⅺ 升高	

表 8-2　遗传性和获得性高凝状态举例 [4]	
遗传性	获得性
• 蛋白 C 缺乏	• 以下 3 项检验检出抗磷脂抗体 2 次（间隔超过 12 周）：
• 蛋白 S 缺乏	– 狼疮抗凝血剂
• 抗凝血酶缺乏	– 抗心磷脂抗体
• 因子 V 莱登	– 抗 β-2 糖蛋白 Ⅰ 抗体
• 凝血酶原 G20210A 突变	• 阵发性夜间血红蛋白尿
• 纤维蛋白原异常	• 骨髓增生综合征伴 JAK2V617F 突变
• 因子 ⅩⅢ 34val	• 溶血状态，如镰状细胞危象
• 纤维蛋白原（G）10034T	• 任何炎症性疾病，如肺炎、类风湿性关节炎、炎症性肠病、系统性红斑狼疮、硬皮病
• ABO 血型 A 和（或）B 等位基因	• 肾病综合征（抗凝血酶经尿液丢失）
• 行桥（Yukuhashi）凝血酶原Ⅱ R596L	

一、蛋白 C 和蛋白 S

1976 年，Johan Stenflo 首次从牛血浆中分离出蛋白 C[17]，1982 年，Griffin 等最早将低蛋白 C 血浆浓度与静脉血栓形成关联[18]。蛋白 C 和蛋白 S 都是依赖维生素 K 的血浆糖蛋白，由肝细胞在肝脏中合成。两者都为常染色体显性遗传，因此下一代的 50% 会受到影响。一般人群中蛋白质 C 缺乏症的患病率在 0.2%～0.4%[19]，占所有家族性血栓形成倾向症的 10%～15%[4]。Ⅰ 型蛋白 C 缺乏包括抗原浓度和生化活性的降低。Ⅱ 型蛋白 C 缺乏涉及生化活性降低，但抗原浓度保持正常[19, 20]。蛋白 S 缺乏的发生率不确定，但估计在 0.3%～0.13%[21]。蛋白 S 在循环中与 CP4 蛋白结合，仅游离状态具有活性。蛋白 S 缺乏分为 Ⅰ 型（总抗原和游离抗原低，活性降低）、Ⅱ 型（总抗原和游离抗原正常，活性降低）和 Ⅲ 型（总抗原正常，游离抗原和活性降低）。

蛋白 C 是前体蛋白，当转化为活性丝氨酸蛋白酶活化蛋白 C（activated protein C，APC）时被激活。这是通过凝血酶来完成的，凝血酶与血小板表面的凝血调节蛋白结合，加强了凝血酶的作用。蛋白 S 作为一种辅助因子来增强 APC 功能，在钙和磷脂的存在下结合后，它们分别通过在精氨酸残基处切割，通过灭活因子 V A 和Ⅷ A 直接或间接地抑制凝血酶的形成[20, 22]。纯合子或复合杂合子患者的蛋白 C 水平较低，仅能维持生命（＜0.01U/ml）。在新生儿时期表现出自发性皮肤坏死（新生儿暴发性紫癜）。生命晚期这些患者的蛋白 C 水平略升高（0.4～0.6U/ml），但仍低于正常水平，静脉血栓栓塞事件（VTE）的风险增加 7～10 倍（表 8-3）[4]。

二、抗凝血酶

抗凝血酶（或称为抗凝血酶Ⅲ或肝素辅助因子Ⅰ）是遗传性血栓形成倾向中最罕见的一种，在普通人群中发病率为 0.02%～0.05%[24]。抗凝血酶最早为 1939 年由 Brinkhous 等发现[25]。1965 年 Olav Egeberg 首次在一个瑞典多发性 VTE 家族中临床描述了抗凝血酶缺乏症[26]。它是一种常染色体显性遗传疾病。抗凝血酶可以以 α2 或 β- 球蛋白单链糖蛋白的形式存在。这种抗蛋白酶通过灭活因子 Ⅹa 和因子Ⅱ（凝血酶）以及在较小程度上灭活因子Ⅸa、Ⅺa 和Ⅻa 而发挥作用。肝素与抗凝血酶结合，并作为辅助因子加速上述凝血级联因子的失活，从而执行肝素的抗凝血功能[28]。抗凝血酶缺乏可以是定量的（Ⅰ型），其特点是抗凝血酶生成的完全减少，也可以是定性的（Ⅱ型），以抗凝血酶活性的降低为特征。由于凝血酶结合位点的突变，Ⅱ型缺陷可进一步分为Ⅱa 型（凝血酶结合位点突变）和Ⅱb 型（肝素结合位点缺失）。Ⅱa 型比Ⅱb 型更易形成血栓[23]。Ⅲ型缺陷被认为可以产生多重效应。据估计，50% 的血栓形成患者会发展为 DVT[24]。另外一些研究表明，与无血栓形成倾向的患者相比，抗凝血酶缺乏的患者发生

类　别	蛋白 C（PC）	蛋白质 S（PS）	抗凝血酶（AT）
历史	1976 年由 Johan Stenflo 从牛血浆中分离出来，并命名为蛋白质 C，因为它是第三个从 DEAE 琼脂糖凝胶中洗脱的蛋白质	由 Di Scipio 在 1977 年描述，根据其在西雅图基因表征中的分离和鉴定，将其命名为蛋白质 S	Brinkhous 于 1939 年发现，Olav Egeberg 于 1965 年进行临床描述
基因	PROC，位于 2 号染色体 2q13-q14 位	PROS1、PROS2 均位于 3 号染色体，位置 3p11.1-3q11.2	SERPINC1，位于染色体 1q23-25
遗传特性	常染色体显性遗传	常染色体显性遗传	常染色体显性遗传
患病率（占总人口的百分比）	0.2%～0.4%	0.2%	0.002%
合成细胞	肝细胞，内皮细胞	肝细胞、内皮细胞、人睾丸间质细胞、血管平滑肌细胞、巨核细胞	肝细胞
分子量	62kDa	71kDa	58.2kDa
蛋白质	血浆中酶原形式的 PC 在血栓调节蛋白和内皮蛋白 C 受体存在的情况下被凝血酶激活，形成活化 PC（APC）	60% 与 C4bBP-β 链结合（无活性），40% 为游离态游离（具有生理活性），两者共同构成 PS 总量	α_2 球蛋白有 2 种同分异构体，90%～95% 为 α 球蛋白，5%～10% 为 β 球蛋白
血浆浓度	3～5μg/ml	20～25μg/ml	112～140μg/ml
半衰期	6～8h	42h	57h
检验方法	酰胺溶性 PC 测定用于常规筛选 PC 缺乏，比凝血测定更具特异度；免疫分析（浊度法、比浊法、ELISA）	游离 PS 和总 PS 的免疫测定，PS 活性的凝血测定	酰胺分解 AT 功能测定，用于定量测定 AT 总量的抗原测定

表 8-3　蛋白 C、蛋白 S 和抗凝血酶的主要特征

血栓的 HR=8.1 [29]。除遗传外，抗凝血酶缺乏症可后天造成 [23, 30]。其潜在的病因大致可分为以下几种。

- 抗凝血酶生成减少，如肝硬化。
- 抗凝血酶丢失增加，如蛋白丢失性肠病、肾病综合征。
- 抗凝血酶消耗 / 失活，如癌症、多发性创伤、败血症、肝静脉闭塞性疾病。
- 药物诱导，如肝素治疗、L-天冬酰胺酶治疗。

三、因子 V 莱登

因子 V 莱登鸟嘌呤 1993 年由 Dahlback 首次发现 [31]，是导致高凝的最常见的先天因素 [32]。因子 V 莱登在 VTE 的病因中占 20%～25%，在家族性血栓形成中占 50% [33]。因子 V 是由 1 号染色体 q24.2 位点编码的酶 [34]。荷兰研究人员在莱登大学研究了最常见的因子 V 变异的遗传形式，因为命名其为因子 V

莱登。因子 V 莱登的特征是对 APC 具有抗性。活化蛋白 C 是一种酶，在氨基酸位点 R（精氨酸）306、R506、R679 处分解 Va 因子，从而在此过程中使 Va 因子失活。因子 V 莱登是指鸟嘌呤在 1691 核苷酸位点鸟嘌呤取代腺嘌呤的位点突变，从而导致因子 V 蛋白的 506 位点的精氨酸被谷氨酸代替。R506 裂解位点的构象改变，使抗凝血 APC 灭活促凝血因子 Va 的速度减慢。裂解因子 V 也作为因子Ⅷa 的 APC 失活的辅助因子 [35]。因子 V 莱登杂合子患者 VTE 风险增加 3～8 倍，纯合子患者 VTE 风险增加 10～80 倍 [22]。因子 V 莱登可以通过 APC 抗性分析或 DNA 分子测试来检测。

四、活化蛋白 C 抵抗

除了因子 V 莱登外，还有其他原因导致 APC 的功能减弱。剑桥因子 V 和香港因子 V 影响裂解位点

R306，前者用苏氨酸取代精氨酸，后者用甘氨酸取代精氨酸。因子 V 是另一种形式的 APC，359 位的异亮氨酸被苏氨酸取代。其他形式的 APC 抵抗因子包括因子 V Glu666Asp、因子 V HR2 和因子 V Ala485Lys[36]。单独而言，这些遗传疾病肯定是罕见的，具有不确定的血栓形成影响和临床参考性。这些疾病可能同时存在，从而导致其他遗传或后天的风险因素[37]。此外，APC 抵抗可能是一种获得性疾病，最常见的与抗磷脂综合征相关。

五、凝血酶原基因 G20210A 突变

Roots 等在 1996 年描述了编码因子 Ⅱ 的基因的 20.210 位点突变。凝血酶原基因位于 11 号染色体（p11-q12）。研究人员注意到，20.210 位点用腺嘌呤替代鸟嘌呤的患者 VTE 发病率会增加[38]。由于基因位点在基因转录中起着调节作用，这种点突变导致功能的增加，导致 mRNA（可进行转录后修饰）数量的增加和凝血酶原的产生。正常组（G20210G）血浆因子 Ⅱ 水平为 1.05U/ml（范围为 0.55～1.56U/ml），杂合子（G20210A/G20210G）血浆因子 Ⅱ 水平为 1.32U/ml（范围为 0.95～1.78U/ml），纯合子（G20210A）血浆因子 Ⅱ 水平为 1.70U/ml。实验室诊断凝血酶原 G20210A 突变的方法多种多样。由于血浆凝血酶原水平的生理变化，直接测定血浆凝血酶原水平的灵敏度可能较差。这种易栓症的诊断是基于 PCR 技术进行突变的基因检测[39]。在莱登易栓症研究中，凝血酶原 G20210A 突变在 6.2% 的受影响患者和 2.3% 的健康个体中（对照组）被发现。在这项研究中，血浆凝血酶原水平升高导致 VTE 风险增加 2.8 倍[37]。

六、纤维蛋白原异常血症

纤维蛋白原是一种 340kDa 的蛋白质，由 α、β 和 γ- 肽链聚合排列组成。它由 4 号染色体上的 FGA、FGB 和 FGG 基因编码[40]。先天性纤维蛋白原异常通常是由单碱基缺失或插入、单碱基替换和调节基因突变造成移码突变引起的。FGA 和 FGG 突变占 99.3%[41]。纤维蛋白原是体内最丰富的蛋白质之一，血浆浓度为 2～4g/L，由肝脏生成。纤维蛋白原是凝血酶由肽链的聚合形成的底物。除了前面描述的遗传性疾病外，纤维蛋白原异常也可能是由于后天原因造成的，可能是由于试验干扰，例如，直接凝血酶抑制剂，肝病中由于唾液异常酸化引起的翻译

后修饰，意义未明的单克隆丙种球蛋白症、骨髓瘤或自身免疫疾病中发生的自身抗体形成[42, 43]。纤维蛋白原异常血症导致出血和血栓形成倾向增加[44]。其诊断通常是通过纤维蛋白原测定和凝血酶原时间（PT）、活化部分凝血活酶时间（activated partial thromboplastin time，APTT）、凝血酶时间和蛇毒凝血酶时间（reptilase time，RT）的测量，以及进行遗传分析。

七、抗磷脂综合征

抗磷脂综合征包括一系列导致自身抗体诱导血栓形成的获得性原因[45]，即产生的免疫球蛋白与磷脂表面的抗原（如 β₂ 糖蛋白 1）结合，使患者易患 VTE[4]。抗磷脂综合征的诊断依赖于 1998 年提出的札幌临床标准，后来在 2006 年的悉尼标准中进行了修改。标准包括两个临床发现之一和两个实验室结果之一。临床发现包括诊断血管血栓形成，例如动脉 / 静脉 / 小血管血栓，不包括浅静脉血栓形成和（或）出现妊娠并发症[46]。妊娠并发症是指在妊娠 10 周或 10 周以后，一个或多个形态正常的胎儿不明原因死亡；因子痫 / 先兆子痫或胎盘功能不全而在前 34 周早产≥1 次，在妊娠前 10 周发生了≥3 次自然流产，不存在母体激素或解剖异常和父母染色体原因。实验室诊断标准包括 ELISA 法检测狼疮抗凝物、抗心磷脂 IgG/IgM，标准 ELISA 法检测抗 β₂ 糖蛋白 -1 抗体 IgG/IgM[47]。实验室结果需要≥2 次间隔至少 12 周的情况不持续升高[4]。这是因为这些结果可能由于其他原因而暂时升高。抗磷脂综合征可以单独存在（原发性），也可以与自身免疫性疾病，如系统性红斑狼疮或类风湿关节炎并发[48]。抗体也可能由于药物或感染而升高。其原因包括狼疮抗凝血综合征和抗心磷脂综合征，但也可以是药物引起的，如肼屈嗪、可卡因、奎尼丁、干扰素、盐酸普鲁卡因胺、苯妥英、吩噻嗪、奎宁和乙胺嘧啶 / 磺胺多辛。最后，最严重的抗磷脂综合征形式，灾难性抗磷脂综合征，涉及快速起病的多灶血栓形成和全身炎症反应综合征，导致异常的器官受累，死亡率很高[49]。

抗磷脂综合征的检测可能包括由于狼疮抗凝剂与表面磷脂的亲和力而延长的 PT、PTT 和罗素蝰蛇素时间[32]。可以根据无法解释的 PTT 延长来怀疑狼疮抗凝剂活性，当患者血浆与正常血浆以 1:1 的比例稀释时，这种延长没有逆转。除基于凝血的功能

检测外，ELISA 还可用于检测各种抗磷脂抗体。血栓形成是由于抗磷脂抗体与血小板上的 β_2 糖蛋白受体 1 结合引起血栓素 B_2 生成增加而发生的。血栓素 A_2 的产生导致血小板活化、聚集和黏附于胶原，从而导致 VTE[45]。有症状的抗磷脂综合征患者血栓形成风险为 5.5%，低滴度抗心磷脂综合征患者血栓风险为 1%，高滴度抗心磷脂综合征患者血栓风险为 6%[32]。

八、阵发性睡眠性血红蛋白尿症

阵发性睡眠性血红蛋白尿症（paroxysmal nocturnal hemoglobinuria，PNH）是由 Paul Strübing 博士于 1882 年首次描述的[50]。它是一种高凝状态，存在表现为溶血性贫血，血栓形成和外周血细胞减少的骨髓功能衰竭[51]。它涉及造血干细胞中 X 连锁磷脂酰肌醇聚糖类基因的突变。该基因编码糖基磷脂酰肌醇（GPI）蛋白，该蛋白有助于将其他蛋白质部分锚定在红细胞表面。缺乏这种蛋白会导致调节补体衰变加速因子 CD55 和 CD59 生成的蛋白失能，附着于造血干细胞，从而导致抑制作用的丧失。这种去抑制的结果使补体介导的 PNH 细胞溶血。这种溶血会因激活补体系统的其他条件而加剧，例如败血症、手术和外伤。PNH 的高凝状态是多因素的。其中一种机制是继发于血小板上 CD59 和 CD99 的缺失。这导致了含有磷脂酰丝氨酸的血栓前微粒的产生，磷脂酰丝氨酸在外化时作为凝血酶原酶和 tenase 复合物的结合位点[52]。溶血导致游离血红蛋白消耗一氧化氮，进而促进血小板活化和聚集。补体激活，特别是 C5a，导致促炎状态和血栓前态，释放白细胞介素 6、白细胞介素 8 和肿瘤坏死因子 α。另外，另一个导致高凝状态的原因可能是由于 GPI 连接蛋白的缺陷，如硫酸肝素、尿激酶型纤溶酶原激活物受体和组织因子途径抑制剂，导致纤溶功能失调[51]。VTE 在 PNH 中的发生率因患者的种族而异，从 36% 到 73% 不等[53]。PNH 的治疗包括使用依库珠单抗，这是一种人类源性的抗 C5 单克隆抗体[54]。

九、骨髓增殖性肿瘤

2016 世界卫生组织对断点簇蛋白 -Abelson 基因（BCR-ABL）阴性骨髓增殖性肿瘤的分类包括真性红细胞增多症（polycythemia vera，PV）、原发性血小板增多症（essential thrombocythemia，ET）、原发性骨髓纤维化（primary myelofibrosis，PMF）、骨髓增殖性肿瘤（myeloproliferative neoplasm，MPN）、慢性中性粒细胞白血病、慢性嗜酸性粒细胞白血病和肥大细胞增多症，以及原发性骨髓纤维化。其中 PV、ET、骨髓纤维化和原发性骨髓纤维化与血栓形成有关[55]。PV 中血栓形成发生率为 30%～41%，在 ET 中为 19%～32%，PMF 为 7.2%～15%[56]。JAK2 突变已被确定为 MPN 的遗传原因之一。JAK2 是位于 9p24 染色体上的基因，V617F 是最常见的突变。这种功能突变是在第 1849 位核苷酸上鸟嘌呤取代胸腺嘧啶，产生一种蛋白质，用缬氨酸取代苯丙氨酸。该基因转录后，编码参与细胞生长、分化、发育或组蛋白修饰的非受体酪氨酸激酶。MPN 血栓形成的发病机制是多因素的，由于干细胞的克隆性增殖，导致细胞谱系的定量和定性异常，以及促凝血和蛋白水解特性的表达、炎症介质的分泌和黏附信号的产生。JAK2 V617F 的存在本身就是血栓形成的危险因素。当存在于 PV 时，相对风险为 7.1，JAK2 V617F 的 ET 患者 OR 为 1.92。而在 PMF 中，其风险比为 3.13。不同形式的 MPN 有不同的治疗方式，包括使用阿司匹林、羟基脲、静脉切开、阿那格雷和干扰素 α[57]。

十、其他提高静脉血栓栓塞发生率和潜在后续静脉性溃疡风险的高凝状态

（一）年龄

年龄已被确定为静脉血栓栓塞发展的独立危险因素。存在以更多的不典型症状和更高的 PE 发生率作为主诉的趋势[58]。患有基础合并症（充血性心力衰竭、肺水肿、急性心肌梗死、房性快速心律失常、泌尿 / 呼吸道感染、败血症、癌症、肺纤维化、关节炎）、甲状腺功能亢进和子宫切除术后的患者风险增加[59]。随着患者年龄的增长，VTE 的风险增加，60—65 岁以上的发病率急剧增加，男性发病率更高[58]。

（二）口服避孕药联合激素替代疗法

20 世纪 60 年代，WM Jordan 首次描述联合口服避孕药（combined oral contraceptive pill，COCP）会导致血栓栓塞并发症[60]。服用 COCP 的女性发生血栓栓塞的相对风险为 3.5。第一代 COCP 和第二代 COCP 的风险从 3.2 下降到 2.8。然而，促凝第三代 COCP 的风险，它增加到了 3.8。COCP 的血栓性质与抗凝血酶、蛋白 S 和组织因子途径抑制剂抗凝作用的丧失以及因子 II、VI、VIII 和蛋白 C 水平的同时升高

有关[61]。与 COCP 相比，仅含孕激素的避孕药不会增加 VTE 的风险，适用于 VTE 风险较高的患者[62]。

对于正在接受激素替代治疗的绝经期女性患者，相对风险增加 1.43～1.63[63]。在这种情况下，风险在使用的第一年最大，并与使用的雌激素剂量和经皮或口服给药方法有关[64]。

（三）产褥期

由于多种因素，孕妇患静脉血栓栓塞症的风险增加。这些包括上述激素变化及机械压迫导致静脉流出阻塞、活动性降低和血管损伤。发展成深静脉血栓的风险是产前的 4 倍，在产后前 6 周增加到 21.5～84 倍[65]。

（四）癌症

癌症患者静脉血栓栓塞事件（VTE）发病率是普通人群的 4～7 倍，而 20% 的 VTE 患者有潜在的恶性肿瘤。VTE 的发病机制是多方面的，尚不明确。其中之一是肿瘤压迫导致静脉结构受压和静脉流出道阻塞。癌症相关的治疗也增加了血栓形成的风险，包括手术、使用中心静脉导管和化疗药物。VTE 的发生增加了癌症相关的发病率和死亡率[66]。

（五）血栓性疾病检测

2021 年欧洲血管外科学会（ESVS）关于静脉血栓管理的临床实践指南提供了一些关于是否应对患者进行血栓性疾病检查的见解。然而，这些指南的证据等级较低。ESVS 建议不应对存在诱因的 DVT 患者进行血栓性疾病检测（Ⅲ类，C 级推荐）。对于无诱因 DVT 且一级亲属有 DVT 阳性家族史的患者，应考虑进行血栓性疾病筛查（Ⅱa 类，C 级）。这对年龄较小的患者（<45 岁）尤为重要，因为这些患者有较长的时间可能会发生复发。在这种情况下，临床医生可能会考虑延长抗凝治疗期，因此，检测将会改变临床管理。同样，Kakkos 等也建议（Ⅱa 类，C 级）对经历无诱因 DVT 的患者进行抗磷脂综合征的检测，以作为考虑停止抗凝治疗时机的一种风险评估方式。其他血栓性疾病检测的指征包括那些 <45 岁且在非正常部位出现无诱因 DVT 的年轻患者，并且他们有一级亲属 VTE 家族史。对于曾患有 DVT 且有宫内胎儿死亡和反复流产、宫内胎儿生长受限及先兆子痫史的女性，也可以考虑进行抗磷脂抗体检测。这些临床实践指南还详细说明了何时进行血栓性疾病筛查。重要的是，检查不应在 VTE 的急性期进行。如果患者正在使用肝素、维生素 K

拮抗剂或直接口服抗凝药（direct oral anticoagulant，DOAC），血浆水平检测应至少在停药 2 周后进行。尽管使用维生素 K 拮抗剂和 DOAC，仍可进行基因检测和血栓性疾病检测。

这些临床实践指南得到了国家健康与护理卓越研究所（National Institute for Health and Care Excellence，NICE）指南的确认，后者还补充道，不应对患有 DVT 且被发现有血栓性疾病的一级亲属进行血栓性疾病筛查[67]。美国血液学会在其最新的临床实践指南[68]中未提供关于哪类患者将从血栓性疾病检测中受益的建议。英国血液学会在 2010 年发布的临床实践指南仍然与当前实践相似，它不建议对首次出现 VTE 的患者进行血栓性疾病检测。应考虑对有强烈无诱因、复发性、具有血栓家族史的患者进行检测（C 级），但未推荐如何选择此类患者。建议对在开始使用维生素 K 拮抗剂后出现皮肤坏死的患者进行蛋白 C 和蛋白 S 的检测（2B 级），以及对患有暴发性紫癜的新生儿进行检测（1B 级）。指南不推荐对无症状的一级亲属进行检测。对于孕妇，指南建议对有一级亲属家族史，且一级亲属具有无诱因 VTE、与妊娠和（或）使用 COCP 相关的 VTE、次要风险因素引起 VTE 的无症状孕妇进行血栓性疾病检测。

Coppens 等在 2008 年发表的多环境与遗传风险因素评估（Multiple Environmental and Genetic Assessment，MEGA）研究中患者的事后分析支持了不进行血栓性疾病检测的观点。他们证明，即使在校正了各种可能的混杂因素后，进行血栓性疾病检测与未检测患者的复发比值比仍为 1.2[69]。同一作者在另一篇文章中描述了荷兰血栓性疾病回顾性分析中的真实世界数据，反映了真实的临床实践情况。该分析指出，检测结果仅影响了 23% 患者的管理，强调了检测的无效性[70]。这一点在 2013 年 Kwon 等的研究中得到了重申，他们的研究指出，在 2081 名患者中，只有 18% 检测结果为阳性。研究还发现，分别有 6%、13% 和 4.5% 的患者进行了蛋白 C、蛋白 S 和抗凝血酶缺乏的适当确认测试。只有 12% 具有异常值的患者得到了后续随访[71]。

Cohn 等在 2008 年发表的一项研究试图探讨血栓性疾病检测的心理影响。该研究设法检索了六项涉及该主题的研究，但报告缺乏一致性，导致无法将结果汇总成 Meta 分析。尽管大多数患者对携带者身份的消息感到满意，但有很大比例的参与者对此信

息感到担忧 [72]。ESVS 临床实践指南也讨论了血栓性疾病筛查的心理影响，认为不必要的检测可能导致不必要的焦虑和医疗。

血栓性疾病检测并非没有额外成本，因此在资金有限的情况下，规划者会使用成本效益模型。TREATS 研究发现，对开始激素替代疗法的女性进行血栓性疾病筛查的净成本为每预防 1 例不良临床并发症花费 6824 英镑，具有成本效益。在这部分人群中，对有个人或家族史的女性进行检测的成本效益更高，每预防 1 例不良临床并发症的成本为 2446 英镑 [73]。Marchetti 等指出，根据血栓性疾病筛查发现的因子 V 莱登阳性结果，将抗凝计划从 6 个月延长到 2 年，以防止 VTE 复发的成本为质量调整生命年（quality-adjusted life year，QALY）12 833 美元 [74]。Auerbach 等发现，对筛查出因子 V 莱登阳性的患者延长抗凝计划也有效，成本为 3804 美元 /QALY。对于筛查出抗磷脂综合征的患者，延长抗凝治疗的成本效益为 2928 美元 /QALY [75]。

当前研究的主要缺点之一是大多数研究是在相似种族群体中进行的。不同种族可能表现出不同的遗传突变发生率。例如，因子 V 莱登在非裔美国人群中很少见 [76]。此外，患者被认为阳性的病理范围可能随着年龄的不同而变化，使年轻人诊断血栓性疾病变得困难 [77]。

十一、血栓性疾病和血栓形成后综合征

各种研究试图阐明血栓性疾病和 PTS 之间的联系。2013 年发表的一项 Meta 分析表明，两者之间没有显著关联。在这项研究中，有些血栓性疾病未被纳入 Meta 分析。在这样的前提下，PTS 和血栓性疾病之间似乎没有关联。该研究还显示，因子 V 莱登和凝血酶突变对 PTS 的发展具有保护作用 [78]。其他作者则基于血栓性疾病与 DVT 复发风险的关联，提出 PTS 与血栓性疾病的关系 [79]。另一项回顾性研究直接评估了血栓性疾病阳性患者发生 PTS 的情况。相比于阴性患者，血栓性疾病患者发生 PTS 的校正风险比为 1.23。根据不同的血栓性疾病进行进一步细分，因子 V 莱登的风险比为 0.42，蛋白 S 缺乏的风险比为 1.08，蛋白 C 的风险比为 0.96，狼疮抗凝物的风险比为 0.81，凝血酶基因突变的风险比为 1.33 [80]。另一篇综述未能确定血栓性疾病与 PTS 或严重 PTS 情况下的慢性静脉溃疡之间具有任何关联 [81]。

十二、血栓性疾病和静脉溃疡

根据现有证据，血管外科学会和美国静脉论坛在其《下肢静脉性溃疡管理临床实践指南》中建议，对所有具有复发性静脉血栓和慢性复发性腿部静脉性溃疡病史的患者进行选择性的血栓性疾病实验室评估 [82]。这些建议基于较弱的证据水平（2C 级），来源于观察性研究或病例报告，表明需要更多高质量的数据来了解高凝状态对静脉溃疡病因学和治疗的影响。血栓性疾病与静脉溃疡之间的关联已成为多项研究的主题。其中一项研究发现，多种（＞3种）血栓性疾病和纯合突变在 50 岁前发生静脉溃疡的患者中更常见 [83]。当仅存在 2 个因素时，未发现显著统计学意义。该研究中的血栓性疾病患病率最高，100% 的受试者检测结果为阳性。这可能是因为作者选择检测了 PAI-1 多态性和 MTHFR 基因突变，这在其他已发表的文献中不常被检测。事实上，他们的研究中没有抗凝血酶、蛋白 C 和蛋白 S 的病例 [83]。其他作者报告，41% 的慢性静脉溃疡患者至少有一种形式的血栓性疾病，包括 APC 抗性、抗心磷脂抗体、因子 V 莱登、狼疮抗凝物、蛋白 S 缺乏、蛋白 C 缺乏、抗凝血酶和凝血酶 20210A 突变，分别占 16%、14%、13%、9%、7%、6%、5% 和 4% [84]。这些血栓性疾病与 DVT 病史、深静脉反流或疾病严重程度无关。血栓性疾病的诊断与溃疡的持续时间 / 复发、溃疡表面积或溃疡相关疼痛无关 [84]。有趣的是，一名患者有上述 5 种高凝状态，但没有 DVT 病史，也没有临床和超声评估中的深静脉疾病证据。另一项研究假设，血栓性疾病患者临床和亚临床血栓发生率增加，导致浅表和深静脉反流，这反过来成为静脉曲张、静脉反流和阻塞继发的静脉高压及最终慢性静脉溃疡的风险因素。研究发现，活动性或愈合的溃疡和（或）静脉曲张患者的血栓性疾病患病率接近 DVT 后患者的患病率，而对照组的血栓性疾病率与普通人群的患病率相当 [85]。Bradbury 等重申了这一观点，他们指出，依靠患者自我报告 DVT 病史非常不可靠，因为这些可能是临床和亚临床的 DVT。他们推测，溃疡可能由孤立的腘下静脉血栓后静脉病变引起，这在双重超声检查中难以报告，而更远端部位发生 DVT 是某些血栓性疾病的特征 [86]。Gaber 等评估了 100 名持续腿部溃疡的患者，发现因子 V 莱登突变是一种与 36% 慢性静脉溃疡患

者相关的特定血栓形成倾向状态[87]。

静脉性腿部溃疡对患者的生活质量有显著影响，同时也对患者和医疗系统造成了显著的成本负担。高凝状态通过在急性下肢 DVT 后表现出 PTS 对溃疡的形成起作用。因此，了解可能导致 DVT 形成的情况将有助于指导患者在急性和慢性阶段的管理。检测到的联合遗传性血栓性疾病缺陷可能会显著影响关于抗凝类型和持续时间的决策，以防增加进一步的静脉血栓栓塞及其相关 PTS 和随后的静脉溃疡形成的风险。

参考文献

[1] SIGN Guideline No. 120. Management of Chronic Venous Leg Ulcers: A National Clinical Guideline. 2010.

[2] Nelzen O. Leg ulcers: economic aspects. Phlebology. 2000;15. s.l.

[3] Labropoulos N, Grasparis AP, Pefanis D, Leon Jr LR, Tassiopoulos AK. Secondary chronic venous disease progresses faster than primary. J Vasc Surg. 2009:704–710.

[4] Stavros K. European society for vascular surgery (ESVS) 2021 clinical practice guidelines on the management of venous thrombosis. Eur J Vasc Endovasc Surg. 2020;61(1):9–82. https://doi.org/10.1016/ j.ejvs.2020.09.023.

[5] Labropoulos N, Leon M, Nicolaides AN, et al. Venous reflux in patients with previous deep venous thrombosis: correlation with ulceration and other symptoms. J Vasc Surg. 1994:20–26.

[6] Galanaud JP, Monreal M, Kahn SR. Epidemiology of the post-thrombotic syndrome. Thromb Res. 2018:100–109.

[7] Prandoni P, Kahn SR. Post-thrombotic syndrome: prevalence, prognostication and need for progress. Br J Haematol. 2009:286–295.

[8] Schulman S, Lindmarker P, Holmström M, et al. Post-thrombotic syndrome, recurrence, and death 10 years after the first episode of venous thromboembolism treated with warfarin for 6 weeks or 6 months. J Thromb Haemostasis. 2006:734–742.

[9] Ageno W, Piantanida E, Dentali F, et al. Body mass index is associated with the development of the post-thrombotic syndrome. Thromb Haemostasis. 2003:305–309.

[10] Prandoni P, Lensing AWA, Prins MH, et al. Residual venous thrombosis as a predictive factor of recurrent venous thromboembolism. Ann Intern Med. 2002:955–960.

[11] Virchow RLK. Thrombosis und Emboli. s.l.: Gesammelte Abhandlungen zur Wissenschaftlichen Medicine. Vols. 449–454. Meidinger Sohn & Co.; 1856:33.

[12] Connors JM. Thrombophilia testing and venous thrombosis. N Engl J Med. 2017:1177–1187.

[13] Stevens SM, Woller SM, Bauer KA, et al. Guidance for the evaluation and treatment of hereditary and acquired thrombophilia. J Thromb Thrombolysis. 2016:154–164.

[14] Garcia-Horton A, Kovacs MJ, Abdulrehman J, Taylor JE, Sharma S, Lazo-Langner A. Impact of thrombophilia screening on venous thromboembolism management practices. Thromb Res. 2017: 76–80.

[15] Moll S. Thrombophilia: clinical-practical aspects. J Thromb Thrombolysis. 2015:367–378.

[16] Crowther MA, Kelton JG. Congenital thrombophilic states associated with venous thrombosis: a qualitative overview and proposed classification system. Ann Intern Med. 2003;128–134:138 [PubMed: 12529095].

[17] Stenflo J. A new vitamin K-dependent protein: purification from bovine plasma and preliminary characterization. J Biol Chem. 1976:355–363.

[18] Griffin JH, Evatt B, Zimmerman TS, Kleiss AJ, Wideman C. Deficiency of protein C in congenital thrombotic disease. J Clin Investig. 1981:1370–1373.

[19] Folsom AR, Aleksic N, Wang L, Cushman M, Wu KK, White RH. Protein C, antithrombin, and venous thromboembolism incidence A prospective population-based study. Arterioscler Thromb Vasc Biol. 2002:1018–1022.

[20] Wypasek E, Undas A. Protein C and protein S deficiency-practical diagnostic issues. Adv Clin Exp Med. 2013:459–467.

[21] Dykes AC, Walker ID, McMahon AD, Islam SIAM, Tait RC. A study of Protein S antigen levels in 3788 healthy volunteers: influence of age, sex and hormone use, and estimate for prevalence of deficiency state. Br J Haematol. 2001:636–641.

[22] Fitridge R, Thompson M. Mechanisms of Vascular Disease. Adelaide: The University of Adelaide Press; 2011.

[23] Patnaik M, Moll S. Inherited antithrombin deficiency: a review. Haemophilia. 2008:1229–1239.

[24] Lipe B, Ornstein D. Deficiencies of natural anticoagulants, protein C, protein S, and antithrombin. Circulation. 2011:e365–e368.

[25] Brinkhous KM, Smith HP, Warner ED, Seegers WH. Inhibition of blood clotting and unidentified substances which acts in conjunction with heparin to prevent the conversion of prothrombin to thrombin. s.l. Am J Physiol. 1939;Seminars in Trhombosis and Haemostasis, Vols 125:683–687.

[26] Egeberg O. Inherited antithrombin deficiency causing thrombophilia. Thrombosis Diath Haemorrh. 1965;13:516–530. s.l.

[27] Lechner E, Thaler K. Antithrombin III deficiency and thromboembolism. Clin Haematol. 1981;10(2): 369–390. https://doi.org/10.1016/S0308–2261(21)00229–0.

[28] Marciniak E, Farley C, DeSimone P. Familial trhombosis due to antithrombin III deficiency. Blood. 1974;43(2):219–231. https://doi.org/10.1182/blood.V43.2.219.219.

[29] Martinelli I, Mannucci PM, De Stefano V, et al. Different risks of thrombosis in four coagulation defects associated with inherited thrombophilia: a study of 150 families. Blood. 1998;92:2353–2358. s.l.

[30] Gaman AM, Gaman GD. Deficiency of antithrombin III (AT III)-case report and review of the literature. Curr Health Sci J. 2014:141–143.

[31] Dahlback CB, Carlsson M, Svensson PJ. Familial thrombophilia due to a previously unrecognized mechanism characterized by poor anticoagulant response to activated protein C: prediction of a cofactor to activated protein. In: Proceedings of the National

Academy of Sciences of the United States of AmericaVol 90.

[32] Thomas RH. Hypercoagulability syndromes. Arch Intern Med. 2001;161(20):2433–2439. s.l.

[33] Ridker PM, Hennekens CH, Lindpaintner K, et al. Mutation in the gene coding for coagulation factor V and the risk of myocardial infarction, stroke, and venous thrombosis in apparently healthy men. N Engl J Med. 1995;332:912–917. s.l.

[34] Kujovich J. GeneReviews. Seattle: Univeristy of Washington; 2018.

[35] Kujovich JL. Factor V Leiden thrombophilia. Genet Med. 2011;13(1):1–16. https://doi.org/10.1097/ GIM.0b013–3181faa0f2.

[36] Sharma A, Bhakuni T, Biswas A, et al. Prevalence of factor V genetic variants associated with Indian APCR contributing to thrombotic risk. Clin Appl Thromb Hemost. 2017:596–600.

[37] van der Meer FUM, Koster T, Vandenbroucke JP, Briet E, Rosendaa FR. The Leiden thrombophilia study (LETS). Thromb Haemostasis. 1997:631–635.

[38] Poort SR, Rosendaal FR, Reitsma P, Bertina RM. A common genetic variation in the 3'-untranslated region of the prothrombin gene is associated with elevated plasma prothrombin levels and an increase in venous thrombosis. Blood. 1996:3698–3703.

[39] McGlennen RC, Key NS. Clinical and laboratory management of the prothrombin G20210A mutation. Arch Pathol Lab Med. 2002;126(11):1319–1325. https://doi.org/10.5858/2002–126–1319–CALMOT.

[40] Casini A, Blondon M, Lebreton A, et al. Natural history of patients with congenital dysfibrinogenemia. Thromb Haemost. 2015;125(3):553–561. https://doi.org/10.1182/blood-2014–06-582866.

[41] Wei A, Wu Y, Xiang L, Yan J, Cheng P, Deng D. Congenital dysfibrinogenemia caused by rAla327Val mutation: structural abnormality of D region. Hematology. 2021:305–311.

[42] MacDonald BMW, Stephen G. Acquired hypofibrinogenemia: current perspectives. Hematol Res Rev. 2016:217–225.

[43] Tiscia GL, Mrgaglione M. Human fibrinogen: molecular and genetic aspects of congenital disorders. Int J Mol Sci. 2018:1597.

[44] Shapiro SE. Diagnosis and Management of dysfibrinogenemia. Clin Adv Hematol Oncol. 2018;16(9): 602–605.

[45] Corban MT, Duarte-Garcia A, McBane RD, Matteson EL, Lerman LO, Lerman A. Antiphospholipid syndrome; role of vascular endothelial cells and implications for risk stratification and targeted therapeutics. J Am Coll Cardiol. 2017:2317–2330.

[46] Devreese KMJ, Ortel TL, Pengo V, Delaat B. Laboratory criteria for antiphospholipid syndrome: communication from the SSC of the ISTH. Int Soc Thromb Haemost. 2018:809–813.

[47] Miyakis S, Lockshin MD, Atsumi T, et al. International consensus statement on an update of the classification criteria for definite antiphospholipid syndrome (APS). Int Soc Thromb Haemost. 2006: 295–306.

[48] Ames PRJ, Merashli M, Bucci T, et al. Antiphospholipid antibodies and autoimmune haemolytic anaemia: a systematic review and meta-analysis. Int J Mol Sci. 2020;21(11):4120. https://doi.org/ 10.3390/ijms21114120.

[49] Aguiar CL, Erkan D. Catastrophic antiphospholipid syndrome: how to diagnose a rare but highly fatal disease. Therapeutic Advances in Musculoskeletal Disease. 2013:305–314.

[50] Strübing P. Paroxysmale Haemoglobinurie. DMW (Dtsch Med Wochenschr). 1882;8(1):17. s.l.

[51] Brodsky RA. Paroxysmal nocturnal hemoglobinuria. Blood.

2015:2804–2811.

[52] Hill A, Kelly RJ, Hillmen P. Thrombosis in paroxysmal nocturnal hemoglobinuria. Blood. 2013: 4985–4996.

[53] Araten DJ, Thaler HT, Luzzatto L. High incidence of thrombosis in African-American and Latin- American patients with paroxysmal nocturnal haemoglobinuria. Thromb Haemostasis. 2005:88–91.

[54] Luzzatto L, Risitano AM, Notaro R. Paroxysmal nocturnal hemoglobinuria and eculizumab. Haematologica. 2010:523–526.

[55] Sekhar M. Prevention and management of thrombosis in myeloproliferative neoplasms. Clin Adv Hematol Oncol. 2017;15(3):178–181.

[56] Cai Chia Y, Ramli M, Woon PY, Johan MF, Hassan R, Asiful Islam M. Molecular genetics of thrombotic myeloproliferative neoplasms: implications in precision oncology. Genes Dis. 2021.

[57] Barbui T, Finazzi G, Falanga A. Myeloproliferative neoplasms and thrombosis. Blood. 2013: 2176–2184.

[58] Silverstein MD, Heit JA, Mohr DN, Petterson TM, O'Fallon WM, Melton LJ. Trends in the incidence of deep vein thrombosis and pulmonary embolism; a 25–year population-based study. JAMA Intern Med. 1998;158(6):585–593. https://doi.org/10.1001/archinte.158.6.585.

[59] Yayan J, Bals R. Relative risk of deep vein thrombosis in very elderly patients compared with elderly patients. Clin Appl Thromb/Haemost. 2016:77–84.

[60] Jordan WM. Pulmonary embolism. Lancet. 1961:1146–1147.

[61] Stegeman BH, De Bastos M, Rosendaal FR, et al. Different combined oral contraceptives and the risk of venous thrombosis: systematic review and network meta-analysis. Br Med J. 2013;347(f5298). https://doi.org/10.1136/bmj.f5298.

[62] Tepper NK, Whiteman MK, Marchbanks PA, James AH, Curtis KM. Progestin-only contraception and thromboembolism: a systematic review. Contraception. 2016:678–700.

[63] Vinogradova Y, Coupland C, Hippisley-Cox J. Use of hormone replacement therapy and risk of venous thromboembolism: nested case-control studies using the QResearch and CPRD databases. Br Med J. 2019;364(k4810). https://doi.org/10.1136/bmj.k4810.

[64] Wu O. Postmenopausal hormone replacement therapy and venous thromboembolism. Gend Med. 2005:518–527.

[65] Ghaji N, Boulet SL, Tepper N, Hooper W. Trends in venous thromboembolism among pregnancyrelated hospitalizations, United States, 1994–2009. Am J Obstet Gynecol. 2013;209:5, 433.e1– 133.e4338. https://doi.org/10.1016/j.ajog.2013.06.039

[66] Agnelli G, Verso M. Management of venous thromboembolism in patients with cancer. J Thromb Haemostasis. 2011:316–324.

[67] National Institute for Health and Care Excellence. Venous Thromboembolic Disease: Diagnosis, Management and Thrombophilia Testing. NICE. NICE Guideline; 2020.

[68] Ortel TL, Neumann I, Walter A, et al. American Society of Hematology 2020 guidelines for management of venous thromboembolism: treatment of deep vein thrombosis and pulmonary embolism. Blood Advances. 2020;4.

[69] Coppens M, Reijnders JH, Middeldorp S, Doggen CJM, Rosendaal FR. Testing for inherited thrombophilia does not reduce the recurrence of venous thrombosis. J Thromb Haemostasis. 2008:1474–1477.

[70] Coppens M, Van Mourik JA, Eckmann CM, Buller HR, Middeldorp S. Current practise of testing for inherited

thrombophilia. J Thromb Haemost. 2007:1979–1981.

[71] Kwon A, Roshal M, De Sancho MT. Evaluating adherence to clinical guidelines for thrombophilia screening. Blood. 2013;14(5):982–986. https://doi.org/10.1111/jth.13284.

[72] Cohn DM, Vansenne F, Kaptein AA, De Borgie CAJM, Middeldorp S. The psychological impact of testing for thrombophilia: asystematic review. J Thromb Haemostasis. 2008:1099–1104.

[73] Wu O, Robertson L, Twaddle S, et al. Creening for thrombophilia in high-risk situations: a metaanalysis and cost-effectiveness analysis. Br J Haematol. 2005:80–90.

[74] Marchetti M, Pistorio A, Barosi G. Extended anticoagulation for prevention of recurrent venous thromboembolism in carriers of factor V Leiden-cost-effectiveness analysis. Thromb Haemost. 2000: 752–757.

[75] Auerbach AD, Sanders GD, Hambleton J. Cost-effectiveness of testing for hypercoagulability and effects on treatment strategies in patients with deep vein thrombosis. Am J Med. 2004;116(12):816–828. https://doi.org/10.1016/j.amjmed.2004.01.017.

[76] Cushman M. Epidemiology and risk factors for venous thrombosis. Semin Hematol. 2008:62–69.

[77] Bruce A, Massicotte MP. Thrombophilia screening: whom to test? Thromb Hemost. 2012;120(7): 1353–1355. https://doi.org/10.1182/blood-2012–06–430678.

[78] Rabinovich A, Cohen JM, Prandoni P, Kahn SR. Association between thrombophilia and the postthrombotic syndrome: a systematic review and meta-analysis. J Thromb Haemostasis. 2014:14–23.

[79] Kreidy R. Pathophysiology of post-thrombotic syndrome: the effect of recurrent venous thrombosis and inherited thrombophilia. Int Sch Res Netw Vasc Med. 2011;2011(513503). https://doi.org/

10.5402/2011/513503.

[80] Spieza L, Campello E, Giolo E, Villalta S, Prandoni P. Thrombophilia and the risk of post-thrombotic syndrome: retrospective cohort observation. J Thromb Haemost. 2010:211–213.

[81] Rabinovich A, Cohen JM, Prandoni P, Kahn SR. Association between thrombophilia and the postthrombotic syndrome. Int J Vasc Med. 2013;12(1):14–23. https://doi.org/10.1111/jth.12447.

[82] O'Donnell Jr TF, Passman MA, Marston WA, et al. Society for vascular surgery; American venous forum. Management of venous leg ulcers: clinical practice guidelines of the society for vascular surgery and the American venous forum. J Vasc Surg. 2014 Aug;60(2):3Se59S. https://doi.org/10.1016/ j.jvs.2014.04.049.

[83] Calistru AM, Baudrier T, Gonçalves L, Azevedo F. Thrombophilia in venous leg ulcers: a comparative study in early and later onset. Indian J Dermatol Venereol Leprol. 2012;78(3):406. https://doi.org/ 10.4103/0378–6323.95477.

[84] MacKenzie RK, Ludlam CA, Ruckley V, Allan PL, Burns P, Bradbury AW. The prevalence of thrombophilia in patients with chronic venous leg ulceration. J Vasc Surg. 2002:718–722.

[85] Darvall KAL, Sam RC, Adam DJ, Silverman SH, Fegan CD, Bradbury AW. Higher prevalence of thrombophilia in patients with varicose veins and venous ulcers than controls. J Vasc Surg. 2009: 1235–1241.

[86] Bradbury AW, MacKenzie RK, Burns P, Fegan C. Thrombophilia and chronic venous ulceration. Eur J Vasc Endovasc Surg. 2002:97–104.

[87] Gaber Y, Siemens HJ, Schmeller W. Resistance to activated protein C due to factor V Leiden mutation: high prevalence in patients with post-thrombotic leg ulcers. Br J Dermatol. March 2001;144(3): 546–548. https://doi.org/10.1046/j.1365–2133.2001.04081.x.

第9章　慢性下肢肿胀伴溃疡的病因探索：理论与实践

The chronically swollen leg with ulcers—finding the cause: theory and practice

Pier Luigi Antignani　Luca Costanzo　Giacomo Failla　Francesco Paolo Palumbo　著

一、流行病学

在出现腿部溃疡和水肿的情况下，对于初诊医生来说，确定原因并找到有效的治疗方法是一个常见的挑战。

据估计，在英国的一般人群中，每1000人中就有大约3.99人患有慢性水肿，这与人口越来越老龄化和相关的多重疾病有关。在85岁以上的人群中，慢性水肿的患病率增加到12‰[1]。慢性水肿的发展也与生活方式选择相关，如久坐不动和肥胖，这两者在未来10～15年预计会呈指数级增长。慢性水肿的患病率与溃疡的存在有显著关联。Moffatt等报道，在由社区护士负责照料的患者中，52%～69%患有慢性水肿，其中73%同时伴有腿部溃疡[2]。

水肿被定义为由间质液体体积增加引起的可触及的肿胀，产生明显的临床体征和症状。

间质和血管内液体之间的平衡受到毛细血管的静水压梯度和毛细血管间的渗透压梯度的调节[3]。当局部或全身状况破坏了这种平衡时，导致毛细血管静水压增加、血浆体积增加、血浆渗透压降低（低蛋白血症）、毛细血管通透性增加或淋巴阻塞时，会发生液体聚集形成水肿。

2006年发表的一篇文章中，Ely及其同事试图根据循证医学提供的数据提出水肿最常见的原因，认为静脉功能不全最为常见，其次是特发性或周期性水肿（在育龄期妇女中出现的水肿）和与睡眠呼吸暂停相关的静脉高压[4]。

水肿可以出现在单侧或双侧肢体：一些病理情况，如肥胖、内分泌疾病、充血性心脏病、肾脏和肝脏疾病，以及严重营养不良状态会影响两条腿。单侧肢体水肿更为常见，其产生与DVT形成或浅表性血栓性静脉炎有关。其他原因包括腘窝Baker囊肿、蜂窝织炎或肌肉撕裂。此外，由慢性静脉血管功能不全、血栓形成后综合征、体位改变、淋巴水肿导致的静脉压升高而形成的水肿大多也只影响单侧肢体[5]。

应当强调的是，并非所有出现水肿的腿部都会出现溃疡性皮肤病变，并且在一些患者中，溃疡性病变并不伴随潜在的静脉病理。

那么，可以将溃疡的病理生理仅归因于水肿的存在吗？此外，为什么一些严重水肿的患者不会出现溃疡？

文献数据表明，在水肿的形成和发展中，存在一种促进溃疡病变处缺氧的因素，在微循环水平上，内皮状态的改变从未得到深入研究[6]。

Raffetto等[7]的研究强调了内皮与由静脉疾病引发的炎症状态变化的相关性，这是一个特别重要的方面。

在患有重力性或职业性水肿的患者中，由于小腿缺乏收缩而减慢或抑制了静脉血流，导致血液与静脉壁的接触时间延长，从而产生慢性炎症状态和皮肤微循环中的明显缺氧[8-10]。

一般来说，长时间的不活动会导致液体在组织中的积累，并阻碍其生理性排出，同时也破坏了糖胞外基质的完整性，并召回白细胞和巨噬细胞释放活性氧自由基（ROS）、反应性氮自由基（RNS）和基质金属蛋白酶，引发慢性局部炎症。

许多患者在没有确诊的血管或全身性疾病的情况下患有下肢溃疡。Anning[11]于1949年发表的综述，强调了重力在溃疡形成中的重要性：在Brodie[12]于1846年和Gay[13]于1868年的早期研究中，排除了静脉曲张是溃疡形成的原因，他们详细解剖后强调了溃疡患者中深静脉血栓形成的现象。

尽管有这篇论文的发表，但溃疡的出现与静脉病变的关系仅限于静脉曲张的病理，这个观点在

Dickson Wright[14] 和 Homans[15] 的研究中被重新提出并放大。

1941 年 Birger[16] 报道的数据强调了血栓形成作为溃疡产生的主要原因，以及 Nilzèn（1945 年）[17]、Bauer（1946 年）[18] 和 Birger（1947 年）[19] 的研究加强了这种下肢溃疡与血栓后遗症有关的观点。

1946 年，Allen、Barker 和 Hines[20] 特别强调了在髂股部位发生血栓事件后引起的静脉淤滞是导致下肢皮肤局部缺氧的主要原因。他们解释了即使是轻微创伤也可能引发慢性溃疡性病变，这是由于组织在缺氧状态下修复能力有所降低。

在撰写本文时，作者已经注意到并非所有患有下肢溃疡的患者都有静脉曲张和（或）血栓形成的病史，并假设肌肉不活动作为静脉淤滞的原因[21]。

近年来的流行病学数据表明，静脉性溃疡的影响力大于其他来源的溃疡，尽管其实际发病率为50%～55%。

同时，人们对慢性炎症的作用进行了重点研究，这种炎症引发了皮肤变化导致溃疡形成。从观察中获得的数据使人们能够推测出炎症的新激活途径，这些途径在伤口组织中的细胞种群中起着重要作用，并由此提出了治疗该疾病的替代方案[22]。

尽管引入了与临床、病因、解剖和病理生理学相关的数据，关于静脉性溃疡的实际发病率仍难以统计。有几个原因可以解释这些报道的异质性，但比较明确的是 20 世纪 90 年代提出的百分比（高达75% 的溃疡发病率）在最新的研究中有所调整。大规模研究和其他有限人群的研究表明，静脉性溃疡的诊断率为 45%～57%[5, 23]。

由于缺乏标准化的诊断标准和涉及的专业人员个体的差异，一些病变被误诊为"正常静脉结构"。

Korber[24] 在对 31 619 名患者进行的检查中发现，20.3% 的下肢溃疡性病变没有确定原因。此外，Failla 等[25] 报道约 17% 的下肢溃疡与静脉水肿有关。该研究显示，体位和行走的改变等多种因素可能导致静脉起源的下肢溃疡的发生。

二、水肿的评估

在第一次评估中，评估水肿的病史非常重要：水肿的持续时间，是否疼痛随着体位变化，是否在夜间减轻，单侧或双侧，有无药物治疗史和合并症的存在。通常我们可以区分急性水肿（例如，＜72h）

和慢性水肿。肢体的急性肿胀更具特征性，可能是 DVT 形成、蜂窝织炎、腘窝囊肿破裂和外伤引起的间隔室综合征[26]。慢性广泛水肿的积累是由于慢性系统性疾病的发作或加重，如充血性心力衰竭、肾脏疾病或肝脏疾病[27]。

在没有外伤的情况下，单侧水肿可能是由于静脉或淋巴引流受阻，可能是由血栓形成、静脉功能不全、静脉或淋巴受压或淋巴破坏引起的（如先天性或继发于肿瘤、放射治疗或丝虫病）。双侧或广泛肿胀则暗示系统性原因，如慢性心力衰竭、肺动脉高压、慢性肾脏或肝脏疾病（导致低白蛋白血症）、丢失蛋白性肠病或严重营养不良。此外，一些药物可能导致水肿的发生，如降压药（如钙通道阻滞药、α 受体拮抗药）、抗抑郁药、抗病毒药、化疗药物、细胞因子、激素（如皮质类固醇）和非甾体抗炎药。机制通常包括钠盐和水的潴留，导致毛细血管静水压增加。在合并症中，一些疾病与水肿经常相关，如心脏病、肾脏病、甲状腺疾病或肝脏疾病[27]。另外，阻塞性睡眠呼吸暂停也越来越被认为是水肿的原因之一。

由于合并症、静脉疾病、肥胖和运动不足等多个因素同时存在，临床情况常常令人困惑。

为了进行鉴别诊断，有必要确定是否存在能够引起血清蛋白成分改变的疾病（肾脏疾病、肝脏疾病或心力衰竭），当这些疾病以两肢受累及主要影响一侧肢体的水肿为特征时，原因可能是静脉阻塞或可能存在 Baker 囊肿或肌肉撕裂。有时，由于同时涉及静脉轴（如血栓形成后综合征）和肥胖或淋巴水肿，病情非常混乱。

然而，并非所有水肿的腿部最终都会发展为溃疡性皮肤病变，就像某些患者的溃疡性病变并不伴随着潜在的静脉病变一样。

除去器官疾病的存在和静脉轴的严重受累，这些病变的病理生理是否只能归因于水肿的存在？为什么有些人尽管水肿严重，却没有出现溃疡的病变？

对生活方式进行仔细的病史采集有助于识别一些人，由于各种原因（年龄、骨关节病变、久坐不动的生活方式），长时间坐着不活动腿部肌肉，有时会出现腿部溃疡性病变。

遗憾的是，这并不能确定引发皮肤病变的因素。文献资料表明，在溃疡病变的形成和发展中，存在促进溃疡病变区缺氧的因素（见 Palumbo 和 Failla 的研究），但在微循环水平上，内皮状态的改变从未得到彻底研究。

Raffetto 等的研究强调了一个特别重要的方面，即内皮在与静脉疾病引发的炎症状态变化相关的过程中的参与[7]。

特别是在患有重力性或职业性水肿的个体中，由于小腿肌肉缺乏收缩导致静脉流动减慢或中断，血液与静脉壁的接触时间延长，并在某些患者中引发慢性炎症状态，促进皮肤微循环（末梢型）的明显缺氧，诱导中性粒细胞和巨噬细胞的聚集，这些细胞能够改变糖胺聚糖层的结构，使液体在血管外组织中积累[28]。总体而言，一方面，长时间的不活动会导致液体在组织中积聚，并阻止其生理性排出；另一方面，它破坏了糖胺聚糖层的完整性，并引发局部慢性炎症，引诱白细胞和巨噬细胞释放自由基和金属蛋白酶[29]。

三、体格检查

应对水肿进行评估时，需要考虑到凹陷性、触痛和皮肤变化。凹陷性是指施加压力后水肿区域仍然存在的凹陷。这种情况发生在间质空间的液体蛋白浓度较低，与血浆渗透压下降和引起毛细血管压力增加的疾病有关（如慢性心力衰竭、肾病综合征、静脉或淋巴回流阻塞）。相反，在非凹陷性水肿中，压痕不会持续存在，主要与中期和早期淋巴水肿、黏液水肿和脂肪水肿有关。所形成的液体积聚可以由多种物质组成，包括蛋白质、盐和水。此外，非凹陷性水肿是慢性疾病导致皮下组织纤维化的表现[6]。

在评估皮肤时，需要注意以下征象：皮肤干燥、蜂窝织炎迹象、皮肤颜色变化和色素沉着。

检查应从脚和足趾之间开始，以确定是否存在皮肤破裂或感染。值得注意的是，在淋巴水肿中，无法使第二趾背部的皮肤张紧，这被称为卡波西-斯泰默征（Kaposi-Stemmer sign）[30]。

四、诊断性研究

（一）实验室检查

在存在水肿的情况下，一些实验室检查有助于排除水肿的全身性原因。通常应进行全血细胞计数、尿液分析、电解质、肌酐、肝酶、血糖、甲状腺刺激素和蛋白电泳等检查。值得注意的是，血清白蛋白水平低于 2g/dl 往往导致水肿，可能由肝病、肾病综合征或蛋白丢失性肠病引起。根据临床表现，可能还需要进行其他检查，如脑钠肽检查以排除慢性心力衰竭；D-二聚体检查以排除静脉血栓形成。假阴性的 D-二聚体检查很少见，但在炎症状态等多种情况下，D-二聚体水平升高是常见的。

（二）影像

在怀疑 DVT 形成的评估中，静脉超声是首选的影像学检查方法。腿部超声可以用于慢性静脉功能不全的诊断，还能排除外周动脉病变，并可以评估皮下组织（液体或纤维化组织的存在）、淋巴结肿大或囊肿（如腘窝囊肿）。然而，超声无法评估淋巴流动。因此，在临床检查难以确诊淋巴水肿的情况下，间接核素淋巴显像是评估淋巴水肿的首选方法，它显示淋巴管道的充盈缺失或延迟。

在某些特定情况下，可能需要进行其他影像学检查，如 CT 或 MRI，例如对左髂静脉被右髂动脉压迫的临床怀疑（May-Thurner 综合征）或肌肉骨骼病因的诊断（如腓肠肌撕裂）。此外，如果怀疑是心脏起源，应进行心脏超声检查[31]。

（三）目标

对于水肿的腿部的诊断主要目的不仅仅是针对引起浮肿的病理原因进行全身治疗，而更重要的是使用加压治疗。在排除进行包扎可能存在系统性禁忌证的情况下（肾病综合征、严重心力衰竭和全身性疾病导致全身功能受损），如果患者能够行走，治疗的主要指导是加压疗法[32]。

区分可压迫性溃疡和不可压迫性溃疡是至关重要的，无论病因如何，特别是如果患者在家中接受治疗。正确选择加压治疗的适应证可以确保不损害和加速溃疡的愈合。

在这方面，连续波多普勒（CW Doppler）或其他踝臂指数（ABI）测量系统的使用至关重要。文献中报告的安全范围的 ABI 值为 0.8～1.3。

在密切监护下，有经验的人员还可以使用适度的压力进行包扎，即使 ABI 低于 0.8。

具有严重性缺血治疗的动脉病患者也可以通过使用间歇充气进行加压治疗[33]（图 9-1）。

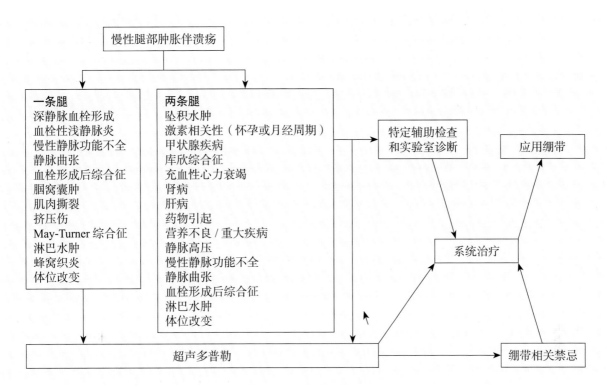

▲ 图 9-1　诊断及包扎流程

参考文献

[1] Moffatt CJ, Keeley V, Franks PJ, Rich A, Pinnington LL. Chronic oedema: a prevalent problem for UK health services. Int J Wounds. 2017;14:772–781.

[2] Moffatt CJ, Gaskin R, Sykorova M, et al. Prevalence and risk factors for chronic oedema in UK community nursing services. Lymphatic Res Biol. 2019;17(2):147–154.

[3] Trayes KP, Studdiford JS, Pickle S, Tully AS. Edema: diagnosis and management. Am Fam Physician. July 15, 2013;88(2):102–110. PMID: 23939641.

[4] Ely JW, Osheroff JA, Lee Chambliss M, Ebell MH. Approach to leg edema of unclear etiology. J Am Board Fam Med. 2006;19(2):148–160.

[5] Failla G. Epidemiologia ed inquadramento clinico Atti del VII Congresso Nazionale AIUC Firenze 2009. Acta Vulnol. 2009;7(Supp 1 al n, 3):42.

[6] Gasparis AP, Kim PS, Khilnani VM, Labropoulos N. Diagnostic approach to lower limb edema. Phlebology. 2020;35(9):650–655.

[7] Raffetto JD, Ligi D, Maniscalco R, Khalil RA, Mannello F. Why venous leg ulcers have difficulty healing: overview on pathophysiology, clinical consequences, and treatment. J Clin Med. 2021;10:29. https://doi.org/10.3390/jcm10010029.

[8] Failla G, Palumbo FP. The modern approach to venous ulcers. In: Allegra C, Antignani PL, Kalodiki E, eds. Tips and Tricks in Angiology Torino. Minerva Medica Ed.; 2016:182–184.

[9] Palumbo FP, Failla G. Use of laser-speckle contrast analysis in the study of "non healing" leg ulcers-a preliminary study. J Dermatol Cosmetol. 2018;2:00028.

[10] Palumbo FP, Failla G, Adamo G, Antignani PL. Laser-speckle evaluation of microcirculation in leg ulcers. Acta Phlebologica. 2016;17:86–90.

[11] Anning ST. The aetiology of gravitational ulcers of the leg. BMJ Aug. 1949;27:458.

[12] Brodie SBC. Lectures Illustrative of Various Subjects in Pathology and Surgery. Longmans, London cit. in (8); 1846.

[13] Gay J. On Varicose Disease of the Lower Extremities. The Lettsomian Lectures of 1867 (cit in 8). 1868.

[14] Wright AD. Lancet,1,457 cit in (8). 1931.

[15] Homans J. Circulatory Diseases of the Extremities. New York: Macmillan; 1939. cit. in (8).

[16] Birger I. Nord.Med.,12,3542. cit. in (8). 1941.

[17] Nilzen A. Acta Chir Scand.,92,285. cit. in (8). 1945.

[18] Bauer G. H. Lancet 1, 447 cit. in (8). 1946.

[19] Birger I. Acta Chir Scand. 1947;95(suppl. 129 (8)).

[20] Allen EV, Barker NW, Hines EA. Peripheral Vascular Diseases. Saunders, Philadelphia cit. in (8). 1946.

[21] Robertson F. Appraisal of causes and treatment of venous ulcers of the leg. Can Med Assoc J. 1956;75:42.

[22] Franks PJ, Barker J, Collier M, et al. Management of patients with venous leg ulcers: challenges and current best practice. J Wound Care. 2016;25(Suppl 6):S1eS67.

[23] Moffatt CJ, Franks PJ, Doherty DC, Martin R, Blewett R, Ross F. Prevalence of leg ulceration in a London population. QJM. July 2004;97(7):431–437.

[24] Körber A, Klode J, Al-Benna S, et al. Etiology of chronic leg

ulcers in 31,619 patients in Germany analyzed by an expert survey. J Dtsch Dermatol Ges. February 2011;9(2):116–121.

[25] Failla G, Palumbo FP, Serantoni S, et al. Prevalence posture and leg ulcers. Epidemiological study of 220 ambulatory patients observed in the district of eastern Sicily in 2012. In: Paper presented at: VI Congresso CO.R.T.E Rome March 9, 11. 2016.

[26] Young JR. The swollen leg. Clinical significance and differential diagnosis. Cardiol Clin. 1991;9: 443–456.

[27] Yale SH, Mazza JJ. Approach to diagnosing lower extremity edema. Compr Ther. 2001;27:242–252.

[28] Braverman I. The cutaneous microcirculation. The journal of investigative dermatology. In: Symposium Proceedings/the Society for Investigative Dermatology, Inc. [and] European Society for Dermatological Research. 5. 3–9. 10.1046. 2001.

[29] Ali MM, Mahmoud AM, Le Master E, Levitan I, Phillips SA. Role of matrix metalloproteinases and histone deacetylase in oxidative stress-induced degradation of the endothelial glycocalyx. Am J Physiol Heart Circ Physiol. 2019;316:H647eH663.

[30] Szuba A, Rockson SG. Lymphedema: classification, diagnosis, and therapy. Vasc Med. 1998;3: 145–146.

[31] Antignani PL, Benedetti-Valentini F, Aluigi L, et al. Diagnosis of vascular disease ultrasound investigation guidelines. Int Angiol. October 31, 2012. Suppl 1 to Issue 5.

[32] World Union of Wound Healing Societies (WUWHS). Principles of Best Practice: Compression in Venous Leg Ulcers. A Consensus Document. London, UK: MEP Ltd; 2008.

[33] Mosti G, Mattaliano V, Polignano R, Masina M. La terapia compressive nel trattamento delle ulcere cutanee. Acta Vulnol. 2009:113–135.

第 10 章　下肢创面伴混合型动静脉功能不全及鉴别诊断
Lower extremity wounds associated with mixed venous and arterial insufficiency and relevant differential diagnosis

Enjae Jung　Robert B. McLafferty　著

腿部溃疡在临床中非常常见，在全球范围内仍是一个日益严重的问题。在门诊中，最常见的潜在病因是慢性静脉疾病（chronic venous disease，CVD）、糖尿病引起的周围神经病变和周围动脉疾病（peripheral artery disease，PAD），大约 70% 的腿部溃疡是由 CVD 引起的，大约 20% 是由 PAD 或混合动静脉疾病引起的。在下肢静脉性溃疡（venous leg ulcer，VLU）患者中，同时存在 PAD 的病例占 15%～30% [3-5]。PAD 的存在使 VLU 治疗变得复杂，如果不对潜在 PAD 进行评估和治疗，就不能应用 VLU 的标准治疗方案。本章将回顾分析联合动脉和静脉功能不全患者的临床表现、诊断评估和治疗。还将讨论和比较在鉴别诊断中与 VLU 相似的不太常见的病因。

一、评估

（一）病史及体格检查

当医疗提供者评估一名疑似为小腿区域 VLU 的患者时，一些病史和体格检查可以提供重要的线索，以区分是否存在 CVD 和 PAD。存在或具有典型的 PAD 风险因素的病史，如吸烟、高胆固醇血症、高血压、糖尿病和肾功能不全或肾衰竭，尤其是与高龄相关的情况，应立即引起高度怀疑。此外，合并冠心病、脑血管病、既往或近期出现间歇性跛行也是病史中的重要因素。更严重的 PAD 表现，例如缺血性静息痛或溃疡，可以通过询问是否存在前足疼痛（特别是在晚上躺在床上足抬高时）或是否存在任何足趾溃疡来收集。任何动脉粥样硬化闭塞性疾病的家族史，尤其是在 60 岁以下的患者中，对于确定是否具有患 PAD 的倾向同样重要。

体格检查在确定 VLU 是否合并 PAD 方面同样重要。检查应记录溃疡的位置、大小和深度。PAD 在严重的 CVD 患者中更常见 [6]，VLU 合并 PAD 时，溃疡较多、较大、较深并伴有感染，肉芽组织很少 [7, 8]（图 10-1）对伴有 PAD 的患者进行进一步检查，可能会发现慢性指甲改变、毛发稀疏、足趾溃疡（通常隐藏在趾缝之间）、依赖性红肿伴高度苍白。外周

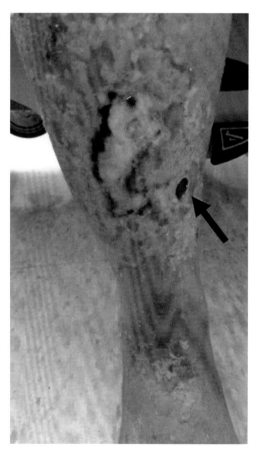

▲ 图 10-1　合并动静脉功能不全患者

在病史和体检中，可见严重的静息痛和红肿。存在白色纤维性溃疡基底，肉芽组织极少，另有一个较深的溃疡，有穿孔状外观（黑箭）

动脉搏动检查可发现股动脉、腘动脉、足背动脉或胫后动脉脉搏缺失。

下肢的无脉不应该仅仅归咎于 CVD 的存在。原因是 CWD 患者中通常存在其他加重足部水肿的混杂因素，如肥胖、假性下肢依赖、淋巴水肿、慢性肾功能不全和（或）充血性心力衰竭。这些病因会导致下肢肿胀，但不一定会导致脉搏减弱。相比之下，有明显水肿和脉搏可触及的患者仍可能有轻度至中度 PAD。因此，脉搏检查的变异性及 VLU 中存在 PAD 发生相对常见，建议对所有疑似 VLU 的患者进行踝臂指数（ankle-brachial index，ABI）检查。在那些不能进行可靠 ABI 检查的患者中，其他形式的 PAD 评估是必要的，以确保不受其影响。

（二）血管实验室检测

ABI 是诊断 PAD 的主要方法，相对于动脉造影，ABI 低于 0.9 具有更高的灵敏度和特异度 [9]。虽然这种测试通常在血管实验室进行，但也可以在门诊或床旁轻松进行，方法是用手持便携式多普勒超声测定足背动脉或胫后动脉中较高的踝部血压，然后除以较高的两侧肱动脉收缩压。大多数血管实验室客观地将低于 0.9 的 ABI 定义为 PAD，正常范围为 0.9～1.3。糖尿病、肾衰竭和病态肥胖等情况可能会由于血管钙化或水肿导致无法充分压缩胫动脉。而人为地将比例提高到 1.3 以上。此外，通常在测量踝部压力时还会评估多普勒波形。正常波形是三相的，随着 PAD 严重程度的增加，波形会从双相变为单相，且振幅降低。结合波形形态和趾肱指数（toe-brachial index，TBI）的评估。可以防止被 ABI 假性升高所误导。趾肱指数通常由血管实验室进行，指数低于 0.7 表明血流动力学上显著的动脉功能不全。小腿下部的 VLU 可能不方便进行 ABI 测量，此时更适合进行 TBI 测量。PAD 的存在还可以通过双工动脉成像进一步明确。熟练的技术人员可以从肾下主动脉到胫动脉进行成像。以获得初步的血管图和血流动力学上显著的狭窄，通常报道为超过 50%。病史、体格检查，以及 ABI 或 TBI 足以确定是否需要其他更详细的影像检查来指导进一步的 PAD 治疗，包括血管内或开放手术。

（三）动脉造影

如果 ABI 显示中度至重度 PAD，通常为 ABI 低于 0.5 或 07，通常需要进行额外的动脉影像检查以确定是否可以进行动脉再血管化。血管造影包括 CTA、MRA 和对比动脉造影。传统上，对比动脉造影被认为是金标准，但随着 CTA 和 MRA 图像质量的提高，这些成像方式可以比对比动脉造影具有更小的侵入性。仍然可以为血管内和（或）开放手术的最佳规划提供支持。

二、治疗

治疗下肢静脉性溃疡（VLU）需要多模式治疗，包括压迫疗法、伤口护理及在必要时治疗潜在的静脉和（或）动脉病变。压迫疗法有多种形式，各类伤口护理产品和皮肤替代品种类繁多，还有多种经皮消融浅静脉反流的技术，以及通过血管成形术和支架缓解静脉阻塞的方法，这些在其他章节中有详细讨论。首先，当发现有显著 PAD 并伴有 CVD 和 VLU 时。通过药物、血管内治疗和（或）开放手术治疗优化动脉血流，是 VLU 愈合的关键步骤之一，尽管 VLU 治疗方案中还有其他重要步骤。实际上，这应该是愈合过程中的第一步或主要步骤。

压迫仍然是 VLU 患者的主要治疗方法，没有压迫疗法。大多数 VLU 即使进行其他辅助治疗 CVD 的程序也无法愈合。对同时患有 PAD 的患者来说，挑战在于压迫疗法可能会降低皮肤和伤口周围的灌注压力，导致 VLU 恶化，甚至出现明显的坏死和坏疽。临床实践指南建议限制对 ABI<0.5 或绝对踝部压力<60mmHg 的患者使用压迫疗法 [9, 10]。在 ABI 介于 0.5～0.8 的患者中，应在咨询血管专家后开始压迫疗法，并应使用非弹性绷带或通过减少压迫层数进行调整，并进行密切监测 [11, 12]。在 ABI<0.5 的肢体上，无论是否伴有同侧的缺血性静息痛、溃疡或足部坏疽，如果可行，应进行积极的动脉重建手术。虽然 VLU 患者和 ABI 在 0.5 到 0.9 之间的患者可能能够耐受压迫疗法，我们建议对 PAD 的治疗保持较低的门槛。此外，还包括静脉消融和支架置入等静脉治疗方法。伴有 PAD 的 VLU 常常较大、长期存在、难治和（或）复发。这通常与其他显著的合并症，如高龄、活动受限、肥胖、肾功能不全和糖尿病同时存在。因此，为了优化愈合的速度和持久性，尽可能积极地治疗 PAD。至于选择药物治疗、血管内治疗和（或）开放手术再血管化是否作为最佳方案，往往取决于每个患者的症状和合并症。也就是说，使用先进的血管内治疗，尽管其耐久性较差，但可能是一个比通常首选的开放手术更好的选择。对膝下

动脉进行开放动脉旁路手术的 VLU 患者可能会面临严重的伤口并发症，威胁肢体健康。此外，在这类患者中找到合适的自体静脉也具有挑战性。

一小部分患有 VLU 且伴有严重 PAD 的患者不适合进行血管内或开放式再通手术。其他可能有助于治疗 PAD 的医疗方法包括间歇性气动压迫和高压氧疗法（hyperbaric，oxygentherapy，HBO）。间歇性气动压迫已被证明可以增加侧支血流，虽然在 VLU/PAD 合并患者中缺乏数据，但如果没有疼痛或依从性的限制。加用这种治疗可能是有益的。间歇性气动压迫可以在多层绷带上使用，适用于 PAD 程度较轻的患者，可能还有助于控制水肿[13, 14]。高压氧疗法已被证明可以增加中度至重度慢性肢体缺血患者的氧气输送并防止截肢[15]。在这些情况下，重要的是，虽然潜在原因是慢性静脉高压，但溃疡也因动脉缺血成分而加剧。同样，如果没有 HBO 的禁忌证，这种治疗可能提高溃疡愈合的概率。

三、鉴别诊断

虽然非合下肢溃疡的常见原因包机 CVD、PAD 和糖尿病足溃疡，但高达 5% 的下肢伤口是由不常见的病因引起的[1, 17]。对血管介入、压迫疗法和伤口护理治疗无效的伤口，这一发生率更高。在病史和体格检查中，医生应仔细注意 VLU（无论是否伴有 PAD）的相关应状。尤其是在这些症状缺失时，应立即引起对可能不典型病因的警觉。不典型病因引起的慢性伤口类别包括由炎症、感染、恶性肿瘤和微血管闭塞引起的伤口。对包括溃疡周围皮肤边缘在内的组织或穿刺活检是重要的诊断工具，当杯疑有不典型原因时，应进行活检。根据溃疡的大小和检查时的特征，应在 2～3 个不同的区域进行活检。

（一）炎性溃疡

炎症可以通过潜在的病理机制影响各种大小和部位的血管。炎症性溃疡最常由小动脉和中等动脉及小动脉血管炎引起的缺血产生。这导致下肢皮肤和皮下组织的逐渐坏死，表现为瘀点、红斑、不褪色的斑点或结节、紫癜和溃疡形成。诊断可包括类风湿性关节炎、系统性红斑狼疮、结节性多动脉炎、过敏性血管炎、肉芽肿性多血管炎、干燥综合征、冷球蛋白血症、硬皮病和皮肌炎[17, 18]。患者可能表现出全身性症状，如发热、肌痛、关节痛和全身不适，活检和血液实验室检查（红细胞沉降率、C 反应蛋白）用于检测全身炎症，对诊断至关重要。与风湿病学专家咨询合作，治疗重点在于控制全身性疾病，通常包括抗组胺药、皮质类固醇和免疫抑制剂。溃疡的治疗应包括坏死组织清创、控制感染和生物膜形成。吸收多余渗出液，防止进一步创伤，并提供湿润的伤口愈合环境。

（二）感染性溃疡

虽然所有腿部溃疡都有细菌定植。但一些溃疡主要是由于细菌、真菌、螺旋体或原生动物感染引起的，这些感染会导致不同程度的皮肤坏死。病史可能显示受影响区域有轻微创伤的情况。例如，假单胞菌引起的坏疽性脓疱病，链球菌引起的脓疱病，以及梭菌属引起的气性坏疽。其他真菌或原生动物感染引起的感染性皮肤溃疡最常见于免疫抑制患者。临床表现因潜在病原体而异，诊断通过从拭子培养或送检的组织活检中识别致病菌来进行。治疗需要立即开始使用抗生素，因为这些感染有迅速扩散并进一步累及皮肤的倾向，同时增加了全身感染的风险。梭菌属引起的气性坏疽是紧急情况，通常需要手术清创。患者通常近期在受影响区域附近进行过手术，并表现出全身不适、发热、心动过速、与体征不成比例的疼痛，以及高白细胞血症。受影响部位的体格检查包括可见起疱和苍白的皮肤，后者可能变为青铜色、灰色、深红色，紫色或黑色。可能有或没有捻发音（皮下气体）。

（三）恶性溃疡

皮肤癌可能在下肢出现，尤其是在习惯性暴露于阳光下的患者中。然而，由其他原因引起的慢性亏溃疡也可能促使癌症发生。在一项前瞻性观察试验中。作者发现 10% 的因静脉和（或）动脉疾病导致的慢性下肢伤口患者中存在皮肤癌[19]。最常见的原发性皮肤癌是基底细胞癌，其次是鳞状细胞癌（图 10-2）。其他可能导致腿部溃疡的非上皮性皮肤癌包括黑色素瘤、肉瘤和皮肤淋巴瘤，而肺癌、乳腺癌，以及头颈部癌最常见皮肤转移（图 10-3），需要高度警惕新生溃疡的诊断，因为癌性溃疡可能在慢性溃疡的基础上发展，往往表现为溃疡边缘不规则、质地坚硬、基底增厚或伴有异常出血。应考虑对不愈合的慢性溃疡进行活检，以排除或确认恶性病变的存在。这对早期发现和及时治疗皮肤癌至关重要，有助于提高患者的预后。

肿瘤性的溃疡表现可以从结节性溃疡病变、溃

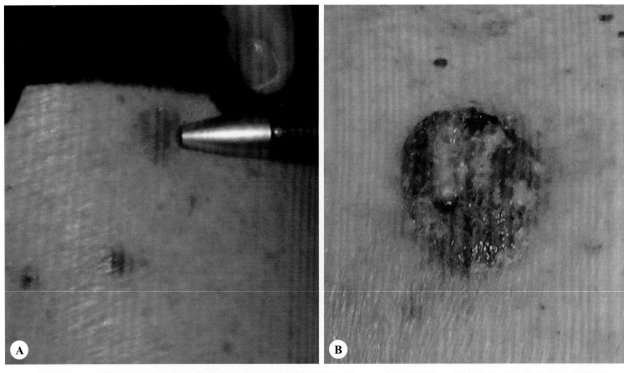

▲ 图 10-2　A. 最常见的皮肤癌是基底细胞癌，可表现为开放性伤口、珍珠状肿块、卷边瘢痕（有或没有中央压痕）或红色斑块（图 10-3）；B. 第二常见的皮肤癌是鳞状细胞癌，它也可以表现为鳞状红色斑块、开放性伤口或增厚的疣状皮肤

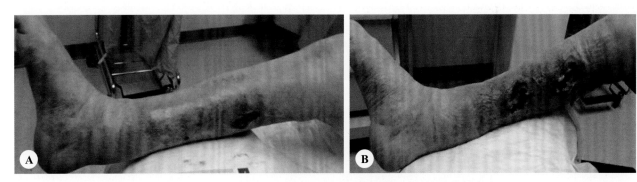

▲ 图 10-3　A. 初次就诊时表现为肢体肿瘤复发；B. 1 个月后的表现

疡斑块到伴有旺盛肉芽组织和假上皮的慢性溃疡[20]。如果对诊断有疑问或在标准 VLU 治疗中有证据显示愈合停滞。应对溃疡边缘进行一次或多次活检。

（四）微血管闭塞性溃疡

由于微血管闭塞引起溃疡的例子包括冷球蛋白血症、抗磷脂综合征、胆固醇栓塞，钙化性皮肤病、华法林诱发的皮肤坏死和镰状细胞病（图 10-4）。这些小血管闭塞的潜在机制各不相同（例如，冷凝集、凝血功能障碍、血小板聚集、栓塞），但最终结果是微血管闭塞导致的皮肤溃疡和皮下坏死。临床表现可能因潜在病因而异，但通常这些溃疡起病急疼痛

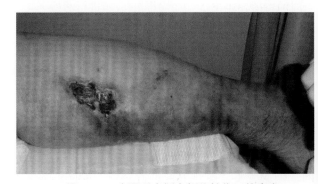

▲ 图 10-4　小腿后内侧有钙化性伤口的患者
早期病变可表现为紫罗兰色、斑块状的皮下结节、硬结和网状青斑，检查时非常痛苦。这些病变随后发展为缺血性或坏死性溃疡，并伴有焦痂

剧烈，常伴有网状紫癜[21, 22]。病史对于诊断至关重要，这些溃疡的诊断可能需要进行确认性血液实验室检测和受影响皮肤的活检。对于微血管闭塞性溃疡的治疗应针对潜在病因进行，包括抗凝治疗、免疫抑制治疗或其他针对性治疗，同时进行适当的伤口护理以促进溃疡愈合。

（五）脓皮病性坏疽

脓皮病性坏疽（pyoderma gangrenosum，PG）是一种罕见的非感染性中性粒细胞皮肤病，典型表现为异常疼痛、边缘呈紫罗兰色的溃疡，伤口床通常坏死且呈纤维状（图 10-5）。它可以与潜在的系统性疾病，如炎症性肠病、类风湿性关节炎、血液疾病或恶性肿瘤相关，但通常是特发性的，是一种排他性诊断疾病。由于这种疾病的罕见性，缺乏可用的检测，且因其与更常见的病因伤口表现重叠，PG 常被误诊。PG 还可能在其他伤口部位发展，包括 VLU 或动脉性溃疡，相反，慢性 PG 还可能引起坏死和瘢痕，可能加剧静脉和动脉性溃疡。PG 的治疗是使用全身性皮质类固醇和环孢素进行免疫抑制，TNP-a 抑制剂是有效的二线治疗。溃疡治疗主要是支持性治疗，重点在于预防创伤和仅对明确坏死组织进行谨慎清创，因为有进一步加重病情的高风险。在炎症得到充分控制后，负压伤口治疗可能会有所帮助。

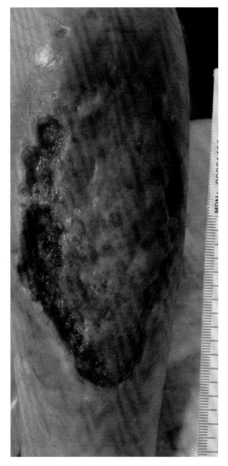

▲ 图 10-5　患者小腿内侧大面积脓皮病性坏疽，伤口的特征是溃疡深，紫罗兰色边缘

参考文献

[1] Singer AJ, Tassiopoulos A, Kirsner RS. Evaluation and management of lower extremity ulcers. N Engl J Med. 2017;377(16):1559–1567.

[2] Marston W. Mixed arterial and venous ulcers. Wounds. 2011;23(12):351–356.

[3] Humphreys ML, Stewart AH, Gohel MS, et al. Management of mixed arterial and venous leg ulcers. Br J Surg. 2007;94:1104–1107.

[4] Callam MJ, Harper D, Dale JJ, et al. Arterial disease in chronic leg ulceration: an underestimate hazard? Lothian and forth valley leg ulcer study. Br Med J. 1987;294:929–931.

[5] Marston WA, Carlin RE, Passman MA, et al. Healing rates and cost efficacy of outpatient compression treatment for leg ulcers associated with venous insufficiency. J Vasc Surg. 1999;30:491–498.

[6] Matic M, Matic A, Duran V, et al. Frequency of peripheral arterial disease in patients with chronic venous insufficiency. Iran Red Crescent Med J. 2016;18(1):e20781.

[7] Lantis J, Boone D, Lee L, et al. The effect of percutaneous intervention on wound healing in patients with mixed arterial venous disease. Ann Vasc Surg. January 2011;25(1):79–86.

[8] Georgopoulos S, Kouvelos GN, Koutsoumpelis A, et al. The effect of revascularization procedures on healing of mixed arterial and venous leg ulcers. Int Angiol. August 2013;32(4):368–374.

[9] Norgren L, Hiatt WR, Dormandy JA, et al. Inter-society consensus for the management of peripheral arterial disease (TASC II). J Vasc Surg. 2007;45:S5–S67.

[10] Lurie L, Brajesh KL, Antignani PL, et al. Compression therapy after invasive treatment of superficial veins of the lower extremities: clinical practice guidelines of the American venous forum, society for vascular surgery, American college of phlebology, society for vascular medicine, and international union of phlebology. J Vasc Surg Venous Lymphat Disord. 2019;7(1):17–28.

[11] Robson MC, Cooper DM, Aslam R, et al. Guidelines for treatment of venous ulcers. Wound Repair Regen. 2006;14:649–662.

[12] O'Donnell TF, Passman MA, Marston WA, et al. Management of venous leg ulcers: clinical practice guidelines from the society for vascular surgery and the American venous forum. J Vasc Surg. 2014;60: 3S–59S.

[13] Moran PS, Teliguer C, Harriington P, et al. A systematic review of intermittent pneumatic compression for critical limb ischemia.

Vasc Med. 2015;20(1):41–51.

[14] Kavros SJ, Delis KT, Turner NS, et al. Improving limb salvage in critical ischemia with intermittent pneumatic compression: a controlled study with 18–month follow-up. J Vasc Surg. 2008;47(3): 543–549.

[15] Shields RC. Hyperbaric oxygen therapy for critical limb ischemia. In: Dieter RS, Dieter RA, Dieter RA, Nanjundappa A, eds. Critical Limb Ischemia. Switzerland: Springer; 2017:483–489.

[16] Agale SV. Chronic Leg Ulcers: Epidemiology, Aetiopathogenesis, and Management. Ulcers; 2013. article ID 413604.

[17] Rubano J, Kerstein M. Arterial insufficiency and vasculitides. J Wound Ostomy Cont Nurs. 1996;28: 147–152.

[18] Shah JB. Approach to commonly misdiagnosed wounds and unusual leg ulcers. In: Sheffield PJ, Fife CE, eds. Wounds Care Practice. 2nd ed. Flagstaff: Best Publishing; 2006:590–591.

[19] Senet P, Combemale P, Debure C. Malignancy and chronic leg ulcers the value of systematic wound biopsies: a prospective, multicenter, cross-sectional study. Arch Ddermatol. 2012;148(6):704–708.

[20] Janowska A, Dini V, Organes T, et al. Atypical ulcers: diagnosis and management. Clin Interv Aging. 2019;14:2137–2143.

[21] Shanmugam VK, Angra D, Rahimi H, et al. Vasculitic and autoimmune wounds. J Vasc Surg Venous Lymphat Disord. 2017;5(20):280–292.

[22] Piette WW. Cutaneous manifestations of microvascular occlusion syndrome. In: Bolognia J, Jorizzo J, Schaffer J, eds. Dermatology. 3rd ed. Vol. 1. Philadelphia, London: Elsevier Saunders; 2012:369.

[23] Gottrup F, Karlsmark T. Leg ulcers: uncommon presentations. Clin Dermatol. 2005;23:601–611.

[24] Lloret P, Redondo P, Sierra A, Cabrera J. Mixed skin ulcers misdiagnosed as pyoderma gangrenosum and rheumatoid ulcer: successful treatment with ultrasound-guided injection of polidocanol microfoam. Dermatol Surg. 2006;32:749–752.

[25] Rosina P, Cunego S, Franz CZ, et al. Pathergic pyoderma gangrenosum in a venous ulcer. Int J Dermatol. 2002;41:166–167.

[26] Alavi A, French LE, Davis MD, et al. Pyoderma gangrenosum: an update on pathophysiology, diagnosis and treatment. Am J Clin Dermatol. 2017;18:355–372.

[27] Wong LL, Borda LJ, Liem TK, et al. Atypical pyoderma gangrenosum in the setting of venous and arterial insufficiency. Int J Low Extrem Wounds. 2001. https://doi.org/10.1177/15347346211002334.

第 11 章　慢性静脉功能不全患者的评估工具和伤口记录

Assessment tools and wound documentation for patients with chronic venous insufficiency

Michael Palmer　Rick Mathews　Gregory L. Moneta　Khanh P. Nguyen　著

一、创面评估工具

慢性静脉疾病（CVD）包括静脉高压的所有表现，如毛细血管扩张、网状静脉、静脉曲张、皮炎、水肿、色素沉着、纤维化和下肢静脉性溃疡（VLU），并由静脉反流和（或）梗阻引起。目前，在美国据估计有 23% 的成年人患有静脉曲张，而高达 5% 的人患有更严重的疾病（表现为皮肤改变、溃疡等）。1%~3% 的慢性静脉功能不全患者有活动性或已愈合的溃疡。据估计，美国每年的直接医疗费用在 1.5 亿到 10 亿美元之间[1, 2]。CVD 的临床表现复杂，即使在具有相似基础病理的个体之间也存在巨大差异。在早期就发现需要一个标准化的分级系统来更好地记录、沟通、跟踪患者和评估治疗，并在 20 世纪 70 年代开发了第一个静脉分级系统。随后也开发了多个其他分级系统，但第一个获得广泛接受的是 CEAP 分级系统。目前，临床、病因、解剖和病理生理学（clinical, etiological, anatomical, and pathophysiology, CEAP）是一种广泛使用的静脉疾病分级系统，并增加了严重程度评分的辅助指标：静脉严重程度评分（venous severity score，VSS）、静脉临床严重程度评分（venous clinical severity score，VCSS）、静脉节段性病变评分（venous segmental disease score，VSDS）、静脉功能障碍评分（venous disability score，VDS）以及生活质量（QoL）评估（SF-36）、静脉功能不全流行病学和经济研究（venous insufficiency epidemiological and economic study，VEINES）- 生活质量 /SYM、Aberdeen 静脉曲张问卷（Aberdeen varicose vein questionnaire，AVVQ）、慢性静脉功能不全问卷（chronic venous insufficiency questionnaire，CIVIQ）、Charing Cross 静脉性溃疡问卷（Charing Cross venous ulceration questionnaire，CXVUQ）。

二、CEAP 分级

历史上，CVD 评分系统关注的是患者的临床表现，导致缺乏可重复性和诊断准确性。美国静脉论坛意识到这个问题，并分别于 1994 年和 1996 年推动了 CEAP 分级的制订和颁布[3]。

CEAP 主要是作为 CVD 的分级系统，而不是为了衡量疾病的严重程度或对生活质量的影响。其他的评分系统来衡量疾病的严重程度和生活质量，作为 CEAP 的辅助，也将在后面讨论。CEAP 的分级是基于静脉疾病临床表现（C），病因学的因素（E），深静脉、浅静脉、穿静脉和特定静脉段原发性、继发性、先天性、解剖分布（A），以及反流、梗阻、压力等潜在的病理生理（P）进行分类。CEAP 分级系统已被纳入 CVD 报告标准，并强烈建议在 CVD 的临床出版物中对 CVD 进行分类，包括诊断和治疗以帮助其得到广泛应用。随着我们对静脉疾病的认识以及 CEAP 的使用增加，人们认识到需要对其进行修订，并分别于 2004 年和 2020 年对其进行了修订[3, 4]。

在 2020 年的最新更新中，CEAP 的临床 C 部分仍然由医生对 CVD 体征的指定决定。无明显疾病表现为 C0；C1 存在毛细血管扩张或网状静脉扩张；C2 现在分为静脉曲张和复发性静脉曲张；C3 存在水肿；C4（CVD 继发皮肤改变）进一步分为 C4a（色素沉着或湿疹）、C4b（脂质硬皮症或者白色萎缩症）和 C4c（环状静脉扩张）；C5 存在已愈合的静脉性溃疡；C6 代表活动期静脉性溃疡，对复发性静脉性溃疡用 C6r 来命名（表 11-1）。每一个进一步通过下标来表示有症状（s）或无症状（a）。基础的 CEAP 报告了最重要的 C 这一个分类，而高级 CEAP 报告了 CEAP 的所有成分，包括 E、A 和 P。目前的病因分类包括先天性、原发性、继发性 – 静脉内、继发性 – 静脉外及未确定病因（表 11-2）。解剖学分类将涉及的静脉细分为浅静脉、深静脉、穿静脉或未发现静脉病变解剖位置。可以使用这三种方法的任何组合，并应指定所涉及的肢体：右（R）或左（L）。不同的亚组进一步使用所涉及的解剖节段的特定缩写进行分类（表 11-3）。病理生理学分类有基础和高级两种命名。基本命名为 r（反流）、o（梗阻）、r/o（反流和梗阻）和 n（无静脉病理生理病变）。高级命名包括增加特定的解剖（A）节段缩写[3]（表 11-4）。

表 11-1　CEAP 临床分级	
临床分级（C）	描　述
C0	未见或未触及静脉疾病体征
C1	毛细血管扩张或网状静脉扩张
C2	静脉曲张
C2r	复发性静脉曲张
C3	水肿
C4	继发于慢性静脉疾病（CVD）的皮肤和皮下组织改变
C4a	色素沉着或湿疹
C4b	脂质硬皮症或白色萎缩
C4c	环状静脉扩张
C5	可愈合的静脉性溃疡
C6	活动性溃疡
C6r	复发的活动性溃疡 [a]

a. 每个临床类别由一个下标子表示，指示存在（有症状，s）或不存在（无症状，a）
CEAP. 临床、病因、解剖和病理生理学
改编自 2020 年更新的 CEAP 分类系统 Lurie F, Passman M, Meisner M, et al. The 2020 update of the CEAP classification system and reporting standards [published correction appears in J Vasc Surg Venous Lymphat Disord. 2021 Jan;9(1):288]. *J Vasc Surg Venous Lymphat Disord.* 2020;8(3):342–352. doi: 10.1016/j.jvsv.2019.12.075.

CEAP 被设计为一种鉴别一侧或双侧肢体 CVD 的鉴别工具。因此，它的目的是在某一时点对不同的 CVD 进行分级，使其能够进行有效描述、在患者之间比较和标准化的研究。它不是用来衡量疾病的严重程度、随时间的变化、治疗结果或静脉疾病对患者生活的负担。这些问题将由静脉严重程度评分（VSS），以及几种不同的 QoL 评分来解决[3, 5, 6]。

（一）静脉严重程度评分

CEAP 最初含有基于工作能力和对使用支持设备的反应的简单严重程度评分。这是主观的，而且鉴别性很差，因此，理所当然地从未获得关注。显然，需要补充 CEAP 的辅助评估手段来评估严重程度和评估结果。为了满足这一需要，美国静脉论坛于 2000 年根据 CEAP 的元素和理念开发并传播了 VSS。VSS 由 VCSS、VSDS 和 VDS 三部分组成。

（二）修订版静脉临床严重程度评分

VCSS 是基于 CEAP 的临床（C）方面，经过 2010 年的修订，包括压力治疗的依从性，现在由 10 个临床变量组成：疼痛、静脉曲张、静脉水肿、皮肤色素沉着、炎症、硬结、溃疡数量、溃疡持续时间、溃疡大小和压力治疗依从性。每个条目根据严重程度赋值 0～3，并对各类别进行评分，以生成动态评分（表 11-5）。评分针对双腿，随着时间的推移是动态的。这可以比较严重程度，评估随时间的变化，并评估治疗结果。VCSS 已被广泛研究和修订（rVCSS），显示出良好的效度、信度及与 CEAP 的相关性。由于它的易用性和纵向监视的能力而被广泛接受[7-12]。

表 11-2　CEAP 病因学分级	
病因学分级（E）	描　述
Ec	先天性
Ep	原发性
Es	继发性
Esi	继发性—静脉内
Ese	继发性—静脉外
En	未明确静脉性病因

CEAP. 临床、病因、解剖和病理生理学
改编自 2020 年更新的 CEAP 分类系统 Lurie F, Passman M, Meisner M, et al. The 2020 update of the CEAP classification system and reporting standards [published correction appears in J Vasc Surg Venous Lymphat Disord. 2021 Jan;9(1):288]. *J Vasc Surg Venous Lymphat Disord.* 2020;8(3):342–352. doi: 10.1016/j.jvsv.2019.12.075.

表 11-3	CEAP 解剖学分级	
解剖学分级（A）	描　述	
As 浅静脉	Tel	毛细血管扩张
	Ret	网状静脉
	GSVa	膝部以上大隐静脉
	GSVb	膝部以下大隐静脉
	SSV	小隐静脉
	AASV	前副隐静脉
	NSV	非隐静脉
Ap 穿静脉	TPV	大腿穿静脉
	CPV	小腿穿静脉 [a]
Ad 深静脉	IVC	下腔静脉
	CIV	髂总静脉
	IIV	髂内静脉
	EIV	髂外静脉
	PELV	盆腔静脉
	CFV	股总静脉
	DFV	股深静脉
	FV	股静脉
	POPV	腘静脉
	TIBV	小腿（胫骨）静脉
	PRV	腓肠静脉
	ATV	胫骨前静脉
	PTV	胫骨后静脉
	MUSV	肌静脉
	GAV	腓肠肌静脉
	SOV	比目鱼静脉
An	未发现静脉病变部位	

a. 每个病理生理学（P）分类下也报告了解剖位置
CEAP. 临床、病因、解剖和病理生理学
改编自 2020 年更新的 CEAP 分类系统 Lurie F, Passman M, Meisner M, et al. The 2020 update of the CEAP classification system and reporting standards [published correction appears in J Vasc Surg Venous Lymphat Disord. 2021 Jan;9(1):288]. *J Vasc Surg Venous Lymphat Disord.* 2020;8(3):342–352. doi: 10.1016/j.jvsv.2019.12.075.

表 11-4	CEAP 病理生理学分级
病理生理学分级（P）	描　述
Pr	反流
Po	阻塞
Pr，o	反流且阻塞 [a]

a. 来自解剖（A）位置的高级缩写应在每个病理生理学（P）类下报告
CEAP. 临床、病因、解剖和病理生理学
改编自 2020 年更新的 CEAP 分类系统 Lurie F, Passman M, Meisner M, et al. The 2020 update of the CEAP classification system and reporting standards [published correction appears in J Vasc Surg Venous Lymphat Disord. 2021 Jan;9(1):288]. *J Vasc Surg Venous Lymphat Disord.* 2020;8(3):342–352. doi: 10.1016/j.jvsv.2019.12.075.

（三）静脉节段性病变评分

该评分结合了 CEAP 的解剖（A）和病理生理（P）成分。在 CEAP 描述的 18 个静脉节段中，选择了 11 个主要静脉节段，并根据多普勒超声检查或静脉学检查有无存在反流和（或）梗阻进行分级。由于不同的节段在反流和梗阻中起着主要或次要的作用，评分系统的设计方法是给每个节段的基线评分为 1，作用较小的部分得分较低（1/2），而有显著性的节段得分为 2 分。反流和梗阻的最高得分为 10 分，代表最严重的疾病 [5, 9]。目前的 VSDS 见表 11-6。

（四）静脉功能不全评分

VDS 评分是对原 CEAP 功能不全评分的修改。尽管原始评分试图量化功能不全，它并不能包含所有并且有模糊不清的语言。功能不全是根据工作日 8h 的能力进行评估的。静脉疾病患者是一个多样化的群体，许多人不符合这一纳入标准。此外，之前的功能不全评分讨论了使用或不使用支持性设备工作的能力，并没有进一步描述。VDS 通过取代恢复先前正常活动的能力来解决这些限制 8h 工作日的水平，并使用压缩和（或）提升代替支撑装置 [5, 8]（表 11-7）。

（五）生活质量指标

生活质量测量是评估疾病对患者的影响，以及治疗的效果的必要辅助手段。在医疗保健中，生活质量可分为患者的情感、身体、经济和社会幸福感。从本质上讲，这些衡量标准是主观的，根据患者自己对生活和疾病状态的看法而有所不同。研究表明，评估生活质量有利于更好的形成患者与医疗保健提

变 量	评 分			
疼痛	0– 无	1– 偶尔疼痛或不适	2– 疼痛或不适对日常活动有影响但不阻碍	3– 绝大多数日常性活动受限
静脉曲张	0– 无	1– 少数：散在（孤立的静脉曲张或簇），环状静脉扩张	2– 限于小腿或大腿	3– 累及大腿和小腿
静脉性水肿	0– 无	1– 限于足或踝部	2– 累及踝上，限于膝下	3– 超过膝关节及以上
色素沉着	0– 无或局灶	1– 限于踝部区域	2– 弥散分布于小腿远侧 1/3	3– 更广泛弥散分布超过小腿远侧 1/3
炎症	0– 无	1– 限于踝部区域	2– 弥散分布于小腿远侧 1/3	3– 更广泛弥散分布超过小腿远侧 1/3
硬结	0– 无	1– 限于踝部区域	2– 弥散分布于小腿远侧 1/3	3– 更广泛弥散分布超过小腿远侧 1/3
活动性溃疡数目	0	1	2	≥3
活动性溃疡持续时间	不适用	<3 个月	>3 个月，<1 年	>1 年未愈合
活动性溃疡大小	不适用	直径<2cm	直径 2～6cm	直径>6cm
压力治疗	1– 未使用	1– 间断穿弹力袜	2– 绝大多数时间都用弹力袜	3– 一直使用弹力袜

表 11–5 修订版静脉临床严重程度评分（rVCSS）

改编自 CEAP & 静脉严重程度评分 CEAP & 静脉严重程度评分 https://www.veinforum.org/medical-allied-health-professionals/avf-initiatives/ceap-venous-severity-scoring/. Accessed June 16, 2021.

供者的良好沟通，并提供对于患者重要的见解[3, 7, 13]。

生活质量评估有多种形式，包括一般和特殊疾病。在一般性评估中，36 项健康调查简表（SF-36）最常用于静脉疾病。疾病特异性评估重点在于与疾病过程及其治疗效果相关的具体细节。示例包括 AVVQ、CIVIQ、静脉功能不全流行病学和经济学研究（VEINES-QoL/SYM），和 Charing Cross 静脉性溃疡研究（CCVQ）。

1. 生活质量：SF-36 36 项健康调查简表（SF-36）是一个通用的生活质量调查。在心血管疾病方面具有良好的可靠性和有效性。这个通用的生活质量评分包括与身体和精神健康有关的问题，将这两类问题进一步细分为八个类别：身体功能、由于身体问题导致的角色限制（角色 – 身体）、身体疼痛、一般健康认知、活力、社会功能、由于情绪问题（角色 – 情绪）导致的角色限制及心理健康。得分范围是 0～100 分，分数越高，一般健康感觉就越好[9, 14-17]。

2. 生活质量：Aberdeen 静脉曲张调查表 Aberdeen

静脉曲张问卷是由 13 个部分组成的，针对疾病的生活质量测量，由 Garratt 等在 1993 年开发的，专门用于静脉曲张患者[4]。它考虑了身体症状和社会问题，分数从 0（无影响）到 100（严重影响）。将 Aberdeen 静脉曲张问卷与其他 QoL 评估进行比较的研究表明，AVVQ 与其他生活质量评估有良好的相关性[18]。

3. 生活质量：慢性静脉功能不全调查问卷 慢性静脉功能不全调查问卷是一个针对疾病的自我问卷，经历了几次修订，最新的版本是 CIVIQ-20。它由 20 个问题组成，涉及损伤的存在 / 强度及患者对损伤的重视程度。

这些问题分为四个类别：心理（九个项目）、疼痛（四个项目）、身体（四个项目）和社会（三个项目）。每个项目的得分从 1 到 5，最低分是 20 分，最高分是 100 分。根据这些数字计算出一个总体指数，数字越大 QoL 越高[9, 19, 20]。

4. 生活质量：VEINES-QoL/SYM 静脉功能不全流行病学和经济学研究是一个特定疾病的工具，

反 流	表 11-6　静脉节段性病变评分 梗阻部位	评 分
1/2	小隐静脉	
1	大隐静脉	1
1/2	穿静脉，大腿	
1	穿静脉，小腿	
2	小腿静脉，多发（PT 单独 =1）	1
2	腘静脉	2
1	股浅静脉	1
1	股深静脉	1
	股总静脉	2
1	髂静脉	1
	下腔静脉	1
10	最高分	10[a, b, c]

a. 必须在影像学上进行可视化（多普勒超声检查或静脉造影）；b. 该段中的所有瓣膜都不起作用；c. 梗阻：至少一半节段完全闭塞或 50% 以上狭窄
改编自静脉严重程度评分：静脉结果评估的辅助手段

评 分	表 11-7　静脉功能不全评分 描　述
0	无症状
1	有症状但能进行正常活动[a] 而不需要压力治疗
2	只能在按压和（或）抬高肢体的情况下进行常规活动[a]
3	即使有压力治疗和（或）抬高肢体也无法进行日常活动[a]

a. 平时的活动 = 患者在静脉疾病致残前的活动
改编自静脉严重程度评分：静脉结果评估的辅助手段

已经在心血管疾病和 DVT 中得到验证。该工具由 35 个项目组成，分为两类，即生活质量和症状，产生独立的总分。VEINES-QoL 包括 26 个项目，其中 25 个是用来量化疾病对生活质量的影响，而 VEINES SYM 包括 10 个测量身体症状的项目。每个项目以 2～7 分制计分，分数越高代表越好[9, 17, 20-23]。

5. 生活质量：Charing Cross 静脉性溃疡调查表
Charing Cross 静脉性溃疡问卷（CCVUQ）是由 Smith 等在 2000 年开发的生活质量测量工具。用于评估静脉性溃疡患者。到那时为止，还没有为这种特殊的病理现象开发出专门的工具。问卷中的项目问卷所涉及的项目是从患者访谈、文献回顾和专家意见中选择的，并与 SF-36 一起实施。当管理 SF-36 时，CCVUQ 显示出良好的可靠性、有效性和响应性，与 SF-36 的八个领域相关[9, 24]。

三、伤口记录

如前所述，继发于反流或阻塞的严重和慢性下肢静脉功能不全的一个常见后遗症是下肢静脉性溃疡。对下肢静脉性溃疡的详细记录可以彻底评估和跟踪伤口愈合或缺乏愈合的情况。请注意，每个下肢可能有多个静脉性溃疡。

特别是如果有一个以上的溃疡，清楚地指出溃疡的位置是很重要的，以准确地评估伤口愈合的速度。虽然大多数下肢静脉性溃疡位于内踝或小腿周围区域，有些可以延伸到足背或小腿中部，甚至小腿近端。因此，下肢静脉性溃疡的另一个常见位置是在足踝和小腿之间的足靴区。为了允许纵向追踪下肢静脉性溃疡，下肢静脉性溃疡的解剖位置的描述可以指明在足上的位置，如果适用的话，可以参考其与骨质标志的相对位置（内侧小腿骨、跗骨，包括内侧小腿骨、距骨、舟骨和楔骨，以及外侧立方体、距骨和趾骨），并说明其在小腿或足踝上的整体位置。小腿或踝关节（内侧、外侧、上侧、下侧、前侧、后侧）或足部（近端或远端、足背或足底）。溃疡的尺寸包括最大宽度、长度和深度，以计算出伤口体积，可用于追踪下肢静脉性溃疡的进展或消退（图 11-1）。应注意伤口的深度和穿透皮肤、皮下或筋膜（罕见）的程度。这指定溃疡为部分厚度的伤口，仅涉及皮肤层（表皮或部分真皮），或者是穿透真皮、皮下组织和脂肪层的全层伤口。原发性静脉性溃疡并发感染、脉管炎、压迫性坏死或动脉功能不全也可以延伸到肌肉或骨骼。在这种情况下，关键的结构成分，如软骨、关节囊、韧带或肌腱也应注意。

记录溃疡的特征是有帮助的。对伤口床的描述应指出是否有肉芽组织，如果有的话、指出肉芽组织的质量。在某些情况下，下肢静脉性溃疡会表现

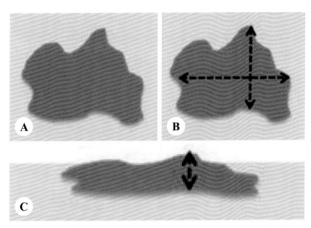

▲ 图 11-1　测量最大的伤口宽度、长度（A 和 B. 鸟瞰图）和深度（C. 侧视图）

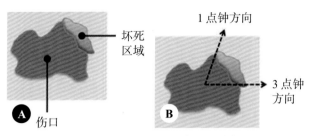

▲ 图 11-2　如何记录现存坏死的例子

出组织的过度颗粒化，这应该被注意到，因为它的存在会阻止上皮细胞在溃疡表面的迁移而影响愈合。溃疡床中的黏液、焦痂或纤维蛋白也应注意，因为它们会阻碍伤口愈合，以及表明伤口愈合的上皮化作用。新的上皮化现象是令人鼓舞的，因为它表明溃疡正在向闭合方向发展。

对伤口边缘的描述应表明是否存在外翻或隧道。当上层表皮细胞在下层表皮细胞上滚动，并沿着溃疡的两侧迁移而不是穿过下肢静脉性溃疡时，就会出现这种情况。记录坏死、潜行或窦道的情况应测量渗透的深度和方向。通常情况下，一个区域的记载，如潜行可以被描述为"从 1 点钟方向到 3 点方向存在"（图 11-2）。尽管在下肢静脉性溃疡中不太常见，但这些特征的记录表明伤口更难处理，可能需要进行积极的伤口清创或皮肤切除，以促进愈合。

渗出物的存在或不存在应该被记录下来。渗出物的质量可以反映细菌感染或定植的可能性，可描述如下：脓性、血清性、化脓性和恶性脓性。此外，引流的量可以半量化为：无、少量、中量或大量。另一种半量化引流的技术是通过在一段时间内使用的敷料数量来确定。可以用来跟踪引流的减少或增加。

对 VLU 周围组织和皮肤的描述很重要。描述皮肤和组织的颜色的一致性（硬化或凹陷）、脂肪皮肤硬化以及皮温。另外，应注意皮肤是否有水肿，伤口周围和腿部的静脉淋巴水肿。伤口周围的皮肤应进行评估，注意有无刺激、浸渍、剥落、瘀斑或其他异常情况。在 VLU 中不常见，但应评估伤口是否有以下情况，胼胝或伤口周围的纤维化，表明伤口边缘有过度角化现象。如果存在，应切除胼胝或角化过度，以促进下肢静脉性溃疡的愈合。

是否有异味应予记录。溃疡处的任何气味都应注意，包括恶臭或其他可能表明感染或特定细菌或真菌定植的气味。一些细菌或真菌可能有独特的气味（例如，"类似甜葡萄的气味"可能表明存在铜绿假单胞菌）。

评估可能的感染指标是下肢静脉性溃疡常规评估的一部分。注意伤口周围的皮肤、组织或腿部是否有红斑。排出物增多、有异味、发热、水肿、压痛，特别是疼痛，都提示有感染的可能。此外，发热或体温过低或其他全身症状可以提示进展加重或全身性感染。

当存在时，记录疼痛的位置、强度、质量和持续时间是很重要的。无论它是自发的还是因运动、检查或其他操作而引起的疼痛，都要记录下来，而且还要注意任何地方的疼痛缓解或加重因素。虽然许多静脉性溃疡触痛不明显，但许多静脉性溃疡在触摸或按压，特别是尖锐清创时触痛明显。

清理工作通常需要局部注射利多卡因或温和的清理。对于大型或广泛的 VLU，可能需要在镇静或麻醉的情况下进行清创。有许多用于清创的工具和手术工具。应记录用于锐利清创的工具，其中包括手术刀（15 号、10 号或 11 号）、镊子、剪刀、钳子、刮刀，甚至是龙格。

图 11-3 至图 11-8 显示了严重程度不同的下肢静脉性溃疡的例子。每个伤口的测量是从伤口边缘到伤口边缘。但是，在有许多小的单独伤口聚集在一个区域的情况下，为了简单起见，测量了伤口复合体的最大尺寸，其中可能包括小面积的表皮和真皮（图 11-7）。

四、下肢静脉性溃疡的测量

下肢静脉性溃疡的测量是记录愈合过程的一种

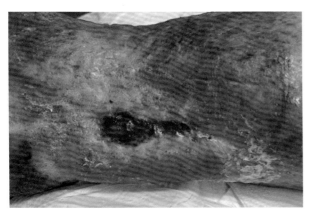

▲ 图 11-3　有一些肉芽组织的下肢静脉性溃疡，极少的生物膜，以及血清 / 脓血性引流

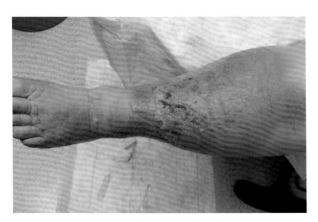

▲ 图 11-4　硬化性下肢静脉性溃疡
注意暴露的筋膜和最小的肉芽

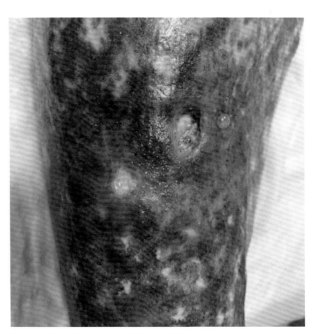

▲ 图 11-5　硬化，小腿前部静脉性溃疡
上部和尾部的伤口，在 12 点钟至 2 点钟处进行包扎

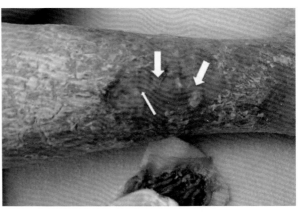

▲ 图 11-6　带有纤维素渗出物、碎片和伤口周围浸渍的下肢静脉性溃疡。多处小的伤口群，通过测量所涉及腿的最大长度和宽度来追踪伤口，以便于记录

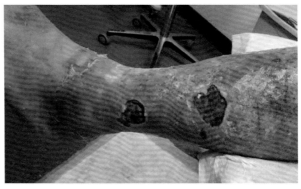

▲ 图 11-7　有渗出物、纤维蛋白、切除物和周身皮肤炎症的下肢静脉性溃疡

标准手段。下肢静脉性溃疡与其他慢性伤口的愈合模式存在明显的偏差，准确的尺寸测量代表了跟踪愈合的最基本形式。

历史上，视觉和线性测量已经足够，但随着侵入性和非侵入性成像方式的出现，伤口特征的描述在帮助了解病情发展上已经得到了推进。这些辅助方式旨在减少人为错误，提高伤口的可重复性。它们还有助于通过避免仅靠视觉评估和特征分析所不可避免的错误来实现护理的标准化。虽然不是 VLU 的常规检查，MRI、超声和活组织检查可以准确描述溃疡向不同真皮层的延伸。它们还可以进行体积测量。

线性测量通常是通过摄影和数字平面测量来记录的伤口的演变，并可由参与管理的人审查和按顺序跟踪溃疡的管理。

在 Apligraf 和 Integra 对含有真皮补片的细胞外基质组件的试验中，伤口完全闭合并重新上皮化是

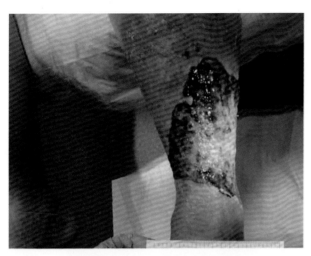

▲ 图 11-8　严重的血栓形成后综合征和长期存在的周身下肢静脉性溃疡

确定伤口完全愈合的必要条件[26]。Apligraf 试验在 1998 年由国际肠道治疗师协会（目前称为伤口、造口、排泄物护士协会）开发的分期系统中测量了伤口持续时间、面积和深度。这些参数与踝肱指数（ABI）一起决定了所招募患者的伤口愈合进度[26]。

然而，通过线性测量的物理尺寸特征，即使有摄影和数字平面测量的帮助，一个严重的局限性便是无法预测伤口愈合或确定溃疡深度。这对 VLU 来说是个问题，因为它们的过程往往是不可预测的。因此，根据上皮细胞的特征来确定 VLU 的特点是上皮化、灌注、尺寸和感染的存在、都是准确监测 VLU 的必要条件。

（一）用于伤口评估和测量的成像模式

鉴于床边伤口测量的局限性，在对伤口尺寸的评估特别具有挑战性的情况下，可以使用成像方式。伤口的深度可以描述所涉及的组织的层次。CT、MRI 和超声成像都是用来描述伤口深度和潜在病理的方式。CT 成像是一种可获得的成像方式，具有评估 VLU 的高分辨率。MRI 通常是最敏感的方式，也可以描述湿度。超声波往往是一种更方便、更具成本效益的选择，在医疗点使用，没有辐射[27]。

飞行时间相机成像测量根据溃疡表面反射的光的相位变化，以确定伤口的深度[28]。同样，高光谱成像技术可以捕捉漫反射的光线，以重建 VLU 的三维图像，从而进行深度测量。光学相干断层扫描可以利用低相干涉仪[29]来生成溃疡下层组织的内部结构的图像，并可以利用这些图像来测量溃疡的内部

结构，并可用于确定溃疡深度。空间频率成像和近红外成像光谱仪测量吸收的频率或波长，以促进溃疡成像[30]。

（二）用于医疗点伤口测量的应用程序和相机

使用尺子或昆汀量具对 VLU 进行线性测量与测量结果的差异性有关。此外，与使用移动应用程序记录和跟踪伤口的供应商相比，在不使用移动应用程序的情况下，手动测量溃疡的时间并不小。最后，与电子医疗记录软件的整合和伤口文件的共享有助于跨专业团队协调对 VLU 患者的护理。标准化、精简、更快的表征，以及记录和分享测量结果的便利性，是目前进入静脉性溃疡护理测量、记录和监测领域的一些应用的重点（表 11-8）。

五、伤口灌注的护理评估

（一）ABI、经皮氧分压和 SPY 血管造影

伤口愈合的预测越来越多的成为伤口诊所的重点[29]。监测下肢静脉性溃疡的血管，以评估充分的灌注和预测伤口的愈合，可以成为下肢静脉性溃疡护理的一个组成部分。目前评估伤口区域灌注的方法包括但不限于 ABI、彩色多普勒、经皮氧分压（TCPO₂）和 SPY 血管造影（Novadaq 科技公司）。ABI，首次描述于 1950 年[31]，提供了踝部大血管灌注的指数。经皮氧分压测量真皮毛细血管的氧张力，量化皮肤氧合度，是衡量伤口灌注的一个指标。

然而，ABI、多普勒和经皮氧分压缺乏跟踪区域灌注的能力的变化，限制了它们在慢性伤口（如下肢静脉性溃疡）护理中的应用。SPY 血管造影是基于吲哚菁绿（ICG）血管成像。0.1% 的 0.1mg/kg ICG 溶液在静脉中注入在光线较暗的环境下静脉注射。ICG 血管造影提供关于伤口区域血管的实时、定量和定性的伤口区域血管化数据，以监测伤口的灌注情况。Patel 等利用 ICG 血管造影数据准确诊断出最初被 ABI 和经皮氧分压方式误诊的患者[32]。

（二）诊断和程序代码

表 11-9 列出了诊断（ICD-9 和 ICD-10）、伤口护理管理和清创代码。当前程序术语学（CPT）常用于下肢静脉性溃疡管理和程序[33, 34]。

适当的 ICD-9 或 ICD-10 编码需要联系起来，并符合伤口护理管理和程序代码。伤口护理管理代码包括清创程序，不应该与清创代码同时使用。

表 11-8　对于评估伤口尺寸护理要点的应用和拍照

应 用	启动年份（年）	特 点	费用（美元）
+伤口台	2016	半自动化测量	免费
典故	2016	线性测量，便利的文件	免费
快速的皮肤和创伤应用套装	2017	线性测量，进度追踪，企业软件	免费
"轮廓"	2017	线性测量，便利的文件	免费
对皮肤的"点点关怀"应用套装	2018	自动化线性测量	免费
伤口的测量	2018	线性测量，便利的文件	0.99
伤口医生	2018	线性测量，便利的文件	免费
伤口患者	2019	线性测量，便利的文件	免费
伊米特应用套装	2016—2020	线性测量，按时间排列的文档，每一代的报告，多个来自同一家公司的应用程序开发商	免费
捕捉伤口	2020	简要的伤口追踪过程	免费

表 11-9　常用的 VLU 诊断（ICD-9 和 ICD-10）、伤口护理管理和清创规范（CPT）

诊断代码：ICD-9 代码

下肢静脉曲张 *	454
有溃疡	454
患有炎症（任何部位或未指定的部位）	454.11
有溃疡和炎症的 LE（任何部位或未指明的）	454.12
有其他并发症（水肿、疼痛、肿胀）	454.8
无症状的静脉曲张	454.9

诊断代码：ICD-10 代码

静脉曲张分类（I83：＿＿＿）

静脉曲张伴：	偏侧	位置
0- 溃疡	1- 右侧	1- 大腿
1- 炎症	2- 左侧	2- 小腿
2- 溃疡和炎症	0- 不确定	3- 足踝
8- 疼痛		4- 足后跟 / 中足
		5- 足的其他部位
		8- 腿的其他部位
		9- 不确定

慢性静脉高压（特发性）分类（I87：3 ＿＿＿）

	静脉高压伴：	偏侧
	1- 溃疡	1- 右侧
	3- 溃疡和炎症	2- 左侧
		3- 双侧
		9- 不确定

（续表）

血栓形成后综合征与溃疡分类（I87：0 ____ ）

	血栓形成后综合征伴	偏侧
	1– 溃疡	1– 右侧
	2– 溃疡和炎症	2– 左侧
		3– 双侧
		9– 不确定

非压迫性慢性溃疡分类（L97：____ ）

位置	偏侧	严重程度 / 深度
1– 大腿	1– 右侧	1– 皮肤
2– 小腿	2– 左侧	2– 脂肪
3– 足踝	0– 不确定	3– 肌肉 / 肌腱
4– 足后跟 / 中足		4– 骨 / 关节
5– 足的其他部位		5– 肌肉，没有证据表明坏死
8– 腿的其他部位		6– 骨，没有证据表明坏死
9– 不确定		8– 肌肉，其他严重程度
		9– 不确定的严重程度

皮肤的非压迫性慢性溃疡，未分类：L98.4

伤口护理管理代码

• 清理（如高压水枪，带 / 不带吸力抽吸，用剪刀、手术刀、镊子等锐利的选择性清创）；开放性伤口［如纤维蛋白、坏死的表皮和（或）真皮、渗出物、碎屑、生物膜］	97597
• 包括外用药、伤口评估、使用水疗，何时执行，以及正在进行护理的说明每增加 20cm² 或其一部分（除了主要程序的代码外，单独列出）	97598
• 从伤口中清除坏死的组织，非选择性清创，不需要麻醉（例如，湿敷料、酶、蚕食清创、幼虫治疗）。每个阶段，包括局部应用、伤口评估和持续的护理指导	97602

清创代码

• 清理：皮肤、肌肉、骨骼	11012
• 剥离，皮下组织（如果进行的话，包括表皮和真皮层）；第一个 20cm² 或以下	11042
• 每增加 20cm² 或其一部分（在主要程序的代码之外单独列出）（11045 与 11042 一起使用）	10045
• 剥离，肌肉和（或）筋膜（如果进行的话，包括表皮、真皮和皮下组织；最初 20cm² 或更少）	11043
• 每增加 20cm² 或其一部分（在主要程序的代码之外单独列出）（11046 与 11043 一起使用）	11046
• 清理，骨［如果进行的话，包括表皮、真皮、皮下组织、肌肉和（或）筋膜］	11044
• 第一个 20cm² 或以下每增加 20cm² 或其一部分（在主要程序的代码之外单独列出）（11047 和 11044 一起使用）	11047

*. 用于下肢静脉性溃疡（VLU）分类的常见 ICD-9 和 ICD-10 编码被列出，其中 ICD-10 编码表示下肢受累。此外，伤口护理管理和清创代码取决于伤口表面积的治疗量

参考文献

[1] Piazza G. Varicose veins. Circulation. 2014;130(7):582–587. https://doi.org/10.1161/CIRCULATI ONAHA.113.008331.

[2] Kabnick LS, Scovell S. Overview of Lower Extremity Chronic Venous Disease. In: Eidt JF, Mills JL, Collins K, eds. UpToDate. Waltham, Mass. UpToDate; 2021.

[3] Lurie F, Passman M, Meisner M, et al. The 2020 update of the CEAP classification system and reporting standards. J Vasc Surg Venous Lymphat Disord. 2020;8(3):342–352. https://doi. org/10.1016/ j.jvsv.2019.12.075. published correction appears in J Vasc Surg Venous Lymphat Disord. 2021 Jan; 9(1):288.

[4] Garratt AM, Macdonald LM, Ruta DA, Russell IT, Buckingham JK, Krukowski ZH. Towards measurement of outcome for patients with varicose veins. Qual Health Care. 1993;2(1):5–10. https:// doi.org/10.1136/qshc.2.1.5.

[5] CEAP & Venous Severity Scoring. https://www.veinforum.org/ medical-allied-health-professionals/ avf-initiatives/ceap-venous-severity-scoring/. Accessed June 16, 2021.

[6] Khilnani NM, Davies AH. CEAP: a review of the 2020 revision. Phlebol. 2020;35(10):745–748. https://doi.org/ 10.1177/0268355520961239.

[7] Meissner MH, Natiello C, Nicholls SC. Performance characteristics of the venous clinical severity score. J Vasc Surg. 2002;36(5):889–895. https://doi.org/10.1067/mva.2002.128637.

[8] Rutherford RB, Padberg Jr FT, Comerota AJ, Kistner RL, Meissner MH, Moneta GL. Venous severity scoring: an adjunct to venous outcome assessment. J Vasc Surg. 2000;31(6):1307–1312. https:// doi.org/10.1067/mva.2000.107094.

[9] Vasquez MA, Munschauer CE. Venous Clinical Severity Score and quality-of-life assessment tools: application to vein practice. Phlebol. 2008;23(6):259–275. https://doi.org/10.1258/phleb.2008. 008018.

[10] Gil Vasquez MA, Wang J, Mahathanaruk M, Buczkowski G, Sprehe E, Dosluoglu HH. The utility of the Venous Clinical Severity Score in 682 limbs treated by radiofrequency saphenous vein ablation. J Vasc Surg. 2007;45(5):1008–1015. https://doi. org/10.1016/j.jvs.2006.12.061.

[11] let JL, Perrin MR, Allaert FA. Clinical presentation and venous severity scoring of patients with extended deep axial venous reflux. J Vasc Surg. 2006;44(3):588–594. https://doi.org/10.1016/ j.jvs.2006.04.056.

[12] Ricci MA, Emmerich J, Callas PW, et al. Evaluating chronic venous disease with a new venous severity scoring system. J Vasc Surg. 2003;38(5):909–915. https://doi.org/10.1016/s0741–5214(03)00930–3.

[13] Jenkinson C. Quality of life. Encyclopædia Britannica. https:// www.britannica.com/topic/quality-oflife. Published May 6, 2020. Accessed June 16, 2021.

[14] Kosinski M, Keller SD, Hatoum HT, Kong SX, Ware Jr JE. The SF-36 Health Survey as a generic outcome measure in clinical trials of patients with osteoarthritis and rheumatoid arthritis: tests of data quality, scaling assumptions and score reliability. Med Care. 1999;37(5 Suppl):MS10eMS22. https://doi. org/10.1097/00005650–199905001–00002.

[15] Ware Jr JE, Gandek B. Overview of the SF-36 health survey and the International quality of life assessment (IQOLA) Project. J Clin Epidemiol. 1998;51(11):903–912. https://doi.org/10.1016/ s0895– 4356(98)00081–x.

[16] Ware Jr JE, Kosinski M, Bayliss MS, McHorney CA, Rogers WH, Raczek A. Comparison of methods for the scoring and statistical analysis of SF-36 health profile and summary measures: summary of results from the Medical Outcomes Study. Med Care. 1995;33(4 Suppl):AS264eAS279.

[17] Ware Jr JE, Kosinski M, Gandek B, et al. The factor structure of the SF-36 health survey in 10 countries: results from the IQOLA Project. International quality of life assessment. J Clin Epidemiol. 1998; 51(11):1159–1165. https://doi.org/10.1016/s0895–4356(98)00107–3.

[18] Kuet ML, Lane TR, Anwar MA, Davies AH. Comparison of disease-specific quality of life tools in patients with chronic venous disease. Phlebol. 2014;29(10):648–653. https://doi. org/10.1177/ 0268355513501302.

[19] Launois R, Mansilha A, Jantet G. International psychometric validation of the chronic venous disease quality of life questionnaire (CIVIQ-20). Eur J Vasc Endovasc Surg. 2010;40(6):783–789. https:// doi.org/10.1016/j.ejvs.2010.03.034.

[20] Launois R, Reboul-Marty J, Henry B. Construction and validation of a quality of life questionnaire in chronic lower limb venous insufficiency (CIVIQ). Qual Life Res. 1996;5(6):539–554. https:// doi.org/ 10.1007/BF00439228.

[21] Bland JM, Dumville JC, Ashby RL, et al. Validation of the VEINES-QOL quality of life instrument in venous leg ulcers: repeatability and validity study embedded in a randomised clinical trial. BMC Cardiovasc Disord. 2015;15:85. https://doi. org/10.1186/s12872–015–0080–7. Published 2015 Aug 11.

[22] Kahn SR, Lamping DL, Ducruet T, et al. VEINES-QOL/ Sym questionnaire was a reliable and valid disease-specific quality of life measure for deep venous thrombosis. J Clin Epidemiol. 2006;59(10): 1049–1056. https://doi.org/10.1016/ j.jclinepi.2005.10.016. published correction appears in J Clin Epidemiol. 2006 Dec;59(12):1334.

[23] Lamping DL, Schroter S, Kurz X, Kahn SR, Abenhaim L. Evaluation of outcomes in chronic venous disorders of the leg: development of a scientifically rigorous, patient-reported measure of symptoms and quality of life. J Vasc Surg. 2003;37(2):410–419. https://doi.org/10.1067/mva.2003.152.

[24] Smith JJ, Guest MG, Greenhalgh RM, Davies AH. Measuring the quality of life in patients with venous ulcers. J Vasc Surg. 2000;31(4):642–649. https://doi.org/10.1067/mva.2000.104103.

[25] Lazarus GS, Cooper DM, Knighton DR, et al. Definitions and guidelines for assessment of wounds and evaluation of healing. Arch Dermatol. 1994;130(4):489–493.

[26] Curran MP, Plosker GL. Bilayered Bioengineered skin Substitute (Apligraf). BioDrugs. 2002;16: 439–455.

[27] Frykberg RG, Banks J. Challenges in the treatment of chronic wounds. Adv Wound Care. 2015;4: 560–582.

[28] Gaur A, Sunkara R, Raj ANJ, Celik T. Efficient wound measurements using RGB and depth images. Int J Biomed Eng Technol. 2015;18:333–358.

[29] Izatt JA, Choma MA, Dhalla A-H. Theory of Optical Coherence Tomography. In: Drexler W, Fujimoto JG, eds. Optical Coherence

Tomography. Cham, Switzerland: Springer; 2015:65–94.

[30] Li S, Mohamedi AH, Senkowsky J, Nair A, Tang L. Imaging in chronic wound diagnostics. Adv Wound Care. 2020;9(5):245–263.

[31] Winsor T. Influence of arterial disease on the systolic blood pressure gradients of the extremity. Am J Med Sci. 1950;220:117–126.

[32] Patel HM, Bulsara SS, Banerjee S, et al. Indocyanine green angiography to Prognosticate healing of foot ulcer in Critical limb Ischemia: a Novel technique. Ann Vasc Surg. 2018;51:86–94. https:// doi.org/10.1016/j.avsg.2018.02.021.

[33] American Medical Association. CPT Professional. Chicago, IL: American Medical Association; 2018.

[34] ICD List. https://icdlist.com/icd-10/index.

第三篇

慢性静脉功能不全的非手术
治疗和伤口护理

Nonoperative management of chronic venous
insufficiency and wound care

第12章 下肢静脉性溃疡的压力治疗
Compression therapy in venous leg ulcers

Hugo Partsch 著

一、压力疗法分类

压力疗法是静脉性腿部溃疡治疗的基本方法，对溃疡的愈合和维持愈合非常有效[1, 2]。在每个病例中，都应确定潜在的静脉病变，最好通过双相超声波检查来确定。此外，还应该考虑纠正潜在病理生理学的方法（如手术、静脉腔内消融术或硬化疗法）。应排除严重的动脉闭塞性疾病和其他可能导致伤口不愈合的原因作为治疗计划的一部分。在进行加压治疗之前，应就潜在的皮肤状况、是否存在静脉曲张，以及动脉血流状况提出重要建议。

1. 局部治疗 晚上脱掉长筒袜或拆掉绷带时，应在腿上涂抹皮肤保湿霜，但不要在早上穿上长筒袜前涂抹，以免造成长筒袜损伤。已开发出具有综合皮肤护理功能的弹力袜，以防止皮肤脱屑、发红和干燥。

这些弹力袜可改善皮肤的水合作用和患者的依从性[3]。在对溃疡及其周围环境进行充分护理后，不坚持局部治疗以保持溃疡湿润，应在溃疡上放置足够多层的纱布垫，以避免分泌物渗入外层袜子。

2. 纠正静脉回流 尽管最佳的局部治疗非常重要[3]，但它始终应与充分压迫静脉性溃疡周围的静脉曲张相结合。消除静脉曲张可改善溃疡愈合[4]。此外，纠正浅静脉回流代表着静脉性溃疡治疗模式的转变[4]。纠正浅静脉回流最简单的方法是在双相图下进行泡沫硬化剂治疗，同时进行压迫[4]。

3. 评估动脉循环 在进行强力压力治疗之前，应评估动脉血流状态。最好使用手持式多普勒或测量踝肱指数（ABI）（见第 10 章，严重动脉闭塞性病变，ABI<0.5 时压力治疗是禁忌的）[5]。如果因搏动微弱或消失而怀疑患有外周动脉疾病，则应进行多普勒检查和踝肱指数测量。对于不能确定的病例，应进行动脉造影检查，并制订治疗计划。

二、压力装置

静脉性溃疡加压疗法可使用不同的装置（表 12-1）。

（一）医用弹力袜

如果溃疡面积不大（<5cm²）且持续时间不长（持续时间<3 个月），可考虑使用弹力袜治疗静脉性溃疡[6]。即使是没有经验的患者也可以自行进行这种治疗，袜子会产生恒定压力，允许患者更换敷料、清洁和清洗溃疡。这种袜子的缺点之一是渗出物可能会污染袜子，因此必须经常清洗袜子，由此损害弹力袜纤维。随机对照试验表明，使用不同类型的弹力袜可以减轻腿部水肿，从而达到良好的溃疡愈合效果，水肿是阻碍溃疡愈合的因素之一[6-8]。

可以使用轻型弹力袜来固定局部溃疡敷料。在轻型弹力袜上再穿上 II 级弹力袜，不仅会增加下层轻型弹力袜的压力，还会增加整个套件的硬度[9]。目前已推出了几种双层溃疡袜（Venosan 套件、Venotrain、Bauerfeind、Medi Ulcertec、Ulcer kit Gloria、Saphenamed UCV、Hartmann）。基础层固定溃疡敷料在腿上过夜，而第二层长袜则在白天套在基础层上。这种疗法允许患者根据需要清洁溃疡和更换敷料。此外，这种治疗方式成本效益高，因为无须医护人员进行换药。

美国推出了带拉链的长袜（Ulcer-care，Jobst Beiersdorf）。欧洲一些国家推出了一种可清洗和重复使用的即用型管状装置，名为 Tubulcus 或 Rosidal mobil。通常会给患者处方开具膝盖以下部位的长袜，并建议使用在足踝处产生 30mmHg 以上压力的强力弹力袜[2, 8]。

溃疡愈合后，使用弹力袜对预防复发至关重要[2, 8]。日常依从性可能是一项挑战，尤其是老年患者，因为他们穿弹力袜有困难。为了方便操作弹力袜，人们开发了脱下和穿上弹力袜的辅助工具（如Butler、尼龙袜或丝袜、纤滑袜、易滑袜），这些辅助工具旨在帮助将弹力袜滑过足跟。戴上橡胶手套也可以方便操作，因为它们可以在处理长筒袜时提供更好的抓握力。

目前，符合国家指导方针的弹力袜已经分级[10]，因此，弹力袜远端施加的压力高于近端。这一原则对于仰卧位患者穿戴的血栓预防性弹力袜来说是合理的，但对于治疗移动的患者来说则不尽然。反向压力梯度弹力袜的问世彻底改变了我们的方法。这种压力梯度袜不仅穿脱方便，而且在血流动力学效果方面优于上述压力梯度袜[11, 12]。

由于穿脱弹力袜相关的问题是导致患者不遵从压力治疗的最重要原因，因此这种方法有望在未来对患者遵从压力治疗产生积极影响。最近，弹力袜足部和足跟没有减压部件的弹力袜已经开发出来，并显示出良好的应用便利性[13]。

根据弹力袜对腿部施加的压力，弹力袜可分为几种类型。遗憾的是，如表 12-2 所示，国家弹力袜分类标准之间存在很大差异。例如，二级弹力袜足踝处的压力范围在法国、英国、美国、德国和其他欧洲国家分别被定义为 15～20mmHg、18～24mmHg、20～30mmHg 和 23～32mmHg[14]，此外，描述性术语也有很大差异：在欧洲国家标为"中等或适度"的长筒袜在美国可能被标为"强力"。

因此，为了实现术语的国际标准化，建议使用以 mmHg 为单位的压力范围，而不是压力等级，并通过添加压力范围来具体说明轻度、轻微、中度、中等、强力、结实或特别结实[14]。总之，弹力袜在减轻水肿方面非常有效[15]。但是，由于血流动力学效率不足，弹力袜在治疗腿部溃疡方面并没有发挥主要作用[16, 17]。

（二）弹力绷带

在静脉性溃疡的常规治疗中，弹力袜不能取代压力绷带，因为绷带可能会施加更大的压力。表 12-3 列出了根据英国标准在腿远端测量到的绷带接口压力值（现有的唯一绷带标准）[18]，并将这些压力值与弹力绷带共识会议新提出的压力值进行了比较[19]。

表 12-1　加压器械的类型
• 梯度压力弹力袜（预制或定制）
– 定制弹力袜
– 标准尺寸弹力袜
– 膝盖长度
– 大腿长度
– 压缩紧身裤
• 绷带
– 单组件 / 多组件
– 非弹性 / 弹性
• 可调式压力裹布
• 间歇式充气压力泵
– 单腔袖套
– 循环渐进式多腔袖套
– 足泵
– 小腿泵
– 全腿、躯干泵

表 12-2　不同国家规定的医用弹力袜压力（mmHg）范围 [a]

压力分级	欧盟（CEN）	美 国	英 国	法 国	德 国
I 级					
（轻微）	15～20				
（适中）		14～17			
（轻度）	10～15	18～21			
II 级	23～32（适中）	20～30（稍微用力）	18～24（中等）	15～20	23～32（中等）
III 级	34～46（强度）	30～40（有力）	25～35（强度）	20～36	34～46（强度）
VI 级	>49（超强）	40+		>36	>49（超强）

CEN. 欧洲标准化委员会
a. 这些数值表示袜子在假想的圆柱形足踝上方应该施加的压力（mmHg）

共识小组指出的压力值明显高于英国标准的压力值。需要强调的是，表 12-3 中的所有压力值都主要基于假设，因此需要通过对人体腿部进行更多压力测量的临床研究来证实。

腿部界面压力和硬度测量 腿部承受的压力是确定绷带效果的一个重要参数。另一个重要参数是硬度，它描述了加压材料的弹性特性。后者由在运动过程中，腿部周长的增加会导致压力的增加来定义[20]。

这两个参数均可在腿部使用简单的电池供电便携式传感器进行评估，如 Picopress（意大利 Microlab 公司）或 Kikuhime 测试仪（丹麦索罗 MediTrade）。这种测量方法在未来的试验中可能是比较不同的压力产品以及用于培训目的不可或缺的。

首选的测量点是腿部在站立和行走时弧度和周长变化最明显的区域，即内踝臼上方 8~12cm 处[20, 21]。弹力袜的压力和硬度的体内和体外测量结果比较显示，两者之间有很好的相关性[9]。

（三）弹性和无弹性绷带

表 12-4 根据单层材料的弹性特性总结了压缩材料的实际差异。

弹性压缩绷带：这些绷带使用的材料拉伸时会

产生压力的绷带。

无弹性压力绷带：这种绷带在紧绷时会产生压力，当运动导致小腿肌肉收缩时，压力会增加。

弹性长拉伸材料比较容易操作，患者也可以使用。与无弹性材料相比，这些弹性绷带由于其纤维的弹性收缩而产生主动力。对于弹性绷带来说，随着时间的推移，压力下降很小。因此，当患者坐下或躺下时，这种绷带可能会引起疼痛和不适，尤其是绷带缠得太紧时。单组分弹力绷带或弹力袜最好在早上起床前穿上，晚上睡觉前脱掉。在行走过程中，弹性材料的峰值压力波峰值低于非弹性材料（图 12-1）。

与弹性材料相比，当患者在直立姿势下进行背伸运动时，无弹性材料产生的压力增幅要高得多。站立时的压力增加值和踝关节运动时的压力振幅是表征硬度的有用参数[20]。

为了实际区分弹性和非弹性材料，有人建议将使用内置于布带区域的小型压力传感器测得的站立压力和仰卧压力之差定义为静态硬度指数[20]。静态硬度指数值大于或小于 10 分别表示无弹性和弹性材料的适应证。该参数表征有效工作压力和可承受静息压力之间的范围[21]。

良好的加压绷带应具有以下特点：容受性较好的静息压力和行走时可达到的高峰压力。压力峰值为 80mmHg 的无弹性绷带会间歇性地压迫浅静脉和深静脉（图 12-1）。这用带有超声波透视窗的血压袖带压迫腿部可以证明这一点。通过多普勒评估，可以证明在直立状态下，40~60mmHg 的压力会减小腿部静脉的直径[22]。

研究表明，足够的外部压力可以减少静脉回流和静脉高压[23]。基本上，20mmHg 的弹力袜压力太弱，无法改善自由活动患者的血流动力学状况（图 12-1）。不过，这种低压可能足以防止水肿的形成，

表 12-3 仰卧位时腿部远端压力绷带施加的界面压力（mmHg）范围 a

类 型	共识组	英国标准 7505 组
轻度压力	<20	<20
适中压力	20~40	21~30
强力加压	40~60	31~40
超强加压	>60	41~60

a. 所有数值均以 mmHg 为单位。一个共识小组[19]提出的定义与英国标准（BS）7505 的定义进行了比较

表 12-4 单层加压材料的弹性性能

类 别	无弹性 / 无延展性	无弹性 / 短延展性	弹性 / 长延展性
最大延展度（%）	5	<100	>100
刚度	非常高	高	低
实施	受训专家	受训工作人员	患者或亲属
腿上维持时间	多达数天	多达数天	入夜前取下

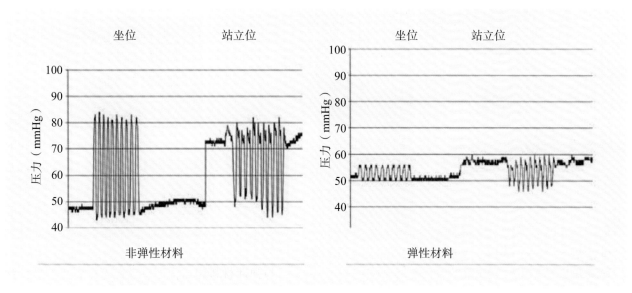

▲ 图 12-1　使用非弹性和弹性材料的绷带下压力（mmHg，y 轴），均在坐位下向小腿远端施加 50mmHg 的静息压力。在足部上下运动过程中，非弹性材料的肌肉收缩期（峰值）和舒张期（最低值）之间的压力梯度相较于弹性材料高得多。当患者站立时，使用非弹性绷带时压力升高 22mmHg，而使用弹性绷带时仅升高 8mmHg

并加速平卧位时的静脉血流。

必须考虑无弹性绷带的两个主要缺点：首先，绷带使用后压力会立即降低。绷带使用后仅 1h，最初的静息压力就会下降约 25%，这主要是由于肢体体积立即减少所致。但是，绷带对血流动力学的益处仍能保持。其次，充分使用无弹性压力绷带并不容易，因此需要经过培训。由于使用绷带后压力会迅速降低，因此使用无弹性绷带时的初始张力应远远高于使用弹性绷带时的初始张力。不恰当的无弹性绷带包扎技术很可能是一些临床观察效果不佳的主要原因[1]。表 12-4 总结了弹性和非弹性压力的基本区别。

（四）单层和多层绷带

通常，单层绷带的重叠率约为 50%。使用单层绷带（如 One ACE 绷带）不足以治疗腿部静脉性溃疡。由于绷带在使用时总会有一些重叠，因此可以说单层绷带并不存在。

随机对照试验清楚地表明，多层压迫比单层压迫更能有效地使静脉性溃疡愈合[1]。多层绷带可由一种或几种不同压力材料组成。如图 12-2 所示，我们首选的一种非弹性多组分绷带是由纺织短弹力绷带包裹的乌纳靴绷带。

无弹性绷带的主要问题是使用过松，而且大多数情况下都是由工作人员使用[2]。而且由于水肿的消退（腿部直径随之缩小），绷带很快就会失去压力。

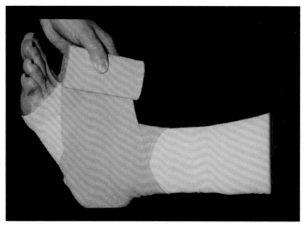

▲ 图 12-2　Unna 靴绷带（在相当大的张力下使用 10m），并用非弹性绷带（Rosidal K）包裹。为了避免在应用过程中起皱纹和折叠，必须将锌贴绷带剪开并固定在腿上

来自加利福尼亚州的工程师兼发明家弗兰克 – 肖，因为他的妻子患有腿部淋巴水肿，创造了一个被全球压力治疗专家普遍接受的发明。他将妻子的皮靴纵向剪开，用尼龙搭扣调节松动的边缘，发明了一种新型可调节无弹性压力裹布，商品名为 Circaid[24]。

此外，市场上还有一些相关产品，越来越多的出版物也证明了这种可调节无弹性裹布在淋巴水肿和腿部溃疡中的价值[25-28]（图 12-3）。Circaid 产品有一个简单的内置压力系统指南卡，患者可以在使用过程中评估压力范围（图 12-4）（对于无动脉成分的静脉性溃疡，我们建议压力范围为 40～60mmHg）。

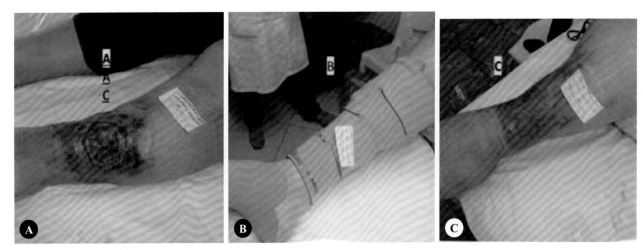

▲ 图 12-3 A. 55 岁患者，患有创伤后溃疡和血栓形成后综合征；B. 使用 Circaid 可调压力式绷带进行自我管理；C. 自我治疗 20 周后，溃疡愈合

足部无压迫（图片由 Mosti 博士提供）

2005 年，Villavicencio 和他的研究小组发表了一项随机临床试验。与传统的四层绷带相比，使用上述裹布的腿部溃疡愈合率更高[29]。这些包装的主要优点是，他们可以适用于训练有素的患者。最近发表的一项研究显示，关于这些包扎溃疡愈合疗效的更好结果表明了短张力绷带的血流动力学优势，但没有压力减损的缺点，因为患者一旦检测到压力下降可以调整材料[30]。这项研究还表明，使用的可调压缩包装（ACW）装置的材料比传统更便宜，后者每次都必须更换绷带。这种成本效益在考虑使用专业医护人员进行包扎的成本与患者自己进行包扎的成本时更为显著[2]。

（五）间歇式气动压迫

间歇性脉动外部压迫可产生有益的生理变化，包括血液学、血流动力学和内皮效应，从而促进溃疡愈合[31]。结合使用间歇和持续渐进式压迫可改善溃疡愈合，即使是同时患有动脉闭塞性疾病的患者也能达到这一效果[32]。

对于因水肿而无法行走或踝关节僵硬的患者，尤其是同时患有动脉疾病的患者，辅助治疗可能非常有帮助。在这种情况下，通常会出现恶性循环，首先是疼痛，然后是无法行走（导致长时间坐着），然后发展为水肿，水肿会减少动脉皮肤的灌注，从而加重疼痛。卧床休息时抬高患肢并不被推荐用于这种情况，间歇性气动压迫（IPC）可以减轻水肿的同时增加动脉血流[33]。

间歇性气动压迫对缺血患者有益，这是因为间歇性的无压迫间期可能会导致组织出现短时间的反应性充血。这与绷带和长袜的原理相反，后者的特点是持续、连续的压力。

IPC 对溃疡愈合的积极作用难以验证，因为这种疗法总是与传统的加压疗法结合使用。目前在市场上销售的杂交设备将持续加压和间歇加压结合在一起。使用无弹性充气靴进行压迫；这些设备在溃疡患者中显示出了良好的初步效果[34]。

（六）衬垫和护垫

静脉性溃疡经常发生在内踝后方或小腿内侧的平坦部位。绷带或长袜在这些部位施加的压力较低，正如拉普拉斯定律规定的患者肢体半径与所受压力之间的反比关系[35]。在溃疡区域使用橡胶泡沫垫可实现局部增压，从而减小腿部半径（图 12-5）。应注意压平这些胶垫的边缘，以避免在皮肤上造成尖锐的印痕（图 12-6A 和 B）。

三、溃疡复发的预防

腿部溃疡的治疗包括两个阶段：①愈合阶段，以完全上皮化结束；②溃疡愈合后的维持阶段，在这一阶段应防止经常复发。

一般来说，治愈静脉性溃疡比保持溃疡愈合更容易。要保持溃疡愈合，持续压迫是必不可少的（维持阶段）。使用膝下弹力袜（30~45mmHg）的压力疗法是首选的治疗方法。无法穿长筒袜的患者可使用弹力绷带或 ACW 代替。每位患者都应考虑使用手术、静脉内消融术或硬化剂注射疗法根除静脉回流。

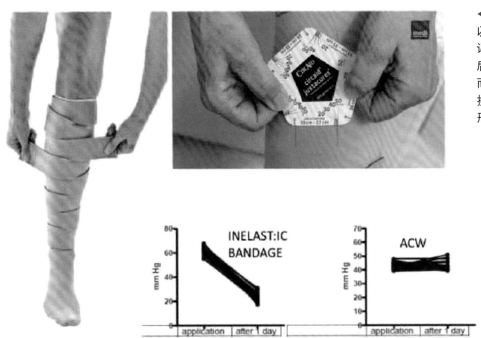

◀ 图 12-4　该装置的压力可以通过校准卡（右上）进行评估，该校准卡显示了 1 周后由于绷带自适应（右下）而保持不变的值，与每周更换一次的非弹性绷带（左下）形成鲜明对比

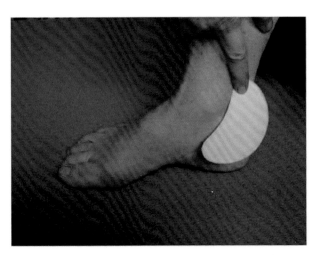

▲ 图 12-5　橡胶泡沫垫，用于增加踝后区溃疡局部的绷带压力

四、压力治疗技术实用指南

许多不同类型的绷带[36]和加压绷带技术都已被描述过。一般规则如下。

• 弹性绷带比无弹性绷带更容易操作。此外，没有接受过静脉疾病治疗专门培训的工作人员或患者自己也可以使用弹性绷带。弹力袜也是如此。

• 应使用无弹性材料（如锌浆）来产生更高的静止压力。要做到这一点，可在使用过程中将绷带卷小心地压向腿部表面，以获得腿部与锌膏之间最大程度的接触。为避免出现不规则的褶皱和缝隙，可对锌浆绷带卷进行裁剪，以确保其成型后与腿部

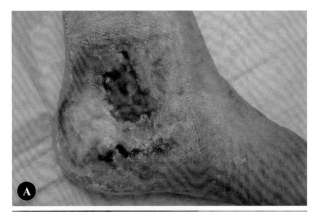

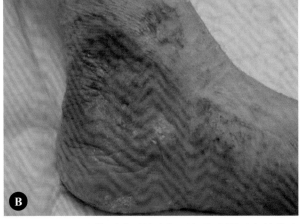

▲ 图 12-6　A. 血栓形成后综合征引起的内踝后方的静脉性溃疡。局部高压促进了清创。B. 经过 16 周的尤纳绷带和橡胶泡沫垫加压疗法，溃疡已经愈合（仍能看到橡胶垫的痕迹）。通过手术或硬化疗法，结合穿弹力袜对保持溃疡闭合至关重要

形状一致。

- 为了获得均匀的压力分布而不产生收缩带或褶皱，建议在涂抹足够量的锌浆后停止涂抹。以便锌材料按照锥形支腿表面成型。建议每个下肢使用 10m 长的绷带。在小腿上覆盖多层绷带后，在覆盖的腿上缠上 5m 长的短弹力绷带。鼓励患者立即开始行走，至少持续 30 min。

- 上述短弹力绷带可在每次更换绷带时清洗并重复使用。

- 为防止使用剪刀造成医源性皮肤损伤，至关重要的是要小心解开锌浆层，只有在腿部周减少有足够的空间容纳剪刀时才剪开。

- 几分钟后，由于水肿立即明显减轻，压力降至约 40mmHg。

- 在水肿期，绷带会在几天后松动。因此，应重新缠上绷带或在之前的绷带上缠上短的弹力绷带。当溃疡渗出物穿透绷带时，也建议采用同样的方法。这种情况可能会发生，尤其是在治疗初期。如果发生这种情况，应指导患者返回医疗机构。此后，绷带平均每 7 天更换一次。

- 绷带应覆盖足部，头端延伸至腓骨。之后，将绷带向下延伸至足部和足趾根部。踝关节总是在脚背最大限度伸展的情况下进行包扎。

- 将绷带缠绕到腿部，并以螺旋形或八字形进行层层叠加。

- 通过对小腿远端施加比小腿近端更高的压力来实现分级加压。对溃疡或脂肪硬结部位的局部加压可使用护垫和绷带增加局部压力。肌腱和胫骨应始终用药棉保护。

- 绷带层的重叠度应在 30% 至 50% 之间。

- 绷带的近端应减小压力，以覆盖韧带纤维。

- 对大多数患者来说，小腿包扎就足够了。只有大腿大面积肿胀或静脉炎患者才建议使用加压绷带，从屈膝以下开始，直到腹股沟褶皱处。用棉絮保护腘窝处的屈肌腱。

- 大腿绷带最好使用黏合材料，从小腿近端开始，向头侧延伸至大腿近端。为了压迫静脉，应在大腿中部施加至少 40mmHg 的绷带下压力。

- 渗出严重的溃疡在初期可能需要频繁更换敷料。不过，经过几天的稳固加压后，渗出可能会消退。

- 步行锻炼对于优化压力疗法的效果至关重要。

结论

压迫疗法是治疗腿部静脉性溃疡患者的重要组成部分，因为它能抵消导致溃疡发生的潜在病理生理因素。在这些患者中，静脉回流阻塞，尤其是大静脉和小静脉瓣膜功能不全，导致静脉回流和活动性静脉高压，这是微循环发生进一步变化的诱因。可以通过静脉腔内治疗和外科手术，以及外部静脉压迫来纠正静脉回流，从而减轻潜在的静脉高压。

要实现血流动力学上有效的腿部静脉压迫，需要更高的压力（相当于 50mmHg 的静息值）。这些压力在卧位时是无法承受的。使用硬质、无弹性的绷带材料（如尤纳靴）可以达到这种压迫效果。在肌肉收缩时，绷带会产生超过 100mmHg 的压力。行走时肌肉收缩时会出现间歇性压力峰值，通过阻断静脉回流间歇性地闭塞静脉，从而减轻静脉高压。此类绷带应由训练有素、经验丰富的工作人员使用。以下三项原则在临床上证明了腿部溃疡患者使用压力疗法的好处。

- 合并动脉闭塞性疾病导致的混合性溃疡不是加压疗法的禁忌证；踝部收缩压大于 60mmHg 是使用非弹性材料的良好指征，此时训练有素的工作人员使用的绷带静止压力不可以超过 40mmHg[5]。

- 不应等到溃疡愈合后再进行反流矫正，而应在溃疡的急性期进行[4]。

- 由于采用了 ACW，目前可以进行有效的自我管理[28]。

我们有理由相信，适当加压疗法的原则将在未来得到理解和应用。不仅在医疗中心，而且在经过充分培训并遵从医嘱的溃疡患者家中。

参考文献

[1] O'Meara S, Cullum N, Nelson EA, Dumville JC. Compression for venous leg ulcers. Cochrane Database Syst Rev. November 14, 2012;11(11):CD000265. https://doi.org/10.1002/14651858. CD000265. pub3. PMID: 23152202; PMCID: PMC7068175.

[2] Nelson EA, Bell-Syer SE. Compression for preventing recurrence of venous ulcers. Cochrane Database Syst Rev. September 9,

2014;2014(9):CD002303. https://doi.org/10.1002/14651858. CD002303. pub3. PMID: 325203307; PMCID: PMC7138196.

[3] Harries RL, Bosanquet DC, Harding KG. Wound bed preparation: TIME for an update. Int Wound J. September 2016;13(Suppl 3):8–14. https://doi.org/10.1111/iwj.12662. PMID: 27547958.

[4] Gohel MS, Mora MSc J, Szigeti M, et al. Early venous reflux ablation trial group. Long-Term clinical and cost-effectiveness of early endovenous ablation in venous ulceration: a randomized clinical trial. JAMA Surg. September 23, 2020;155(12):1113–1121. https://doi.org/10.1001/jamasurg.2020.3845. Epub ahead of print. PMID: 32965493; PMCID: PMC7512122.

[5] Rabe E, Partsch H, Morrison N, et al. Risks and contraindications of medical compression treatment-a critical reappraisal. An international consensus statement. Phlebology. August 2020;35(7):447–460. https://doi.org/10.1177/0268355520909066. Epub 2020 Mar 2. PMID: 32122269; PMCID: PMC7383414.

[6] Partsch H, Horakova MA. Kompressionsstrümpfe zur Behandlung venöser Unterschenkelgeschwüre [Compression stockings in treatment of lower leg venous ulcer]. Wien Med Wochenschr. 1994; 144(10–11):242–249. German. PMID: 7856197.

[7] Ashby RL, Gabe R, Ali S, et al. VenUS IV (Venous leg Ulcer Study IV) – compression hosiery compared with compression bandaging in the treatment of venous leg ulcers: a randomised controlled trial, mixed-treatment comparison and decision-analytic model. Health Technol Assess. September 2014; 18(57):1–293. https://doi. org/10.3310/hta18570. PMID: 25242076; PMCID: PMC4781202.

[8] Health Quality Ontario. Compression stockings for the prevention of venous leg ulcer recurrence: a health technology assessment. Ont Health Technol Assess Ser. February 19, 2019;19(2):1–86. PMID: 30828407; PMCID: PMC6394515.

[9] Partsch H, Partsch B, Braun W. Interface pressure and stiffness of ready made compression stockings: comparison of in vivo and in vitro measurements. J Vasc Surg. October 2006;44(4):809–814. https:// doi.org/10.1016/j.jvs.2006.06.024. PMID: 17012005.

[10] Mosti G, Partsch H. Compression stockings with a negative pressure gradient have a more pronounced effect on venous pumping function than graduated elastic compression stockings. Eur J Vasc Endovasc Surg. August 2011;42(2):261–266. https:// doi.org/10.1016/j.ejvs.2011.04.023. Epub 2011 May 25. PMID: 21612949.

[11] Wittens C, Davies AH, Bækgaard N, et al. Editor's choice-management of chronic venous disease: clinical practice guidelines of the European society for vascular surgery (ESVS). Eur J Vasc Endovasc Surg. June 2015;49(6):678–737.

[12] Couzan S, Leizorovicz A, Laporte S, et al. A randomized double-blind trial of upward progressive versus degressive compressive stockings in patients with moderate to severe chronic venous insufficiency. J Vasc Surg. November 2012;56(5):1344–1350.e1. https://doi.org/10.1016/ j.jvs.2012.02.060. Epub 2012 May 15. PMID: 22592040.

[13] Buset CS, Fleischer J, Kluge R, et al. Compression stocking with 100% donning and doffing success: an open label randomised controlled trial. Eur J Vasc Endovasc Surg. January 2021;61(1):137–144. https:// doi.org/10.1016/j.ejvs.2020.09.027. Epub 2020 Oct 28. PMID: 33129680.

[14] Neumann HA, Partsch H, Mosti G, Flour M. Classification of compression stockings: report of the meeting of the international compression club, copenhagen. Int Angiol. April 2016;35(2):122–128. Epub 2015 Feb 12. PMID: 25673312.

[15] Mosti G, Picerni P, Partsch H. Compression stockings with moderate pressure are able to reduce chronic leg oedema. Phlebology. September 2012;27(6):289–296. https://doi.org/10.1258/phleb.2011.011038. Epub 2011 Nov 16. PMID: 22090466.

[16] Nicolaides A, Kakkos S, Baekgaard N, et al. Management of chronic venous disorders of the lower limbs. Guidelines according to scientific evidence. Part I. Int Angiol. June 2018;37(3):181–254. https://doi.org/10.23736/S0392–9590.18.03999–8. PMID: 29871479.

[17] Mayberry JC, Moneta GL, DeFrang RD, Porter JM. The influence of elastic compression stockings on deep venous hemodynamics. J Vasc Surg. January 1991;13(1):91–99. https://doi.org/10.1067/mva.1991.25386. PMID: 1781813.

[18] British Standard. Specifications for the Elastic Properties of Flat, Non-adhesive, Extensible Fabric Bandages. BS 7505. 1995:1–5.

[19] Partsch H, Clark M, Mosti G, et al. Classification of compression bandages: practical aspects. Dermatol Surg. May 2008;34(5):600–609. https://doi.org/10.1111/j.1524–4725.2007.34116.x. Epub 2008 Feb 6. PMID: 18261106.

[20] Partsch H, Clark M, Bassez S, et al. Measurement of lower leg compression in vivo: recommendations for the performance of measurements of interface pressure and stiffness: consensus statement. Dermatol Surg. February 2006;32(2):224–232. https://doi.org/10.1111/j.1524–4725.2006.32039.x. PMID: 16442043.

[21] Partsch H, Schuren J, Mosti G, Benigni JP. The static stiffness index: an important parameter to characterise compression therapy in vivo. J Wound Care. September 2016;25(Suppl 9):S4eS10. https:// doi.org/10.12968/jowc.2016.25.Sup9.S4. PMID: 27608740.

[22] Partsch B, Partsch H. Calf compression pressure required to achieve venous closure from supine to standing positions. J Vasc Surg. October 2005;42(4):734–738. https://doi.org/10.1016/j.jvs.2005. 06.030. PMID: 16242562.

[23] Partsch B, Mayer W, Partsch H. Improvement of ambulatory venous hypertension by narrowing of the femoral vein in congenital absence of venous valves. Phlebology. 1992;7:101–104, 1992.

[24] httww.veindirectory.org/magazine/article/industry-spotlight/herthas-story.

[25] Protz K, Heyer K, Dörler M, Stücker M, Hampel-Kalthoff C, Augustin M. Compression therapy: scientific background and practical applications. J Dtsch Dermatol Ges. September 2014;12(9):794–801. https://doi.org/10.1111/ddg.12405. Epub 2014 Aug 18. PMID: 25134422.

[26] Williams A. A review of the evidence for adjustable compression wrap devices. J Wound Care. May 2016;25(5):242–247. https://doi.org/10.12968/jowc.2016.25.5.242. PMID: 27169339.

[27] Stather PW, Petty C, Howard AQ. Review of adjustable velcro wrap devices for venous ulceration. Int Wound J. August 2019;16(4):903–908. https://doi.org/10.1111/iwj.13116. Epub 2019 Mar 21. PMID: 30900365.

[28] Caprini JA, Partsch H, Simman R. Venous ulcers. J Am Coll Clin Wound Spec. December 4, 2013;4(3): 54–60. https://doi.org/10.1016/j.jccw.2013.11.001. PMID: 26236636; PMCID: PMC4511547.

[29] Blecken SR, Villavicencio JL, Kao TC. Comparison of elastic versus nonelastic compression in bilateral venous ulcers: a randomized trial. J Vasc Surg. December 2005;42(6):1150–1155. https://doi.org/ 10.1016/j.jvs.2005.08.015. PMID: 16376207.

[30] Mosti G, Mancini S, Bruni S, et al, MIRACLE Trial investigators. Adjustable compression wrap devices are cheaper and more effective than inelastic bandages for venous leg ulcer healing. A multicentric Italian randomized clinical experience. Phlebology. March 2020;35(2):124–133. https://doi.org/ 10.1177/0268355519858439. Epub 2019 Jun 24. PMID: 31234752.

[31] Comerota AJ. Intermittent pneumatic compression: physiologic and clinical basis to improve management of venous leg ulcers. J Vasc Surg. April 2011;53(4):1121–1129. https://doi.org/10.1016/ j.jvs.2010.08.059. Epub 2010 Nov 3. PMID: 21050701.

[32] Oresanya L, Mazzei M, Bashir R, et al. Systematic review and meta-analysis of high-pressure intermittent limb compression for the treatment of intermittent claudication. J Vasc Surg. February 2018;67(2): 620–628.e2. https://doi.org/10.1016/ j.jvs.2017.11.044. PMID: 29389425.

[33] Mani R, Vowden K, Nelson EA. Intermittent pneumatic compression for treating venous leg ulcers. Cochrane Database Syst Rev. 2001;4:CD001899. https://doi.org/10.1002/14651858. CD001899. Update in: Cochrane Database Syst Rev. 2008;(2):CD001899. PMID: 11687129.

[34] Harding KG, Vanscheidt W, Partsch H, Caprini JA, Comerota AJ. Adaptive compression therapy for venous leg ulcers: a clinically effective, patient-centred approach. Int Wound J. June 2016;13(3): 317–325. https://doi.org/10.1111/iwj.12292. Epub 2014 May 7. PMID: 24802769.

[35] Lee BB, Nicolaides AN, Myers K, et al. Venous hemodynamic changes in lower limb venous disease: the UIP consensus according to scientific evidence. Int Angiol. June 2016;35(3):236–352. Epub 2016 Mar 24. PMID: 27013029.

[36] Mosti G, De Maeseneer M, Cavezzi A, et al. Society for vascular surgery and American venous forum guidelines on the management of venous leg ulcers: the point of view of the international union of phlebology. Int Angiol. June 2015;34(3):202–218. Epub 2015 Apr 21. PMID: 25896614.

第 13 章　伤口愈合：辅助治疗和治疗依从性

Wound healing: adjuvant therapy and treatment adherance

Juliet Blakeslee-Carter　Marc A. Passman　著

在过去的十年里，静脉伤口管理得到了显著的发展，成为一个独特的涉及多学科的亚专业。静脉伤口管理曾经被认为是一个狭窄的领域，但现代静脉伤口治疗从业者必须掌握大量的知识，包括正常和异常伤口愈合的病理生理学、纠正潜在静脉疾病的方法、伤口愈合的一般原理、广泛的有针对性的慢性伤口辅助治疗方法，以及维持患者对治疗的依从性的方法。为确保有效性和经济上的可行性，必须深思熟虑，有针对性地实施伤口护理技术，始终正确看待患者进行更广泛的护理。

采取适当的治疗后，静脉伤口会遵循一个可预测的愈合进程。伤口愈合和治疗失败的病理生理学在前几章中有更详细的阐述（见第 1～3 章），下面将进行简要的回顾。研究表明，在理想状态下，伤口愈合遵循一个组织有序和可预测的指数型过程[1]。伤口在经历止血、炎症、增殖和重塑这四个动态愈合阶段的进展过程中，每周至少应愈合 10%[2]。任何一个阶段出现问题都会导致成为慢性伤口。传统的慢性伤口定义为持续时间超过 6～12 周的伤口[3]，而现代的定义将那些明显偏离预期愈合轨迹的伤口都归类为慢性伤口[2]。一旦伤口发展为慢性伤口，就会给患者和医疗卫生系统带来沉重的临床和社会经济负担。因此，早期和彻底的伤口护理应该是静脉性溃疡的基础治疗。

慢性静脉性溃疡很常见，花费高且病情复杂；但适当的伤口护理确实可以改善治疗效果并减轻经济负担。在综合伤口护理门诊中，静脉性溃疡是第二大最常见的伤口类型[4]，且静脉性溃疡的治疗需要大量的资源。流行病学研究表明，15% 的静脉性溃疡从未完全愈合，同时高达 60% 的静脉性溃疡患者会出现复发[5]。由于需要复杂的治疗和漫长的恢复时间，据估计，静脉性溃疡每年花费美国医疗保健系统大约 30 亿美元，占用超过 100 万个工作日[6]，并导致临床抑郁症的发病率显著升高[7]。最近的研究估计，随着老年人患病率的上升及医疗费用的增加，慢性静脉伤口的负担将继续增加[8]。尽管如此，随着对伤口生物学和治疗的理解不断进步，伤口护理工作者仍在治疗中发挥着重要作用。认真执行良好的伤口护理仍然是治疗静脉性溃疡患者的基石。

本章的目的是阐述伤口护理的基本原则，介绍标准治疗和辅助治疗，为静脉伤口的管理提供一个治疗流程，并讨论提高伤口护理连续性的方法，提供静脉性溃疡特定伤口护理的循证途径。关于伤口生物学和护理的文献质量参差不齐，因此，支持本章中提出的技术建议和数据来自于高质量的系统评价和随机对照临床试验。美国静脉论坛（AVF）2015 年血管外科学会（SVS）发布的临床最佳实践指南[9]将作为参考贯穿本章，本章的相关指南汇总见表 13-1（指南强度汇总见表 13-2）。需要注意的是，几个经过充分研究并有数据支持的主题，包括正压和负压伤口治疗，都与伤口护理密切相关，将在专门的章节中分别阐述（见第 12 章和第 14 章）。

一、患者和伤口评估

有效的伤口管理的第一步是对伤口进行基线检查，全面了解患者个人健康史以及影响愈合的潜在的身体和社会障碍。出现静脉性溃疡是全身性疾病发展到晚期的一种症状，必须与伤口护理同时处理。评估静脉性溃疡的诊断工具以及纠正静脉功能不全的方法在其他章节进行了综述，但是它们必须是伤口护理的第一步，以降低静脉性溃疡复发率。在未纠正基础疾病的患者中，溃疡复发率可高达 60%[10]。

表 13-1　美国静脉论坛 2015 年血管外科学会临床最佳实践指南总结[9]		
指　南	证据等级	详细信息
最佳实践		
3.3	最佳实践	• 建议连续测量和记录下肢静脉性溃疡伤口
3.12	最佳实践	• 建议所有下肢静脉性溃疡患者都应根据静脉疾病进行分类 • 分类评估包括临床 CEAP
伤口床准备		
4.1	伤口清洁剂	Grade 2 C 级	• 下肢静脉性溃疡应在最初及每次更换敷料时进行清洗，应尽量减少化学或机械创伤
4.2	清创适应证	Grade 1 B 级	• 下肢静脉性溃疡在首次评估时应进行彻底的清创。医疗卫生工作者应从若干清创方法中进行选择
4.3	疼痛管理	Grade 1 B 级	• 应实施局部麻醉，以减少与下肢静脉性溃疡清创相关的不适。在某些病例中，可能需要进行区域麻醉或全身麻醉
4.4	外科清创术	Grade 1 B 级	• 对于有腐肉、失活组织或焦痂的下肢静脉性溃疡，应进行外科清创。连续的伤口评估对于确定是否需要重复清创很重要
4.5	水刀清创	Grade 2 B 级	• 水刀清创术是下肢静脉性溃疡标准外科清创术的替代方法
4.6	超声清创术	Grade 2 C 级	• 相较外科清创术，不建议应用超声清创术
4.7	酶清创疗法	Grade 2 C 级	• 相较外科清创术，不推荐酶清创疗法，但在没有受过外科清创培训的临床医生时，可以作为一种替代方法
4.8	生物清创术	Grade 2 B 级	• 蛆虫治疗下肢静脉性溃疡可作为外科清创的一种替代疗法
敷料		
4.14	敷料选择	Grade 2 C 级	• 局部敷料应能够应对溃疡渗出物并保持伤口床湿润。敷料的选择应能吸收创面渗出物，保护溃疡周围的皮肤
4.15	含有抗生素的敷料	Grade 2 A 级	• 不推荐常规使用局部含抗生素的敷料治疗非感染性溃疡
4.16	溃疡周围皮肤管理	Grade 2 C 级	• 建议在进行压力治疗时溃疡周围皮肤使用润肤剂
辅助治疗		
4.18	辅助治疗适应证	Grade 1 B 级	• 对于至少 4～6 周标准伤口治疗后未能改善的下肢静脉性溃疡，推荐应用辅助伤口治疗方案
4.19	皮肤移植	Grade 2 B 级	• 皮肤移植不应该是下肢溃疡的首选治疗方法 • 对于在 4～6 周的标准护理中未显示出愈合迹象的大面积溃疡，可联合使用皮肤移植和加压疗法
4.25	电刺激	Grade 2 C 级	• 不建议用电刺激疗法治疗下肢静脉性溃疡
4.26	超声治疗	Grade 2 B 级	• 不建议常规超声治疗下肢静脉性溃疡

　　识别和预先管理患者潜在的愈合障碍是伤口护理成功的关键[11]。影响伤口愈合的病理生理学的因素包括免疫抑制、肾脏疾病、糖尿病、心脏病、肝病、吸烟、营养障碍和存在感染[12]。有效的伤口护理是更全面的以患者为中心的系统治疗方案的一个组成部分。因此，伤口护理应满足当前伤口的需要，并预先管理患者潜在的内在及外在的愈合障碍。积极主动的伤口护理通过减少并发症、改善临床和社会经济结果，以及降低溃疡复发率，建立了一个全球的整体视角，这是成功的基础。静脉性溃疡患者合并症的医疗管理在本书的其他章节中进行了详细的讨论（见第 18 章），但在阅读本章时必须谨记，伤口护理只是全面治疗方案的一个组成部分。

　　在制订护理计划之前必须完成伤口评估以及彻底的病史询问和身体检查。伤口持续时间和任何愈

表 13-2 推荐级别及证据等级分类汇总

实践推荐强度分级

推 荐		支持证据
Grade A	强烈推荐	由 1a 或 1b 级证据及专家共识支持
Grade B	推荐	由 2 或 3 级证据以及研究结果一致的研究支持
Grade C	可选择	由 2、3 或 4 级证据支持；但是研究结果可能不一致
Grade D	可选择	由专家意见和 4 或 5 级证据支持

证据等级

1 级	1a 1b	对多个质量较好的 RCT 进行 Meta 分析。单项随机对照临床试验
2 级	2a 2b	结果具有同质性的队列研究的系统综述。单项队列研究或低质量的 RCT
3 级	3a 3b	病例对照研究的系统综述。单项病例对照研究
4 级		病例系列或低质量的队列研究和病例对照研究
5 级		无临床应用验证的专家意见或基础科学研究

合或复发的病史都是最相关的历史细节，因为临床试验已经表明，这些因素有助于预测伤口沿着预期轨迹愈合的进展速度，并有助于预测伤口愈合的总体成功率[13, 14]，以及患者的发病率和死亡率[15]。其他临床相关问题涉及既往治疗方案、缓解因素和疼痛控制技术。

表 13-3 汇总了体检时需要记录的伤口特征[16]。对伤口的评估应集中在四个主要方面：伤口大小、组织性质、渗出物和伤口边缘[16]。评估应包括物理测量以及拍照，治疗的初始阶段应根据伤口进展情况，每周进行一次评估（SVS-AVF 最佳实践指南 3.3）[9]。测量伤口的大小应尽可能系统地使用易于获得的标准化测量工具，如尺子或测量仪器。组织的外观图片应能观察到任何明显的坏死区域，以及焦痂和腐肉，这些情况将需要清创术。渗出液在静脉性溃疡中非常常见，而在慢性伤口中渗出液量通常更大。渗出液的质量可以预示存在伴随感染的过度水肿。应评估邻近伤口的皮肤是否有潜在静脉曲张的迹象，以及是否有任何浸渍或感染的迹象。根据 SVS-AVF 静脉性溃疡指南（表 13-1 中指南 3.12，1A 级证据），应根据体格检查结果和患者病史来计算美国静脉论坛临床严重程度评分和 CEAP 评分（见第 11 章）[17]。临床严重程度评分已用于评估临床结果[18]，但也可以用来跟踪伤口的进展。

表 13-3 需要记录的伤口特征

类 别	长度、宽度、深度
组织性质	是否存在坏死组织、脱落物、焦痂、肉芽组织及数量、颜色、类型、气味
渗出物	浆液性、血清性、多血性、脓性
伤口边缘	浸渍、上皮细胞形成、蜂窝织炎或红斑

二、伤口床管理的标准疗法

（一）伤口床管理的一般原则

伤口床管理是指医务工作者调整伤口环境以促进内源性愈合以及优化伤口护理疗法的有效性以促进成功上皮化的过程。2003 年，一个由伤口护理专家组成的国际联盟起草了一份共识文件，为伤口床准备提供了一个概念性框架[19]。这些研究结果可以用首字母缩写"Time"来总结：组织管理（tissue management）、炎症和感染控制（inflammation and infection control）、湿性平衡（moisture balance）和创缘护理（edge care）[20]。除了遵循标准的治疗技术外，静脉性溃疡还受益于频繁（至少每隔一周）的观察，以便在出现问题时进行早期干预[21]。这些一般原则将涵盖在治疗（清创和清洁剂）和创面敷料这两个主要部分。几种关键的治疗方式，包括压力治疗、感染控制和医疗管理，也分别涵盖在不同的章节中。

（二）伤口床准备：清创和清洁

1. 清创 清创是静脉性溃疡伤口护理的第一步也是最重要的一步[20]。清创是指从伤口床上去除物理和生物愈合屏障，以促进健康组织再生的过程。伤口床上失活组织及碎片的存在容易引发严重的炎症，导致细胞死亡和持续的伤口溃烂。因此，及时清除这些组织是正确护理的基础[22]。清创消除了慢性伤口，并重置了病理生理学，使伤口像急性伤口一样，有机会遵循预期的愈合轨迹。彻底的清创可降低感染率，增加愈合率，并增加上皮化的成功率[23]。

清创应注重清除三种主要障碍：茧/焦痂、失活/坏死的组织和生物膜/细菌[24]。焦痂和茧是愈合的功能性障碍，阻碍局部治疗药物的渗透并阻止健康细胞的迁移。坏死组织是愈合的功能性和生物性障碍，它的存在增加了感染的风险，并使伤口处于慢性炎症反应状态。生物膜是在慢性静脉伤口上形成的一种富含碳水化合物的聚合物基质，为细菌增殖提供了一个乐园，同时阻止关键免疫细胞的渗透[25]。清创术可以建立一个健康组织可以"茁壮成长"的环境。

SVS-AVF 静脉性溃疡指南建议至少进行一次彻底清创治疗，然后根据需要进行连续清创（表 13-1 指南 4.2，1B 级证据）[9]。成功的清创方法有很多种。方法的选择取决于患者的解剖结构、伤口状况、术者对每种方法的技能及有效性。在多数情况下，可能使用不止一种清创方法。

（1）锐性清创：锐性清创也被称为外科清创，是公认的有效清创的护理标准。根据特定的解剖需要，可以用手术刀、刮刀、剪刀或其他手术器械来完成锐性清创术。锐性清创术快速、有效，只要技术得当，几乎可以应用于任何伤口[26]。SVS-AVF 静脉性溃疡指南（表 13-1 指南 4.4，1B 级证据）建议对所有有明显生物膜、溃烂、坏死组织或焦痂的患者进行锐性清创，因该技术对去除大量坚硬的无活性组织最有效[9]。

锐性清创术虽然应用广泛，但并不是在所有患者中都能取得理想效果。锐性清创术可能不适用于溃烂较少的急性静脉创伤患者，因为锐性清创术可能会在切除少量无活性组织的同时切除大量健康组织。此外，疼痛通常是患者耐受锐性清创能力的一个重要限制因素。局部麻醉药可以缓解一部分患者

的不适，但对于更广泛的伤口，通常需要局部阻滞或全身麻醉。因此，不能接受全身麻醉的患者往往不是广泛外科清创的理想人选。此外，并非每一次临床实践的手术环境都具备训练有素的医生和所需器械。

（2）水刀清创：水刀清创是一种相对较新的技术，可作为机械清创术的另一种形式替代外科清创术[27]。这项已获专利的水动力清创系统依靠文丘里效应在目标组织上产生部分真空，然后利用无菌生理盐水高压气流作为切割和抽吸工具，去除真空中无法存活的组织[28]。水刀清创可适用于门诊和住院患者[29]，可以在局部麻醉下对选定的患者进行手术[28]。

一些临床试验已经明确了水刀清创是外科清创的安全替代方案，并强调了其相对于传统外科清创的优势。SVS-AVF 静脉性溃疡指南（表 13-1 指南 4.5，2B 级证据）认为，当外科清创可能受到限制时，水刀清创可作为外科清创的替代方法[9]。在这种情况下，水刀清创非常适合于具有大量溃烂和生物膜的慢性伤口。有研究表明，与外科清创术相比，水刀清创在保留更多的底层健康组织的同时，同样有效地清除了坏死组织[30]，水刀清创对于传统外科技术难以进入的空洞性伤口同样有效。然而，与外科清创相反，水刀清创去除厚焦痂和硬焦痂的效果较差[29]。在甄选的具有情况相当伤口的患者中，水刀清创与外科清创术相比，愈合率相当，但手术时间更短，术中失血率更低[27, 30]。

水刀清创正成为一种可行且被广泛采用的技术。最初，采用该技术的障碍包括成本和可获得性，然而，在过去十年中这两者都有了显著改善[31]。虽然水刀清创系统的初始成本仍属中等，但研究表明，由于手术时间缩短以及对手术器械盒的需求量减少，其长期成本等同于传统外科清创术[27, 31, 32]。

（3）酶清创：酶清创是通过化学破坏和消化伤口床中的细胞外蛋白来实现的。酶清创对于有明显溃烂的潮湿伤口床效果很好，但在治疗有明显焦痂的伤口时，酶清创术与其他形式的清创一起使用较为理想，因为单独使用酶清创术无法穿透焦痂[33]。最常见的组合是外科清创后再进行几天的酶清创[34]。临床试验已经证明了酶清创的有效性和安全性，但尚未明确酶清创比外科清创更有效[35]。SVS-AVF 静脉性溃疡指南（表 13-1 指南 4.7，2C 级证据）推荐酶清创作为外科清创的补充疗法，或在没有外科医

生的情况下作为外科清创的替代方案，但不推荐酶清创优先于外科清创[9]。酶清创不应用于对该产品过敏的患者，而且对于严重感染的伤口，往往由于组织的负荷太重，效果也不太理想。

为了达到最佳效果，酶伤口凝胶必须保持在适当的环境并仔细监测。酶在高酸性或碱性环境中、高温下，以及防腐剂使用不当时，可能变性和灭活[36]。研究表明，酶在伤口床内可稳定长达48h，并被确认每天的酶交换足以产生显著的效果[35]。

可供使用的酶制剂主要有两种：胶原酶和木瓜蛋白酶尿素。通过体外和体内研究表明，这两种配方都能液化坏死组织而不损害底层健康的肉芽组织[33]。胶原酶是一种水溶性蛋白酶，来源于组织溶血性梭状芽孢杆菌，通过靶向水解肽键形成三螺旋发挥作用。这种酶的独特之处在于它只针对三螺旋键，因此不会针对角蛋白、脂肪或纤维蛋白。胶原酶因其独特的分解胶原蛋白的能力而被广泛应用[33]。木瓜蛋白酶尿素（Papain-Urea）是一种来源于番木瓜属植物的蛋白水解酶，通过靶向破坏组织中的巯基而发挥作用。尿素是木瓜蛋白酶的激活剂，研究表明它能使木瓜蛋白酶的消化效果加倍[33]。木瓜蛋白酶尿素不能分解胶原蛋白，应用时会产生明显的刺痛，可能会降低患者的依从性[37]。

（4）生物清创：生物清创也称为蛆虫清创疗法（maggot debridement therapy，MDT），通过将幼虫直接放入伤口床并消化坏死物质而产生效果。MDT使用无菌的医学级实验室培育的苍蝇幼虫（来源于蝇类丝光绿蝇种），将其放置在网纱布中，然后放入伤口床中，每两三天换一次[38]。MDT允许蛆虫直接摄食坏死组织，但也可以通过蛆虫释放氨增加伤口床的pH来防止细菌的过度增殖。临床试验证明MDT是有效、安全和快速的[39]。对于手术干预有明显障碍的患者或灌注不良、血管重建和伤口补救选择有限的患者来说，MDT是理想的选择[38]。SVS-AVF静脉性溃疡指南推荐生物清创作为手术清创的安全替代方案（表13-1中指南4.8，2B级证据）[9]。

尽管这种清创技术已经被认可了几个世纪，但MDT最近又得到了进一步的发展。现代医学通过增加生产蛆虫的实验室数量，利用次日递送服务，并将蛆虫包装在方便的网纱中，增加了获取的便利性，简化了应用，降低了蛆虫疗法的成本[40]。"社交厌恶"曾被认为是蛆虫疗法的障碍，但最近的研究表明，随着对这种有效的创面疗法的教育不断提高，患者和医务工作者的抵触情绪都在减少[41]。

2. 清洁剂和冲洗 伤口清洁应作为伤口护理的一贯组成部分贯穿于伤口愈合的全过程。尽管与清创术相比经常被忽视，但正确实施清洁有显著的益处，而实施不当可能造成伤害。虽然一些清洁技术可以实现少量的清创，但清洁应在清创之后并在每次换药时连续进行。清洁剂旨在清除在整个愈合过程中可能堆积在伤口床上的污染物、细菌、碎片、渗出物和敷料残留物[42]。每种清洁剂的确切化学成分不同，但许多清洁剂都含有帮助清除生物膜的表面活性剂，控制细菌的抗菌剂，以及保护健康组织的保湿溶液。创面清洁为伤口愈合创造了最佳环境，同时也优化了伤口可视化，便于进行准确的伤口评估。SVS-AVF静脉性溃疡指南（表13-1中指南4.1，2C级证据）推荐在首次伤口评估和随后的每次换药时进行清洁，除非有禁忌证[9]。

任何清洁剂的有效性都取决于溶液的化学成分和使用该清洁剂的技术。清洁可以通过手动应用纱布垫、刺激或两者的组合来完成[43]：这两种方法都必须谨慎使用，因为过度剧烈的清洁会损害健康的软组织，并可能无意中将污染物（如细菌）推到伤口床上[44]。冲洗通常是首选的方法，若操作正确，可以通过清除伤口床上的细菌负荷和可能腐烂的残余物来降低感染率[43]。有效的清洗剂应具有对健康组织无毒、化学性质稳定、有效去除微生物、价格低廉、来源广泛等特点[45]。

3. 伤口床准备期间的疼痛管理 疼痛管理是伤口床准备中经常被忽视的一个组成部分。然而，对疼痛的处理不当会对伤口愈合和患者的生活质量产生影响[46]。多年来，静脉性溃疡由于其表浅性质而被错误地认为是无痛的。然而，目前已经清楚地证明，静脉性溃疡会引起慢性疼痛，在伤口床清创和清洁过程中，慢性疼痛会显著增加[48]。静脉性溃疡疼痛通常伴随伤害性疼痛、对组织损伤的适当生理反应以及神经敏感和过度刺激反应引起的神经性疼痛而发生。叠加感染、对局部药物的反应和伤口周围的皮肤浸渍往往会加重疼痛[49]。高达80%的静脉性溃疡患者存在慢性疼痛[50]，65%的患者认为他们的基线疼痛至少为中度，40%的患者报告说在换药和清洁过程中疼痛难以忍受[51]并且在清创后持续超过1h[52]。慢性疼痛不仅普遍存在，而且其存在与高水平的抑郁和残疾率的增加有关[48]。因此，医务工作者在评估和管理与静脉伤口相关的疼痛时必须达到舒适和有效。

在任何手术前，应先进行有效的疼痛评估，并评估基线疼痛和手术性疼痛的可能性，确定疼痛的位置、持续时间、强度、加重疼痛的活动和功能障碍等相关因素[53]。慢性基线疼痛通常由基层医务工作者或长期疼痛诊所管理。然而，现在专门的伤口护理诊所吸纳了疼痛管理专家，能够实施先进的、认知的和可替代的疼痛管理方法[54]。与清创和清洁相关的急性疼痛应由医务人员结合局部和全身麻醉技术进行管理。

SVS-AVF 静脉性溃疡指南（表 13-1 指南 4.3，1B 级证据）推荐在所有手术中使用局部麻醉剂，广泛清创时使用全身麻醉剂[9]。这些指南基于的研究表明，手术中的疼痛是清创不足的主要原因，清创不足会导致感染率增加和愈合率降低[49]。试验表明，术前 30～45min 局部使用利多卡因 / 丙胺卡因乳膏，在治疗总面积 <50cm^2 的伤口时特别有效[49, 55]。在已处于应激和可能浸渍的伤口周围皮肤中注射利多卡因并不理想，此时通常首选局部使用利多卡因 / 丙胺卡因乳膏而不是注射利多卡因[56]。对于较大、高度感染、复杂或有空洞的伤口，或对手术过程有焦虑的患者，可考虑全身麻醉。对于那些由于内科合并症而不适合全身麻醉，但又需要在局部麻醉方案之外提供疼痛管理的患者，阻滞是一个很好的选择。

三、创面敷料

创面敷料在静脉性溃疡的恰当护理中起着基础作用。当敷料使用得当，并根据具体的伤口量身定做时，就会形成正确的促进愈合的微环境。医务工作者必须明白，每个伤口的需求都是独特的，没有一种敷料可以普遍适用于所有伤口。选择合适的敷料是一个动态的过程，在这个过程中必须不断评估伤口，并随着伤口的进展调整敷料以满足伤口的需要。本部分将介绍敷料的分类理论并回顾被动型、交互型和主动型这三种主要敷料的适应证（图 13-1）。敷料的补充疗法，包括加压治疗和积极的抗菌治疗，分别在第 12 章和第 15 章中介绍。

在过去的几十年里，伤口敷料的地位发生了显著的变化，被动式敷料的地位大大减弱，而交互式（半封闭 / 封闭）和主动式敷料的地位显著提升。从历史上看，敷料并不被认为在组织愈合中发挥强大的积极生理作用，而且大多被用作抵御外界元素的物理屏障以及吸收渗出物[57]。因此，早期被动式敷料（非封闭性）的设计是为了创造干燥的环境，不保持任何水分。然而，这种做法被淘汰了，因为几项开创性的研究表明，在潮湿的伤口环境中上皮化率会显著增加[57-59]。随着对病理生理学的科学认识的提高，出现了各种各样的敷料，从凝胶和薄膜到活性生物制剂，每一种都针对特定的伤口需要。

静脉性溃疡有几个特征，在选择敷料类型时必须考虑到。在选择静脉性溃疡敷料时，必须特别考虑以下方面：患者的经验、伤口引流 / 渗出量、伤口的形状和可及性、伤口周围皮肤的健康状况，以及需要在局部敷料上加压。患者治疗依从性将严重受到与换药相关的复杂性、频率、持续时间和不适的影响。应该尽一切努力使用最简单有效的形式[58]。除了患者的经验外，渗出物的程度也严重影响敷料的选择。在静脉性溃疡愈合的早期，通常选择具有高吸收能力的敷料，如交互式敷料（封闭和半封闭），此时伤口渗出物可能最多。最后，为保证经济上可持续性，理想的敷料必须具有广泛的可获取性、成

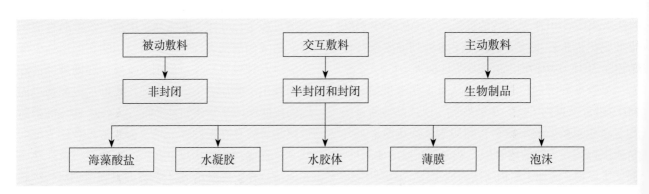

▲ 图 13-1　敷料类型的广义分类

本效益高、并且具有合理的长保质期[58]。必须牢记，所有的静脉伤口敷料应与加压疗法一起使用，加压疗法已在第 12 章中进行了介绍。在本章中，每一节都将讨论特定的敷料类型是否符合上述标准。

（一）交互式敷料：封闭和半封闭

交互式敷料，分为半封闭性和封闭性两类，通过维持潮湿和温暖的环境来促进愈合，同时成功地管理渗出物。交互式敷料促进愈合的机制有两方面：保留机体上皮化所需的活性酶，同时也物理地改善了新皮肤细胞的迁移。潮湿的环境保留了降解渗出物和促进吞噬作用的关键蛋白酶、促进愈合的生长因子和刺激上皮细胞增殖的成纤维细胞[60]。此外，我们认为含水的环境实际上使表皮细胞更容易在潮湿的表面迁移[61]。各种类型的交互式敷料，不论是半封闭的还是封闭的，在水分保留量上有所不同，可以根据渗出物的水平进行选择。表 13-4 显示了渗出物的量与交互式敷料类型选择之间的关系。通过适合的吸收敷料保持适当的水分平衡对愈合至关重要，因为水分过多需要更频繁的更换敷料，并且可能会对伤口和周围皮肤造成潜在的伤害。下面讨论交互式敷料的适应证和病理生理学。

表 13-4　不同程度溃疡渗出物的敷料选择	
渗出物的量	**敷料类型**
极微量	薄膜、水凝胶
微量	水胶体
中等	藻酸盐
明显	水基泡沫、NPWT

NPWT. 负压伤口治疗

1. 湿 - 干敷料　湿 - 干敷料在潮湿时是半封闭的，干燥后转变为清创形式。这种方法如果用生理盐水保持湿润，可以制造潮湿的环境。然而，向干燥转变实际上是通过蒸发冷却促进蒸汽和热量的损失。对于产生大量渗出物的静脉性溃疡患者，这种方法往往不能很好地耐受，因此不允许敷料干燥。出于这个原因，尽管湿 - 干法在大多数医学专业中广泛流行，但在静脉性溃疡文献中，一般认为湿 - 干法是一种清创方法，而不是真正的敷料，不推荐作为静脉性溃疡的首选敷料。

2. 水凝胶敷料　水凝胶敷料是由交联亲水聚合物制成的一种半透性非黏附的薄膜[58]。大多数水凝胶是合成材料，但也有少数是直接在自然界中发现的[62]。水凝胶要么是片状材料，要么浸渍在海绵或纱布上，要么是无定形的游离凝胶。水凝胶最初于 1894 年由医学工程师开始研究[63]，主要用于软性隐形眼镜，直到组织工程师发现水凝胶的一些特性，使其成为伤口敷料的理想选择[62]。水凝胶能够吸收和保留适量的水，因为它们的部分水化基质（80%）是不溶性聚合物。这种部分水合状态也使水凝胶之间能够进行明显的气体交换，从而防止过饱和并产生可呼吸的环境[58]。除了其化学优势外，水凝胶具有非常低的自黏附性和舒缓的冷却效果，使其成为静脉性溃疡等脆弱伤口的理想选择[62]。水凝胶应每天更换[64]。水凝胶具有极其稳定的化学键和对其他化合物的低反应活性；研究人员目前正在研究如何利用这些特性产生一个系统，通过这个系统，水凝胶基质浸润生物活性分子（干细胞、抗生素），以直接和长时间输送到伤口床上[66]。

3. 水胶体敷料　水胶体是一种半封闭、自黏性、无活性的敷料，自 20 世纪 60 年代发现以来，迅速成为最流行的静脉性溃疡敷料之一[67]。水胶体敷料由两层组成：内层为亲水性聚合物基质（明胶、果胶和羧甲基纤维素），可吸收过多的水分；外层为不透水的聚氨酯黏合层，可作为细菌和渣滓的物理屏障[68]。水胶体对渗出物的具体吸收能力因品牌和内层的厚度而有所不同。一般来说，与水凝胶和海藻酸盐相比，水胶体的吸收能力较低，静脉性溃疡进入愈合阶段，渗出物较少时，水胶体是非常理想的选择。一旦水胶体内层达到饱和状态，它就会变厚呈胶状。这种敷料对细菌和液体不渗透，但对气体半渗透，允许气体交换[64]。水胶体敷料设计为可使用一周，但合适的持续使用时间会根据渗出液的水平而有所不同。敷料更换不要过于频繁，这样对患者的日程安排和伤口床处理往往有利。然而，这并不意味着不应该定期对伤口进行评估，因为如果不及早发现，感染可能会迅速进展[69]。水胶体不得用于感染的伤口床。水胶体具有与生俱来的温和黏附性，因此不需要使用胶带，在换药过程中对周围健康皮肤相对无损伤。目前水胶体的研究重点是通过与纳米材料结合开发新型生物可降解的水胶体[64]。

4. 海藻酸盐 海藻酸盐是来源于褐藻（褐藻科）的天然阴离子生物聚合物[58]。海藻酸盐富含钙、钠盐、甘露糖醛酸和古洛糖醛酸，这些成分使海藻酸盐具有半渗透性、免疫和天然止血特性，因此在伤口敷料中具有多功能性[58]。除了它们的生理特性外，海藻酸盐还具有高度生物相容性[70]，可以与不同的聚合物交联形成晶片、凝胶、泡沫和薄膜直接放置在伤口上[64]。海藻酸盐敷料的性质可以根据添加的聚合物而改变。然而，一般来说，所有的藻酸盐敷料由于具有交换钙离子和钠离子的能力而具有高吸收性（在流体中的重量为 15～20 倍），适用于中 - 重度渗出物的伤口[64]。由于出色的除湿效果，藻酸盐敷料被设计为需要每天更换，并与辅助敷料一起使用[58]。如果不适时地更换，敷料内会积聚一层厚厚的发臭胶状物，并被误认为感染。去除海藻酸盐敷料通常采用盐水冲洗的方式完成，因此对伤口床无创伤，对患者无刺激性[64]。海藻酸盐敷料本质上具有止血功能，因为与伤口床内细胞外基质的钙离子交换激活了凝血级联反应。因此，海藻酸盐对于近期经过清创且可能在伤口床内有少量残余出血量和刺激性的伤口是理想的选择[70]。除了固有的止血特性外，海藻酸盐还具有天然的免疫特性。这种抗菌性能可以通过与银浸渍聚合物的融合而进一步增强。目前，研究人员正在试验交联海藻酸壳聚糖敷料，以进一步提高抗菌性能[64]。

5. 水基泡沫敷料 水基泡沫敷料是一种高吸水性多层非创伤性敷料。泡沫敷料由两层组成。内层是高吸水性亲水聚氨酯（或者不太常见的硅酮泡沫）的海绵状基质，用于去除渗出液，同时保持伤口床的湿润[71]。外层是防水的不透水的聚乙二醇，不仅可以防止细菌渗透，还能增强敷料的耐久性[71]。水基泡沫敷料吸收渗出液的能力会因内层的厚度而有所不同，但一般来说，泡沫敷料是处理中等渗出液的理想选择[72]。泡沫敷料有非黏附和自黏附两种，并且需要每 2～3 天换 1 次。非黏附性泡沫敷料能够适应伤口的形状并减少"死"角，特别适用于深层或空化伤口[72]。

6. 半透膜敷料 薄膜敷料由半渗透性透明自粘聚氨酯制成。薄膜具有良好的气体交换能力，但吸收能力很差。如果用于有明显渗出物的伤口，薄膜可以截留液体并集聚在伤口床和健康皮肤上，这将损害肉芽组织形成并导致健康皮肤受到浸渍。正因如此，薄膜敷料非常适合表面渗出极少的伤口[57]。薄膜的优点包括其透明度，便于伤口监测，其高黏附性，允许使用在髋关节位置[58]。薄膜需要每 2～3 天更换 1 次，在去除过程中需要额外的护理，因为它们可能会损伤周围皮肤。

（二）活性（生物）敷料

活性敷料包括所有能够提供直接和主动调节细胞反应的生物活性粒子的敷料。活性敷料包括生长因子、干细胞治疗、人类皮肤等效治疗和活性抗生素输送。自 20 世纪 90 年代活性敷料问世以来，由于这些活性成分在作用机制和输送系统方面的复杂性，许多潜在的技术仍处于临床试验开发阶段[73]。尽管如此，它们的潜力在动物和人体试验中都得到了证明，它们是伤口愈合研究中的一个新兴类别，预计在未来几年内将产生高达 50 亿美元的销售额。本节将重点讨论生长因子疗法，而抗生素疗法、干细胞疗法和人类皮肤等效物将在第 19 章中单独讨论。

生长因子疗法 生长因子是一类广泛的内源性多肽，负责在分子水平上产生和控制细胞功能。在很大程度上，生长因子负责细胞的迁移、增殖和分化。具体到伤口愈合，生长因子触发了减轻免疫反应、形成肉芽组织并促进血管生成的生理过程。一个生长因子可能负责成千上万的过程，具体的细胞反应取决于细胞类型和微环境。充分利用生长因子的潜力是一个微妙的过程，因为生长因子对分子构型和与其他细胞过程的时间关系都非常敏感和依赖[74]。

生长因子有几个大家族。下面讨论伤口愈合中最常用的因素。血小板衍生生长因子，包括血管内皮生长因子，可以吸引成纤维细胞，激活巨噬细胞，并刺激内皮细胞迁移和增殖，在伤口愈合的总体水平上发挥作用[75]。表皮生长因子，包括转化生长因子 -α，刺激角质形成细胞和成纤维细胞[75]。成纤维细胞生长因子在激活内皮细胞和促进细胞外基质重塑中发挥重要作用[74]。这些生长因子在动物模型和人体临床试验中都显示出显著的伤口愈合效益[76]。

能否充分发挥生长因子的潜能，在很大程度上取决于能否获得理想的输送系统。生长因子的化学稳定性非常低，并进一步受到半衰期短的限制[77]。因此，系统必须能够实现快速的初始分子释放然后缓慢的持续释放[75]。目前，生长因子通过混合和交联、封装（微米和纳米球）和离子交换等多种技术制备在外用凝胶、乳膏和软膏中[74, 75]。尽管进行了大量研究，生长因子输送系统仍然需要高剂量和高频率地使用，以克服分子稳定性低、药物渗透性差和组织吸收受限等问题[78]。高剂量和高频率的使用可能会增加副作用的风险和治疗成本[78]。目前正在研究富含血小板的生物活性凝胶血浆，直接从患者体中获取和分离血小板细胞，利用这些细胞对每个患者的特异性，作为克服输送障碍和副作用的一种手段。这些研究的前景可观，但目前大部分仍处于临床试验阶段[77, 79]。

（三）伤口周围管理

适当的伤口周围皮肤管理的重要性怎么强调都不为过。必须采取预防性措施避免损伤伤口周围的健康皮肤，因为这种组织的损伤会增加患者的不适感、感染的风险，并最终延迟伤口闭合[58]。研究表明，高达 25% 的静脉性溃疡患者会因过度潮湿、潮湿相关的皮肤损伤、胶带继发的接触性皮炎或粘胶创伤（剪切力和摩擦力）而经历伤口周围皮肤损伤[80]。发生伤口周围皮肤损伤的风险最高的患者是那些既往有神经病变、潜在外周动脉疾病和皮肤脆弱的老年患者[58]。伤口周围皮肤损伤的患者会出现疼痛、瘙痒以及因角质层破裂而出现新的伤口。角质层的缺失使皮肤容易受到进一步的损伤，形成皮肤脱落和伤口进展的循环，并阻碍角质形成细胞从伤口边缘向伤口床迁移，从而导致伤口的整体愈合延迟[82]。可加剧伤口周围皮肤损伤的因素包括伤口床渗出液引起的 pH 异常、叠加感染、伤口床用药引起的接触性皮炎和机械应力[83]。预防是伤口周围皮肤管理的基本内容。

第一条基本原则是保持伤口周围皮肤清洁。皮肤应定期清洁，使用保持微酸性环境（pH 5～5.5）的清洁剂，并保持无明显污染物。在适当的清洁后，必须使用与渗出液的水平相匹配的敷料来维持适当的水分平衡。过多的水分滞留会导致浸渍，但同样，过度干燥的环境会导致皮肤开裂，从而使刺激物穿透皮肤，增加皮肤损伤的风险。通过敷料实现潮湿环境而不保留过量的液体之后，保护性皮肤管理的下一步是使用非创伤性黏合剂。非创伤性黏合剂在皮肤脆弱的老年患者中尤为显著。这一特定人群可能更适合包扎绷带而不是使用黏合剂，但必须特别注意，不能包扎过紧。除了无创伤性黏合外，应使用保护性皮肤屏障[82]。SVS-AVF 静脉性溃疡指南（指南 4.16，2C 级证据）推荐在所有静脉性溃疡伤口敷料中使用保护性屏障[9]。对皮肤屏障的全面概述如表 13–5 所示[82]。研究并没有证明一种屏障优于另一种屏障，但与没有任何屏障相比，使用任何一种屏障都显示出了显著的好处。

四、静脉性溃疡创面愈合的辅助治疗

有几种辅助疗法可用来帮助顽固性慢性静脉性溃疡愈合。SVS –AVF 静脉性溃疡指南（指南 4.18，1B 级证据）推荐对开始适当的伤口护理后 4～6 周症状未能好转的伤口引入辅助治疗方案，即使在尚未纠正的潜在静脉功能不全的患者中也是如此[9]。研究表明，伤口应该以有序的可预测的模式愈合，至少在 2 周内出现明显的肉芽组织[84]。伤口面积在 4 周内未能至少缩小 30 %，如果不升级干预措施，愈合机会可能低于 20%[85]。在开始辅助治疗之前，应再次确认伤口的病因并评估患者对标准治疗的依从性。此外，SVS-AVF 静脉性溃疡指南（指南 3.5，1C 级证据）推荐对治疗 6 周内症状未能改善的患者和所有具有不典型特征的溃疡进行伤口活检，因为恶性肿瘤可能是愈合的潜在障碍[9]。辅助治疗的方式很多，许多常见的辅助治疗，如负压治疗和生物 / 细胞治疗，将在单独的章节中专门讨论（见第 14 章和第 19 章）。下一节将介绍刃厚皮片移植和组织等效物、超声治疗和电刺激治疗。

（一）皮肤移植

植皮治疗静脉性溃疡最有可能对较大的慢性伤口更有益。移植的选择包括自体移植（刃厚皮片移植 – 割皮）、同种异体移植（供体细胞、实验室培养的皮肤）、异种移植（来自动物的皮肤）和人类皮肤等效物（生物工程皮肤）[86]。最新的 SVS-AVF 静脉性溃疡指南（指南 4.19，2B 级证据）不建议将植皮作为静脉性溃疡的主要治疗方法，但确实建议对 4～6 周的标准治疗失败的溃疡进行皮肤移植[9]。

植皮要求伤口床湿润但无渗出，并且有健康的基础组织，没有明显的炎症和感染[87]。鉴于这些要求，考虑到静脉性溃疡患者的慢性炎症，明显的水肿和受损的微循环，研究人员最初对静脉性溃疡植皮持悲观态度[87]。尽管如此，研究表明，与标准的伤口护理相比，所有形式的移植都取得了显著的成功[88]。没有临床试验证明一种移植形式优于另一种移植形式，但是，似乎生物工程皮肤（人体皮肤等效物）带来的好处最明显[89]。

产品种类	机　制	优　点	缺　点
	表 13–5　皮肤保护产品[80]		
石蜡膏	物理和化学屏障。半透性，减少经表皮失水。石蜡防止剪切损伤	保持最佳的水分平衡。保持皮肤轻微湿润。易于应用和去除，无创伤。成本低，可广泛使用	可能会影响基础敷料的黏附性。粗糙的质地可能会吸附碎屑、灰尘和细菌。在高温下熔化
氧化锌石蜡软膏	氧化锌增稠石蜡：改善物理屏障。抗炎：氧化锌具有天然的抗炎特性	与传统石蜡相比，渗透性较差，改善了对尿液和汗液等液体的屏障功能	黏稠的质地可能难以使用和去除可能影响主要敷料的吸收
硅酮软膏	物理屏障，而非化学屏障	使用方便，无油脂残留物。非常舒适	硅胶过敏症比较常见。硅酮未被批准用于开放性伤口，必须注意避免不慎直接应用到伤口床上
溶剂形式的成膜聚合物	喷在皮肤上，干燥后形成薄膜。防止摩擦和剪切损伤	不容易被污染。敷料不会增加多余的体积。不影响主要伤口敷料的黏附性	易燃。如果太薄，则无效。去除需要有机溶剂，可能会引起刺痛或刺激
氰基丙烯酸酯液体	液体形式应用于皮肤，迅速干燥，并直接与健康的皮肤聚合，形成一个薄但不可穿透的薄膜层	不需要溶剂，减少刺激风险。抗流体性能高。允许气体交换	难以移除，如果移除过早可能会造成创伤。对氰基丙烯酸酯的过敏反应比较常见。相对昂贵

最近的研究表明，刃厚皮片移植在大面积静脉性溃疡（面积＞100cm²）的患者中益处最大，因为这种程度的溃疡愈合速度明显较慢，总上皮化率明显降低[57, 90]。研究表明，在大面积静脉性溃疡中，尽管刃厚皮片移植增加了住院和麻醉取皮的费用，但在经济上与传统的伤口护理相当，对于治疗疗程很长的患者来说是一个合理的选择[90]。

当联合使用负压伤口治疗时，皮肤移植的好处似乎得到了增强。负压治疗将在第 14 章中单独进行详细论述。负压治疗带来的好处是减少水肿和降低细菌负荷，这两者已被证明是移植成功的关键。研究表明，植皮后进行一个疗程的负压治疗，整体成功率有所提高，治疗时间有所缩短[91]。

尽管植皮好处明显，但它并不能理想地适用于所有的患者。绝对禁忌证包括活动性恶性肿瘤、叠加感染和凝血功能障碍。相对禁忌证包括主动吸烟、服用抗凝药物、慢性糖皮质激素和严重营养不良[92]。对关节或负重皮肤表面进行皮肤移植，效果也不佳[93]。

（二）超声治疗

超声治疗静脉性溃疡是一项相对较新的技术。超声用于伤口管理是在 21 世纪初，最初用于糖尿病足溃疡，最近扩展应用于静脉性溃疡[94]。目前，超声治疗仍在探索中，SVS-AVF 静脉性溃疡指南（指南 4.26，2B 级证据）尚未推荐使用超声治疗静脉性溃疡。

在动物模型中，低频（20～60Hz）超声治疗通过空化、微流和频率共振等过程增加巨噬细胞活性，增加白细胞黏附，促进胶原蛋白形成，刺激血管生成[95]。微流是超声探头在伤口床的物理运动使伤口中的液体产生治疗性运动的过程[96]。超声波在伤口液中产生微米级的气泡，剧烈振动，并将机械能转移给伤口床内的蛋白质，改变其构象，导致生理变化。空化和共振产生于与超声波共振的分子振动，使关键蛋白的暂时性的构象发生变化，从而使细胞活性增加[97, 98]。

尽管在体外研究中观察到了益处，但支持超声治疗静脉性溃疡的证据仍在探索中，其益处尚未明确。缺乏确凿证据的原因之一是实验方案缺乏标准化，超声治疗的频率因机构而异，差异很大，应用频率每周 1～3 次，治疗时间 4～12 周[95, 96, 99, 100]。尽管目前的研究存在局限性，但超声治疗未来可能成为伤口护理的一个组成部分。

（三）电刺激

电刺激疗法是一种将电流直接施加于静脉伤口

床的辅助治疗方法。伤口床内的电刺激疗法已经研究了几十年，甚至有些研究可以追溯到几百年前直接将金片放在伤口上，然后进行电刺激[101]。虽然20世纪60年代关于静脉性溃疡电疗法的早期研究并不乐观[102]，但最近的体内和体外研究令人鼓舞。作为一项不断发展的技术，SVS-AVF 静脉性溃疡指南（指南4.25，2C级证据）尚没有足够的证据推荐电刺激治疗静脉性溃疡，但这些指南在不断更新，下一版将继续评估最新的临床证据。

每个人体细胞都可以认为是一个电单元，通过跨细胞膜的离子交换产生和维持的电化学梯度产生电场。皮肤就像一个大电场，当伤口出现时，电场就会被破坏[103]。早期的体外研究表明，培养的上皮细胞在直流电（DC）的影响下沿着电场线移动，并且电场的极化直接影响这些细胞的迁移[104]。从那时起，体外研究表明，电疗法可以显著增加培养的上皮细胞的增殖及其细胞信号活性，从而显著加快上皮化速度，增加巨噬细胞和成纤维细胞的聚集[105]。此外，体外研究表明，不同水平的电刺激可以抑制细菌[106]并改善健康患者的皮肤微循环[107]。

体内静脉性溃疡的电刺激研究结果各不相同。研究表明，电刺激通过减少伤口床和周围皮肤的疼痛使患者显著受益，这确实显著改善了生活质量[108]。双盲临床试验表明，在未接受手术矫正静脉疾病患者中，电刺激对静脉性溃疡有显著的益处[109]，但尚未证明在接受了静脉干预手术的患者中也有同样的益处[110]。由于目前还没有建立电流传递的标准格式，这导致不同的研究中使用了直流电、交流电和不同电压下的高压脉冲电流，造成缺乏确定性的结果[103, 111]。研究已经确定了电刺激疗法的一些禁忌证，包括皮肤恶性肿瘤、伤口感染、伤口中有离子残留（既往使用外用碘或银敷料）和安装了心脏起搏装置[111]。

五、优化医疗保健服务

（一）伤口护理诊所

伤口护理诊所正在成为治疗静脉性溃疡的标准护理机构。推动医疗保健发展的是社会、临床和金融力量。自从20世纪80年代以来，为了满足日益增长的具有复杂伤口的人群需求，综合伤口护理诊所的数量以指数级的速度增长[112]。本节讨论综合伤口护理团队的建设模式、临床效益和财务因素。

伤口护理门诊主要有三种模式。私人执业诊所、社区医院、学术医院系统。虽然私人执业诊所的好处是相对便利，靠近患者居住区，但它们提供现场辅助服务的能力往往有限，而且成本最高。社区医院诊所的优势在于手术室等辅助服务有所改善，但可能缺乏具备综合能力的专业人员。学术医院的优势是拥有大量的专家、便于获得辅助服务，可以一站式满足所有医疗卫生需求，但由于患者数量多，往往需要长时间的等候排队[113]。无论环境如何，综合诊所的目标应该是集中提供伤口护理。常见的专业服务提供者包括血管外科医生、足病医生、传染病、疼痛管理专家、内分泌科、营养学、物理治疗专家和社会工作者[114]。社会工作者对伤口护理诊所成功的重要性不言而喻。研究表明，诊所内的社会工作者通过协调就诊的交通、促进家庭护理随诊以及与保险公司合作降低患者的直接费用，增加了患者对治疗计划的依从性[113]。

与标准护理实践相比，伤口护理诊所改善了临床结果。研究表明，在综合伤口中心治疗时，伤口愈合时间更短[21]，成功率更高[115]。此外，在伤口中心接受治疗的患者，由于早期的干预，脓毒症和骨髓炎的发生率显著降低[116]，住院次数减少[117]，且下肢截肢率显著降低[118]。由于上述结果的改善，在伤口护理诊所接受治疗的患者报告的生活质量指标显著更高[113]。

尽管临床效益显著，但由于资金障碍，许多卫生服务提供者表示不愿意启动或参与伤口护理诊所业务。伤口护理诊所的启动和维护成本很高，但这并不能保证诊所能够盈利。研究表明，利润往往微不足道。然而，随着奖励结果而不是单项服务的立法的颁布，利润也在增长[114]。总的来说，学术医院的伤口护理诊所利润率最高，因为它们的启动成本低，维护费用纳入系统预算[113]，以及具备提供高压氧等辅助护理的能力（可以通过保险的报销）[119]。随着医疗保险/医疗补助新的替代支付方案的制定，以及奖励综合诊所所取得的优秀临床成果，伤口护理诊所的盈利能力可能会继续提高[114]。

（二）治疗依从性

提高患者对医疗计划的依从性应是医疗卫生工作者关注的首要问题[120]。考虑到漫长而艰难的恢复过程，静脉性溃疡治疗计划的依从性差（以前称为不依从）是可以理解的。最近的一项 Meta 分析显示，

在就诊、换药和加压治疗方面，不依从的比例高达
40%[121]。依从性差导致临床结果明显更差，这又往往导致患者由于失望感而依从性更差[121]。依从性差不能归因于单一因素，但是研究表明，与疾病或治疗特定因素相比，社会经济地位、婚姻状况、文化和社会支持可能影响更大[122, 123]。

　　医疗卫生工作者应负责采取相应干预措施，提高患者对治疗的依从性。尽管目前还没有比较静脉性溃疡治疗方法的临床试验，但克利夫兰诊所的伤口护理中心描述了一种可以应用于任何患者和任何治疗方法的"SIMPLE"方法[124]。该方法侧重于简化方案（simplifying routines）、传授新知识、改变患者信念（modifying patient beliefs）、患者沟通（patient communication）、放下偏见（leave behind the bias）以及依从性评估（evaluating adherence）。在表 13-6[124] 中可以看到每个类别的示例。最重要的是要记住，提高依从性的职责放在医疗工作者而不是患者身上，消除对依从性差的患者的意见将显著改善医患关系。

（三）治疗流程

　　静脉性溃疡患者伤口治疗流程如图 13-2 所示。尽管每个患者的治疗计划会有所不同，但该流程基于公认的护理标准可以为任何采取的临床方案提供一个切入点。遵循本章详细介绍的各种伤口敷料，可以根据伤口的临床需要选择定向治疗。重要的是，在每次临床评估静脉性溃疡创面时，应根据该流程对采取这些治疗策略的患者重新进行评估。

表 13-6　患者依从性的 SIMPLE 策略[122]

策略种类	示　例
简化方案（S：simplify regimens）	尽可能减少频率、数量和持续时间。使治疗方案与患者现有的日常活动相匹配
传授知识（I：impart knowledge）	• 确保信息传递符合患者的文化水平 • 鼓励患者提出任何疑问或担忧。采用回溯式（repeat back）教学方法
改变患者信念（M：modify beliefs regarding intervention）	评估影响治疗的文化或社会障碍。评估患者对治疗障碍和治疗获益的看法
患者沟通（P：patient communication）	• 面对面交流，主动聆听 • 以多种形式提供信息（邮件、在线沟通、小册子、语音邮件） • 鼓励家庭参与促进了解和开放的交流
放下偏见（L：leave behind the bias）	评估患者和卫生服务提供者的偏见
依从性评估（E：evaluation of adherence）	• 采用一些方法来准确地测量依从性 • 患者自我报告 • 日志记录活动（敷料更换） • 测量伤口的大小 • 供给利用率

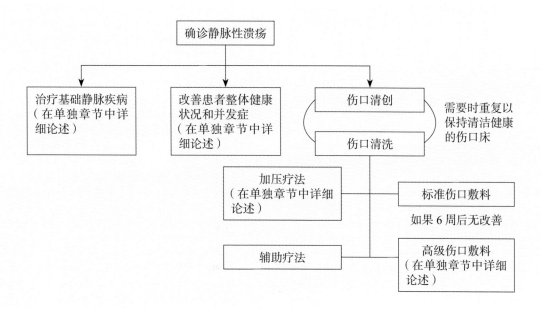

▲ 图 13-2　治疗流程

参考文献

[1] Robson MC, Hill DP, Woodske ME, Steed DL. Wound healing trajectories as predictors of effectiveness of therapeutic agents. Arch Surg. 2000;137(7):773–777. https://doi.org/10.1001/archsurg.135.7.773.

[2] Robson MC, Steed DL, Franz MG. Wound healing: biologic features and approaches to maximize healing trajectories. Curr Probl Surg. 2001;38(2):72–140. https://doi.org/10.1067/msg.2001.111167.

[3] Lazarus GS, Cooper DM, Knighton DR, et al. Definitions and guidelines for assessment of wounds and evaluation of healing. Wound Repair Regen. 1994;130(4):489–493. https://doi.org/10.1046/ j.1524–475X.1994.20305.x.

[4] Kisner RL, Shafritz R, Karl R, Stark RAW. Emerging treatment options for venous ulceration in today's wound care practice. Ostomy/Wound Manag. 2010;56(4):1–11.

[5] Lamping DL, Schroter S, Kurz X, Kahn SR, Abenhaim L. Evaluation of outcomes in chronic venous disorders of the leg: development of a scientifically rigorous, patient-reported measure of symptoms and quality of life. J Vasc Surg. 2003;37(2):410–419. https://doi.org/10.1067/mva.2003.152.

[6] Fernandes Abbade LP, Lastoria S. Venous ulcer: epidemiology, physiopathology, diagnosis and treatment. Int J Dermatol. 2005;44(6):449–456. https://doi.org/10.1111/j.1365–4632.2004.02456.x.

[7] Green J, Jester R, McKinley R, Pooler A. The impact of chronic venous leg ulcers: a systematic review. J Wound Care. 2014;23(12):601–612. https://doi.org/10.12968/jowc.2014.23.12.601.

[8] Sen CK. Human wounds and its burden: updated 2020 compendium of estimates. Adv Wound Care. 2021;8(2):39–48. https://doi.org/10.1089/wound.2021.0026.

[9] O'Donnel TF, Passman MA, Marston WIA, Ennis WJ, Michael Dalsing RLK. Society of Vascular Surgery – Managment of Venous Leg Ulcers – Clinical Practice Guildlines of the Society for Vascular Surgery and the American Venous Forum. 2014.

[10] Marston WA, Crowner J, Kouri A, Kalbaugh CA. Incidence of venous leg ulcer healing and recurrence after treatment with endovenous laser ablation. J Vasc Surg Venous Lymphat Disord. 2017;5(4): 525–532. https://doi.org/10.1016/j.jvsv.2017.02.007.

[11] Anderson K, Hamm RL. Factors that impair wound healing. J Am Coll Clin Wound Spec. 2012;4(4): 84–91. https://doi.org/10.1016/j.jccw.2014.03.001.

[12] McDaniel JC, Browning KK. Smoking, chronic wound healing, and implications for evidence-based practice. J Wound Ostomy Cont Nurs. 2014;41(5):415–422. https://doi.org/10.1097/WON.0000000000000057.

[13] Sheehan P, Jones P, Caselli A, John M, Giurini AV. Percent change in wound area of diabetic foot ulcers over a 4–week period is a robust predictor of complete healing in a 12–week prospective trial. Diabetes Care. 2003;26(6):1879–1882.

[14] Meaume S, Ourabah Z, Cartier H, et al. Evaluation of a lipidocolloid wound dressing in the local management of leg ulcers. J Wound Care. 2005;14(7):329–334. https://doi.org/10.12968/ jowc.2005.14.7.26798.

[15] Gelfand JM, Hoffstad O, Margolis DJ. Surrogate endpoints for the treatment of venous leg ulcers. J Invest Dermatol. 2002;119(6):1420–1425. https://doi.org/10.1046/j.1523–1747.2002.19629.x.

[16] Moore WS. In: Houston M, ed. Vascular and Endovascular Surgery. 8th ed. Elsevier Saunders; 2013.

[17] Vasquez MA, Rabe E, McLafferty RB, et al. Revision of the venous clinical severity score: venous outcomes consensus

statement: special communication of the American venous Forum ad hoc outcomes working group. J Vasc Surg. 2010;52(5):1387–1396. https://doi.org/10.1016/ j.jvs.2010.06.161.

[18] Vasquez MA, Wang J, Mahathanaruk M, Buczkowski G, Sprehe E, Dosluoglu HH. The utility of the venous clinical severity score in 682 limbs treated by radiofrequency saphenous vein ablation. J Vasc Surg. 2007;45(5):1008–1015. https://doi.org/10.1016/ j.jvs.2006.12.061.

[19] Schultz GS, Sibbald RG, Falanga V, et al. Wound bed preparation: a systematic approach to wound management. Wound Repair Regen. 2003;11(1):S1–S28. https://doi.org/10.1046/j.1524–475X.11.s2.1.x.

[20] Schultz GS, Barillo DJ, Mozingo DW, et al. Wound bed preparation and a brief history of TIME. Int Wound J. 2004;1(1):19–32. https://doi.org/10.1111/j.1742–481x.2004.00008.x.

[21] Warriner RA, Wilcox JR, Carter MJ, Stewart DG. More frequent visits to wound care clinics result in faster times to close diabetic foot and venous leg ulcers. Adv Skin Wound Care. 2012;25(11):494–501. https://doi.org/10.1097/01. ASW.0000422629.03053.06.

[22] Goren I, Kämpfer H, Podda M, Josef Pfeilschifter SF. Leptin and wound inflammation in diabetic ob/ ob mice:differential regula-tion of neutrophil and macrophage influx and a potential role for the scab as a sink for inflammatory cells and mediators. Diabetes. 2003;52(11):2821–2832.

[23] Cardinal M, Eisenbud DE, Armstrong DG, et al. Serial surgical debridement: a retrospective study on clinical outcomes in chronic lower extremity wounds: original Research – clinical Science. Wound Repair Regen. 2009;17(3):306–311. https://doi. org/10.1111/j.1524–475X.2009.00485.x.

[24] Knox KR, Datiashvili RO, Granick MS. Surgical wound bed preparation of chronic and acute wounds. Clin Plast Surg. 2007. https://doi.org/10.1016/j.cps.2007.07.006.

[25] Eming SA, Krieg T, Davidson JM. Inflammation in wound repair: molecular and cellular mechanisms. J Invest Dermatol. 2007. https://doi.org/10.1038/sj.jid.5700701.

[26] Frykberg RG, Banks J. Challenges in the treatment of chronic wounds. Adv Wound Care. 2015;4(9): 560–582. https://doi. org/10.1089/wound.2015.0635.

[27] Caputo WJ, Beggs DJ, DeFede JL, Simm L, Dharma H. A prospective randomised controlled clinical trial comparing hydrosurgery debridement with conventional surgical debridement in lower extremity ulcers. Int Wound J. 2008;5(2):288–294. https://doi.org/10.1111/j.1742–481X.2007.00490.x.

[28] Mosti G, Mattaliano V. The debridement of chronic leg ulcers by means of a new, fluidjet-based device. Wounds. 2006;18(8):227–237.

[29] Ferrer-Sola M, Sureda-Vidal H, Altimiras-Roset J, et al. Hydrosurgery as a safe and efficient debridement method in a clinical wound unit. J Wound Care. 2017;26(10):593–600. https:// doi.org/ 10.12968/jowc.2017.26.10.593.

[30] Liu J, Ko JH, Secretov E, et al. Comparing the hydrosurgery system to conventional debridement techniques for the treatment of delayed healing wounds: a prospective, randomised clinical trial to investigate clinical efficacy and cost-effectiveness. Int Wound J. 2015;12(4):456–461. https:// doi.org/10.1111/ iwj.12137.

[31] Granick MS, Posnett J, Jacoby M, Noruthun S, Ganchi PA,

Datiashvili RO. Efficacy and costeffectiveness of a high-powered parallel waterjet for wound debridement. Wound Repair Regen. 2006;14(4):394–397. https://doi.org/10.1111/j.1743–6109.2006.00136.x.

[32] Gurunluoglu R. Experiences with waterjet hydrosurgery system in wound debridement. World J Emerg Surg. 2007;2(10):10–22. https://doi.org/10.1186/1749–7922–2–10.

[33] Smith RG. Enzymatic debriding agents: an evaluation of the medical literature. Ostomy Wound Manag. 2008;54(8):16–34.

[34] Ramundo J, Gray M. Enzymatic wound debridement. J Wound Ostomy Cont Nurs. 2008;35(3): 273–280. https://doi. org/10.1097/01.WON.0000319125.21854.78.

[35] Patry J, Blanchette V. Enzymatic debridement with collagenase in wounds and ulcers: a systematic review and meta-analysis. Int Wound J. 2017;14(6):1055–1065. https://doi.org/10.1111/ iwj.12760.

[36] Avila-Rodríguez MI, Melendez-Martínez D, Licona-Cassani C, Aguilar-Yañez JM, Benavides J, Sánchez ML. Practical context of enzymatic treatment for wound healing: a secreted protease approach (review). Biomed Rep. 2020;13(1):4–14. https://doi. org/10.3892/br.2020.1300.

[37] S BK, Pawar PM, M S, S S, V JK, Kunju RD. A prospective study on effectiveness of use of papain urea based preparation in dressings compared with regular conventional dressings in diabetic foot ulcers. Int Surg J. 2017;4(6):23–27. https://doi. org/10.18203/2349–2902.isj20172396.

[38] Armstrong DG, Salas P, Short B, et al. Maggot therapy in "lower-extremity hospice" wound care: fewer amputations and more antibiotic-free days. J Am Podiatr Med Assoc. 2005;95(3):254–257. https://doi.org/10.7547/0950254.

[39] Zubir MZM, Holloway S, Noor NM. Maggot therapy in wound healing: a systematic review. Int J Environ Res Publ Health. 2020. https://doi.org/10.3390/ijerph17176103.

[40] Sherman RA. Maggot therapy takes us back to the future of wound care: new and improved maggot therapy for the 21st century. J Diabet Sci Technol. 2009. https://doi.org/10.1177/ 193229680900300215.

[41] King C. Changing attitudes toward maggot debridement therapy in wound treatment: a review and discussion. J Wound Care. 2020. https://doi.org/10.12968/jowc.2020.29.Sup2c.S28.

[42] Pilcher M. Wound cleansing: a key player in the implementation of the TIME paradigm. J Wound Care. 2016;25(3):7–9. https:// doi.org/10.12968/jowc.2016.25.Sup3.S7.

[43] Atiyeh BS, Dibo SA, Hayek SN. Wound cleansing, topical antiseptics and wound healing. Int Wound J. 2009;6(6):420–430. https://doi.org/10.1111/j.1742–481X.2009.00639.x.

[44] Edlich RF, Rodeheaver GT, Morgan RF, Berman DE, Thacker JG. Principles of emergency wound management. Ann Emerg Med. 1988;17(12):1284–1302. https://doi.org/10.1016/S0196–0644(88) 80354–8.

[45] Main RC. Should chlorhexidine gluconate be used in wound cleansing? J Wound Care. 2008;17(3): 112–114. https://doi. org/10.12968/jowc.2008.17.3.28668.

[46] Coulling S. Fundamentals of pain management in wound care. Br J Nurs. 2007;16(11):S4–S6. https:// doi.org/10.12968/ bjon.2007.16.sup2.23693.

[47] World Union of Wound Healing Societies. Principles of Best Practice: Minimising Pain at Wound Dressing- Related

Procedures. A Consensus Document. London MEP Ltd; 2004.

[48] Bechert K, Abraham SE. Pain management and wound care. J Am Col Certif Wound Spec. 2009;1(2): 65–71. https://doi.org/10.1016/j.jcws.2008.12.001.

[49] Briggs M, Nelson EA, Martyn-St James M. Topical agents or dressings for pain in venous leg ulcers. Cochrane Database Syst Rev. 2012;2012(11):11–77. https://doi.org/10.1002/ 14651858. cd001177.pub3.

[50] Leren L, Johansen E, Eide H, Falk RS, Juvet LK, Ljoså TM. Pain in persons with chronic venous leg ulcers: a systematic review and meta-analysis. Int Wound J. 2020;17(2):466–484. https://doi.org/ 10.1111/iwj.13296.

[51] Hofman D, Ryan TJ, Arnold F, et al. Pain in venous leg ulcers. J Wound Care. 1997;6(5):222–224. https://doi.org/10.12968/ jowc.1997.6.5.222.

[52] Price PE, Fagervik-Morton H, Mudge EJ, et al. Dressing-related pain in patients with chronic wounds: an international patient perspective. Int Wound J. 2008;5(2):159–171. https://doi.org/ 10.1111/j.1742–481X.2008.00471.x.

[53] Price P, Fogh K, Glynn C, Krasner DL, Osterbrink J, Sibbald RG. Managing painful chronic wounds: the wound pain management model. Int Wound J. 2007;4(1):4–15. https://doi.org/10.1111/ j.1742– 481X.2007.00311.x.

[54] Caralin Schneider BA, Scott Stratman BS, Daniel Federman MDHL-TM. Dealing with pain: an approach to chronic pain management in wound patients. Todays Wound Clin. 2020;14(11):18–21.

[55] Gottrup F, Jørgensen B, Karlsmark T, et al. Reducing Wound Pain in Venous Leg Ulcers with Biatain Ibu: A Randomized, Controlled Double-Blind Clinical Investigation on the Performance and Safety. Wound Repair Regen; 2008. https://doi.org/10.1111/ j.1524–475X.2008.00412.x.

[56] Gaufberg SV, Walta MJ, Workman TP. Expanding the use of topical anesthesia in wound management: sequential layered application of topical lidocaine with epinephrine. Am J Emerg Med. 2007. https://doi.org/10.1016/j.ajem.2006.11.013.

[57] Gloviczki P, Dalsing MC, Lurie TWW F. In: Gloviczki ML, ed. Handbook of Venous and Lymphatic Disorders. 4th ed. CRC Press; 2006.

[58] Jones V, Joseph E, Grey KGH. Wound dressings. BMJ. 2006;332(7544):777–780.

[59] Winter GD. Formation of the scab and the rate of epithelization of superficial wounds in the skin of the young domestic pig. Nature. 1962. https://doi.org/10.1038/193293a0.

[60] Svensjo T, Pomahac B, Yao F, Slama J, Eriksson E. Accelerated healing of full-thickness skin wounds in a wet environment. Plast Reconstr Surg. 2000;106(3):602–612. https://doi.org/10.1097/00006534– 200009010–00012.

[61] Junker JPE, Kamel RA, Caterson EJ, Eriksson E. Clinical impact upon wound healing and inflammation in moist, wet, and dry environments. Adv Wound Care. 2013;2(7):348–356. https://doi.org/ 10.1089/wound.2012.0412.

[62] Francesko A, Petkova P, Tzanov T. Hydrogel dressings for advanced wound management. Curr Med Chem. 2019;25(41):246–250. https://doi.org/10.2174/092986732466617 0920161246.

[63] VB J. The hydrogel and the crystalline hydrate of copper oxide. Anorg Chem. 1984;5(1):466–483.

[64] Stoica AE, Chircov C, Grumezescu AM. Nanomaterials for wound dressings: an Up-to-Date overview. Molecules. 2020;25(11):2699. https://doi.org/10.3390/molecules25112699.

[65] Talebian S, Mehrali M, Taebnia N, et al. Self-healing hydrogels: the next paradigm shift in tissue engineering? Adv Sci. 2019;6(15):180. https://doi.org/10.1002/advs.201801664.

[66] Opt Veld RC, Walboomers XF, Jansen JA, Wagener FADTG. Design considerations for hydrogel wound dressings: strategic and molecular advances. Tissue Eng Part B. 2020;26(3):230–248. https:// doi.org/10.1089/ten.teb.2019.0281.

[67] Thomas S. Hydrocolloid dressings in the management of acute wounds: a review of the literature. Int Wound J. 2008. https://doi.org/10.1111/j.1742–481X.2008.00541.x.

[68] Dhivya S, Padma VV, Santhini E. Wound dressings – a review. Biomedicine. 2015;5(4):22. https:// doi.org/10.7603/s40681–015– 0022–9.

[69] Barnes HR. Wound care: fact and fiction about hydrocolloid dressings. J Gerontol Nurs. 1993;19(6): 23–26. https://doi.org/10.3928/0098–9134–19930601–08.

[70] Aderibigbe BA, Buyana B. Alginate in wound dressings. Pharmaceutics. 2018;10:42. https://doi.org/ 10.3390/ pharmaceutics10020042.

[71] Yamane T, Nakagami G, Yoshino S, et al. Hydrocellular foam dressings promote wound healing associated with decrease in inflammation in rat periwound skin and granulation tissue, compared with hydrocolloid dressings. Biosci Biotechnol Biochem. 2015;79(2):185–189. https://doi.org/10.1080/ 09168451.2014.968088.

[72] Weller CD, Team V, Sussman G. First-line interactive wound dressing update: a comprehensive review of the evidence. Front Pharmacol. 2020;11(1):155. https://doi.org/10.3389/ fphar.2020.00155.

[73] Carver C. The Future of Bioactive Wound Care Dressings. 2016.

[74] Park JW, Hwang SR, Yoon IS. Advanced growth factor delivery systems in wound management and skin regeneration. Molecules. 2017;22(8):1259. https://doi.org/10.3390/molecules22081259.

[75] Mandla S, Davenport Huyer L, Radisic M. Review: multimodal bioactive material approaches for wound healing. APL Bioeng. 2018;2(2):215. https://doi.org/10.1063/1.5026773.

[76] Grose R, Werner S. Wound-healing studies in transgenic and knockout mice. Appl Biochem Biotechnol Part B Mol Biotechnol. 2004;28(2):147–166. https://doi.org/10.1385/MB:28:2:147.

[77] Laiva AL, O'Brien FJ, Keogh MB. Innovations in gene and growth factor delivery systems for diabetic wound healing. J Tissue Eng Regen Med. 2018;12(1):296–312. https://doi.org/10.1002/term.2443.

[78] Losi P, Briganti E, Magera A, et al. Tissue response to poly(ether) urethane-polydimethylsiloxanefibrin composite scaffolds for controlled delivery of pro-angiogenic growth factors. Biomater. 2010; 31(10):5336–5344. https://doi.org/10.1016/ j.biomaterials.2010.03.033.

[79] Long DW, Johnson NR, Jeffries EM, Hara H, Wang Y. Controlled delivery of platelet-derived proteins enhances porcine wound healing. J Contr Release. 2017;253(1):73–81. https://doi.org/10.1016/ j.jconrel.2017.03.021.

[80] Cutting KF, White RJ. Avoidance and management of peri-wound maceration of the skin. Prof Nurse. 2002;18(1):35–36.

[81] Konya C, Sanada H, Sugama J, Okuwa M, Kamatani Y, Gojiro

Nakagami KS. Skin injuries caused by medical adhesive tape in older people and associated actors. J Clin Nurs. 2010;19(9):1236–1242.

[82] Woo KY, Beeckman D, Chakravarthy D. Management of moisture-associated skin damage: a scoping review. Adv Ski Wound Care. 2017;30(11):494–501. https://doi.org/10.1097/01.ASW.0000525627.54569.da.

[83] Gray M, Black JM, Baharestani MM, et al. Moisture-associated skin damage: overview and pathophysiology. J Wound Ostomy Cont Nurs. 2011;38(3):233–241. https://doi.org/10.1097/WON.0b013-318215f798.

[84] Demidova-Rice TN, Hamblin MR, Herman IM. Acute and impaired wound healing: pathophysiology and current methods for drug delivery, part 1: normal and chronic wounds: biology, causes, and approaches to care. Adv Ski Wound Care. 2012;25(7):304–314. https://doi.org/10.1097/01.ASW.0000416006.55218.d0.

[85] Team V, Chandler PG, Weller CD. Adjuvant therapies in venous leg ulcer management: a scoping review. Wound Repair Regen. 2019;27(5):562–590. https://doi.org/10.1111/wrr.12724.

[86] Yammine K, Assi C. A meta-analysis of the outcomes of split-thickness skin graft on diabetic leg and foot ulcers. Int J Low Extrem Wounds. 2019;18(1):23–30. https://doi.org/10.1177/1534734619832123.

[87] Pascarella L, Schönbein GWS, Bergan JJ. Microcirculation and venous ulcers: a review. Ann Vasc Surg. 2005;19(6):921–927. https://doi.org/10.1007/s10016-005-7661-3.

[88] Azzopardi EA, Boyce DE, Dickson WA, et al. Application of topical negative pressure (vacuumassisted closure) to split-thickness skin grafts: a structured evidence-based review. Ann Plast Surg. 2013;70(1):23–29. https://doi.org/10.1097/SAP.0b013-31826eab9e.

[89] Jones JE, Nelson EA, Al-Hity A. Skin grafting for venous leg ulcers. Cochrane Database Syst Rev. 2013; (1):2013. https://doi.org/10.1002/14651858.CD001737.pub4.

[90] Yang CK, Alcantara S, Goss S, Lantis JC. Cost analysis of negative-pressure wound therapy with instillation for wound bed preparation preceding split-thickness skin grafts for massive (>100 cm^2) chronic venous leg ulcers. J Vasc Surg. 2015;61(4):995–999. https://doi.org/10.1016/j.jvs.2014.11.076.

[91] Raad W, Lantis JC, Tyrie L, Gendics C, Todd G. Vacuum-assisted closure instill as a method of sterilizing massive venous stasis wounds prior to split thickness skin graft placement. Int Wound J. 2010; 7(2):81–85. https://doi.org/10.1111/j.1742-481X.2010.00658.x.

[92] Adams DC, Ramsey ML. Grafts in dermatologic surgery: review and update on full- and splitthickness skin grafts, free cartilage grafts, and composite grafts. Dermatol Surg. 2005;8(2): 1055–1067. https://doi.org/10.1111/j.1524-4725.2005.31831.

[93] Zilinsky I, Farber N, Weissman O, et al. Defying consensus: correct sizing of full-thickness skin grafts. J Drugs Dermatol JDD. 2012;11(4):520–523.

[94] Ennis WJ, Foremann P, Mozen N, Massey J, Conner-Kerr T, Meneses P. Ultrasound therapy for recalcitrant diabetic foot ulcers: results of a randomized, double-blind, controlled, multicenter study. Ostomy Wound Manage. 2005.

[95] Ruby Chang YJ, Perry J, Cross K. Low-frequency ultrasound debridement in chronic wound healing: a systematic review of current evidence. Plast Surg. 2017;25(1):21–26. https://doi.

[96] Ennis WJ, Valdes W, Gainer M, Meneses P. Evaluation of clinical effectiveness of MIST ultrasound therapy for the healing of chronic wounds. Adv Skin Wound Care. 2006. https://doi.org/10.1097/00129334–200610000–00011.

[97] Webster DF, Pond JB, Dyson M, Harvey W. The role of cavitation in the in vitro stimulation of protein synthesis in human fibroblasts by ultrasound. Ultrasound Med Biol. 1978;4(4):343–351. https://doi.org/10.1016/0301–5629(78)90023–6.

[98] Johns LD. Nonthermal effects of therapeutic ultrasound: the frequency resonance hypothesis. J Athl Train. 2002;37(3):293–299.

[99] Voigt J, Wendelken M, Driver V, Alvarez OM. Low-frequency ultrasound (20–40 kHz) as an adjunctive therapy for chronic wound healing: a systematic review of the literature and meta-analysis of eight randomized controlled trials. Int J Low Extrem Wounds. 2011;10(4):190–199. https://doi.org/10.1177/1534734611424648.

[100] Watson JM, Kang'ombe AR, Soares MO, et al. VenUS III: a randomised controlled trial of therapeutic ultrasound in the management of venous leg ulcers. Health Technol Assess. 2011;15(13):1–192. https://doi.org/10.3310/hta15130.

[101] Katelaris PM, Fletcher JP, Ltttle JM, Mcentyre RJ, Jeffcoate KW. Electrical stimulation in the treatment of chronic venous ulceration. Aust N Z J Surg. 1987;57:605–607. https://doi.org/10.1111/ j.1445–2197.1987.tb01434.x.

[102] Assimacopoulos D. Low intensity negative electric current in the treatment of ulcers of the leg due to chronic venous insufficiency. Preliminary report of three gases. Am J Surg. 1968;115:683–687. https://doi.org/10.1016/0002–9610(68)90101–3.

[103] Thakral G, LaFontaine J, Najafi B, Talal TK, Kim P, Lavery LA. Electrical stimulation to accelerate wound healing. Diabet Foot Ankle. 2013;4(10):81. https://doi.org/10.3402/dfa.v4i0.22081.

[104] Soong HK, Parkinson WC, Bafna S, Sulik GL, Huang SCM. Movements of cultured corneal epithelial cells and stromal fibroblasts in electric fields. Investig Ophthalmol Vis Sci. 1990;31(11):2278–2282.

[105] Gilbert TL, Griffin N, Moffett J, Ritz MC, George FR. The provant wound closure system induces activation of p44/42 MAP kinase in normal cultured human fibroblasts. Ann N Y Acad Sci. 2002;961: 168–171. https://doi.org/10.1111/j.1749–6632.2002.tb03076.x.

[106] Asadi MR, Torkaman G. Bacterial inhibition by electrical stimulation. Adv Wound Care. 2014;3(2): 91–97. https://doi.org/10.1089/wound.2012.0410.

[107] Cramp AFL, Gilsenan C, Lowe AS, Walsh DM. The effect of high- and low-frequency transcutaneous electrical nerve stimulation upon cutaneous blood flow and skin temperature in healthy subjects. Clin Physiol. 2000;20(2):150–157. https://doi.org/10.1046/j.1365–2281.2000.00240.x.

[108] Jünger M, Arnold A, Zuder D, Stahl HW, Heising S. Local therapy and treatment costs of chronic, venous leg ulcers with electrical stimulation (dermapulse): a prospective, placebo controlled, double blind trial. Wound Repair Regen. 2008. https://doi.org/10.1111/j.1524–475X.2008.00393.x.

[109] Houghton PE, Kincaid CB, Lovell M, et al. Effect of electrical stimulation on chronic leg ulcer size and appearance. Phys Ther.

2003;83(1):17–28. https://doi.org/10.1093/ptj/83.1.17.

[110] Franek A, Taradaj J, Polak A, Cierpka L, Blaszczak E. Efficacy of high voltage stimulation for healing of venous leg ulcers in surgically and conservatively treated patients. Phlebolo. 2006;35(3):127–133. https://doi.org/10.1055/s-0037-1622138.

[111] Houghton PE. Electrical stimulation therapy to promote healing of chronic wounds: a review of reviews. Chronic Wound Care Manag Res. 2017. https://doi.org/10.2147/cwcmr.s101323.

[112] Sen CK. Human wounds and its burden: an updated compendium of estimates. Adv Wound Care. 2019. https://doi.org/10.1089/wound.2019.0946.

[113] Kim PJ, Evans KK, Steinberg JS, Pollard ME, Attinger CE. Critical elements to building an effective wound care center. J Vasc Surg. 2013;57(6):1703–1709. https://doi.org/10.1016/j.jvs.2012.11.112.

[114] Hicks CW, Canner JK, Karagozlu H, et al. Quantifying the costs and profitability of care for diabetic foot ulcers treated in a multidisciplinary setting. J Vasc Surg. 2019;70(1):233–240. https://doi.org/ 10.1016/j.jvs.2018.10.097.

[115] Sholar AD, Wong LK, Culpepper JW, Sargent LA. The specialized wound care center: a 7–year experience at a tertiary care hospital. Ann Plast Surg. 2007;58(3):279–284. https://doi.org/10.1097/ 01.sap.0000248116.28131.94.

[116] Steed DL, Edington H, Moosa HH, Webster MW. Organization and development of a university multidisciplinary wound care clinic. Surg. 1993;114(4):775–778. https://doi.org/10.5555/uri:pii: 003960609390267H.

[117] Levinson AW, Lavery HJ, Santos AP, Parekh N, Ciminello FS, Marriott RJ. Effect of weekly specialized surgeon-led bedside wound care teams on pressure ulcer time-to-heal outcomes: results from a national dataset of long-term care facilities. Wounds. 2019;31(10):257–261.

[118] Flores AM, Mell MW, Dalman RL, Chandra V. Benefit of multidisciplinary wound care center on the volume and outcomes of a vascular surgery practice. J Vasc Surg. 2019;70(5):1612–1619. https://doi.org/10.1016/j.jvs.2019.01.087.

[119] Attinger CE, Hoang H, Steinberg J, et al. How to make a hospital-based wound center financially viable: the Georgetown University Hospital model. Gynecol Oncol. 2008;111(2):92–97. https:// doi.org/10.1016/j.ygyno.2008.07.044.

[120] Nieuwlaat R, Wilczynski N, Navarro T, et al. Interventions for enhancing medication adherence. Cochrane Database Syst Rev. 2014. https://doi.org/10.1002/14651858.CD000011.pub4.

[121] Moffatt C, Kommala D, Dourdin N, Choe Y. Venous leg ulcers: patient concordance with compression therapy and its impact on healing and prevention of recurrence. Int Wound J. 2009. https:// doi.org/10.1111/j.1742–481X.2009.00634.x.

[122] Gast A, Mathes T. Medication adherence influencing factors–an (updated) overview of systematic reviews. Syst Rev. 2019;112(8). https://doi.org/10.1186/s13643–019–1014–8.

[123] Finlayson K, Edwards H, Courtney M. The impact of psychoso factors cial on adherence to compression therapy to prevent recurrence of venous leg ulcers. J Clin Nurs. 2010. https://doi. org/10.1111/ j.1365–2702.2009.03151.x.

[124] Atreja A, Bellam N, Levy SR. Strategies to enhance patient adherence: making it simple. MedGenMed Medscape Gen Med. 2005;7(1):4–15.

第 14 章　下肢静脉性溃疡的负压创面治疗

Negative pressure wound therapy for venous leg ulcers

Fedor Lurie　Richard Simman　著

在过去的几十年中，管理下肢静脉性溃疡（VLU）患者的一般原则基本保持不变。这些原则包括压力治疗、伤口护理，以及处理潜在静脉病理可治疗的组成部分。技术的进步显著地拓宽了可治疗的病理的范围。多种血管腔内治疗方式可用于治疗浅静脉和穿静脉反流，以实现任何反流静脉的消融[1]。静脉成形术和支架置入术，极大扩展了解决深静脉阻塞的能力[2]，开放手术和不断发展的血管腔内选择可以纠正深静脉反流[3, 4]。然而，随着这些介入治疗方案在临床实践中的应用，已经明确，纠正静脉血流动力学异常只能部分解决 VLU 患者的负担问题。在社区实践中，愈合率在 12 周时报告仅为22%，1 年内为 69%[5, 6]。即使在随机临床试验（RCT）中，当为入组患者提供最佳临床护理时，VLU 患者的愈合率也远不理想。EVRA 试验报告称，早期干预组在 12 周时的愈合率为 63.5%，而延迟干预组仅为51%[7]。纠正静脉血流动力学异常也不足以预防 VLU复发。超过 30% 的 VLU 在愈合后一年内复发[5]。在 ESCHAR 试验中，随机接受手术治疗和压力治疗的患者，在 12 个月时复发率为 12%，另外还有 10.3%的患者溃疡没有愈合[8]。

广义的伤口护理是所有上述随机临床试验和社区实践的一个组成部分。然而，与其他慢性创面相比，VLU 的独特性很少被提及。慢性静脉疾病（CVD）的患者出现 VLU 作为其疾病的最终阶段。对于原发性 CVD 的病例，从 CVD 最初的临床表现到 VLU 的发生需要 20～30 年时间。即使在急性 DVT 形成后更快发生的继发性 CVD 中，大多数患者从 DVT 形成后的几年就发展为 VLU。研究表明，CVD 早在溃疡发生之前就会影响皮肤的基本结构和功能，并可能影响下肢以外的区域，如颈部和胸部[9, 10]。因此，VLU 发生在慢性病变的皮肤区域。在 CVD 皮肤病

理改变中一个非常重要的部分是细胞间基质的解体，导致 VLU 渗出物的高蛋白酶活性[11]。这些皮肤相关的因素不仅导致了 VLU 的慢性化和治疗抵抗性，而且导致了高复发率。在大面积 VLU 和存在明显下肢水肿的情况下，大面积的病变皮肤和大量的化学性渗出物尤其具有挑战性。

当代的敷料可以处理大量的渗出物，但需要频繁的更换，限制了它们的实用性。在皮肤移植后，富含蛋白酶的渗出物控制不佳的问题是至关重要的，而皮肤移植仍然是治疗大面积 VLU 的最佳选择之一[12]。在这种情况下，负压创面治疗（negative pressure wound therapy，NPWT）成为一个合理的选择。

一、负压创面治疗的描述和作用机制

NPWT 的作用机制是在伤口表面施加负压。通过使用与泵和收集伤口和组织液体的储液器相连接的特殊设计的敷料来实现。当在 20 世纪 70 年代引入时，NPWT 使用了未密封的敷料[13, 14]。在 20 世纪 80年代后期，该技术应用密封的敷料进行了改良[15, 16]。最常见的局部负压敷料是由 400～600μm 孔径的开孔聚氨酯海绵、透明黏合剂覆盖物、不可折叠的管和带有收集储液器的真空发生装置组成。需要注意的是，在某些情况下还可以使用 60～270μm 开孔设计的聚乙烯醇海绵。该装置具有一套控制装置，可以维持一定范围的负压设置，并能够保持连续或间歇负压。正确的使用 NPWT 敷料不应该漏气。NPWT系统的商业可用性使该技术在伤口护理实践中迅速被采用。从 2001 年到 2007 年，NPWT 的医疗保险支付金额增加了近 8 倍，从 0.24 亿美元增加到 1.64亿美元[17]。收集并清除大量的渗出物可以减少更换敷料的频率以及伤口暴露于渗出物和环境中的时间。

已经证明，基质金属蛋白酶及其分解产物在慢性伤口液中积累，会影响伤口愈合[11,18,19]。清除这些产物有助于促进伤口愈合的过程。慢性静脉性溃疡产生的伤口液也可能通过使成纤维细胞进入细胞周期的静止阶段来抑制细胞生长；此外，慢性伤口液还能抑制上皮细胞和内皮细胞，进一步抑制伤口愈合过程[20]。局部负压治疗的另一个好处是伤口细菌负荷的潜在减少。动物研究表明，在125mmHg压力下用NPWT敷料处理的伤口，伤口的细菌负荷在治疗后4天显著降低[21]。然而，其他研究表明，某些细菌的负担可能会增加（尤其是金黄色葡萄球菌）[22]。研究还显示，其他细菌的浓度有所下降，主要是需氧革兰阴性杆菌。值得注意的是，尽管伤口中金黄色葡萄球菌菌落的数量增加了，但伤口愈合过程并没有受损。有关NPWT在促进伤口愈合方面的有效性还提出了几种其他的作用机制，如增加溃疡床的灌注和接近伤口边缘[23]。然而，支持这些机制的证据质量非常低[24,25]。需要进一步精心设计的研究来阐明NPWT获得潜在益处的机制。

在与皮肤移植结合使用时，NPWT的应用尤其引人关注。在这种情况下，NPWT可以将被动的相互连接转变为急性过程，减少渗出和血液积聚，并改善移植物的黏附性[18,26]。然而，有报道称NPWT并非没有并发症和不良事件。液体引流速率不足导致皮肤浸渍，过度引流可能导致敷料潴留和伤口损伤。尽管一些实验研究表明，NPWT后定量培养的细菌计数减少[21]，但在实际临床实践中，有报道称NPWT导致之前被污染的伤口感染[27,28]。为了降低不良事件的风险，一些医生建议在开放式细胞海绵和分层厚度皮肤移植之间放置非黏附屏障，以避免健康的组织进入海绵中，并在更换敷料时减少对移植物造成意外损伤。当用于加固分层厚度皮肤移植时，通常采用连续负压，而不是间歇性负压。

二、负压创面治疗下肢静脉性溃疡中的应用

在患有下肢静脉性溃疡患者中应用负压创面治疗报告了几个优点。这些优点包括改善愈合率，加溃疡的完全愈合的实现，缩短准备皮肤移植的时间，改善皮肤移植结果，节约成本，并改善患者的生活质量（QoL）[29-32]。

压力治疗是VLU患者管理的一个必需组成部分[33]。即使很短时间的中断压力治疗，也会延迟溃疡愈合。负压创面治疗不需要中断压力治疗。事实上，两者可以很好地结合使用[34-36]。在一项包括11例下肢静脉性溃疡的患者的系列研究中，报道了负压创面治疗和间歇气压疗法的结合应用。注意到这种组合显著减轻了水肿，加速了伤口愈合[37]。加速愈合速度是NPWT的一个优点，尤其对于对传统治疗无效的大面积溃疡患者[38]。在一系列的病例研究中，包括15例VLU患者，溃疡面积从50.8～76.2cm^2（平均60.71cm^2），经历了60～112周（平均76.3周）的初次治疗失败，应用NPWT能够在治疗的前三周内将溃疡面积减少26%[39]。

在一项对60例患者进行的随机对照试验中（26名VLU患者），对溃疡完全愈合的成功率进行了前瞻性研究。患者被随机分配到NPWT治疗或传统伤口治疗。NPWT组患者完全愈合的中位时间为29天（95%CI 25.5～32.5），而对照组患者为45天（95%CI 36.2～53.8）（P=0.0001）[29]。一些研究使用QoL测量作为次要结果，一致显示了NPWT的益处[29-31]。使用便携式NPWT设备可能会带来更多的好处，患者可自由行走。10例VLU患者使用便携式NPWT装置在皮肤移植后治疗14天，结果显示患者生活质量有显著改善[32]。

NPWT在VLU治疗中的特定作用机制尚未得到广泛的研究。一项对30例难以愈合的VLU患者的研究比较了单纯压力治疗和压力治疗加NPWT。一系列组织化学活检显示，在NPWT治疗一周时，血管生成、淋巴管增殖和巨噬细胞活性的生物标志物增加[40]。动物研究表明，NPWT减少组织水肿加速了皮肤移植后分离平面的消失[41]。这些机制与VLU中皮肤移植率低的机制相似[42]。

已经发表的几篇病例报告，显示NPWT在VLU皮肤移植前后的伤口准备的益处[12,43-45]。在上述随机对照试验中，与传统伤口护理相比，NPWT的伤口床的准备明显缩短，为7天（95%CI 5.7～8.3），而传统伤口护理为17天（95%CI 10～24，P=0.005）。NPWT的使用也与治疗结束时QoL的显著增加和随访结束时疼痛评分的显著降低相关[32]。一份2011年的行业赞助的共识声明建议在VLU的手术闭合中使用NPWT或伤口准备[46]。然而，尽管将该共识声明的证据支持列为一级，但其中的参考文献几乎完全是病例报告和病例系列。事实上，尽管在植皮准备和植皮过程中使用NPWT已被证明对慢性伤口患者

非常有效，但针对 VLU 的数据却不太一致。一些病例系列报告了 100% 的移植成功率[26]，而其他报告却不太乐观。在一系列连续的 54 例慢性下肢溃疡患者中，术后 NPWT 有 92.9% 的移植物完全愈合，而对照组为 67.4%。糖尿病创面的移植物成功率为 100%，而 VLU 的成功率仅为 71.4%[47]。

在一组未能在 12 周内愈合的 7 例 VLU 患者中，他们联合使用 NPWT 和多组分压力绷带治疗 4 周，溃疡面积在一周内的减少大于对照组。然而，在为期四周的 NPWT 疗程结束时，两组之间没有差异[34]。其他研究间接支持了 NPWT 短期效益更大的发现[38]。

一些研究表明，NPWT 具有成本效益[29, 48]。一项前瞻性观察研究对 7 名患有 10 个大面积 VLU（$112 \sim 325 cm^2$）的患者进行了研究，采用标准化的 NPWT 方案进行了伤口准备和术后 4 天的伤口护理[48]。纳入本研究的患者平均患有 38 个月的溃疡，这并不奇怪，因为其他研究显示，大面积的 VLU 标准治疗的预后不佳[49]。他们的移植成功率也较低[42]。然而，在该项研究中，10 个 VLU 患者中有 8 个在 6 个月内愈合，其余 2 个 VLU 患者的移植成功率分别为 70% 和 80%。NPWT 患者的住院费用为 20 966 美元，总费用为 27 152 美元。在同一机构进行标准 VLU 患者管理的费用为 27 792 美元。尽管费用相当，但对于那种大小和慢性程度的 VLU 来说，常规治疗的实际费用要高得多[50]。下面的案例说明了 NPWT 在 VLU 皮肤移植中的应用。

三、个案研究

一名 71 岁女性患者，长期患有原发性 CVD 病史，在其左踝关节内侧和小腿远端有一个慢性 VLU。过去进行的左大隐静脉射频热消融治疗消除了她的静脉曲张，但她有严重的脂质皮肤硬化和短暂性水肿。经过多普勒超声检查显示左股静脉和腘静脉反流，无静脉阻塞［根据临床、病因学、解剖学和病理生理学分类[51]，属于 C3、4b、6S、Ep、Ad、Pr (FV、PopV) 类，图 14-1］。溃疡已经持续存在了 10 年，并且未能通过常规治疗取得好转，包括压力治疗，细胞和组织产品应用的清创术，以及积极的伤口护理。患者被送往手术室（OR），溃疡经过积极清创（图 14-2）。随后进行了网格化 1.5 到 1 维的分层厚度皮肤移植术（图 14-3）。使用 NPWT 作为加固敷料（图 14-4）。6 天后，停用 NPWT，移植物完全成功。患

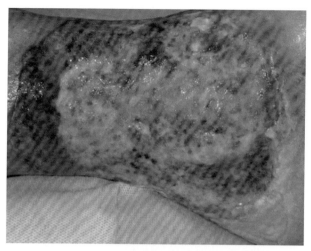

▲ 图 14-1　左踝关节内侧慢性静脉性溃疡

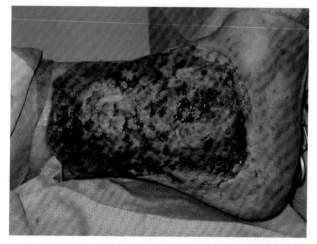

▲ 图 14-2　皮肤移植前溃疡创面清创的术中视图

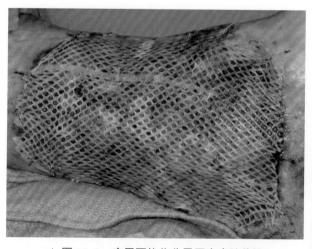

▲ 图 14-3　应用网格化分层厚度皮肤移植

者出院时，在移植区域上覆盖一个伤口负压辅助装置（VAC）一周，并进行门诊随访（图 14-5）。一个多组件压缩系统每周根据家庭医疗保健标准进行

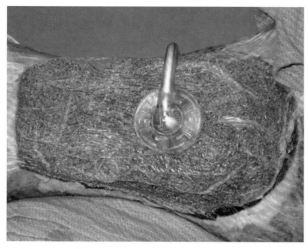

▲ 图 14-4　使用伤口负压辅助装置（NPWT）作为加固敷料

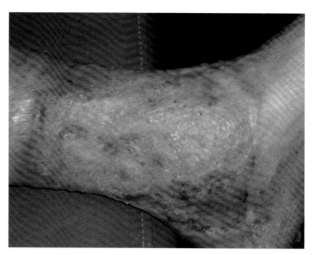

▲ 图 14-6　术后 5 周的皮肤移植

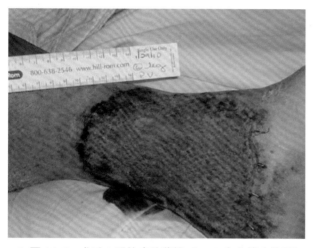

▲ 图 14-5　术后 2 周的皮肤移植（VAC 在此停止使用）

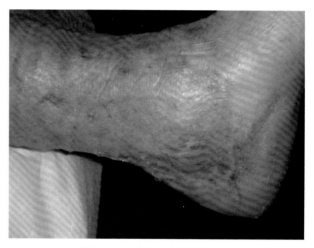

▲ 图 14-7　术后 3 个月的皮肤移植

调整 2 次。在移植区域，使用了 Xero form 纱布和藻酸钙治疗。供体部位在术后 2 周使用手术室内 Xero form 纱布后愈合。图 14-6 和图 14-7 显示 5 周和 3 个月的随访结果。术后 4 周，患者获得了完全愈合，并继续使用可调非弹性压缩系统（CircAid）进行压力治疗。

结论

　　总而言之，尽管存在许多关于 NPWT 在 VLU 管

理中的有效性的理论，但其确切的作用机制仍有待阐明。研究表明，基于现有的数据，NPWT 的疗效可能是由于清除慢性伤口液，增加局部血流量，减少伤口细菌负荷，对机械重塑的伤口床，减轻间质水肿，伤口边缘的贴合和维持湿润的伤口愈合的环境来实现的。尽管上述过程，单独或联合，可以解释 NPWT 的益处，但需要进一步的长期随访研究和随机对照试验，以更好地了解 NPWT 治疗 VLU 相关的作用方式、临床疗效和安全性。

参考文献

[1] Pappas P, Gunnarsson C, David G. Evaluating patient preferences for thermal ablation versus nonthermal, nontumescent varicose vein treatments. J Vasc Surg Venous Lymphat Disord. 2021;9(2): 383–392.

[2] Jayaraj A, Chandler N, Kuykendall R, Raju S, et al. Long-term outcomes following use of a composite Wallstent-Z stent approach

to iliofemoral venous stenting. J Vasc Surg Venous Lymphat Disord. 2021; 9(2):393–400 e2.

[3] Maleti O, Perrin M. Reconstructive surgery for deep vein reflux in the lower limbs: techniques, results and indications. Eur J Vasc Endovasc Surg. 2011;41(6):837–848.

[4] Vasudevan T, Robinson DA, Hill AA, et al. Safety and feasibility report on nonimplantable endovenous valve formation for the treatment of deep vein reflux. J Vasc Surg Venous Lymphat Disord. 2021;9: 1200–1208.

[5] Moffatt CJ, Franks PJ, Oldroyd M, et al. Community clinics for leg ulcers and impact on healing. BMJ. 1992;305(6866):1389–1392.

[6] Monk BE, Sarkany I. Outcome of treatment of venous stasis ulcers. Clin Exp Dermatol. 1982;7(4): 397–400.

[7] Gohel MS, Heatley F, Liu X, et al. A randomized trial of early endovenous ablation in venous ulceration. N Engl J Med. 2018;378(22):2105–2114.

[8] Barwell JR, Davies CE, Deacon J, et al. Comparison of surgery and compression with compression alone in chronic venous ulceration (ESCHAR study): randomised controlled trial. Lancet. 2004; 363(9424):1854–1859.

[9] Crawford JM, Lal BK, Duran WN, Pappas PJ, et al. Pathophysiology of venous ulceration. J Vasc Surg Venous Lymphat Disord. 2017;5(4):596–605.

[10] Sansilvestri-Morel P, Rupin A, Jaisson S, et al. Synthesis of collagen is dysregulated in cultured fibroblasts derived from skin of subjects with varicose veins as it is in venous smooth muscle cells. Circulation. 2002;106(4):479–483.

[11] Wysocki AB, Staiano-Coico L, Grinnell F. Wound fluid from chronic leg ulcers contains elevated levels of metalloproteinases MMP-2 and MMP-9. J Invest Dermatol. 1993;101(1):64–68.

[12] Simman R, Phavixay L. Split-thickness skin grafts remain the gold standard for the closure of large acute and chronic wounds. J Am Col Certif Wound Spec. 2011;3(3):55–59.

[13] Davydov IA, Larichev AB, Abramov AL, Men'kov KG, et al. Concept of clinico-biological control of the wound process in the treatment of suppurative wounds using vacuum therapy. Vestn Khir Im I I Grekova. 1991;146(2):132–136.

[14] Davydov IA, Larichev AB, Smirnov AP, Flegontov VB, et al. Vacuum therapy of acute suppurative diseases of soft tissues and suppurative wounds. Vestn Khir Im I I Grekova. 1988;141(9):43–46.

[15] Fleischmann W, Strekter W, Bombelli M, Kinzl L, et al. Vacuum sealing as treatment of soft tissue damage in open fractures. Unfallchirurg. 1993;96(9):488–492.

[16] Fleischmann W, Becker U, Bischoff M, Hoekstra H. Vacuum sealing: indication, technique, and results. Eur J Orthop Surg Traumatol. 1995;5(1):37–40.

[17] Department of Health and Human Services, O.O.I.G. Comparison of Prices for Negative Pressure Wound Therapy Pumps; 2009 [cited 2021 06/04/2021]; Available from: htps//:oig.hhs.gov/oei/reports/oei- 02–07–00660.pdf.

[18] Argenta LC, Morykwas MJ. Vacuum-assisted closure: a new method for wound control and treatment: clinical experience. Ann Plast Surg. 1997;38(6):563–576. discussion 577.

[19] Shirakawa M, Isseroff RR. Topical negative pressure devices: use for enhancement of healing chronic wounds. Arch Dermatol. 2005;141(11):1449–1453.

[20] Falanga V. Growth factors and chronic wounds: the need to understand the microenvironment. J Dermatol. 1992;19(11):667–672.

[21] Morykwas MJ, Argenta LC, Shelton-Brown EI, McGuirt W. Vacuum-assisted closure: a new method for wound control and treatment: animal studies and basic foundation. Ann Plast Surg. 1997;38(6): 553–562.

[22] Moues CM, Vos MC, van der Bemd GJCM, Stijnen T, Hovius SER. Bacterial load in relation to vacuum- assisted closure wound therapy: a prospective randomized trial. Wound Repair Regen. 2004;12(1): 11–17.

[23] Huang C, Leavitt T, Bayer LR, Orgill DP. Effect of negative pressure wound therapy on wound healing. Curr Probl Surg. 2014;51(7):301–331.

[24] Dumville JC, Land L, Evans D, Peinemann F. Negative pressure wound therapy for treating leg ulcers. Cochrane Database Syst Rev. 2015;7:CD011354.

[25] Norman G, Shi G, Goh EL, et al. Negative pressure wound therapy for surgical wounds healing by primary closure. Cochrane Database Syst Rev. 2022;4(4):CD009261.

[26] Egemen O, Ozkaya O, Ozturk MB, et al. Effective use of negative pressure wound therapy provides quick wound-bed preparation and complete graft take in the management of chronic venous ulcers. Int Wound J. 2012;9(2):199–205.

[27] Hurd T, Kirsner RS, Sancho-Insenser JJ, et al. International consensus panel recommendations for the optimization of traditional and single-use negative pressure wound therapy in the treatment of acute and chronic wounds. Wounds. 2021;33(suppl 2):S1–S11.

[28] US Food, Drug Administration. FDA Safety Communication: Update on Serious Complications Associated with Negative Pressure Wound Therapysystems; 2011. Available from: http://www.fda.gov/ MedicalDevices/Safety/AlertsandNotices/ucm244211.htm.

[29] Vuerstaek JD, Vainas T, Wuite J, et al. State-of-the-art treatment of chronic leg ulcers: a randomized controlled trial comparing vacuum-assisted closure (V.A.C.) with modern wound dressings. J Vasc Surg. 2006;44(5):1029–1037. discussion 1038.

[30] Janssen AH, et al. Negative pressure wound therapy versus standard wound care on quality of life: a systematic review. J Wound Care. 2016;25(3):154, 156–159.

[31] Cetinkaya OA, Celik SU, Boztag CY, Uncu H. Treatment of hard-to-heal leg ulcers with hyaluronic acid, sodium alginate and negative pressure wound therapy. J Wound Care. 2020;29(7):419–423.

[32] Cuomo R, Nisi G, Gimaldi L, Brandi C, D'Aniello C. Use of ultraportable vacuum therapy systems in the treatment of venous leg ulcer. Acta Biomed. 2017;88(3):297–301.

[33] O'Donnell Jr TF, Passman M, Marston W, et al. Management of venous leg ulcers: clinical practice guidelines of the Society for Vascular Surgery (R) and the American Venous Forum. J Vasc Surg. 2014;60(2 Suppl):3S–59S.

[34] Kieser DC, Roake JA, Hammond C, Lewis DR. Negative pressure wound therapy as an adjunct to compression for healing chronic venous ulcers. J Wound Care. 2011;20(1):35–37.

[35] Khashram M, Huggan P, Ikram R, et al. Effect of TNP on the microbiology of venous leg ulcers: a pilot study. J Wound Care. 2009;18(4):164–167.

[36] Dowsett C, Grothier L, Henderson V, et al. Venous leg ulcer management: single use negative pressure wound therapy. Br J

Community Nurs. 2013:S12eS15. Suppl: p. S6, S8–10.

[37] Arvesen K, Nielsen CB, Fogh K. Accelerated wound healing with combined NPWT and IPC: a case series. Br J Community Nurs. 2017;22(Suppl 3(Sup3)):S41–S45.

[38] Loree S, Dompmartin A, Panven K, Harel D, Leroy D. Is Vacuum Assisted Closure a valid technique for debriding chronic leg ulcers? J Wound Care. 2004;13(6):249–252.

[39] Kucharzewski M, Mieczczanski P, Wilemska-Kucharzewska K, et al. The application of negative pressure wound therapy in the treatment of chronic venous leg ulceration: authors experience. BioMed Res Int. 2014;2014:297230.

[40] Dini V, Miteva M, Romanelli P, et al. Immunohistochemical evaluation of venous leg ulcers before and after negative pressure wound therapy. Wounds. 2011;23(9):257–266.

[41] Simman R. A comparative histological study of skin graft take with tie-over bolster dressing versus negative pressure wound therapy in a pig model. Wounds. 2004;16(2):76–80.

[42] Jones JE, Nelson EA, Al-Hity A. Skin grafting for venous leg ulcers. Cochrane Database Syst Rev. 2013; (1):CD001737.

[43] Morimoto N, Kuro A, Yamauchi T, et al. Combined use of fenestrated-type artificial dermis and topical negative pressure wound therapy for the venous leg ulcer of a rheumatoid arthritis patient. Int Wound J. 2016;13(1):137–140.

[44] Scarpa C, Antoni E, Vindigni V, Bassetto F, et al. Efficacy of negative pressure wound therapy with instillation and dwell time for the treatment of a complex chronic venous leg ulcer. Wounds. 2020; 32(12):372–374.

[45] McElroy E, Lemay S, Reider K, Behnam A, et al. A case review of wound bed preparation in an infected venous leg ulcer utilizing novel reticulated open cell foam dressing with through holes during negative pressure wound therapy with instillation. Cureus. 2018;10(10):e3504.

[46] Vig S, Dowsett C, Breg L, et al. Evidence-based recommendations for the use of negative pressure wound therapy in chronic wounds: steps towards an international consensus. J Tissue Viability. 2011; 20(Suppl 1):S1–S18.

[47] Korber A, Franckson T, Grabbe S, Dissemond J. Vacuum assisted closure device improves the take of mesh grafts in chronic leg ulcer patients. Dermatology. 2008;216(3):250–256.

[48] Yang CK, Alcantara S, Gross S, Lantis JC, et al. Cost analysis of negative-pressure wound therapy with instillation for wound bed preparation preceding split-thickness skin grafts for massive (>100 cm^2) chronic venous leg ulcers. J Vasc Surg. 2015;61(4):995–999.

[49] Marston WA, Carlin RE, Passman M, Farber MA, Keagy BA, et al. Healing rates and cost efficacy of outpatient compression treatment for leg ulcers associated with venous insufficiency. J Vasc Surg. 1999; 30(3):491–498.

[50] de Araujo T, Valencia I, Federman DG, Kirsner RS. Managing the patient with venous ulcers. Ann Intern Med. 2003;138(4):326–334.

[51] Lurie F, Passman M, Meissner M, et al. The 2020 update of the CEAP classification system and reporting standards. J Vasc Surg Venous Lymphat Disord. 2020;8(3):342–352.

第 15 章 慢性静脉功能不全的内科治疗
Medical therapies for chronic venous insufficiency

Mark D. Iafrati 著

静脉反流是西方世界最常见的血管疾病[1, 2]。近年来，人们越来越多的注意力集中在静脉疾病上，整个相关期刊和教科书（例如这本）都致力于静脉疾病及其治疗。在过去的 20 年中，静脉反流和静脉阻塞性疾病的微创手术治疗取得了巨大进步。特别是在宏观血流动力学水平上解决潜在病理生理学疾病的静脉内消融术和静脉内支架置入术已被证明是安全有效的。虽然这些手术明显改善了静脉症状，减少了感染并促进了溃疡愈合和降低复发率，但它们也有其局限性。这些手术很昂贵，保险起见，通常将其用于病程晚期。下肢静脉性溃疡（VLU）对受影响的个人以及整个社会来说代价高昂。在我们的学术型血管外科部门，治疗 VLU 的平均费用在就诊后的一年内超过 15 000 美元，一些患者的个人费用超过 50 000 美元[3]。

虽然硬化疗法和静脉切除术将侵入性方法的好处扩展到轴向系统之外，但这些方法仍然存在很大的局限性。因此，在本章中，我们将探讨非侵入性医学干预措施对静脉疾病的功效。并将探索改变生活方式、压力器械的使用和药物治疗的建议。特别是我们将探讨药物疗法的作用机制及其有效性的临床数据。

由于静脉血栓事件的定义及管理相对明确，我们将讨论限制在非血栓性静脉疾病的医疗管理上。我们希望这项分析能为静脉维护者、患者和保险公司提供必要的数据，以确定是否以及在什么条件下应考虑使用改善静脉活性的药物。

一、病理生理学

为了解静脉干预的潜在益处，有必要阐明静脉曲张、慢性静脉疾病（CVD）和静脉性溃疡的潜在病理生理学。鉴于 VLU 的破坏性后果，我们非常关注这种终末期表现的治疗。了解和减轻静脉疾病的早期状态具有长期的潜在益处，因此这种关注是值得的[4]。静脉反流或阻塞损害回流功能可导致静脉高压。在一些患者中，这会引发一系列事件，进一步损害静脉瓣膜，并诱发进一步的炎症反应[5]。这些炎症反应包括白细胞黏附和内皮细胞激活。白细胞释放白三烯、前列腺素、胸肌激肽、氧自由基和细胞因子。TNF-α 和 VEGF 被上调，这与毛细血管通透性改变、淋巴回流受损和血管增生相关[6, 7]。

毛细血管通透性增加和淋巴管损伤导致慢性水肿。皮肤的过度色素沉着、硬化和溃疡是毛细血管血流减少和渗漏增加的直接后果。30% 的静脉曲张患者最终会发展为脂质性硬皮病，并有很高的溃疡发生风险，这凸显了早期治疗静脉疾病的巨大潜在获益[8]。静脉高压可能是这种涉及炎症分子以及静脉淋巴管内皮重塑的复杂病理改变的原因或结局。这些管腔内液体和细胞的调节系统被扰乱后可能会导致水肿、皮肤损伤和溃疡[6, 9]。紊乱的静脉胶原蛋白生成和细胞增殖导致静脉曲张，而典型的疼痛症状、胀痛和沉重感是由炎症和水肿引起的。脂质性硬皮病的晚期皮肤变化与细胞外蛋白质积累有关。顽固性水肿的发展会损害皮肤愈合，并有助于 VLU 的进展和迁延不愈[5]。因此，静脉疾病的医疗管理的一个主要目标是有效地利用压力治疗和药物来减少白细胞的活化和浸润，从而改善所有临床阶段的静脉疾病的体征和症状[6, 7]。

二、生活方式方面的建议

站立、肥胖、雌激素治疗和多次生育通常被认为是发生静脉疾病的危险因素。在一项针对 40 000 名波兰成年人的调查中，站立时间与 CVD 严重程度相关。肥胖和久坐不动的生活方式在心血管疾病患者中也更常见[10]。一线治疗通常建议抬高腿部、减轻体重和压力治疗。美国的大多数保险政策都要求在开始任何干预之前,应对这些干预措施进行试验。抬高腿部有助于静脉引流,减少腿部肿胀,并改善微循环[11]。当应用于 C4~C6 级患者时,多普勒流量计已证明通过加压可改善灌注和氧合。在 C5 级患者中增加腿部抬高和压力治疗的使用,已被证明可以降低溃疡复发率[12]。建议 C3~C6 级患者抬高患肢,可减轻水肿、缓解症状并加快溃疡愈合[13]。抬高患肢于 2015 年获得欧洲血管外科学会的 ⅠA 级推荐[14]。

Kostas 等调查了尝试改变这些因素是否会影响 73 条无症状肢体的静脉疾病发展速度,并与对侧接受静脉手术的肢体进行对照。虽然他们在 5 年的随访期间,在建议患者改善不良诱发因素方面收效甚微（P=NS）,但他们发现,开始增加站立时间或变得肥胖的人比那些稳定站立时间和体重的人,更容易出现进行性静脉症状（$P<0.001$）。同样,未使用压迫治疗的患者比开始使用或继续压迫治疗的患者有更严重的疾病进展（$P<0.001$）。他们得出结论,建议 CVD 患者保持正常体重、限制长时间站立和系统加压治疗,以限制未来的疾病进展[15]。

三、压力治疗

正常下肢站立静脉压为 60~80mmHg[16]。下肢皮肤表面加压压力＞35mmHg,对下肢病理性静脉回流有显著的血流动力学影响[16]。然而,在某一点上,如果压力变得过度,可能会阻碍静脉回流,就像在某些外科手术中一样,当肢体被放血并应用气动止血带时,展示了一个极端的例子。Partsch 经过数十年的研究,令人信服地证明了压力治疗的安全性压力可高达 60mmHg。即使患有中度外周动脉疾病（即 ABI=0.5）的患者也可以使用弹力袜进行治疗[16]。与压缩会导致组织损伤的忧虑相反,在存在中度 PAD 的情况下,实际上多项研究表明压力治疗可以改善了皮肤微循环、控制水肿和促进溃疡愈合[17]。

（一）弹力袜

市场上出售的弹力袜有四种强度:10~15mmHg（1 级）;20~30mmHg（2 级）;30~40mmHg（3 级）;40~50mmHg（4 级）。1 级弹力袜在柜台销售,而 2~4 级弹力袜在美国需要处方购买。通常 1 级或 2 级推荐用于 CEAP Ⅱ~Ⅲ级疾病,而 3 级弹力袜推荐用于严重的静脉疾病。Brown 证明 3 级弹力袜最适合晚期下肢静脉疾病（C4~C6 级）[18]。弹力袜在 VLU 管理中的有效性已在多项前瞻性随机试验中得到证实,并在完善的 Meta 分析和系统评价中得到证实[19]。

（二）非弹性紧身衣

非弹性紧身衣有一个主要部分包裹在腿后,由已实现的合适的人造合成材料制成。这些设备在腿的前部使用柔软的带子并用维可牢尼龙搭扣固定。压力可根据软带拉伸的长度进行调节。一些设备被标记为允许患者加压的压力达到 20~50 mmHg 的压力强度,方法是拉伸带子以对齐所需标记。许多患者发现这些比弹力袜更容易穿。老年人尤其如此,他们可能会因骨科疾病和风湿病的活动不便的弱点而受到限制,这些弱点会降低握力,以及触及足趾的能力。由于这些装置具有最小的弹性特性,因此它们更适合门诊患者,并且它们已在多个出版物中显示可有效减轻水肿、促进静脉血液回流并提高 VLU 愈合率[20, 21]。

（三）膏靴

膏靴是有效的多层压缩敷料,它利用了被认为有利于受损皮肤的潮湿内层。根据制造商的不同,纱布内层可以用氧化锌、甘油、炉甘石、镁、铝、明胶和（或）山梨糖醇处理。这种内包裹物实际上是无弹性的,因此可以抵抗行走时下肢肿胀。然后应用非药物外包装,既提供分级弹性压力,又防止糊状物弄脏衣服和家具。在一项对近 1000 名患者进行的长期回顾性研究中,73% 的接受膏靴治疗的患者的 VLU 痊愈,其中 91% 的患者为首次出现 VLU[22]。在一项随机对照研究中,膏靴比非压缩聚氨酯泡沫可实现更好的愈合率[23]。由于膏靴的弹性不如压缩袜或多层压缩系统,如果实现大量减容,则可能需要在压缩治疗的初始阶段更频繁地更换。然而,膏靴对患者有很好的耐受性,他们经常描述膏状物具有舒缓作用,并经常改善与 CVD 相关的干燥、脱屑的皮肤。此外,对于具有极端圆锥形 / 香槟玻璃小腿形状的患者,膏靴通常比袜子或多层非粘贴系统更好地保持原位不移动。

（四）多层加压绷带

传统的多层压缩材料包括带衬垫的内层（即 Webril）,接着是 1 或 2 层弹性层,以及最后一层相对无弹性的层（即 Coban）。尽管多层加压绷带被广泛认为优于短延展弹力绷带,但 De Carvalho 最近进行了一项 Meta 分析来比较这些绷带，他们纳入了 7 份报告，其中包括 1437 名符合其 Meta 分析纳入标准的患者。平均年龄为 70（23—97）岁。24 周时，4 层绷带组的 268 个溃疡（69%）和短延展绷带组的 257 个（62%）溃疡完全愈合（$P=0.16$）。因此，多层压缩的所谓优势并未达到显著性统计学差异[24]。

当今的医疗市场提供了很多可供压力治疗的选择，具有多种材料特性。应根据舒适度、易用性、耐用性、成本和其他考虑因素来选择产品。然而，任何时候都必须考虑到这些产品的最初目的是提供最佳的分级压力和持续的绷带压缩压力。Milic 将一组慢性 VLU 患者随机分配到 3 种加压系统中的一种：A 组：Ⅲ级弹力袜，36.2～43.9mmHg；B 组：只有一层弹性层的多层压力装置，53.9～68.2mmHg；C 组：具有两个弹性层的多层压力装置，74.0～87.4mmHg。26 周时，A 组 30.9%（13/42）、B 组 67.4%（31/46）和 C 组 74.4%（32/43）的 VLU 完全愈合，大力证明了持续高压多层压力绷带的治疗价值[25]。无疑，他们还证明小溃疡大小（<5cm²）和小腿周长（<33cm）与更快的愈合率相关[25]。

（五）压力治疗的限度

2021 年 Cochrane 的一篇评论"加压绷带或弹力袜与无加压治疗下肢静脉性溃疡的比较"全面阐述了加压对 VLU 患者的影响。这篇综述分析了很多纳入的前瞻性随机试验，这些试验报告了 VLU 患者接受每种类型的加压治疗与不加压治疗的对比研究。他们确定了 14 项适合分析的研究，包括 1391 名参与者。这些研究的平均年龄范围为 58—76 岁，平均年龄为 70 岁。就诊后 VLU 的持续时间为 9 周至 36 个月，中位数为 22 个月；溃疡大小为 5～20cm²；中位随访时间为 12 周。压力治疗是用弹力袜、膏靴或多层压力绷带。无加压组使用标准护理伤口疗法，其中包括各种敷料和药物疗法。作者得出结论，有中等质量的证据表明：①使用加压可缩短 VLU 完全愈合的时间（汇总 HR=2.17，95%CI 1.52～3.10；I²=59%；5 项研究，733 名患者）；②使用压力减轻疼痛（四项研究，859 名患者）：合并平均差 1.39，95% CI 1.79～0.98；I²=65%；③在 12 周至 12 个月的随访期间，加压改善了患者的生活质量（QoL）（四项研究，共 859 名患者）。然而，他们无法在 3 项涉及 486 名参与者的研究中确定加压治疗 VLU 患者的成本效益，这需要进一步的分析[26]。

（六）充气压力治疗

使用间歇性充气压缩泵（IPC）对治疗淋巴水肿和严重的下肢静脉性水肿有强有力的帮助。在 VLU 管理的情况下，当与标准伤口护理一起用作辅助压力性治疗时，IPC 已被证明可以提高溃疡愈合率[27]。然而，缺乏数据支持使用 IPC 代替其他持续压力治疗方法，如弹力袜或多层压力绷带。目前的数据支持在不能耐受弹力袜或绷带的 VLU 患者，以及尽管采用标准 / 持续加压疗法和伤口护理仍未能愈合的 VLU 患者中可使用 IPC[28]。

四、膳食补充

尽管许多腿部静脉性溃疡患者被发现超重或肥胖，但许多研究者报告了各种维生素和矿物质的营养缺乏以及脂肪酸失衡[29, 30]。在一项包括 20 项研究的 Meta 分析中研究了 C5～C6 患者。补充维生素 D、叶酸和类黄酮药物可使患者在 VLU 愈合和预防复发方面适度获益。该报告还证实肥胖是 VLU 愈合不良的危险因素。然而，作者得出结论，支持维生素和矿物质替代性治疗的数据并不支持将其作为一种治疗方法。他们还指出，尽管肥胖与难治性下肢静脉性溃疡显著相关，但尝试控制体重以支持愈合的方法并未被证明是有益的[30]。在一项针对慢性溃疡营养补充的大型系统回顾性研究中，Saeg 等发现目前的数据支持补充维生素 A、维生素 B₁、维生素 B₆、维生素 B₁₂、维生素 D 和维生素 E，以及矿物质钙、铜、镁、硒和锌。然而，在所审查的 7 篇涉及 VLU 论著中，只有锌补充剂证明对伤口愈合有益[31]。总的来说，这些报告表明，肥胖和维生素、矿物质和脂肪酸的不健康饮食摄入可能导致静脉伤口愈合不良相关。强烈支持追求健康的饮食和体重，因为它有许多已被证明的健康益处。然而，在下肢静脉性溃疡患者的急诊治疗中，试图解决这些在 VLU 患者中很常见的慢性饮食失衡问题尚未被发现具有可衡量的益处。在所考虑的许多建议的饮食干预措施中，补锌似乎得到了最有说服力的支持，尽管它通常没有达到临床实践指南中推荐的水平。

五、体力活动

下肢静脉性溃疡与行动不便之间的关联已得到充分证明。VLU 患者的步行速度、耐力和足踝运动都降低了[32] 主要依赖于小腿静脉泵系统的下肢静脉回流的机制，小腿静脉泵系统依赖于主动小腿肌肉收缩和足踝运动。不幸的是，许多用于治疗 VLU 患者的疗法都会产生意想不到的后果，即因灵活性降低加剧了小腿静脉泵功能的降低。特别是加压包扎和腿部抬高，这是 VLU 管理的主要方法，显然会损害下肢的活动能力。此外，与 VLU 相关的疼痛通常被描述为在踝关节弯曲时最严重，随着时间的推移进一步导致踝关节运动减少。一项包括 16 项关于身体活动在 VLU 愈合中的作用的研究的系统评价发现，虽然无法证明愈合率有所提高，但使用运动计划和治疗来改善活动能力和运动范围确实降低了静脉性溃疡的复发率[18]。这些数据表明在 VLU 患者痊愈后继续进行物理治疗和运动宣教对于促进长期成功的重要性。

六、药物治疗

几十年来，静脉活性药物已在世界范围内广泛使用，但近些年来才在美国合法使用。这些静脉特异性药物通过降低毛细血管通透性和炎症介质的释放，同时增加静脉张力来发挥作用。其他对静脉壁没有直接作用的药物，如己酮可可碱和阿司匹林，具有降低血液学病理作用，如降低炎症、白细胞活化和血小板活化作用。由于定义的 CVD 临床类别（C0～C6）的体征和症状差异很大，因此治疗性静脉活性药物（venoactive drugs，VAD）的目标同样因治疗目标群体而异。VAD 联合静脉消融和压力治疗越来越被认为在缓解早期静脉疾病和 C4～C6 等严重分期的静脉疾病的疼痛和肿胀方面非常有效[28, 33]。VAD 的辅助使用已被广泛认可。显示可改善生活质量（QoL）。以下部分将详细的描述拟议的作用机制和来自临床试验和动物实验的数据，这些数据证明了各种 VAD 的益处。

（一）动物实验模型

当有效的动物实验模型实现时，药物制品的机制理论的探索，以及随后的改良将得到加速实现。仓鼠脸颊模型已被证明是一种极具价值的模型。Bouskela 等对这个模型进行了 3 年多的改进，并对 VAD 的微血管作用有了深刻的了解。该模型允许安慰剂对照研究和口服 VAD 对血管和细胞（尤其是白细胞）的体内可视化影响[34, 35]。研究人员将药剂局部涂抹在动物的脸颊内侧，并使用活体显微镜拍摄可以测量的小动脉和小静脉的视频记录。这些研究允

许评估大分子渗透性，反映水肿。微血管的直径，反映小静脉的扩张性，以及参与炎症的白细胞状态。在此模型中进行测试时，最常用的 VAD 是临床上的假叶树提取物和微粉化纯化类黄酮类药物（micronized purified flavonoid fraction，MPFF）。当在这个模型试验时，两种药物均未导致小动脉直径发生变化，而假叶树提取物而非地奥司明可引起显著的小静脉收缩[36]。该仓鼠模型还可用于测量由缺血再灌注或组胺引起的大分子渗透。这两种药物都显示了对缺血再灌注的通透性的剂量依赖性抑制，但只有假叶树提取物减少了与组胺应用相关的渗漏。

在炎症的早期阶段，白细胞被内皮细胞吸附[37]。滚动和黏附是白细胞与内皮细胞相互作用所采取的两个重要的初始步骤，并导致它们从循环中外渗并迁移到炎症部位。白细胞也通过释放负责氧化应激的超氧自由基，从而参与氧化[38]。如在 CVD 中所见，在面颊模型中诱导了白细胞滚动和黏附。在测试的剂量下，与微粉化地奥司明相比，假叶树提取物的应用在白细胞滚动和黏附方面产生了更小的剂量依赖性。

还测量了治疗停止后 VAD 的残余影响。与微粉化地奥司明相比，假叶树提取物对治疗第 15 天后的白细胞滚动、第 20 天后组胺诱导的渗透性以及第 30 天后的白细胞黏附具有更大的残留作用。虽然假叶树提取物和 MPFF 显示出抗炎和抗氧化作用，但只有假叶树提取物，使用剂量 [50～450mg/（kg·d）]，具有显著的小静脉收缩效果。假叶树提取物对大分子通透性的增加以及白细胞的滚动和黏附有更大的残留作用。这些结果支持假叶树提取物在减轻症状和水肿方面的临床益处，并表明假叶树提取物对 CVD 症状的作用可能在治疗停止后持续数天[39]。

一种有效的慢性静脉高压仓鼠模型是通过结扎股静脉和支流或结扎髂静脉产生的。该模型允许研究 VAD 对仓鼠上腹静脉病理性静脉高压的影响[40]。使用此模型，研究人员能够观察和量化白细胞黏附、白细胞滚动、毛细血管密度和小静脉直径。重要的是，研究人员能够比较长期服用 VAD 与对照药物的影响，从而对这些药物进行更具临床相关性的研究。使用这种静脉结扎模型，Das Gracas 报告发现，在结扎后 6 周，白细胞黏附和滚动显著增加，静脉直径增加和毛细血管密度的降低[40]。这些变化都与 CVD 试验中的发现一致。通过在静脉结扎前 2 周和静脉结扎

后 6 周给予 MPFF，与未用药但已结扎的对照组相比，他们能够证明这些病理变化中的每一项都有所减少（$P<0.01$）。这些研究人员还分别检查了 MPFF 成分（地奥司胺和类黄酮）的活性。他们发现这些成分的组合比单独使用任何一种疗法都更有效。这些动物数据支持在早期 CVD 中使用 MPFF，因为它们明显减轻可诱发人类 CVD 长期损害的病理时间的发生，从而很明确的使患者受益[41]。该模型是未来研究的强大工具，因为它使科学家能够通过测量多个方面的能力快速测试新型药物和复方药物。当然，与所有动物模型一样，研究人员必须遵循动物研究的 3R 原则（Replace. 替换；Reduce. 减少；Refire. 优化）。

（二）微粉化纯化类黄酮类药物

Daflon 是处方开具最多的 VAD，在世界大部分地区销售，但尚未获得 FDA 批准在美国销售。Daflon 500 是一种 MPFF，包含 10% 的类黄酮和 90% 的微粉化地奥司明[33]。MPFF 影响几个生物系统，可以解释它们在 CVD 中所说的疗效。特别是，它们具有抗炎作用，可抑制粒细胞和巨噬细胞通过静脉内皮细胞的浸润[33]。白细胞黏附和滚动的减少似乎是由 ICAM-1 和 P- 选择素表达以及内皮细胞凋亡[42]。MPFF 还被证明可以显著减少循环生长因子，以及内皮细胞黏附分子[5, 28]。在宏观层面上，最终结果是防止静脉瓣膜损伤和由此产生的反流，减少毛细血管渗透和水肿[5, 28]。这些特性被认为可以为 CVD 患者带来临床益处，包括减少水肿、过度的皮肤色素沉着和硬化，缩短了愈合溃疡的时间和溃疡复发的时间，最终改善静脉疾病患者的 QoL[28]。尽管它们对许多生物途径有影响，但 MPFF 疗法已被证明非常安全，副作用通常很少见且轻微，最常见的是胃肠道不适。

由于不同临床类别的治疗目标差异很大，我们将回顾有关早期和晚期 CVD 的数据。几项早期研究确定了 MPFF 治疗的临床益处。考虑到不太严重的疾病，多项研究表明 MPFF 可以改善静脉张力，从而改善静脉症状[43]。这些临床试验中规模最大的 RELIEF 研究包括 5052 名患有 C0～C4 疾病的患者。这项单臂研究为所有参与者提供了为期 6 个月的 MPFF。随着时间的推移研究对治疗的反应，分析比较有和没有反流患者的结果。这项研究证明了在有和没有反流的患者中的临床益处，在治疗期间减少了下肢沉重、疼痛和痉挛的报告。同样，足踝肿胀的客观测

量数据也得到了改善[44]。一项早期的前瞻性随机对照研究发现，MPFF 缩短了溃疡愈合的时间[45]。他们还报告了腿部疼痛和沉重的主观感觉得到改善。同期的其他研究也证实了这些发现[46, 47]。2005 年，Smith 报道了一项对 5 项评估 MPFF 治疗 VLU 的随机试验的 Meta 分析。该报告包括 723 名 VLU 患者，随机分配到有或没有 MPFF 治疗组（500mg，每天 2 次）。MPFF 组在 6 个月时溃疡完全愈合得到显著改善。（RR=32%；95%CI 3%～70%）[48]。亚组分析发现 VLU 大小为 5～10cm^2 和研究入组时出现 6～12 个月的 VLU 获益最大[48]。然而，这些早期报告的有效性受到 2013 年 Cochrane 审查的质疑，该审查发现了盲法和分配方面的方法学缺陷[49]。

总的来说，这些"早期"出版物提出了 MPFF 药物联合治疗 CVD 的临床获益。然而，结论并不统一。在此期间，VAD 在欧洲被广泛采用，但在美国基本上被忽视，因为它们未获得 FDA 批准。最近的出版物继续显示 MPFF 在整个 CVD 范围内的益处。MPFF 已经在有腿部症状（沉重、痉挛、疼痛）但没有可见静脉疾病的女性中进行了试验，发现在 MPFF 给药 2 个月后夜间静脉回流和相关症状减少了 85%[50]。患有 C1 静脉疾病（毛细血管扩张症）的有症状女性，接受 3 个月的 MPFF 治疗，改善或消除了大多数这些女性的痉挛、疲劳、沉重和疼痛症状[51]。

欧洲静脉论坛和施维雅公司对 CVD 的非手术治疗进行了一项大型前瞻性观察研究。这个名为 VEIN ACT 计划的项目在奥地利、中美洲、哥伦比亚、罗马尼亚、俄罗斯、西班牙和西印度群岛进行[52, 53]。所有临床类别的静脉疾病都被纳入。记录 CEAP 分类和症状，以及规定的治疗、治疗计划的依从性和对治疗的反应。世界各地的这些治疗场所也提出了类似的建议。在大多数情况下，保守治疗包括改变生活方式、压力治疗和包括 VAD 的药物和非处方镇痛药在内的药物治疗的建议。哥伦比亚的初级保健提供者招募了 1570 名患者，大多数（55%）为 C2 或 C3，症状包括疼痛（85%）、沉重感（79%）、肿胀感（57%）和痉挛（46%）。经过大约 60 天的保守治疗，其中包括 99% 的患者使用 VAD（主要是 MPFF），49% 的患者使用加压，16% 的患者使用非甾体类抗炎药，患者报告症状强度至少改善了 50%。血管外科医生管理的患者略少（1460），并且发现使用类似的建议获得类似的结果。在俄罗斯，有 1607

名患者入组，其中 68% 为 C2 或 C3[53]。腿部抽筋的强度、沉重感、疼痛感和肿胀感均改善了约 50%（P=0.0001）。患者满意度高达 95%。虽然没有进行随机试验，但 VEIN ACT 计划为 CVD 保守治疗的获益提供了强有力的支持。尽管招募的患者来自气候、医疗保健系统和经济地位不同的国家，但这项研究表明，在患者报告的结果中，治疗方案主要以 VAD 的使用（主要是 MPFF）为中心，有或没有更全面的保守干预，均有持续的获益[41]。

即使当静脉疾病适用于静脉手术或硬化疗法时，VAD 的益处也可能是累加的。特别是 MPFF 的围术期管理已被证明可以改善 VEIN ACT 计划中的静脉疾病临床严重程度评分[54]。Mansilha 等，对静脉内消融或静脉切除术后的围术期 VAD 治疗进行了系统回顾[55]。尽管很少有研究符合纳入标准，但他们的审查得出总体结论，围术期 MPFF 给药在减少术后疼痛、血肿形成和静脉症状方面有好处。

地奥司明（Diosmin）是一种从柑橘类水果中发现的橙皮苷中分离出来的类黄酮。Vasculera 是一种专有的 MPFF 配方（地奥司明复合物 630mg）。这些公司的文献表明，一颗药片含有相当于 140 个橙子中发现的地奥司明的含量。这种专有配方含有 alka-4 复合物，因此是地奥司明复合物。这种缓冲剂可降低酸度和胃肠道不适。Vasculera 是目前唯一被 FDA 批准使用的 VAD。FDA 将 Vasculera 归类为医疗食品，因此需要处方。与不受管制的非处方补充剂不同，医疗食品需要注明用于治疗特定诊断。经过几十年的观察，世界各地的患者都从这些看似安全有效的口服药物中获益，美国患者和医生现在有途径并合法地使用 VAD 来治疗 CVD。然而，应该注意的是，Vasculera 尚未在孕妇或哺乳期女性中进行过测试。

最近对临床试验、专家意见、论文和临床实践指南的评论一致认可 MPFF 治疗对静脉疾病的所有阶段都是有益的。数十年积累的证据支持 MPFF 在减少早期和晚期 CVD 中静脉疾病的体征和症状方面的益处[5, 28, 56]。

（三）假叶树提取物

假叶树提取物的作用机制最初是在 4 年前阐明的。假叶树提取物通过置换储存的去甲肾上腺素，直接激活连接后的 α_1 和 α_2 受体和肾上腺素能神经末梢[57]。研究表明，动物静脉和人类静脉（正常或静脉曲张）[58]存在剂量依赖性静脉收缩，以及淋巴

管收缩[59]，白细胞与内皮细胞的黏着力降低，这可能是缺氧引起的抑制内皮细胞活化[60]，诱导微血管通透性后减少蛋白质和荧光素标记的葡聚糖外渗[61]，增加毛细血管阻力[62]，增加静脉输出量和降低静脉压[63]，当假叶树与橙皮苷甲基查尔酮（HMC）联合使用时，在降低毛细血管滤过率[64]和增加静脉收缩方面具有叠加效应[62, 65]。

对患有 C2～C3 静脉疾病的有症状女性进行了单臂临床试验。患者接受 Cyclo 3 Fort（一种治疗静脉炎的药物），包含假叶树、HMC 和维生素 C（皮埃尔·法布尔医疗实验室，布洛涅 – 比兰古，法国）治疗。疼痛根据视觉模拟量表（VAS）进行分级，并通过体积描记法利用静脉再充盈时间进行客观评估。研究人员报告说，与基线相比，静脉再充盈时间增加了 26%（P<0.0001）。他们还报告说，症状改善（VAS>30%）与静脉再充盈时间改善 10% 显著相关，P=0.04。这些数据表明，Cyclo 3 Fort 可缓解无并发症的静脉曲张患者的症状，并且静脉再充盈时间是 VAD 有效性研究中有用的替代指标[66]。

大量不同试验设计和质量研究报告分析了假叶树提取物在静脉疾病中的有效性。Kakkos 和 Allaert 发表了一项涉及 Cyclo 3 Fort[67]的所有组成部分，如假叶树提取物、维生素 C 和 HMC 的人体随机对照试验（RCT）的全面 Meta 分析。作者纳入了 10 项双盲随机设计研究（2016 年 11 月之前），报告了 719 名患者[61, 68, 76]。然而，具体的配方包括 Cyclo 3（150mg 假叶树提取物 +150mg 三甲基橙皮苷查耳酮 +150mg 抗坏血酸）；假叶树提取物（60mg）+ 黑莓提取物（550mg）+ 抗坏血酸（200mg）；静脉滴注，假叶树提取物（75mg）+ 三甲基橙皮苷查尔酮（75mg）+ 抗坏血酸（50mg）和来自金雀花根茎的金雀花苷（干性提取物 36～37.5mg）。他们报告了假叶树提取物在治疗腿部症状和肿胀方面的有效性数据。与安慰剂相比，服用假叶树提取物可改善 7 种特定症状，包括腿部抽筋、疲劳、沉重、瘙痒、疼痛、感觉异常和肿胀感。当他们将各种症状的缓解情况评估为分类变量时，获益的效应量在 0.25～0.50 之间变化，表明治疗效果很强[77]。甚至被认为反映静脉高压的刺痛感也因红豆菌而得到显著改善，RR=0.26 支持所提出的血流动力学作用机制[78]。红豆杉对腿部 / 足部体积（SMD=-0.61，95%CI -0.91～-0.31）和足踝周长（SMD=-0.74，95%CI -1.01～-0.47）显示出有利影

响，也改善了客观结果[67]。

（四）羟苯磺酸钙

羟苯磺酸钙是一种合成的 VAD，已在多项随机临床试验中进行了研究，结果不一。Gohel 发表了一项 509 名患者的随机对照试验，未能显示羟苯磺酸钙在 CVD 管理中的临床益处[79]。后来，一项有安慰剂的随机对照试验将 256 名 C3 期的 CVD 患者随机分配到羟苯磺酸钙组或安慰剂组。他们报告提示，与安慰剂组相比，实验组的小腿体积显著减少，为（−64.72 ± 111.93）cm^3（平均值 ± 标准差）。这种减少小腿体积的获益并不依赖于弹力袜的使用。痉挛、不适、疲劳、沉重、疼痛、瘙痒和刺痛的症状，以及患者和研究人员的总体评估，在羟苯磺酸钙组中也有更多改善（$P < 0.05$）[80]。同一组研究者后来发表了一项 351 名患者的随机对照研究，在 C3/C4 患者中评估了 500mg 羟苯磺酸钙每天 3 次，与安慰剂相比，持续 12 周的治疗效果。在此试验治疗结束时，试验组的症状最严重的患肢的相对体积变化为（−0.6 ± 4.8）%，与对照组的（−0.3 ± 3.3）% 相比，未见明显统计学差异。在随访末期，试验组及对照组的患肢的相对体积变化分别为（−1.01 ± 5.4）% 和（−0.08 ± 3.5）%（$P = 0.002$）。虽然有统计学意义，但腿部体积的差异并不是一个可靠的临床发现。总之，羟苯磺酸钙虽被证明良好的安全性，但并没有被一贯的证明在 CVD 管理中有明显的临床获益。

（五）己酮可可碱和舒洛地特

长期以来，几种缺乏血管活性的药物一直被用于治疗静脉疾病。最常用的非 VAD 药剂是舒洛地特和己酮可可碱。这些药物通常用于 VLU 的管理，并作为压力治疗和伤口护理的辅助手段。己酮可可碱是一种甲基化黄嘌呤衍生物，是一种非选择性磷酸二酯酶抑制剂[82]。己酮可可碱具有流变活性，可增加红细胞变形能力、降低血液黏度，并减少血小板聚集[82]。此外，己酮可可碱具有抗炎作用，可选择性抑制肿瘤坏死因子（TNF）的表达，抑制粒细胞吞噬活性和中性粒细胞 – 内皮黏附[82]。

与 VAD 一样，我们对己酮可可碱的兴趣也持续了几十年。最初被批准作为治疗动脉跛行的药物，但它从未在外周动脉疾病患者的步行距离方面带来显著益处。如今，西洛他唑已在很大程度上取代己酮可可碱治疗跛行。然而，20 多年前就提出了己酮可可碱在 VLU 愈合中的临床获益[83, 84]。2007 年发表的一项设计良好且功效合理的研究，将 245 名患有 C6 期下肢静脉疾病的患者随机分配给己酮可可碱（每天 1200mg）或安慰剂。所有患者均接受加压治疗和伤口护理。完全伤口愈合的获益差异没有达到统计学意义（62% vs. 53%；$P = 0.21$）[85]。然而，当作者使用回归分析时，他们确实报告了己酮可可碱组溃疡愈合的显著改善（愈合的 RR = 1.4，95%CI 1.0 ~ 2.0）[85]。随着数据的积累，一项前瞻性随机试验的 Cochrane 综述开始进行，该试验比较了己酮可可碱作为加压辅助治疗 VLU 的有效性。这项发表于 2012 年的研究纳入了 12 项适合纳入的研究，其中包括 864 名患者。他们报告说，将己酮可可碱添加到标准加压疗法中可显著改善 VLU 愈合（RR = 1.56；95%CI 1.14 ~ 2.13）[86]。

舒洛地特是一种组合药物，包含低分子量肝素（80%）和硫酸皮肤素（20%）。舒洛地特具有抗血栓形成和促纤维蛋白溶解特性以及抗炎作用。2016 年的 Cochrane 评论检查了舒洛地特在 VLU 管理中的作用。他们搜索了将 VLU 患者随机分配接受舒洛地特与安慰剂或任何其他药物（如阿司匹林、类黄酮、己酮可可碱）的研究，有或没有压力治疗。他们选择了四项随机对照试验，包括 463 名患者。Meta 分析发现，接受舒洛地昔治疗的患者 VLU 治愈率为 49.4%，而未使用舒洛地昔的常规治疗仅实现 29.8% 的 VLU 愈合，RR = 1.66，（95%CI 1.30 ~ 2.12）。尽管在他们的综述中证明了舒洛地特组在统计学上的显著获益，但作者警告说证据质量低且偏倚风险高。因此，结论可能会随着未来的研究而改变[87]。另一项包含两项研究的分析获得了类似的结论[88]。在撰写本文时，舒洛地特尚未获得 FDA 批准。

（六）马栗种子

马栗种子是治疗心血管疾病的传统药草。马栗种子提取物（horse chestnut seed extract，HCSE）源自欧洲七叶树（aesculus hippocastanum）种子。七叶树皂苷是一种皂苷，是其中的生物活性成分[89]。七叶皂苷可以抑制一种参与蛋白多糖降解酶 – 透明质酸酶[90]。透明质酸酶活性的调节可能在与 CVD 晚期相关的皮肤变化和难治性溃疡中发挥作用。鉴于该药物在家庭治疗的广泛使用，考克兰图书馆积极尝试阐明该产品的实用性。考克兰评论已经五次讨论这个话题，最近一次是在 2012 年。他们评估了 17 项研究 HCSE 对 CVD 影响的 RCT 研究[91]。虽然研究报告的终点不同，但与安慰剂相比，它们通常支持 HCSE 在 CVD 中的有效性。七项随机对照试验报告了疼痛减轻。1 项研究报告与基线相比疼痛减轻，而 6 项研究报告发现 HCSE 治疗的患者与安慰剂相比疼痛减轻。6 项安慰剂对照试验（ *n*=502 ）报告了腿部体积的变化，与安慰剂相比，HCSE 给药可实现肢体体积显著降低，WMD 为 32.1ml（95% CI 13.49～50.72）。一些研究将 HCSE 与芦丁、松树皮萃取物或压力治疗进行比较的研究发现，在缓解疼痛方面没有显著差异[91]。

（七）阿司匹林

凭借其抗血小板活性，一些研究表明，阿司匹林对溃疡愈合有获益作用，但这些都是小型研究，存在重大方法学缺陷[47]。这些提示的获益尚未在更大规模的研究中得到证实，并且不建议将阿司匹林作为促进 VLU 的愈合的常规治疗，但可考虑用于顽固性溃疡[14]。

（八）抗生素

尽管缺乏 PRT 试验论证，全身抗生素对发生感染的 VLU 的益处是无可争议的。然而，全身或局部抗生素治疗非感染或 VLU 的定植菌的获益已得到广泛测试，但仍存在高度争议。常规使用 Cochrane 评估对 45 项 RCT 研究的回顾不支持 VLU 的全身性抗生素[92]。面对日益增加的细菌耐药性，缺乏令人信服的疗效数据，导致临床实践指南建议抗菌药物仅用于临床感染，而不用于细菌定植[14]。例外情况可能是伤口敷料：特别是含银和含碘的敷料。O'Meara 的 2014 年 Cochrane 评论包括 11 项研究，这些研究将卡地姆碘与标准护理进行了比较，并发现抗菌敷料对伤口愈合有好处。在这项 Meta 分析中，四项 RCT 研究发现在治疗 4～12 周时，VLU 完全愈合，支持了抗菌敷料的治疗意义，RR=2.17（95%CI 1.30～3.60）。然而，当将碘产品与聚糖聚糖、水胶体、石蜡纱布或含银敷料进行比较时，没有发现显著差异[92]。后来的 Cochrane 评论特别关注含银伤口护理产品。2014 年的 Cochrane 评论发现，与非抗菌敷料相比，含银敷料没有优势。此外，没有任何含银敷料显示出优于任何其他含银敷料。2018 年关于 VLU 敷料护理的 Cochrane 评论发现，与非黏附敷料相比，含银敷料可以改善下肢静脉性溃疡的愈合：RR=2.43，95%CI 1.58～3.74[93]。虽然这些数据表明含碘或含银敷料在 VLU 管理中可能有益，但它们缺乏确定这些抗菌药物的最佳剂量或持续时间的程度。

七、生物伤口护理产品

即使完全遵守推荐的改变生活方式、压力治疗、药物治疗、清创、常规伤口护理和静脉手术，一些 VLU 仍将被证明是难治性的。在这些慢性难治性溃疡中，有许多因素会导致细胞衰老[94]。在这些情况下，可以考虑自体植皮或应用细胞化组织产品。自体皮肤移植提供了从远程位置采集健康皮肤并将那些新激活的细胞（通过采集）带到 VLU 表面的机会。如果成功，这种外科手术可能会在短短 2 周内使伤口完全愈合。几十年来，皮肤移植一直被认为是治疗这些难治性伤口的金标准。2013 年，Cochrane 审查纳入了 17 项 RCT 研究，包括 1034 名患者适合分析，其中将接受自体皮肤移植的患者纳入一个治疗组[95]。尽管研究数量相对较多且患者总数较大，但存在显著的异质性和测试的多种技术 / 产品。尽管缺乏对自体皮肤移植的支持并不能否定临床经验，但发现在 VLU 愈合中提供统计学显著优势的唯一方法是双层皮肤替代品（bilayered skin substitute，BSS）（Apligraf），它被发现优于自体移植、压力治疗、冻干角质形成细胞同种异体移植物和猪真皮[95]。2021 年，一项随机对照试验的系统评价研究了将高级伤口护理矩阵（Advanced Wound Care Matrices，AWCM）与标准压力治疗在 VLU 愈合方面进行比较。作者报告了包括财务分析和治疗获益在内的临床试验结果。八项研究发现 BSS、脱水人羊膜 / 绒毛膜（dehydrated human amnion/chorion membrane，dHACM）（Epifix）、人成纤维细胞衍生真皮替代品（Dermagraft）、细胞外伤口基质（extracellular wound matrix，ECM）（Oasis）、高级基质（Advanced matrix，AM）（Talymed）和基质伤口的研究敷料（Promogran）符合纳入标准。仅在将这些 AWCM 与标准护理（BSS、dHACM、ECM 和 AM）进行比较的 4 项试验中证明了伤口愈合的改善。对于显示出临床获益的产品，治愈每增加一个 VLU 的增量成本从 2593 美元到 210 800 美元不等[96]。

八、准则

世界各地的血管专业协会几乎普遍支持压力治疗、伤口护理和 VAD 为 CVD 患者提供临床获益。美国胸科医师学会、美国静脉论坛、欧洲血管外科学会、欧洲静脉论坛、国际血管学联合会和国际静脉学联合会已将此认可纳入已发布的指南中。毫不奇怪，根据指南编写的日期和分配给各种出版物的证据权重，指南之间仍然存在差异。尽管指南共识存在细微差别，但主题是患者受益于将 MPFF 添加到常规伤口护理和压力治疗中，缩短愈合时间，改善肿胀、疼痛和生活质量[14, 97-100]。最新的欧洲指南（2018 年），现场 A 级证据，推荐 MPFF、己酮可可碱和舒洛地昔作为 VLU 管理中压力治疗的辅助手段[28]。有趣的是，2016 年荷兰复发性静脉曲张管理指南并未对 VAD 表明立场[101]。因此，人们仍然认识到，尽管数十年来得到广泛利用并积累了科学证据，但已发表的研究往往功效不足且存在偏倚，导致整体证据质量低下和推荐薄弱。静脉疾病管理，几乎所有方面都仍然需要更高质量的临床试验数据。

结论

改变生活方式、压力绷带 / 压力服装和皮肤 / 伤口护理产品，以及 CVD 外科手术，是 CVD 患者综合护理方法的基本组成部分。越来越多的 VAD 已被证明对所有临床类型的 CVD 患者都是有益的。VAD 的医疗管理增强了压力治疗的益处，并减少了静脉手术的不良围术期后果。即使没有压力治疗，VAD 的这些称赞的疗效也能实现。鉴于大量患者因有禁忌压力（即严重外周动脉疾病），或者不能忍受压力治疗的紧绷感或瘙痒感，或者因炎热潮湿的气候不能忍受，或者穿着压力服的身体挑战，VAD 可能是

对这部分患者的最重要干预方法[14, 98]。

一段时间以来，世界市场上有几种有效的 VAD，最著名的是爱脉朗 500（90% 微粉化地奥司明和 10% 类黄酮）和 Cyclo 3 Fort（假叶树、HMC 和维生素 C 组合）。目前支持这些 VAD 疗效的数据已实现 CVD 的 1A 级推荐[36]。多年来，由于监管问题，美国供应商在很大程度上被留下作为旁观者，最近 FDA 批准 Vasculera（Diosmiplex 630mg），改变了美国供应商和患者的前景，首次开放了处方 MPFF 的合法途径。展望未来，目标应该是 – 个性化静脉护理，是根据整个患者的特殊特征和他们呈现的静脉疾病临床分类优化结果。在早期阶段，应注意通过改变生活方式、压力治疗和 VAD 治疗来阻止疾病进展。如果 CVD 确实进展，患者可能会受益于介入手术（即静脉内消融、静脉切开术或硬化疗法）。即使这样，VAD 也有作用，因为围术期 MPFF 减少了围术期疼痛和出血（血肿），并改善了 CVD 症状。下肢静脉性溃疡仍然是 CVD 患者和我们面临的最大临床挑战。鉴于对患者生活质量的巨大影响、医疗保健系统的成本以及反复感染和溃疡的高风险，根据本章支持的循证干预措施对这些患者进行全面评估和治疗是适当的压力治疗和伤口护理仍然是建立 VLU 管理的基础。早期纠正浅静脉反流有助于促进伤口愈合。此外，早期的使用 VAD（Diosmiplex，现在 FDA 批准）和非 VAD 药物（己酮可可碱和舒洛地昔）进一步加速 VLU 愈合并减轻症状[102]。

参考文献

[1] Beebe-Dimmer JL, Pfeifer JR, Engle JS, Schottenfeld D. The epidemiology of chronic venous insufficiency and varicose veins. Ann Epidemiol. 2005;15(3):175–184. https://doi.org/10.1016/j.annepidem.2004.05.015.

[2] Criqui MH, Jamosmos M, Fronek A, et al. Chronic venous disease in an ethnically diverse population: the San Diego population study. Am J Epidemiol. 2003;158(5):448–456. https://doi.org/10.1093/aje/ kwg166.

[3] Ma H, O'Donnell Jr TF, Rosen NA, Iafrati MD. The real cost of treating venous ulcers in a contemporary vascular practice. J Vasc Surg Venous Lymphat Disord. 2014;2(4):355–361. https://doi.org/10.1016/j.jvsv.2014.04.006.

[4] Nicolaides AN. The most severe stage of chronic venous disease: an update on the management of patients with venous leg ulcers. Adv Ther. 2020;37(Suppl 1):19–24. https://doi.org/10.1007/s12325–020–01219–y.

[5] Mansilha A, Sousa J. Pathophysiological mechanisms of chronic venous disease and implications for venoactive drug therapy. Int J Mol Sci. 2018;19(6). https://doi.org/10.3390/ijms19061669.

[6] Bush R, Comerota A, Meissner M, Raffetto JD, Hahn SR, Freeman K. Recommendations for the medical management of chronic venous disease: the role of Micronized Purified Flavanoid Fraction (MPFF). Phlebology. 2017;32(1_suppl):3–19. https://doi.org/10.1177/0268355517692221.

[7] Bergan J, Shortell CK. Venous Ulcers. Burlington, MA: Academic Press, Elsevier; 2006.

[8] Robertson LA, Evans CJ, Lee AJ, Allan PL, Ruckley CV, Fowkes FG. Incidence and risk factors for venous reflux in the general population: Edinburgh vein study. Eur J Vasc Endovasc Surg. 2014;48(2): 208–214. https://doi.org/10.1016/j.ejvs.2014.05.017.

[9] Saharay M, Shields DA, Georgiannos SN, Porter JB, Scurr JH, Coleridge Smith PD. Endothelial activation in patients with chronic

venous disease. Eur J Vasc Endovasc Surg. 1998;15(4):342–349. https:// doi.org/10.1016/s1078–5884(98)80039–7.

[10] Jawien A. The influence of environmental factors in chronic venous insufficiency. Angiology. 2003; 54(Suppl 1):S19eS31. https://doi.org/10.1177/0003319703054001S04.

[11] Abu-Own A, Scurr JH, Coleridge Smith PD. Effect of leg elevation on the skin microcirculation in chronic venous insufficiency. J Vasc Surg. 1994;20(5):705–710. https://doi.org/10.1016/s0741– 5214(94)70157–1.

[12] Sindrup JH, Avnstorp C, Steenfos HH, Kristensen JK. Transcutaneous PO2 and laser doppler blood flow measurements in 40 patients with venous leg ulcers. Acta Derm Venereol. 1987;67(2):160–163. https://www.ncbi.nlm.nih.gov/pubmed/2438882.

[13] Dix FP, Reilly B, David MC, simon D, Dowding E, Ivers L. Effect of leg elevation on healing, venous velocity,and ambulatory venous pressure in venous ulceration. Phlebology. 2005;20: 87–94.

[14] Wittens C, Davies AH, Baekgaard N, et al. Editor's choice—management of chronic venous disease: clinical practice guidelines of the European society for vascular surgery (ESVS). Eur J Vasc Endovasc Surg. 2015;49(6):678–737. https://doi.org/10.1016/j.ejvs.2015.02.007.

[15] Kostas TI, Ioannou CV, Drygiannakis I, et al. Chronic venous disease progression and modification of predisposing factors. J Vasc Surg. 2010;51(4):900–907. https://doi.org/10.1016/j.jvs.2009.10.119.

[16] Partsch B, Partsch H. Calf compression pressure required to achieve venous closure from supine to standing positions. J Vasc Surg. 2005;42(4):734–738. https://doi.org/10.1016/j.jvs.2005.06.030.

[17] Klyscz T, Galler S, Steins A, Zuder D, Rassner G, Junger M. [The effect of compression therapy on the microcirculation of the skin in patients with chronic venous insufficiency (CVI)]. Hautarzt. 1997; 48(11):806–811. https://doi.org/10.1007/s001050050664.

[18] Brown A. Life-style advice and self-care strategies for venous leg ulcer patients: what is the evidence? J Wound Care. 2012;21(7):342–344. https://doi.org/10.12968/jowc. 2012.21.7.342, 346, 348–344.

[19] Mauck KF, Asi N, Elraiyah TA, et al. Comparative systematic review and meta-analysis of compression modalities for the promotion of venous ulcer healing and reducing ulcer recurrence. J Vasc Surg. 2014;60(2 Suppl):71S–90S. https://doi.org/10.1016/j.jvs.2014.04.060. e1–2.

[20] Lund E. Exploring the use of CircAid legging in the management of lymphoedema. Int J Palliat Nurs. 2000;6(8):383–391. https:// doi.org/10.12968/ijpn.2000.6.8.9063.

[21] Blecken SR, Villavicencio JL, Kao TC. Comparison of elastic versus nonelastic compression in bilateral venous ulcers: a randomized trial. J Vasc Surg. 2005;42(6):1150–1155. https://doi.org/10.1016/ j.jvs.2005.08.015.

[22] Lippmann HI, Fishman LM, Farrar RH, Bernstein RK, Zybert PA. Edema control in the management of disabling chronic venous insufficiency. Arch Phys Med Rehabil. 1994;75(4):436–441. https://doi.org/10.1016/0003–9993(94)90168–6.

[23] Rubin JR, Alexander J, Plecha EJ, Marman C. Unna's boot vs polyurethane foam dressings for the treatment of venous ulceration. A randomized prospective study.

Arch Surg. 1990;125(4):489–490. https://doi.org/10.1001/archsurg.1990.01410160075016.

[24] De Carvalho MR, Peixoto BU, Silveira IA, Oliveria B. A meta-analysis to compare four-layer to short-stretch compression bandaging for venous leg ulcer healing. Ostomy/Wound Manag. 2018; 64(5):30–37. https://www.ncbi.nlm.nih.gov/pubmed/29847309.

[25] Milic DJ, Zivic SS, Bogdanovic DC, et al. The influence of different sub-bandage pressure values on venous leg ulcers healing when treated with compression therapy. J Vasc Surg. 2010;51(3):655–661. https://doi.org/10.1016/j.jvs.2009.10.042.

[26] Shi C, Dumville JC, Cullum N, Connaughton E, Norman G. Compression bandages or stockings versus no compression for treating venous leg ulcers. Cochrane Database Syst Rev. 2021;7: CD013397. https://doi.org/10.1002/14651858.CD013397.pub2.

[27] Nelson EA, Hillman A, Thomas K. Intermittent pneumatic compression for treating venous leg ulcers. Cochrane Database Syst Rev. 2014;(5):CD001899. https://doi.org/10.1002/ 14651858. CD001899.pub4.

[28] Nicolaides A, Kakkos S, Baekgaard N, et al. Management of chronic venous disorders of the lower limbs. Guidelines according to scientific evidence. Part I. Int Angiol. 2018;37(3):181–254. https:// doi.org/10.23736/S0392–9590.18.03999–8.

[29] Barber GA, Weller CD, Gibson SJ. Effects and associations of nutrition in patients with venous leg ulcers: a systematic review. J Adv Nurs. 2018;74(4):774–787. https://doi.org/10.1111/jan. 13474.

[30] Tobon J, Whitney JD, Jarrett M. Nutritional status and wound severity of overweight and obese patients with venous leg ulcers: a pilot study. J Vasc Nurs. 2008;26(2):43–52. https://doi.org/10.1016/ j.jvn.2007.12.002.

[31] Saeg F, Orazi R, Bowers GM, Janis JE. Evidence-based nutritional interventions in wound care. Plast Reconstr Surg. 2021;148(1):226–238. https://doi.org/10.1097/PRS.0000000000008061.

[32] Roaldsen KS, Rollman O, Torebjork E, Olsson E, Stanghelle JK. Functional ability in female leg ulcer patients–a challenge for physiotherapy. Physiother Res Int. 2006;11(4):191–203. https:// doi.org/ 10.1002/pri.337.

[33] Coleridge-Smith P, Lok C, Ramelet AA. Venous leg ulcer: a meta-analysis of adjunctive therapy with micronized purified flavanoid fraction. Eur J Vasc Endovasc Surg. 2005;30:198–208.

[34] Bouskela E, Cyrino F, Marcelon G. Possible mechanisms for the inhibitory effect of Ruscus extract on increased microvascular permeability induced by histamine in the hamster cheek pouch. J Cardiovasc Pharmacol. 1994;24:281–285.

[35] Rauly-Lestienne I, Heusler P, Cussac D, Lantoine-Adam F, de Al-meida Cyrino FZG, Bouskela E. Contribution of muscarinic receptors to in vitro and in vivo effects of Ruscus extract. Microvasc Res. 2017;114:1–11.

[36] Kakkos SK, Bouskela E, Jawien A, Nicolaides AN. New data on chronic venous disease: a new place for Cyclo 3(R) Fort. Int Angiol. 2018;37(1):85–92. https://doi.org/10.23736/S0392–9590.17.03935–9.

[37] Langer HF, Chavakis T. Leukocyte-endothelial interactions in inflammation. J Cell Mol Med. 2009; 13(13):1211–1220.

[38] Smith P. The causes of skin damage and leg ulceration in chronicvenous disease. Int J Low Extrem Wounds. 2006;5:160–168.

[39] de Almeida Cyrino FZG, Balthazar DS, Sicuro FL, Bouskela E. Effects of venotonic drugs on the microcirculation: comparison between Ruscus extract and micronized diosmine1. Clin Hemorheol Microcirc. 2018;68(4):371–382. https://doi.org/10.3233/CH-170281.

[40] das Gracas CSM, Cyrino FZ, de Carvalho JJ, Blanc-Guillemaud V, Bouskela E. Protective effects of micronized purified flavonoid fraction (MPFF) on a novel Experimental model of chronic venous hypertension. Eur J Vasc Endovasc Surg. 2018;55(5):694–702. https://doi.org/10.1016/ j.ejvs.2018.02.009.

[41] Ulloa JH. Micronized purified flavonoid fraction (MPFF) for patients suffering from chronic venous disease: a review of new evidence. Adv Ther. 2019;36(Suppl 1):20–25. https://doi.org/ 10.1007/ s12325–019–0884–4.

[42] Takase S, Pascarella L, Lerond L, Bergan JJ, Schmid-Schonbein GW. Venous hypertension, inflammation and valve remodeling. Eur J Vasc Endovasc Surg. 2004;28(5):484–493. https://doi.org/ 10.1016/j.ejvs.2004.05.012.

[43] Allaert FA. Meta-analysis of the impact of the principal venoactive drugs agents on malleolar venous edema. Int Angiol. 2012;31(4):310–315. https://www.ncbi.nlm.nih.gov/ pubmed/22801396.

[44] Jantet G. Chronic venous insufficiency: worldwide results of the RELIEF study. Reflux assEssment and quaLity of lIfe improvEment with micronized Flavonoids. Angiology. 2002;53(3):245–256. https://doi.org/10.1177/000331970205300301.

[45] Guihou JJ, Dereure O, Marzin L, O'uvry, Zuccarelli P, Dbure CMeara S. Efficacy of Dalfon 500 mg in venous leg ulcer healing: a double-blind, randomized, controlled versus placebo trial in 107 patients. Angiology. 1997;48:77–85.

[46] Glinski W, Chodynicka B, Roszkiewcz J, Bogdanowski T, Kaszuba. The beneficial augmentative effect of micronized purified flavanoid fractoin (MPFF) on the healing of leg ulcers: an open, multicentre, controlled randomized study. Phelebology. 1999;14:151–157.

[47] Roztocil K, Stvrtinova V, Strejcek J. Efficacy of a 6–month treatment with Daflon 500 mg in patients with venous leg ulcers associated with chronic venous insufficiency. Int Angiol. 2003;22(1):24–31. https://www.ncbi.nlm.nih.gov/ pubmed/12771852.

[48] Smith PC. Daflon 500 mg and venous leg ulcer: new results from a meta-analysis. Angiology. 2005; 56(Suppl 1):S33–S39. https:// doi.org/10.1177/00033197050560i106.

[49] Scallon C, Bell-Syer SE, Aziz Z. Flavonoids for treating venous leg ulcers. Cochrane Database Syst Rev. 2013;(5):CD006477. https://doi.org/10.1002/14651858.CD006477.pub2.

[50] Tsoukanov YT, Tsoukanov AY. Great saphenous vein transitory reflux in patients with symptoms related to chronic venous disorders, but without visible signs (C0), and its correction with MPFF treatment. Phlebolymphology. 2017;22(1):3–11.

[51] Tsoukanov YT, Nikolaichuk AI. Orthostatic loading induced transient venous refluxes (day orthostatic loading test), and remedial effect of micronized purified flavonvoid fractoin in patients with telanjectasias and reticular veins. Int Angiol. 2017;36(2):189–196.

[52] Ulloa JH, Guerra D, Cadavid LG, Fajardo D, Villarreal R, Bayon G. Nonoperative approach for symptomatic patients with chronic venous disease:results from the VEIN Act program.

Phlebolymphology. 2018;25(2):123.

[53] Lishkov DE, Kirienko AI, Larionov AA, Chernookov AI, Nikolaichuk. Patients seeking treatment for chronic venous disorders: Russian results from the VEIN Act program. Phlebolymphology. 2016;23(1):44.

[54] Bogachev VY, Boldin BV, Turkin PY. Administration of micronized purified flavonoid fraction during sclerotherapy of reticular veins and telangiectasias: results of the national, multicenter, observational program VEIN ACT PROLONGED-C1. Adv Ther. 2018;35(7):1001–1008. https:// doi.org/10.1007/s12325–018–0731–z.

[55] Mansilha A, Sousa J. Benefits of venoactive drug therapy in surgical or endovenous treatment for varicose veins: a systematic review. Int Angiol. 2019;38(4):291–298. https://doi.org/10.23736/ S0392– 9590.19.04216–0.

[56] Kakkos SK, Nicolaides AN. Efficacy of micronized purified flavonoid fraction (Daflon(R)) on improving individual symptoms, signs and quality of life in patients with chronic venous disease: a systematic review and meta-analysis of randomized double-blind placebo-controlled trials. Int Angiol. 2018;37(2):143–154. https:// doi.org/10.23736/S0392–9590.18.03975–5.

[57] Marcelon G, Vanhoutte PM. Mechanism of action of Ruscus extract. Int Angiol. 1984;3:74–76.

[58] Bouskela E, Cyrino FZ, Marcelon G. Inhibitory effect of the Ruscus extract and of the flavonoid hesperidine methylchalcone on increased microvascular permeability induced by various agents in the hamster cheek pouch. J Cardiovasc Pharmacol. 1993;22(2):225–230. https://doi.org/10.1097/ 00005344– 199308000–00009.

[59] Marcelon G, Pouget G, Tisne-Versailles. Effects of Ruscus on the adrenoceptors of the canine lymphatic thoracis duct. Phelbology. 1988;3:109–112.

[60] Bouaziz N, Michiels C, Janssens D, et al. Effect of Ruscus extract and hesperidin methylchalcone on hypoxia-induced activation of endothelial cells. Int Angiol. 1999;18(4):306–312. https://www. ncbi. nlm.nih.gov/pubmed/10811519.

[61] Parrado F, Buzzi A. A study of the efficacy and tolerability of a preparation containing ruscus aculeatus in the treatment of chronic venous insufficiency of the lower limbs. Clin Drug Invest. 1999;(18): 255–261.

[62] Thebault JJ. [Effects of a phlebotonic agent]. Fortschr Med. 1983;101(25):1206–1212. https://www. ncbi.nlm.nih.gov/ pubmed/6350133.

[63] Capelli R, Nicora M, Di Peri T. Use of extract of Ruscus aculeatus in venous disease in the lower limbs. Drugs Exp Clin Res. 1988;14:277–283.

[64] Rudofsky G. Venentonisierung und kapillarabdichtung. Die wirkung der kombination aus ruscusextrakt und trimethylhesperidinchalkon bei gesunden probanden unter warmebelastung. Fortschr Med. 1989;107(52):5–8.

[65] Bouskela E, Cyrino FZ, Marcelon G. Effects of Ruscus extract on the internal diameter of arterioles and venules of the hamster cheek pouch microcirculation. J Cardiovasc Pharmacol. 1993;22(2): 221–224. https://doi.org/10.1097/00005344– 199308000–00008.

[66] Allaert FA, Hugue C, Cazaubon M, Renaudin JM, Clavel T, Escourrou P. Correlation between improvement in functional signs and plethysmographic parameters during venoactive

treatment (Cyclo 3 Fort). Int Angiol. 2011;30(3):272–277. https://www.ncbi.nlm.nih.gov/pubmed/21617611.

[67] Kakkos SK, Allaert FA. Efficacy of Ruscus extract, HMC and vitamin C, constituents of Cyclo 3 Fort®, on improving individual venous symptoms and edema: a systematic review and metaanalysis of randomized double-blind placebo-controlled trials. Int Angiol. 2017;36:93–106.

[68] Altenkamp H. Efficacy of antivaricotic drugs can be measured objectively. Phlebologie in der praxis. 1987;(2):9–20.

[69] Braun R, Hirche H, van Laak H. Die therapie der venösen insuffizienz: eine doppelblind-studie mit Phlebodril. ZFA Zeitschrift für Allgemeinmedizin. 1985;61:309–319.

[70] Elbaz C, Nebot F, Reinharz D. Insuffisance veineuse des membres inférieurs etude controlee de l'action du Cyclo 3. Phlebologie. 1976;(29):77–84.

[71] le Devehat C, Lemoine A, Roux E, Cirette B, Vimeux M, Martinaggi P. Aspects clinique et hémodynamique de Cyclo 3 dans l'insuffisance veineuse. Angeiologie. 1984;3:119–122.

[72] Questel R, Walrant P, Questel R. Bilan de l'essai randomisé Veinobiase contre placebo dans l'unsuffisance veineuse: observation de la microcircula- tion per capillarographie conjonctivale. Gaz Med Fr. 1983;90:508–514. Xgazette Medicale de France 1983(90):508–514.

[73] Rieger H. Efficacy of a combination drug in patients with chronic venous insufficiency under orthostatic conditions. Phlebology. 1988;3:127–130.

[74] Rudofsky G, Diehm C, Grub JD, Hartmann M, Schultz-Ehrenburg HK, Bisler H. Chronic venous insufficiency. Treatment with Ruscus extract and trimethylhesperidin chalcone. MMW Munch Med Wochenschr. 1990;132:205–210.

[75] Sentou Y, Bernard-Fernier MF, Demarez JP, Laurent D, Cauquil J. Symptomatologie et plethysmographie: parallelisme des résultants obtenus lors d'un traitement par Cyclo 3 de patientes porteuses d'une insuffisance neineuse chronique (etude en double insu contre place- bo). Gazette Medicale. 1985;92: 73–77.

[76] Vanscheidt W, Jost V, Wolna P, Lucker PW, Muller A, Theurer C. Efficacy and safety of a Butcher's broom preparation (Ruscus aculeatus l. extract) compared to placebo in patients suffering from chronic venous insufficiency. Arzneimittelforschung. 2002;52.

[77] Perrin M, Eklof B, VANR A, et al. Venous symptoms: the SYM vein consensus statement developed under the auspices of the European venous Forum. Int Angiol. 2016;35(4):374–398. https://www. ncbi.nlm.nih.gov/pubmed/27081866.

[78] Padberg Jr FT, Maniker AH, Carmel G, Pappas PJ, Silva Jr MB. Hobson RW, 2nd. Sensory impairment: a feature of chronic venous insufficiency. J Vasc Surg. 1999;30(5):836–842. https://doi.org/ 10.1016/s0741–5214(99)70008–x.

[79] Gohel MS, Davies AH. Pharmacological agents in the treatment of venous disease: an update of the available evidence. Curr Vasc Pharmacol. 2009;7(3):303–308. https://doi.org/10.2174/ 157016109788340758.

[80] Rabe E, Jaeger KA, Bulitta M, Pannier F. Calcium dobesilate in patients suffering from chronic venous insufficiency: a double-blind, placebo-controlled, clinical trial. Phlebology. 2011;26(4):162–168. https://doi.org/10.1258/phleb.2010.010051.

[81] Rabe E, Ballarini S, Lehr L, Doxium E. A randomized, double-blind, placebo-controlled, clinical study on the efficacy and safety of calcium dobesilate in the treatment of chronic venous insufficiency. Phlebology. 2016;31(4):264–274.

[82] Graninger W, Wenisch C. Pentoxifylline in severe inflammatory response syndrome. J Cardiovasc Pharmacol. 1995;25(Suppl 2):S134–S138. https://doi.org/10.1097/00005344–199500252–00028.

[83] Dale JJ, Ruckley CV, Harper DR, Gibson B, Nelson EA, Prescott RJ. Randomised, double blind placebo controlled trial of pentoxifylline in the treatment of venous leg ulcers. BMJ. 1999; 319(7214):875–878. https://doi.org/10.1136/bmj.319.7214.875.

[84] Falanga V, Fujitani RM, Diaz C, et al. Systemic treatment of venous leg ulcers with high doses of pentoxifylline: efficacy in a randomized, placebo-controlled trial. Wound Repair Regen. 1999;7(4): 208–213. https://doi.org/10.1046/j.1524–475x.1999.00208.x.

[85] Nelson EA, Prescott RJ, Harper DR, Gibson B, Brown D, Ruckley CV. A factorial, randomized trial of pentoxifylline or placebo, four-layer or single-layer compression, and knitted viscose or hydrocolloid dressings for venous ulcers. J Vasc Surg. 2007;45(1):134–141. https://doi.org/10.1016/ j.jvs.2006.09.043.

[86] Jull AB, Arroll B, Parag V, Waters J. Pentoxifylline for treating venous leg ulcers. Cochrane Database Syst Rev. 2012;12:CD001733. https://doi.org/10.1002/14651858.CD001733.pub3.

[87] Wu B, Lu J, Yang M, Xu T. Sulodexide for treating venous leg ulcers. Cochrane Database Syst Rev. 2016;6:CD010694. https://doi.org/10.1002/14651858.CD010694.pub2.

[88] Coccheri S, Bignamini AA. Pharmacological adjuncts for chronic venous ulcer healing. Phlebology. 2016;31(5):366–367. https://doi.org/10.1177/0268355515619562.

[89] Schrader E, Schwankl W, Sieder C, Christoffel V. [Comparison of the bioavailability of beta-aescin after single oral administration of two different drug formulations containing an extract of horsechestnut seeds]. Pharmazie. 1995;50(9):623–627. https://www.ncbi.nlm.nih.gov/pubmed/7480102.

[90] Facino RM, Carini M, Stefani R, Aldini G, Saibene L. Anti-elastase and anti-hyaluronidase activities of saponins and sapogenins from Hedera helix, Aesculus hippocastanum, and Ruscus aculeatus: factors contributing to their efficacy in the treatment of venous insufficiency. Arch Pharm (Weinheim). 1995; 328(10):720–724. https://doi.org/10.1002/ardp.19953281006.

[91] Pittler MH, Ernst E. Horse chestnut seed extract for chronic venous insufficiency. Cochrane Database Syst Rev. 2012;11:CD003230. https://doi.org/10.1002/14651858.CD003230.pub4.

[92] O'Meara S, Al-Kurdi D, Ologun Y, Ovington LG, Martyn-St James M, Richardson R. Antibiotics and antiseptics for venous leg ulcers. Cochrane Database Syst Rev. 2014;1:CD003557. https://doi.org/ 10.1002/14651858.CD003557.pub5.

[93] Norman G, Westby MJ, Rithalia AD, Stubbs N, Soares MO, Dumville JC. Dressings and topical agents for treating venous leg ulcers. Cochrane Database Syst Rev. 2018;6:CD012583. https://doi.org/10.1002/14651858.CD012583.pub2.

[94] Raffetto JD, Ligi D, Maniscalco R, Khalil RA, Mannello F. Why venous leg ulcers have difficulty healing: overview on pathophysiology, clinical consequences, and treatment. J Clin Med. 2020; 10(1). https://doi.org/10.3390/jcm10010029.

[95] Jones JE, Nelson EA, Al-Hity A. Skin grafting for venous leg ulcers. Cochrane Database Syst Rev. 2013; (1):CD001737. https://doi.org/10.1002/14651858.CD001737.pub4.

[96] Massand S, Lewcun JA, LaRosa CA. Clinical and cost efficacy of advanced wound care matrices in the treatment of venous leg ulcers: a systematic review. J Wound Care. 2021;30(7):553–561. https:// doi.org/10.12968/jowc.2021.30.7.553.

[97] O'Donnell Jr TF, Passman MA. Clinical practice guidelines of the society for vascular surgery (SVS) and the American venous Forum (AVF)–Management of venous leg ulcers. Introduction. J Vasc Surg. 2014;60(2 Suppl):1S–2S. https://doi.org/10.1016/j.jvs.2014.04.058.

[98] Nicolaides A, Kakkos S, Eklof B, et al. Management of chronic venous disorders of the lower limbs – guidelines according to scientific evidence. Int Angiol. 2014;33(2):87–208. https://www.ncbi.nlm. nih.gov/pubmed/24780922.

[99] Kearon C, Kahn SR, Agnelli G, Goldhaber S, Raskob GE, Comerota AJ. Antithrombotic therapy for venous thromboembolic disease: American College of chest physicians evidence-based clinical practice guidelines (8th Edition). Chest. 2008;133(6 Suppl):454Se545S. https://doi.org/10.1378/ chest.08–0658.

[100] Nicolaides AN, Allegra C, Bergan J, et al. Management of chronic venous disorders of the lower limbs: guidelines according to scientific evidence. Int Angiol. 2008;27(1):1–59. https://www.ncbi. nlm.nih.gov/pubmed/18277340.

[101] Lawson JA, Toonder IM. A review of a new Dutch guideline for management of recurrent varicose veins. Phlebology. 2016;31(1 Suppl):114–124. https://doi.org/10.1177/0268355516631683.

[102] Nicolaides AN. The benefits of micronized purified flavonoid fraction (MPFF) throughout the progression of chronic venous disease. Adv Ther. 2020;37(Suppl 1):1–5. https://doi.org/10.1007/ s12325–019–01218–8.

第 16 章　慢性静脉功能不全患者伤口不愈合的治疗模式

Treatment modalities for the management of nonhealing wounds in patients with chronic venous insufficiency

Gregory G. Westin　John G. Maijub　Michael C. Dalsing　著

手术消除主要静脉阻塞和静脉性溃疡床轴向反流，以及提供充分的压力治疗是静脉性溃疡愈合的两种主要治疗方式[1-4]。本书其他章节涉及静脉流出梗阻、浅静脉反流、深静脉瓣膜反流以及合并动脉功能不全的诊断和治疗。除了手术处理这些血流动力学问题外，本书的其他章节还探讨了与溃疡愈合有关的其他因素，包括压力、潜在的辅助治疗、治疗依从性、负压敷料、静脉活性药物治疗，以及用于治疗静脉性溃疡的先进敷料和生物制剂。最近的一篇综述比较全面地列出了许多可能导致静脉性溃疡不愈合的潜在复杂的病理生理学因素[5]。在制订和实施难治性溃疡患者的治疗方案中，应考虑所有这些因素。

本章重点介绍静脉性溃疡的局部治疗和一线治疗失败后无法愈合的静脉性溃疡的补充治疗模式。

血管外科协会（Society for Vascular surgery，SVS）和美国静脉论坛（American Venous Forum）于 2014 年发布了下肢静脉性溃疡治疗指南，其中概述了下肢静脉性溃疡治疗的主要组成部分，并进一步详细介绍了各个领域的前期研究[6]。这些指南中用来评估强（Grade 1）与弱（Grade 2）以及证据等级（A：高质量；B：中等质量；C：低或非常低的质量）的推荐意见的 Grade 系统在后面讨论的每种治疗模式中都有说明。

一、调整生活方式

无论潜在的病因，任何伤口的愈合，都会因为营养不良而受到抑制。与其他伤口未愈合患者一样，如果患者有营养不良的迹象，应进行全面的营养评估，如果发现营养不良，则应补充营养。

通过有监督的运动疗法改善小腿肌肉泵功能和减轻水肿，是对静脉性溃疡最明显有益的生活方式改变[7, 8]。6 项随机对照研究，5 项通过 Meta 分析进行合并结果显示，与不运动相比，在运动方案实施后 12 周静脉性溃疡愈合得到改善[9]。渐进式抗阻运动加上规定体力活动似乎是最有效的（每 100 例患者中治愈 27 例；P=0.004）。有监督的运动改善了静脉性溃疡患者的肌肉泵功能，减轻了疼痛和水肿，在 SVS 指南中是 2B 级指南推荐[6]。这种简单而廉价的治疗方法在溃疡治疗的早期阶段可能经常被忽视，因此在伤口不愈合的患者中需要特别注意重新实施。

二、药物治疗

在长期存在的静脉性溃疡病例中，使用己酮可可碱可以改善静脉性溃疡愈合，尽管这在美国属于超说明书用药。一项 Cochrane 综述纳入了 12 项试验（864 名参与者）进行 Meta 分析，并得出结论，在标准的压迫治疗中加入己酮可可碱对难愈合静脉性溃疡患者有益处。它在实现溃疡完全愈合或显著改善（RR=1.70，95%CI 1.30～2.24）方面比安慰剂更有效，甚至在未接受压力治疗的患者中也显示出了有益作用[10]。己酮可可碱可能引起胃肠道副作用，具有抗血小板聚集的作用，并可能引起血压下降。总的来说，对于顽固性静脉性溃疡患者来说，它似乎是一种合理的医疗辅助药物。

三、未经治疗的动脉或深静脉疾病

动脉闭塞性疾病的存在可能会阻止主要由静脉原因引起的溃疡的愈合，即使动脉疾病不是溃疡的根本原因。一项研究发现，中度动脉闭塞性疾病（踝肱指数为 0.5～0.8）的患者，可以通过减少压力治疗等温和的护理治愈静脉性溃疡，但是，溃疡完全愈合需要更长的时间（52 周 vs. 48 周，P=0.009），并且中位愈合时间延迟（25.5 周 vs. 23 周，P=0.03），即使已经考虑了包括深静脉功能不全、溃疡面面积和溃疡持续时间在内的其他延迟伤口愈合的因素[11]。这也得到了其他研究证据的支持，这些证据显示，未矫正的中度动脉功能不全患者的愈合率较低。治疗动脉闭塞性疾病确定可以提高严重肢体缺血患者静脉性溃疡快速愈合的机会，似乎也可以提高中度动脉疾病患者静脉性溃疡快速愈合的机会[12, 13]。对于存在外周动脉疾病的患者，ABI≤0.5 或绝对踝部压力<60mmHg 时，SVS 指南不建议进行压力治疗[6]。然而，这种动脉疾病得到纠正后，可以继续进行压力治疗，这可能有助于解释动脉治疗在治疗动脉和静脉联合溃疡中的一些好处。根据作者的经验，由于血压袖带带来的疼痛，大的静脉性溃疡可能会干扰足踝压力的测量。在这种情况下，我们建议通过测量趾臂指数（TBI）进行动脉评估，并考虑在 TBI<0.5 或绝对足趾压力<60mmHg 的患者中进行血运重建。

根据作者的经验，浅静脉和穿静脉功能不全通常认为是下肢静脉性溃疡的潜在病理生理学基础，应予以纠正。如果尚未在静脉性溃疡患者中进行评估，则应尽快进行评估（2C），以加快溃疡愈合[6]。同样，髂静脉或下腔静脉（IVC）阻塞的介入治疗是相对常见并推荐使用（1C）[6]。然而，深静脉阻塞或反流（需要开放修复）的治疗较不常见，多项研究表明，未对其进行治疗是静脉性溃疡治疗失败的预测因子[11, 14]。因此，我们建议特别注意在未愈合的静脉性溃疡患者中识别未纠正的深静脉阻塞或反流。SVS 的建议包括，采用自体静脉搭桥术或小梁内切开术治疗腹股沟下静脉阻塞（2C）；采用瓣膜修复、移位、移植或自体置换治疗深静脉回流（2C）；采用开放静脉旁路术治疗腔内介入无法治疗的腔静脉或髂动脉闭塞性疾病（2C）[6]。

四、加压治疗

对于没有明显动脉功能不全或如前所述治疗后的患者，加压治疗有强有力的证据支持其用于促进静脉伤口闭合。通过至少 9 项随机临床试验和一项 Meta 分析，SVS 对压力治疗给出了 1A 的推荐意见[6, 15]。许多不同的绷带系统提供压力的证据质量较低，但 SVS 推荐使用多组分压力绷带而不是单组分

绷带（2B）[6]。

五、感染的识别和治疗

不推荐预防性使用全身抗生素（2C），因为它不能改善溃疡愈合，并可能导致难以治疗的耐药菌增殖[16, 17]。多项试验评估多种不同抗生素策略，包括口服和外用制剂，支持这一结论。关于伤口中细菌定植和生物膜形成的管理方面存在相互矛盾的证据，因为高细菌计数与延迟愈合有关，而愈合与减少细菌负荷有关，但细菌生物负担和局部抗生素治疗的细节尚未显示出对愈合的影响[18-20]。

然而，在面对愈合阻力时，必须考虑蜂窝织炎或更深层次的感染，如果存在，就必须进行治疗。对于已确诊的包括蜂窝织炎或更深层的感染，建议使用全身性抗生素（1B）[6]。一般来说，抗生素治疗应针对皮肤菌群中常见的革兰阳性菌[21]，但伤口培养可能有助于指导治疗。然而，传统的伤口培养可能不能很好地反映慢性静脉伤口中细菌负荷的复杂性，可能需要更先进的分析方法或破坏生物膜，因为对于静脉性溃疡相关的蜂窝织炎，以伤口培养为指导的治疗方法优于经验性治疗[22]。SVS 推荐包括对有临床感染证据、在定量培养中菌落总数>1×10⁶，以及毒性细菌（即使载量较低）的伤口进行治疗（2C），通过伤口培养来指导抗生素治疗（1C），最初使用口服抗生素限制在 2 周内（1C），并同时进行机械破坏（2C）[6]。此外，对于经过 4~6 周标准治疗和压力治疗未能改善的伤口以及所有具有非典型特征的溃疡，应进行伤口活检以排除恶性肿瘤（1C）。下肢慢性溃疡患者的皮肤癌发病率估计为 4%~10%[23, 24]。

六、清创术

在伤口评估初期清创去除腐烂、无活力的组织和焦痂（1B）并根据需要保持一个适合伤口愈合的清洁伤口床（2B）是静脉性溃疡护理的重要组成部分，静脉性溃疡不愈合时，应仔细重新评估伤口床的外观[6]（图 16-1A 和 B）。一般来说，许多类型的清创术，包括外科清创术，都可以在局部麻醉下进行（1B），但在某些情况下可能需要区域阻滞甚至全身麻醉。用清创术治疗的伤口似乎能更快地缩小，但清创的频率与结果的差异之间没有明确的联系[25, 26]。

静脉性溃疡的理想清创类型尚未明确确立。SVS强烈推荐外科清创（1B），但表示可能多种类型都是

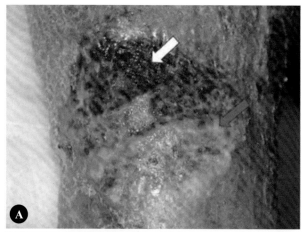

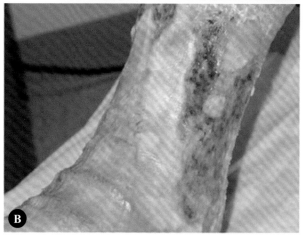

▲ 图 16-1　**A.** 内踝附近静脉性溃疡床，表现为皮肤脱落和碎片（蓝箭），需要进行轻 / 中度清创。良好的肉芽床区域（白箭）；**B.** 清洁和肉芽形成静脉性溃疡与皮肤桥接愈合区域

合适的（2B）。水刀外科清创术（2B）可能会减少清创所需的时间，并有一些证据表明其疗效与手术清创相当，但可能会增加费用和术后疼痛[27, 28]。蛆虫清创通常伤口会非常干净，因为在急诊室看到的带有相关蛆虫的伤口一旦去除蛆虫，往往都非常干净。蛆虫清创与减少清创时间相关，SVS 也给出了 2B 的推荐意见，但在一项 RCT 试验中，其成本或疗效并不比水凝胶疗法好[29, 30]。当无法进行外科清创术时，SVS 推荐采用酶清创疗法（2C），但之后的一项系统评价和 Meta 分析提示，支持酶清创疗法的数据存在高偏倚风险，接受酶清创的患者可能会有更高的不良事件风险[31]。

超声清创在 20 世纪 90 年代的两项研究中显示出一定的益处[32, 33]，但后来的数据有限。一项随机试验报告称，在 12 周时，与对照组相比，伤口"外观"的改善在伤口大小方面没有显著差异，而对照

组患者错过治疗和随访的比例明显较高，这提示试验存在局限性[34]。与历史对照组相比，超声清创在愈合时间方面有一定的益处[35]。一位医疗器械顾问根据会议报告中未发表的数据撰写的 Meta 分析表明，超声清创在 3 个月和 5 个月时优于外科清创，但在 6 个月时不优于外科清创。总体而言，SVS 得出结论，超声清创术的证据有限，并提出了反对意见（2C）[6]。

总而言之，关于清创类型的决策的数据有限，但人们普遍认为清创有一定的好处，特别是对于含有大量失活组织的伤口[37]。

七、敷料和外用制剂

治疗静脉性溃疡的敷料种类之多（海藻酸盐、泡沫、水胶体、水合纤维、水凝胶、蜂蜜等）令人印象深刻。这很可能是因为没有一种敷料被证明在治疗静脉性溃疡方面优于其他敷料。对多种敷料的系统评价表明，水凝胶优于基础接触敷料（RR=1.80，95%CI 1.27~2.56），但其他敷料没有表现出显著差异[38]。一项对蜂蜜敷料的 Meta 分析表明，蜂蜜敷料对其他类型的伤口有一定的益处，但对静脉性溃疡没有明显的益处[39]。一项对银基敷料的 Meta 分析发现，其在替代指标（如伤口愈合率和伤口尺寸缩小）方面有所改善，但在伤口完全愈合方面没有益处[40]。

来自卫生保健研究和质量机构（Agency for Healthcare Research and Quality）的证据审查和国家卫生与临床优化研究所（National Institute for Health and Care Excellence，NICE）的指南基于现有数据，不推荐任何特定的敷料或外用药物治疗静脉溃疡[41, 42]。

虽然在一般情况下没有特定的敷料明显优于其他敷料，但在特定情况下，每种敷料都有潜在的适应证。例如，在伤口渗出非常严重的情况下，吸收性很强的敷料，如藻酸盐或泡沫，可能是有益的。SVS 还推荐使用能保护溃疡周围皮肤的敷料，并使用润肤剂来减少溃疡周围的皮炎。

许多医生主张使用 Unna boot 作为静脉伤口敷料。它是一种锌基绷带，在使用后能硬化成为针对腿部皮肤的半刚性模具。Unna boot 提供非弹性压缩而不是弹性压缩，这样既避免了腿部的依赖性肿胀，又可能使患者在夜间更舒适。Unna boot 通常一周换一次，可减少换药的频率。虽然一些小型研究表明 Unna boot 疗法优于其他敷料和压迫形式[43]，但大多数研究认为它不能带来好处[44]。最近的一项 Meta 分

析显示 Unna boot 在溃疡完全愈合方面没有统计学上的显著益处[45]。然而，考虑到其舒适性，一些研究报告了对患者报告结果的积极影响，如幸福感、康复的希望、自尊和功能状态[46-48]。

通常不建议单独使用局部抗生素或在敷料内使用抗生素治疗非感染性溃疡（2A 不推荐）。同样，SVS 建议不要常规使用外用抗炎药（2C 不推荐），除非有严重的皮炎，在这种情况下外用类固醇可能会减轻症状和防止继发溃疡（2C 赞成）[6]。

另一类局部治疗是蛋白酶调节基质治疗。这些产品背后的理论是，未愈合的溃疡可能蛋白酶水平长期升高，这可能会导致组织损伤和影响愈合。然而，一项对 12 项蛋白酶调节基质治疗研究的 Meta 分析显示，与其他敷料相比，并没有明确的益处[49]。

离析的生长因子和细胞因子似乎不会改善静脉性溃疡的愈合，并且会大幅增加护理成本。虽然比外用药物更具侵入性，但也可能会用于可以改变局部伤口床的一般环境的组织，如注射含有祖细胞的离心脂肪组织。在一项试验中，局部注射未发生不良反应，且局部注射的愈合速度（17.5 ± 7.0）周明显快于未注射的愈合速度 [（24.5 ± 4.9）周，$P<0.036$]，患者报告疼痛减轻[50]。

八、体外刺激疗法

治疗性超声（therapeutic ultrasound），无论是高频还是低频，已被评估为静脉性溃疡愈合的辅助治疗。从统计数据来看，这两种频率都不能改善溃疡的愈合时间或愈合比例。此外，至少有一项研究表明，高频超声的使用增加了非严重不良事件的数量[51, 52]。SVS 不推荐常规超声治疗静脉性溃疡（2B）[6]。

体外冲击波疗法（extracorporeal shock therapy）可用于治疗输尿管结石或改善骨愈合，在动物模型中已观察到体外冲击波疗法通过刺激血管生成和增加胶原蛋白的产生可能影响伤口愈合[53, 54]。一项单臂研究显示该疗法具有一定的可耐受性，然而 15%的患者在首次使用该技术治疗后没有继续治疗[55]。一项小型非随机研究表明，与对照组相比，体外冲击波疗法在缩小各种类型的下肢伤口上有显著的益处[56]。但是，到目前为止，尚无随机对照研究支持使用该方法治疗顽固性静脉性溃疡[57]。

迄今为止，在指南推荐当中，尚无关于电刺激（electrical stimulation）这种治疗方式的疗效的数据来支持其使用，SVS 不推荐使用电刺激疗法（2C）[14]。之后的两项 Meta 分析显示，与对照组相比，电刺激似乎确实能改善腿部溃疡的愈合速度，但是，与静脉性溃疡相比，似乎对压力性溃疡的益处更大[58, 59]。

还有一些来自动物研究的早期证据表明，在治疗困难的混合微生物感染的伤口中，向伤口提供低水平电刺激的敷料（电化学敷料）可能会破坏生物膜，从而改善伤口愈合[60]。电刺激的一个功能可能是减轻疼痛[61]。

光生物调节（photobiomodulation）是一种利用低能光诱导难愈性伤口愈合的技术，已在颌面伤口等其他领域进行了深入研究，在下肢伤口愈合方面也有一定研究。一项前瞻性的非对照试验显示，该技术在静脉性溃疡患者中具有良好的耐受性[62]。一项针对多伤口患者的试验显示，每位患者以自身为对照，在 10 周时，多种病因的伤口残留伤口面积较小（42% vs. 63%，$P=0.03$），静脉性溃疡的改善更为明显（33% vs. 60%，$P<0.01$），与基线相比疼痛显著减轻（$P<0.01$；由于设计原因无法与对照组进行比较）[63]。一项小型随机预试验研究也表明，与对照组相比，压力性损伤的伤口面积有所减少[64]。关于光的波长和其他参数已经有许多方案，但其潜在的作用机制尚不清楚。紫外线疗法，是 SVS 指南中唯一提到的光疗法，但是由于缺乏证据，不推荐使用（2C）[6]。

间歇性充气加压（intermittent pneumatic compression，IPC）疗法对静脉性溃疡的愈合效果不一。一项对多个研究的 Cochrane 综述发现，大多数研究都存在偏倚风险，现有的证据表明，与单独使用敷料（不加压力疗法）相比，IPC 似乎有些益处，但在比较"IPC+压力疗法"与单独使用压力疗法时效果不一[65]。一项低偏倚风险的试验比较了快速充气方案与慢速充气方案，结果显示，在 6 个月时使用快速充气方案的愈合率更高（86% s. 61%，$P<0.01$），愈合速度更快（$0.09cm^2/d$ vs. $0.04cm^2/d$，$P<0.01$）[66]。对于进行标准压力疗法 6 个月后仍未愈合的静脉性溃疡患者，美国医疗保险和医疗补助服务中心（The Centers for Medicare & Medicaid Services，CMS）将对 IPC 进行补偿。SVS 指南推荐在其他压力治疗方案无法使用、不能使用或溃疡经标准压力治疗仍未愈合时使用 IPC 疗法[6]。

已经对各种伤口进行了负压伤口治疗（negative

pressure wound therapy, NPWT）研究，并发现通常对二期愈合（healing by secondary intention）伤口有效[67]。由于证据不足，SVS 指南不推荐 NPWT，并指出它可能对准备植皮伤口床有利[6]。一项针对慢性下肢溃疡住院患者的随机试验表明，与穿孔植皮相比，NPWT 伤口床准备时间更短（7 天 vs. 17 天，$P<0.01$），完全愈合时间更短（29 天 vs. 45 天，$P<0.01$），植皮成功率更高（83% vs. 70%，$P=0.01$），护理时间更少（232min vs. 386min，$P<0.01$），以及总成本更低（3881 美元 vs. 5452 美元，$P<0.01$）[68]。然而，有人对这个由行业赞助的试验的方法表示担忧，随后的 Cochrane 综述得出结论，NPWT 在治疗静脉性溃疡方面的证据有限[69,70]。随后的一项比较机械动力 NPWT 和电动 NPWT 治疗静脉性溃疡的多中心随机试验发现，机械动力装置更具优越性[71]。

九、皮肤移植、皮肤替代物和软组织替代物

在试图实现静脉性溃疡闭合的过程中，一个重要的领域是使用皮肤或皮肤替代物来实现上皮化。虽然没有证据支持自体刃厚皮片移植（autogenous splitthickness skin grafting）作为静脉性溃疡的主要治疗方法，但它可能对慢性非愈合性溃疡，特别是大的溃疡有益处（2B）[6]。Jankunas 等的研究表明，与保守治疗相比，对于超过 6 个月的大静脉性创面，植皮可以改善愈合，但总的来说，刃厚皮片移植率仅为 67.5%[72]。

在众多非自体皮肤替代产品中，SVS 推荐使用猪小肠黏膜下层（OASIS，2B）和培养的同种异体双层皮肤替代产品（Apligraf，2A）[6]。在 12 周时，对比小肠黏膜下层加压力疗法与仅使用压力疗法，静脉性溃疡愈合率分别为 55% 和 43%（$P=0.02$）[73]。培养的同种异体皮肤替代产品加压力疗法与 Unna boot 加压力疗法相比，在 6 个月时伤口愈合率分别为 63% 和 48%（$P=0.02$），平均愈合时间为 61 天和 181 天（$P<0.01$）[74]。2013 年的一项 Cochrane 综述仅推荐使用双层人造皮肤[75]。然而，皮肤替代品的类型继续快速增加。例如，最近的一项多中心随机试验显示，与单独使用压力疗法相比，使用自体皮肤细胞悬液加压力治疗在 14 周时溃疡面积缩小更多（8.94cm^2 vs. 1.23cm^2，$P=0.01$）[76]。

大面积、复发性或顽固性的静脉性溃疡可能需要更换整个周围软组织床才能愈合。在一项涉及 22 例患者进行了 25 个游离皮瓣手术（平均 5.24 年未愈合）的实践中，皮瓣区域愈合后平均 58 个月没有复发，但有 3 例患者在 6～77 个月后在同一条腿上出现了新的溃疡[77]。

表现	推荐进一步评估	治疗方案
无足部脉搏、近期无踝臂指数（ABI），或其他缺血迹象	ABI 或糖尿病患者或因疼痛而无法测量踝关节压力的患者，趾肱指数（TBI）	如果 ABI≤0.8 或 TBI≤0.5，则考虑动脉血运重建术
已知未经治疗的静脉功能不全，或最近没有对静脉功能不全进行评估	静脉多普勒超声检查有无梗阻和反流。如果提示近端静脉阻塞，考虑进一步的影像学检查	消融反流的浅静脉或穿静脉，腔内治疗髂腔阻塞，或者手术重建静脉阻塞或反流
残肢水肿	N/A	增加压力强度，考虑多层加压，并考虑充气加压
伤口床上有脱落、失活组织或焦痂	N/A	清创术
感染的临床迹象，如周围红斑或脓性引流	伤口培养	口服抗生素治疗，以培养结果为指导，或在缺乏培养数据的情况下以革兰阳性菌为主，并伴有机械破坏（mechanical disruption），最初仅限于治疗 2 周[6]
经包括压力疗法在内的综合治疗 6 周后未发生上皮化的大溃疡	进行临床评估以保证伤口床清洁	刃厚皮片移植，应用双层同种异体皮替代品或猪小肠黏膜下层皮肤替代品

表 16-1　慢性静脉性溃疡患者的表现和建议的治疗方案

结论

非愈合性静脉性溃疡的护理仍然是一个充满挑战性的领域，有多种可能的治疗模式，因此需要设计良好的随机对照试验来解决医生每天护理静脉溃疡患者所面临的"最佳护理"的临床困境。虽然大多数证据的质量较低，治疗方案之间的比较更加有限，但我们在表 16-1 中提供了一些可能用于决定治疗选择的方案。当地的经验和专业知识将可能指导决策，直到有更好质量的证据出现。除了纠正潜在的静脉病理外，最受文献支持的治疗方法是压力疗法、改变生活方式、治疗相关的严重动脉闭塞性疾病、手术清创以清洁组织、治疗临床感染，以及使用皮肤替代品。

参考文献

[1] Mayberry JC, Moneta GL, Taylor LM, Porter JM. Fifteen-year results of ambulatory compression therapy for chronic venous ulcers. Surgery. May 1991;109(5):575–581.

[2] Erickson CA, Lanza DJ, Karp DL, et al. Healing of venous ulcers in an ambulatory care program: the roles of chronic venous insufficiency and patient compliance. J Vasc Surg. November 1995;22(5): 629–636.

[3] Montminy ML, Jayaraj A, Raju S. A systematic review of the efficacy and limitations of venous intervention in stasis ulceration. J Vasc Surg Venous Lymphat Disord. May 2018;6(3):376–398. e1.

[4] Raju S, Owen S, Neglen P. The clinical impact of iliac venous stents in the management of chronic venous insufficiency. J Vasc Surg. January 2002;35(1):8–15.

[5] Raffetto JD, Ligi D, Maniscalco R, Khalil RA, Mannello F. Why venous leg ulcers have difficulty healing: overview on pathophysiology, clinical consequences, and treatment. J Clin Med. December 24, 2020;10(1):E29.

[6] O'Donnell TF, Passman MA, Marston WA, et al. Management of venous leg ulcers: clinical practice guidelines of the society for vascular surgery and the American venous forum. J Vasc Surg. August 1, 2014;60(2):3S–59S.

[7] Padberg FT, Johnston MV, Sisto SA. Structured exercise improves calf muscle pump function in chronic venous insufficiency: a randomized trial. J Vasc Surg. January 2004;39(1):79–87.

[8] Kan YM, Delis KT. Hemodynamic effects of supervised calf muscle exercise in patients with venous leg ulceration: a prospective controlled study. Arch Surg. December 2001;136(12):1364–1369.

[9] Jull A, Slark J, Parsons J. Prescribed exercise with compression vs compression alone in treating patients with venous leg ulcers: a systematic review and meta-analysis. JAMA Dermatol. November 1, 2018; 154(11):1304–1311.

[10] Jull AB, Arroll B, Parag V, Waters J. Pentoxifylline for treating venous leg ulcers. Cochrane Database Syst Rev. December 12, 2012;12:CD001733.

[11] Mosti G, Cavezzi A, Massimetti G, Partsch H. Recalcitrant venous leg ulcers may heal by outpatient treatment of venous disease even in the presence of concomitant arterial occlusive disease. Eur J Vasc Endovasc Surg. September 2016;52(3):385–391.

[12] Lantis JC, Boone D, Lee L, Mendes D, Benvenisty A, Todd G. The effect of percutaneous intervention on wound healing in patients with mixed arterial venous disease. Ann Vasc Surg. January 2011;25(1): 79–86.

[13] Treiman GS, Copland S, McNamara RM, Yellin AE, Schneider PA, Treiman RL. Factors influencing ulcer healing in patients with combined arterial and venous insufficiency. J Vasc Surg. June 2001;33(6): 1158–1164.

[14] Melikian R, O'Donnell TF, Suarez L, Iafrati MD. Risk factors associated with the venous leg ulcer that fails to heal after 1 year of treatment. J Vasc Surg Venous Lymphat Disord. January 2019;7(1):98–105.

[15] Mauck KF, Asi N, Elraiyah TA, et al. Comparative systematic review and meta-analysis of compression modalities for the promotion of venous ulcer healing and reducing ulcer recurrence. J Vasc Surg. August 1, 2014;60(2, Suppl.):71S–90S.e2.

[16] O'Meara S, Al-Kurdi D, Ologun Y, Ovington LG, Martyn-St James M, Richardson R. Antibiotics and antiseptics for venous leg ulcers. Cochrane Database Syst Rev. January 10, 2014;1:CD003557.

[17] Alinovi A, Bassissi P, Pini M. Systemic administration of antibiotics in the management of venous ulcers. A randomized clinical trial. J Am Acad Dermatol. August 1986;15(2 Pt 1):186–191.

[18] Sibbald RG, Contreras-Ruiz J, Coutts P, Fierheller M, Rothman A, Woo K. Bacteriology, inflammation, and healing: a study of nanocrystalline silver dressings in chronic venous leg ulcers. Adv Skin Wound Care. 2007;20(10):549–558.

[19] Lantis Jc, Gendics C. In vivo effect of sustained-release silver sulphadiazine foam on bioburden and wound closure in infected venous leg ulcers. J Wound Care. February 1, 2011;20(2):90–96.

[20] Moore K, Hall V, Paull A, et al. Surface bacteriology of venous leg ulcers and healing outcome. J Clin Pathol. September 1, 2010;63(9):830–834.

[21] Kilburn SA, Featherstone P, Higgins B, Brindle R. Interventions for cellulitis and erysipelas. Cochrane Database Syst Rev. 2010;2020(12).

[22] Tuttle MS. Association between microbial bioburden and healing outcomes in venous leg ulcers: a review of the evidence. Adv Wound Care. January 1, 2015;4(1):1–11.

[23] Senet P, Combemale P, Debure C, et al. Malignancy and chronic leg ulcers: the value of systematic wound biopsies: a prospective, multicenter, cross-sectional study. Arch Dermatol. 2012;148(6):704–708.

[24] Yang D, Morrison BD, Vandongen YK, Singh A, Stacey MC. Malignancy in chronic leg ulcers. Med J Aust. 1996;164(12):718–720.

[25] Williams D, Enoch S, Miller D, Harris K, Price P, Harding KG. Effect of sharp debridement using curette on recalcitrant nonhealing venous leg ulcers: a concurrently controlled, prospective cohort study. Wound Repair Regen. 2005;13(2):131–137.

[26] Cardinal M, Eisenbud DE, Armstrong DG, et al. Serial surgical debridement: a retrospective study on clinical outcomes in chronic lower extremity wounds: original research—clinical science. Wound Repair Regen. 2009;17(3):306–311.

[27] Caputo WJ, Beggs DJ, DeFede JL, Simm L, Dharma H. A prospective randomised controlled clinical trial comparing hydrosurgery debridement with conventional surgical debridement in lower extremity ulcers. Int Wound J. 2008;5(2):288–294.

[28] Mosti G, Iabichella ML, Picerni P, Magliaro A, Mattaliano V. The debridement of hard to heal leg ulcers by means of a new device based on Fluidjet technology. Int Wound J. 2005;2(4):307–314.

[29] Dumville JC, Worthy G, Bland JM, et al. Larval therapy for leg ulcers (VenUS II): randomised controlled trial. BMJ. March 20, 2009;338:b773.

[30] Soares MO, Iglesias CP, Bland JM, et al. Cost effectiveness analysis of larval therapy for leg ulcers. BMJ. March 20, 2009;338:b825.

[31] Patry J, Blanchette V. Enzymatic debridement with collagenase in wounds and ulcers: a systematic review and meta-analysis. Int Wound J. December 2017;14(6):1055–1065.

[32] Weichenthal M, Mohr P, Stegmann W, Breitbart EW. Low-frequency ultrasound treatment of chronic venous ulcers. Wound Repair Regen. March 1997;5(1):18–22.

[33] Peschen M, Weichenthal M, Schöpf E, Vanscheidt W. Low-frequency ultrasound treatment of chronic venous leg ulcers in an outpatient therapy. Acta Derm Venereol. July 1997;77(4):311–314.

[34] Murphy CA, Houghton P, Brandys T, Rose G, Bryant D. The effect of 22.5 kHz low-frequency contact ultrasound debridement (LFCUD) on lower extremity wound healing for a vascular surgery population: a randomised controlled trial. Int Wound J. June 2018;15(3):460.

[35] Ennis WJ, Valdes W, Gainer M, Meneses P. Evaluation of clinical effectiveness of MIST ultrasound therapy for the healing of chronic wounds. Adv Skin Wound Care. October 2006;19(8):437–446.

[36] Voigt J, Wendelken M, Driver V, Alvarez OM. Low-frequency ultrasound (20~40 kHz) as an adjunctive therapy for chronic wound healing: a systematic review of the literature and meta-analysis of eight randomized controlled trials. Int J Low Extrem Wounds. December 1, 2011;10(4):190–199.

[37] Gethin G, Cowman S, Kolbach DN. Debridement for venous leg ulcers. Cochrane Database Syst Rev. September 14, 2015;9:CD008599.

[38] Saco M, Howe N, Nathoo R, Cherpelis B. Comparing the efficacies of alginate, foam, hydrocolloid, hydrofiber, and hydrogel dressings in the management of diabetic foot ulcers and venous leg ulcers: a systematic review and meta-analysis examining how to dress for success. Dermatol Online J. August 15, 2016;22(8), 13030/qt7ph5v17z.

[39] Jull AB, Cullum N, Dumville JC, Westby MJ, Deshpande S, Walker N. Honey as a topical treatment for wounds. Cochrane Database Syst Rev. March 6, 2015;3:CD005083.

[40] Zhao M, Zhang D, Tan L, Huang H. Silver dressings for the healing of venous leg ulcer: a meta-analysis and systematic review. Medicine (Baltim). September 11, 2020;99(37):e22164.

[41] Full evidence summary: medicines and prescribing briefing | Chronic wounds: advanced wound dressings and antimicrobial dressings | Advice | NICE [Internet]. NICE; [cited 2021 Sep 20]. Available from: https://www.nice.org.uk/advice/esmpb2/chapter/Full-evidence-summary-medicines-and-pre scribing-briefing.

[42] Zenilman J, Valle MF, Malas MB. Chronic Venous Ulcers: A Comparative Effectiveness Review of Treatment Modalities. :306.

[43] de Abreu AM, de Oliveira BGRB. A study of the Unna Boot compared with the elastic bandage in venous ulcers: a randomized clinical trial. Rev Lat Am Enfermagem. August 2015;23(4):571–577.

[44] Polignano R, Bonadeo P, Gasbarro S, Allegra C. A randomised controlled study of four-layer compression versus Unna's Boot for venous ulcers. J Wound Care. January 2004;13(1):21–24.

[45] Paranhos T, Paiva CSB, Cardoso FCI, et al. Systematic review and meta-analysis of the efficacy of Unna boot in the treatment of venous leg ulcers. Wound Repair Regen. May 2021;29(3):443–451.

[46] Faria EC, Loiola T, Salome GM, Ferreira LM. Unna boot therapy impact on wellbeing, hope and spirituality in venous leg ulcer patients: a prospective clinical trial. J Wound Care. April 2, 2020;29(4): 214–220.

[47] Salome GM, de Brito MJA, Ferreira LM. Impact of compression therapy using Unna's boot on the selfesteem of patients with venous leg ulcers. J Wound Care. September 2014;23(9):442–444, 446.

[48] L de Lima E, Salome GM, de Brito Rocha MJA, Ferreira LM. The impact of compression therapy with Unna's boot on the functional status of VLU patients. J Wound Care. October 2013;22(10):558–561.

[49] Westby MJ, Norman G, Dumville JC, Stubbs N, Cullum N. Protease-modulating matrix treatments for healing venous leg ulcers. Cochrane Database Syst Rev. December 15, 2016;12:CD011918.

[50] Zollino I, Campioni D, Sibilla MG, Tessari M, Malagoni AM, Zamboni P. A phase II randomized clinical trial for the treatment of recalcitrant chronic leg ulcers using centrifuged adipose tissue containing progenitor cells. Cytotherapy. February 2019;21(2):200–211.

[51] Cullum N, Liu Z. Therapeutic ultrasound for venous leg ulcers. Cochrane Database Syst Rev. May 15, 2017;5:CD001180.

[52] Watson JM, Kang'ombe AR, Soares MO, et al. VenUS III: a randomised controlled trial of therapeutic ultrasound in the management of venous leg ulcers. Health Technol Assess. March 2011;15(13):1–192.

[53] Mittermayr R, Hartinger J, Antonic V, et al. Extracorporeal shock wave therapy (ESWT) minimizes ischemic tissue necrosis irrespective of application time and promotes tissue revascularization by stimulating angiogenesis. Ann Surg. May 2011;253(5):1024–1032.

[54] Yang G, Luo C, Yan X, Cheng L, Chai Y. Extracorporeal shock wave treatment improves incisional wound healing in diabetic rats. Tohoku J Exp Med. December 2011;225(4):285–292.

[55] Schaden W, Thiele R, Kölpl C, et al. Shock wave therapy for acute and chronic soft tissue wounds: a feasibility study. J Surg Res. November 2007;143(1):1–12.

[56] Saggini R, Figus A, Troccola A, Cocco V, Saggini A, Scuderi N. Extracorporeal shock wave therapy for management of chronic ulcers in the lower extremities. Ultrasound Med Biol. August 2008;34(8): 1261–1271.

[57] Cooper B, Bachoo P. Extracorporeal shock wave therapy for the healing and management of venous leg ulcers. Cochrane Database Syst Rev. June 11, 2018;6:CD011842.

[58] Barnes R, Shahin Y, Gohil R, Chetter I. Electrical stimulation vs. standard care for chronic ulcer healing: a systematic review and meta-analysis of randomised controlled trials. Eur J Clin Invest. April 2014; 44(4):429–440.

[59] Khouri C, Kotzki S, Roustit M, Blaise S, Gueyffier F, Cracowski J-L. Hierarchical evaluation of electrical stimulation protocols for chronic wound healing: an effect size meta-analysis. Wound Repair Regen. September 2017;25(5):883–891.

[60] Barki KG, Das A, Dixith S, et al. Electric field based dressing disrupts mixed-species bacterial biofilm infection and restores functional wound healing. Ann Surg. 2019;269(4):756–766.

[61] Guest JF, Singh H, Rana K, Vowden P. Cost-effectiveness of an electroceutical device in treating nonhealing venous leg ulcers: results of an RCT. J Wound Care. April 2, 2018;27(4):230–243.

[62] Romanelli M, Piaggesi A, Scapagnini G, et al. Evaluation of fluorescence biomodulation in the real-life management of chronicwounds: the EUREKA trial. JWound Care.November 2, 2018;27(11):744–753.

[63] Fraccalvieri M, Amadeo G, Bortolotti P, et al. Effectiveness of blue light photobiomodulation therapy in the treatment of chronic wounds. Results of the blue light for ulcer reduction (B.L.U.R.) study. Ital J Dermatol Venerol. April 2022;157(2):187–194. https://doi.org/10.23736/S2784-8671.21.07067-5.

[64] Baracho V da S, Chaves MEDA, Huebner R, Oliveira MX, Ferreira PH da C, Lucas TC. Phototherapy (cluster multi-diode 630 nm and 940 nm) on the healing of pressure injury: a pilot study. J Vasc Nurs. September 2021;39(3):67–75.

[65] Nelson EA, Hillman A, Thomas K. Intermittent pneumatic compression for treating venous leg ulcers. Cochrane Database Syst Rev. May 12, 2014;5:CD001899.

[66] Nikolovska S, Arsovski A, Damevska K, Gocev G, Pavlova L. Evaluation of two different intermittent pneumatic compression cycle settings in the healing of venous ulcers: a randomized trial. Med Sci Mon Int Med J Exp Clin Res. July 2005;11(7):CR337–343.

[67] Zens Y, Barth M, Bucher HC, et al. Negative pressure wound therapy in patients with wounds healing by secondary intention: a systematic review and meta-analysis of randomised controlled trials. Syst Rev. October 10, 2020;9(1):238.

[68] Vuerstaek JDD, Vainas T, Wuite J, Nelemans P, Neumann MHA, Veraart JCJM. State-of-theart treatment of chronic leg ulcers: a randomized controlled trial comparing vacuum-assisted closure (V.A.C.) with modern wound dressings. J Vasc Surg. November 2006;44(5):1029–1037. discussion 1038.

[69] Ahmed M, Soskova T, Williams DT. Regarding "state-of-the-art treatment of chronic leg ulcers: a randomized controlled trial comparing vacuum-assisted closure (V.A.C.) with modern wound dressings". J Vasc Surg. September 1, 2007;46(3):614–615.

[70] Dumville JC, Land L, Evans D, Peinemann F. Negative pressure wound therapy for treating leg ulcers. Cochrane Database Syst Rev. July 14, 2015;7:CD011354.

[71] Marston WA, Armstrong DG, Reyzelman AM, Kirsner RS. A multicenter randomized controlled trial comparing treatment of venous leg ulcers using mechanically versus electrically powered negative pressure wound therapy. Adv Wound Care. February 1, 2015;4(2):75–82.

[72] Jankunas V, Bagdonas R, Samsanavicius D, Rimdeika R. An analysis of the effectiveness of skin grafting to treat chronic venous leg ulcers. Wounds. May 2007;19(5):128–137.

[73] Mostow EN, Haraway GD, Dalsing M, Hodde JP, King D. Effectiveness of an extracellular matrix graft (OASIS Wound Matrix) in the treatment of chronic leg ulcers: a randomized clinical trial. J Vasc Surg. May 1, 2005;41(5):837–843.

[74] Falanga V, Margolis D, Alvarez O, et al. Rapid healing of venous ulcers and lack of clinical rejection with an allogeneic cultured human skin equivalent. Arch Dermatol. March 1, 1998;134(3):293–300.

[75] Jones JE, Nelson EA, Al-Hity A. Skin grafting for venous leg ulcers. Cochrane Database Syst Rev. January 31, 2013;1:CD001737.

[76] Hayes PD, Harding KG, Johnson SM, et al. A pilot multi-centre prospective randomised controlled trial of RECELL for the treatment of venous leg ulcers. Int Wound J. June 2020;17(3):742–752.

[77] Kumins NH, Weinzweig N, Schuler JJ. Free tissue transfer provides durable treatment for large nonhealing venous ulcers. J Vasc Surg. November 2000;32(5):848–854.

第 17 章 深静脉血栓与血栓形成后综合征的预防

Deep vein thrombosis and prevention of postthrombotic syndrome

Matthew Sussman　Jose Almeida　著

本章的主要目的是为经历下肢血栓栓塞后遗症的患者，特别是那些出现血栓形成后综合征（PTS）风险增加的患者，找出适当的预防和治疗方法。其次是提供关于已出现的 PTS 和因此导致的慢性静脉性溃疡的患者的诊断和管理细节。

传统上，PTS 管理的重点是针对受影响的下肢，基于生物力学角度对整个静脉系统（由大量血管组成的复杂网络）的理解对静脉血流的评估，以及"边界条件"（腹部、胸部和骨骼肌泵）与周围环境的相互作用。

静脉系统的一个关键功能是确保心脏有足够的前负荷。因此，静脉管道的大小在很大程度上决定了血流速度，从而决定了血栓形成的倾向，正如 Virchow 三联征所提示的那样。血流阻塞也可能继发于外部压迫，如 May-Thurner 综合征中所见。血流的局部特征，特别是静脉壁的剪切应力、静脉压力、瓣膜功能和内皮功能可以影响血栓形成。这些参数决定了不同的血流动力学特性，这些特性不能单独发挥作用。

急性静脉血栓溶解后产生的静脉阻塞和瓣膜功能不全会导致慢性静脉高压，从而可能导致 PTS 的发展。虽然这种情况的早期表现可能仅限于轻度水肿和隐痛，但最终会出现皮炎、硬结、溃疡和剧痛。尽管本章将讨论减轻严重 PTS 风险的策略，但作者认为最终结果取决于血栓负荷，以及静脉网络有效地恢复静脉血流的系统能力（储备）。股总静脉、股深静脉和股浅静脉的急性静脉血栓可能导致下肢坏疽，而当血栓形成过程更缓慢时，静脉阻塞可以通过伴随侧支的形成得到相对较好的代偿。与相似程度的更急性的病变相比，长期存在的静脉阻塞通常产生的静脉血流梗阻更少，主要是因为允许有更多的时间形成更广泛的静脉侧支网络。

同样，由瓣膜功能不全而引起的病情与瓣膜损伤的位置有关，并可能导致静脉壁的扩张。与梗阻不同，瓣膜功能不全可能会随着时间的推移而进一步恶化。血栓病情恢复过程中导致瓣叶纤维化和随后的血流逆行，静脉压力增加或固有的静脉壁缺陷导致正常瓣叶无法闭合，以及静脉侧支血管扩张，血流量超出了瓣膜正常能够行使功能的上限。

2/3 的 DVT 患者不会出现 PTS 的体征和症状，其余的患者会发展为不同严重程度的 PTS[1]。在 PTS 的诱发因素中，同侧复发性 DVT 在一些前瞻性研究中似乎是最强的预测指标[2, 3]。髂股 DVT、DVT1 个月后的较高 Villalta 评分，非最佳的抗凝治疗方案和较高的 BMI 指数是文献中发现的其他强易感危险因素[4]。

一、血栓形成后综合征的解剖学考量

小腿拥有一套静脉系统，由 6 个胫骨轴向静脉、多个腓肠肌肌内静脉和比目鱼静脉，以及大隐静脉和小隐静脉组成。这些静脉交叉通过肌肉、皮下脂肪和皮肤，形成一个广泛的网状静脉组织。小腿的静脉网络结构对增加的静脉压信号做出响应，并继而形成强大的侧支循环[5, 6]。随着静脉血流向头侧方向流动，这个小腿静脉网络逐渐汇入股腘干静脉。当静脉网络的血流进入大腿时，股静脉、深静脉和大隐静脉引流大部分的静脉血流量。此外，髂静脉不像小腿和大腿的静脉那样容易形成侧支静脉。数千条侧支静脉才可代偿一条直径 16mm 的髂总静脉的生理机能[6, 7]。

另一个明显的大腿胚胎起源的代偿机制是股深静脉的轴向转流[7]。股深静脉被认为在大多数急性股静脉闭塞后可以迅速恢复足够的血流量。在股静脉 DVT 发生后 1h 内，深静脉会随着静脉压的增加而扩大并增加其流量[7]。大多数伴有股深静脉受累的病例中，股静脉 DVT 相关症状不会得到改善。大隐静脉在大多数股腘段 DVT 的病例中是一个开放并不充分的管腔[8]。需要 16 条直径为 4mm 的隐静脉才能相当于单个直径为 8mm 的股静脉的血流引流量[6, 7]。许多髂静脉阻塞的患者在造影下可见广泛的静脉侧支，但仍有症状，因为尽管引流了足够的血流，但侧支血流并不能纠正静脉高压[9]。只有提供大口径、低阻力管腔时，侧支才会消失。最近，对指定静脉行静脉支架置入作为一种被越来越多使用的治疗方式，可有效地恢复静脉血流。研究人员发现，髂静脉狭窄的患者在行支架置入后静脉压下降，但髂静脉流量没有变化[10, 11]。

二、血栓形成后综合征的血流动力学

有两种与 PTS 相关的重要血流动力学改变。第一种是静脉阻塞。虽然许多在血栓形成过程中受到影响的静脉在一定程度上会重新开通[12]，但静脉阻塞通常会有残留[13]。当阻塞的部分不处于关键位置（即髂静脉）并且范围有限时，可利用的静脉侧支往往足以保持较低的静脉阻力。第二种可能更严重的血流动力学改变是静脉瓣膜功能不全（反流）。通常，在血栓溶解进行再通的过程中，受影响的瓣膜会受到损伤并失去功能[14]。瓣叶可能会破裂或纤维化，变厚和收缩，并附着在静脉壁上。当这些静脉变成侧支时，它们的腔径会扩大 2 倍或更多，从而阻止瓣叶的正常生理性运动[14]。因此，那些在原始血栓形成过程中从未受到影响的静脉瓣膜可能也会失去功能。

Sakaguchi 等[15] 使用体积描记技术检查了一系列血栓后患者的静脉回流和静脉反流情况。他们发现其中 30% 的患者只出现静脉阻塞；24% 的患者只有瓣膜功能不全；27% 的患者同时存在静脉阻塞和瓣膜功能不全。平均而言，PTS 患者的静脉系统阻力略高于正常值，但明显低于急性血栓性静脉炎的患者。Barnes 等[16] 比较了血栓形成后的四肢，以及没有当前或既往血栓形成证据的四肢的最大静脉回流量（Maximum Venous Outflow，MVO）。研究显示，血栓形成后组和未形成血栓组的 MVO 分别为（34 ± 15）ml/（100ml·min）和（41 ± 11）ml/（100ml·min）。静脉造影研究证实，MVO 的最低值出现在存在持续深静脉闭塞的肢体，而正常值出现在深静脉系统通畅的

肢体，即使可能有明显的血栓后变化[17]。

此前已有研究表明，血栓形成后的肢体在应对静脉充血时的扩张能力通常略低于正常肢体，但略高于患有急性静脉炎的肢体。这说明了血管壁纤维化对静脉血容量有着负面影响。Dahn 和 Eiriksson 将这种能力等同于静脉容量[18]。大多数试图测定静脉反流体积或速率的研究者发现，PTS 患者的静脉回流量或速度高于对照组。Sakaguchi 等[15, 19] 在患者坐位时手动挤压排空小腿血液，以此测量小腿血管的再充盈速率。通过减去动脉流入，他们能够估计血液反向流回填充静脉的速度。血栓形成后，四肢的反流速率约为对照组的 11 倍，是急性静脉炎患肢的 2 倍多。

Barnes 等[16] 将近端放置的大腿袖状带充气至 250～300mmHg，以阻止静脉流出和动脉流入腿部。然后将大腿远端袖状带迅速充气至 50mmHg。在未受影响的四肢中，静脉血液以（4 ± 2）ml/（100ml·min）的速度从大腿流向到小腿。然而，在存在静脉反流的患者中，逆向血流速度增加到了（14 ± 7）ml/（100ml·min）。Bydeman 等[20] 使用倾斜法发现，血栓形成后的肢体静脉流量在 10s 内增加 > 2%，而未受影响的肢体血流量增加 0.4%～1.5%。1971 年，Rutherford 等[21] 用铟 –133 同位素评估了小腿的血容量。当未受影响的受试者从仰卧位变为脚朝下 45° 时，同位素计数每秒增加（1.1 ± 0.4）%。虽然血栓形成后四肢的血流量计数增加得更快每秒（1.6 ± 0.8）%，但差异并不显著。

综上所述，研究证实了以下几点：PTS 患者的静脉回流的阻塞程度各异，平均而言不如急性 DVT 患者严重；PTS 患者的静脉反流速率增加。这些变化都影响了静脉系统压力 – 血流关系和微循环状态。

三、急性深静脉血栓形成的侧支循环和血流动力学模式

与动脉闭塞下动脉侧支相比，静脉侧支的储备能力在闭塞性疾病中更为强大[22]。当大口径的静脉闭塞时，静脉高压更加严重。1963 年，DeWeese 和 Rogoff 发表了一项研究显示，腘静脉、股静脉和髂静脉在急性血栓形成后的静脉压分别为 18mmHg、51mmHg 和 83mmHg[23]。血栓形成引起的静脉压力升高刺激了静止状态的次级静脉（备用）网络扩大。这种备用系统也被称为侧支静脉，它的形成降

低了外周静脉的压力[22]。然而，在股腘静脉段，仅靠小口径静脉侧支的形成通常不能根除静脉高压的症状。

股青肿

当髂股静脉、腔静脉或盆腔交叉侧支静脉发生完全性血栓时，下肢大量静脉血栓的形成可能会导致股青肿[24]。此外，血栓广泛存在于股静脉、腘静脉和膝关节以下的静脉中。因此，股青肿可被认为是进行性髂股静脉血栓的晚期。大量水肿通常迅速形成，远端的皮肤开始发绀，然后向近心端发展，累及整个肢体。触诊时，四肢温度下降、紧绷、硬化，皮肤有光泽且张力增高。脚和足趾可能会坏死，小腿的皮肤可以呈现青紫色。皮肤经常出现张力性的水疱，甚至可能是血疱。强烈的痛苦持续存在，这种痛苦通常被描述为一种"即将爆炸"的感觉。该病的特点是循环功能不全，并可能与四肢筋膜室综合征有关。只有 17% 的患者四肢可触及远端动脉搏动。55% 的患者会发生坏疽，大约半数患者需要进行膝盖以上截肢，其他患者可进行不同程度的恢复。有少部分的患者可能需要进行髋关节离断。30%的患者发生休克，22% 发生肺栓塞，32% 的患者死亡[25]。需要特别强调的是：股青肿的早期阶段是可逆的，因此及时识别这种疾病并快速干预是至关重要的。

四、微循环和毛细血管交换

组织液与血流之间的生物材料交换发生在毛细血管水平。这种交换是由许多因素控制的，如内皮的间隙连接、Starling 力和糖萼等。静脉阻塞引起的水肿可以解释为 Starling 力平衡的丧失。小静脉中静水压力的增加有利于液体从血液扩散到间质。发生的液体流动量是由毛细血管内压（Pc）和血浆渗透压（πc）加上静水压（PIF）和周围组织液的渗透压（πIF）来调节的[26-29]。促使液体流出毛细血管的有效静水压力是 Pc 与 PIF 的压力差；而促进液体重新吸收回毛细血管的渗透压由 πc 与 πIF 的压力差提供。因此，将液体排出毛细血管的净压力（P）为 P =（Pc－PIF）－（πc－πIF）[30]。在正常情况下，约 0.3mmHg 的净压力会将液体移出毛细血管。多余的液体被淋巴管清除[31]。动脉血压（Pc）的任何增加都会使透过毛细血管膜的净滤过提高，从而增加组织液的量。假设渗透压梯度保持不变，滤过将持续

到间质流体压力（PIF）增加到重新建立平衡点。糖萼的作用，特别是在稳定内皮方面，目前正在研究中，这可能会影响我们未来对 Starling 模型的理解。

五、抗凝预防血栓形成后综合征

如前所述，PTS 最强的预测指标仍然是同侧复发性 DVT[2, 3]。因此，对这些患者进行指导治疗以降低复发性 DVT 的风险是至关重要的。迄今为止，只有达到治疗剂量的抗凝治疗才是复发性 DVT 和随后 PTS 进展的有效治疗方法[32]。未达到治疗剂量的华法林抗凝治疗与 INR＜2.0 的患者 PTS 风险增加 3 倍相关[33, 34]。Kahn 等[35] 报道称，DVT 发生后 1 个月症状的严重程度是 PTS 发展的一项有力预测指标。这些发现加强了治疗性抗凝在减少微循环血栓性损害严重程度上的重要性。

六、静脉活性药物

在文献中缺乏关于静脉活性药物预防 PTS 的高质量证据[35]。舒洛地特是一种保护血管内皮糖萼的新型药物。一项基于意大利观察性研究分析显示，舒洛地特与标准医疗管理结合时有益于预防 PTS[36]。

直接口服抗凝药物（达比加群、利伐沙班、阿哌沙班、安地沙班）未来可能作为抗凝药物用于预防 PTS，然而，其疗效和安全性尚未在试验中得到证实[36]。通过有监督的运动计划来优化小腿肌肉的功能，可以改善静脉回流，减少水肿的形成。这一益处已在一项小型随机对照试验（RCT）中得到证实，该试验包括 95 例血栓形成后综合征患者，其中 69 例符合条件，43 例同意参与试验并被随机分组，最终 39 例完成了研究。运动训练与 VEINES-QoL 评分的改善相关（运动训练平均变化 6.0，SD=5.1，对照组平均变化为 1.4，SD=7.2；差异 4.6，95%CI 0.54～8.7；P=0.027），也与 Villalta 量表得分的改善相关（运动训练平均变化 –3.6，SD=3.7；对照组平均变化 –1.6，SD=4.3；差异 –2.0，95%CI –4.6～0.6；P=0.14）[37]。

七、弹性加压疗法

压力治疗是治疗急慢性静脉疾病的基石。事实上，两项随机对照试验显示，与未使用弹力袜的对照组相比，使用弹力袜的患者在急性 DVT 2 年后发生 PTS 的风险降低[38, 39]。然而，在一项被广泛引用的随机对照试验——2014 年发表的题目为"弹力袜

预防有症状的近端 DVT 形成后的深血栓形成后综合征"的 SOX 试验中，发现 DVT 后使用弹力袜几乎没有好处[40]。弹性压力组 PTS 的累积发生率为 14.2%，安慰剂组为 12.7%，组间差异有统计学意义（P=0.58）。本试验采用 Villalta 量表作为 PTS 的主要测量工具，此量表有其局限性。Ning 等[41] 强调了使用 Villalta 量表"测量"PTS 的一个主要局限性。他们提出，若缺少在 DVT 发病前的干预前 Villalta 评分，对于 40% 之多的患者 PTS 干预后分类可能不准确。此外，也有研究者认为该研究的局限性与选择偏差、研究终点相关，主要与弹性弹力袜的应用时间、应用本身、依从性的定义和评估，以及治疗依从性不足有关。然而，SOX 的试验也对弹力袜可减少 PTS 的发生持有一定保留意见[40]。

从基础科学的角度来看，压力可以降低静脉性溃疡患者肢体中的细胞因子水平[42]。来自美国胸科医师学会的最新指南支持使用弹力袜来减轻 DVT 的症状[43]。最近，一项单中心随机对照试验评估了髂股和股腘 DVT 患者，并得出结论认为弹性弹力袜可以减轻 PTS 的病情发展[44]。

如前所述，肢体的边界条件很重要。跨壁压力的定义是血管壁内外的压力之差。如前所述，跨壁压力的改变会引起水肿。DeWeese 和 Rogoff[23] 测量了血栓患者仰卧位的足压。他们发现，压力范围在 8.5～18.4mmHg。由于这些压力很低，表现出的水肿程度很小或完全没有。然而，当静脉压较高（50mmHg 范围）时，水肿持续存在。这强调了界面压力的概念，即施加在皮肤表面（边界）上的压力。弹力袜有助于水肿患者的界面压力得到控制。因此，目前 PTS 患者应使用梯度弹性压力进行治疗，直到有文献中出现高质量数据否认它的好处[45]。

八、预防血栓形成后综合征的溶栓、血管内治疗

"开放静脉假说"是静脉疾病从业者广泛接受的概念。提示在静脉血栓形成后快速恢复血流的干预措施可以保留瓣膜功能，从而降低静脉高压[46, 47]。急性髂股静脉血栓形成后导管定向静脉溶栓（CaVenT）试验[48a] 将 209 例急性 DVT 患者随机分为两组：①导管定向溶栓（catheter-directed thrombolysis，CDT）加标准抗凝；②单独抗凝。作者发现，CDT 组在 2 年后发生 PTS 的风险相对降

低了 26%，需要治疗的患者为 7 例，并指出 41% 的 CDT 患者仍发展为 PTS[480]。该疗效在一项为期 5 年的随访研究中得到证实，该研究显示绝对风险降低了 28%（95%CI 14～42），需要治疗的患者为 4 例（95%CI 2～7）[48b]。

急性静脉血栓：利用辅助导管定向溶栓去除血栓研究（ATTRACT 试验）将 692 例急性 DVT 患者随机分为两组：单独抗凝或抗凝加药物机械溶栓（PMT）。该研究的假设是及时治疗闭塞静脉可以降低 PTS 的发生率。研究人员得出结论：PMT 和抗凝联合治疗导致 10 天内出血的风险增加，而没有降低 PTS 发生的风险[49]。

九、外科血栓清除术

因出血风险而不适合溶栓的 DVT 患者，手术血栓切除是另一种选择。Casey 等发现在 611 例接受手术取栓治疗的患者中，PTS 发生率的相对风险降低了 33%（95%CI 13～48）[50]。目前还没有将手术血栓切除与抗凝或与经皮血栓切除伴或不伴溶栓进行比较的试验。

十、相关诊疗经验

在迈阿密静脉中心，我们目睹了患者因发生静脉血栓栓塞事件（VTE）造成的毁灭性后果。在大多数情况下，我们同意并相信，文献中的大部分建议应作为 DVT 治疗和预防 PTS 发展的标准护理规范的一部分。基于我们 25 年来的持续经验，我们强调每个病例都必须以个体化的方式进行管理。我们的经验是，疾病的结果与初始 DVT 的范围、严重程度和部位密切相关。但最终，早期和有效的治疗可以减轻静脉系统内血栓负荷的有害影响。值得强调的是，患者的潜在病情和心血管储备对结果也起重要作用。

目前，我们有效治疗 DVT 患者并预测其结果的能力较差。在识别血栓的位置和范围方面，双功超声成像已成为静脉相关临床实践上的关键补充。然而，双功超声在衡量血栓持续时间和血栓形成引起的组织损伤方面并不能提供太多信息。由于大量组织损伤发生在皮肤上，作为对静脉高压的反应，微循环的损伤似乎是"终末靶器官"效应发生的地方。在临床过程中无法对微循环进行成像，这是我们在规划 DVT 患者的治疗策略时的一个劣势。

血管系统是由心脏泵、动脉、小动脉、毛细血

管、小静脉和静脉组成的回路，当血液返回右心房时静脉体积增大。在左心室和右心房之间存在很大的压力差。当血液离开左心室时，压力随着动脉树的分叉而降低，并且在进入毛细血管网络之前，压力在小动脉水平受到很大的影响。在仰卧位时，来自动脉侧的动态压力"推动"血液进入毛细血管。在直立位时，通过静水压向小动脉施加压力。如果没有 Bayliss 效应[51]减轻了进入毛细血管床的动脉压力（包括动态压力和静水压力），毛细血管水平的 Starling 力将是灾难性的。血液离开毛细血管床，汇入小静脉，再合流进入大静脉，随着逐渐增大的静脉进入右心房。淋巴系统将毛细血管床的"溢出物"带走。随着血栓在小静脉和小静脉系统中占据越来越多的空间，静脉系统对血栓性闭塞的代偿能力就会恶化。这是我们对 PTS 理解中一个关键的缺失环节。

十一、病例研究

一名患有 PTS 的 70 岁男性患者出现右下肢溃疡和严重的左下肢皮肤脂质硬化。他因 COVID-19 出现急性血栓栓塞并发症，并且被证实髂静脉和下腔静脉都有血栓形成。他有超过 20 年的易栓症史，伴有蛋白 S 缺乏和双侧髂股 DVT。图 17-1A 显示右下肢溃疡和静脉造影显示双侧髂 - 腔静脉闭塞（图 17-1B）。

在图 17-2A 中，锥形束 CT 显示右侧髂静脉和下腔静脉再通，导丝也在其中。值得注意的是，闭塞的左下肢血流流动是通过两个静脉侧支系统进行的：后方的半奇静脉和前方的腰升静脉。图 17-2B 显示右侧髂 - 腔静脉内支架堆叠重建。

最后，图 17-3 展示了重建后的 IVUS 图像，显示因足够的管腔面积重建右下肢的血流得以恢复。图 17-3B 显示经腔内静脉重建后 2 个月，右下肢静脉性溃疡已愈合。

十二、开放性外科手术重建

对于股总静脉和髂 - 腔静脉血流受阻的患者来说，当股总静脉广泛纤维化时，会呈现一个独特的问题。股总静脉内切除术是一项改善腹股沟下静脉系统血流的技术，通过保持一条功能正常的股静脉，从而改善伴行的髂静脉再通和支架置入的通畅性（图 17-4）。为维持通畅性，可能选择添加或不添加

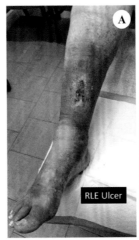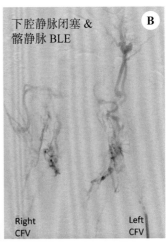

▲ 图 17-1 患者，70 岁，有复发性双侧深静脉血栓史，表现为不愈合的右下肢静脉性溃疡（A），静脉造影显示双侧髂 - 腔静脉闭塞（B）

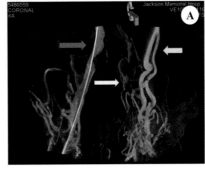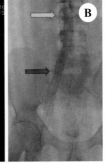

▲ 图 17-2 A. 锥形束 CT 静脉造影显示再通的右髂 - 腔静脉系统内导丝（蓝箭），下肢侧支血流通过半奇静脉系统（白箭）和腰升静脉系统（黄箭）；B. 完成静脉造影显示造影剂快速通过右髂静脉支架（红箭）和腔静脉 Z 形支架（绿箭）

辅助性动静脉瘘管，但这不太可能减少外周静脉压力，因为它主要用于灌注髂静脉。Masuda[52] 观察了 51 例严重反流的 PTS 患者，她发现开放性瓣膜成形术成功率为 43%，而非血栓性反流的患者成功率为 73%。Comerota[53] 报道了一小组髂股静脉 PTS 合并静脉性溃疡的患者接受开放手术的结果。接受内切术和髂股静脉支架置入的患者生活质量得到改善，术后临床严重程度评分也有所改善。并发症包括出血、再发血栓形成和急性淋巴水肿。

十三、超声加速溶栓

许多减轻 PTS 症状的策略都是针对急性静脉阻塞的管理。对于已经发生 PTS 的患者，治疗的选择有限。与药物机械介入治疗在急性血栓上取得的显

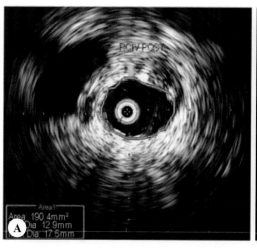
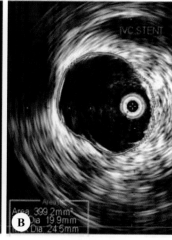
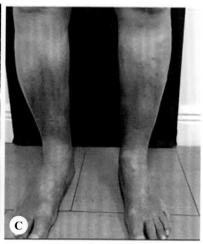

▲ 图 17-3 血管内超声图像显示支架置入术后（A）右髂总静脉和（B）下腔静脉令人满意的管腔区域。右下肢静脉性溃疡愈合（C）

著成功不同，慢性血栓对这类治疗方法存在更强抵抗性。这种现象被认为是慢性血栓中胶原含量增加的结果。为了解决这个问题，一种策略是使用高频超声波，它被认为可以破坏慢性血栓中错综复杂的胶原和纤维蛋白结构。一项名为"使用 Ekosonic 血管腔内系统利用超声脉冲加速溶栓对血栓形成后综合征的治疗"（ACCESS PTS）的研究[54]评估了对于 PTS 患者超声加速的溶栓能力。在接受超声加速溶栓（ultrasound-accelerated thrombolysis，USAT）治疗 1 年后，90% 的患者肢体可观察到经超声确认的血流通畅。此外，64.6% 的患者治疗后 30 天症状显著改善，77.3% 的患者 1 年后 Villalta 量表评分降低超过 4 分。接受 USAT 治疗的患者，他们的 VEINES-QoL 评分绝对值也平均增加了 20.7 分。虽然仍需要进行关于 USAT 的随机研究，但 ACCESS PTS 研究在改善 PTS 症状方面显现出了良好的前景[54]。

十四、静脉性溃疡的护理

10% 的 DVT 患者会发展为 PTS，5% 的患者在 10 年后会出现溃疡[55]。压力疗法仍然是伴有静脉性溃疡患者护理的基石。7 项随机对照试验报道称，多成分绷带压力治疗优于单成分绷带压力治疗[56]。

在一项对 11 项试验进行的 meta 分析中，使用己酮可可碱进行药理学管理也显示出对溃疡愈合有益（相对风险为 1.70；95%CI 1.30～2.24）[57]。额外的创面护理，如使用保护性遮盖物以保持潮湿的环境，以及积极清创控制感染，通常也能帮助实现溃疡愈合[58, 59]。

对于慢性静脉阻塞的患者，静脉支架置入术也有显著的治疗效果。Neglen 等[60]前瞻性评估静脉支架置入术的结果，发现 55% 的 PTS 患者溃疡发生愈合。值得注意的是，静脉支架置入术后 72 个月，PTS 肢体的通畅率明显低于非血栓性反流患者，这表明静脉支架置入术在原发性慢性静脉疾病比继发性慢性静脉疾病中的获益更大[60]。

最后，对于伴有深静脉功能不全的难治性静脉性溃疡的 PTS 患者，可考虑开放手术进行静脉瓣膜修复。Lugli 等在 2 年的随访中报道，90% 接受单瓣叶新瓣膜重建的患者静脉性溃疡发生了愈合[61]。

结论

PTS 的严重程度与血栓的性质和范围直接相关。也就是说，血栓负荷量、涉及的血管段数以及髂-腔静脉回流情况是否受到影响是预后的主要决定因素。同侧复发性 DVT 已被证明可加重 PTS。对微循环的损害是过去未被强调的一个重要方面。这可能是由于我们在临床环境中无法使用诸如双功超声等设备来进行微循环成像。早期和有效的抗凝治疗至关重要。未来，直接口服抗凝药物可能来承担这个角色。弹力袜对于控制水肿很重要，并且在 PTS 的发生或进展的过程中可能有益。运动疗法是一个重要的辅助手段，主要是为了促进新的静脉侧支网络的形成。股浅静脉的轴向转化可能是减轻股-腘静脉血栓形成引起的慢性损伤最重要的早期变化。在考虑对 PTS 患者进行血管内重建时，目标是恢复轴向静脉血流的连续性，使之从踝关节顺利流入到右心房。

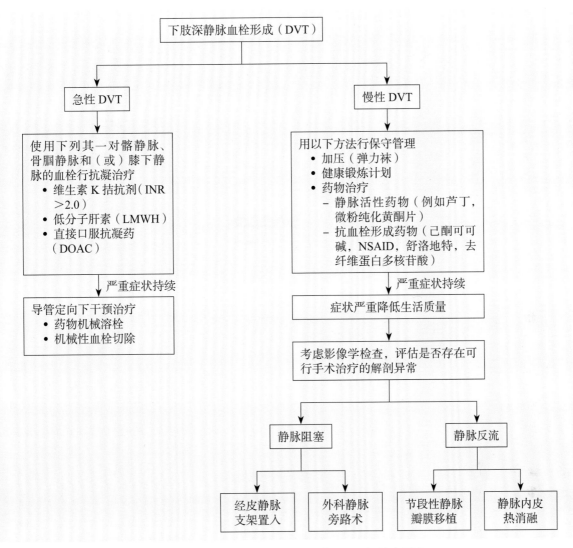

▲ 图 17-4　下肢深静脉血栓形成（DVT）治疗思路

试验名称	类　型	患者例数	干预措施	试验结果
表 17-1　下肢血栓形成后综合征的干预措施对比				
为期 6 个月运动训练计划治疗血栓形成后综合征[37]	随机对照试验	69	为期 6 个月在培训者监护下的运动训练计划对比对照组（每月电话跟踪随访）	运动训练计划改善 VEINES-QoL 得分（运动训练组 VEINES-QoL 评分平均变化为 6.0，对照组平均变化 1.4，差异 4.6，95%CI 0.54～8.7；P=0.027）
弹力袜对有症状的近端静脉血栓形成患者效果的随机试验[38]	随机对照试验	194	穿弹力袜对比不穿弹力袜	使用弹力袜治疗的患者急性 DVT 2 年后发生血栓形成后综合征的风险显著降低（弹力袜组为 20%，对照组为 47%，P<0.001）
膝下弹力袜预防血栓形成后综合征[39]	随机对照试验	180	穿 30～40mmHg 弹力袜对比不穿弹力袜	2 年后发展为血栓形成后综合征的绝对风险降低 25%（P=0.011）
弹力袜预防血栓形成后综合征—SOX 试验[40]	随机对照试验	806	有效弹力袜（ECS）对比无效弹力袜	使用有效弹力袜与无效弹力袜 2 年后发展为血栓形成后综合征的风险没有显著性差异（OR=1.13，95%CI 0.73～1.76，P=0.58）

（续表）

试验名称	类　型	患者例数	干预措施	试验结果
导管定向静脉溶栓试验（CaVenT）[48a]	随机对照试验	209	标准抗凝（对照组）对比导管定向的阿替普酶溶栓	溶栓组与对照组相比，PTS 风险显著降低：2 年随访时，绝对风险降低 14.4%（95%CI 0.2～27.9），5 年随访时为 28%（95%CI 14～42）
急性静脉血栓形成：使用辅助导管定向溶栓清除血栓（ATTRACT）[49]	随机对照试验	692	抗凝（对照组）对比药物 – 机械溶栓（治疗组）	6 个月和 24 个月时发生血栓形成后综合征的风险没有显著差异（OR=0.96，95%CI 0.82～1.11，P=0.56）
静脉瓣膜重建的长期预后[52]	病例系列研究	51	静脉瓣膜重建手术	10 年随访显示，血栓形成后综合征患者临床治疗成功率为 43%，原发性静脉功能不全患者为 73%。其中治疗成功的定义是恢复全面活动的能力
使用 Ekosonic 血管腔内系统利用超声脉冲加速溶栓对血栓形成后综合征的治疗（access PTS）[54]	前瞻性研究	78	超声加速溶栓（USAT）对比经皮穿刺腔内静脉血管成形术	1 年时，90% 的肢体通过超声检查提示血流通畅。此外，64.6% 的患者在 30 天时，以及 77.3% 的患者在 1 年时 Villalta 评分显著降低（定义为降低＞4）。VEINES-QoL 评分也有统计学意义上的显著改善
己酮可可碱治疗下肢静脉性溃疡[57]	对 11 项随机对照试验进行 Meta 分析		己酮可可碱对比安慰剂	己酮可可碱在改善静脉功能不全及帮助静脉性溃疡愈合方面比安慰剂更有效（RR=1.70，95%CI 1.30～2.24）己酮可可碱联合压力治疗比安慰剂联合压力治疗更有效（RR=1.56，95%CI 1.14～2.13）己酮可可碱不联合压力治疗比安慰剂不联合压力治疗更有效（RR=2.25，95%CI 1.49～3.39）
慢性静脉疾病患者静脉支架置入：长期支架相关随访结果、临床疗效和血流动力学情况[60]	前瞻性研究	464	血管内超声引导下静脉支架置入	55% 的患者溃疡愈合

CaVenT. 急性髂股静脉血栓形成后导管定向静脉溶栓；NSAID. 非甾体抗炎药

参考文献

[1] Tran NT, Meissner MH. The epidemiology, pathophysiology, and natural history of chronic venous disease. Semin Vasc Surg. 2002;15(1):5–12, 11840420.

[2] Labropoulos N, Gasparis AP, Tassiopoulos AK. Prospective evaluation of the clinical deterioration in post-thrombotic limbs. J Vasc Surg. 2009;50(4):826–830, 19628354.

[3] Kahn SR, Kearon C, Julian JA, et al. Predictors of the post-thrombotic syndrome during long-term treatment of proximal deep vein thrombosis. J Thromb Haemostasis. 2005;3(4):718–723,

15733061.

[4] Malgor RD, Labropoulos N. Post thrombotic syndrome. In: Almeida JI, ed. Atlas of Endovascular Venous Surgery. 2nd ed. Philadelphia, PA: Elsevier; 2019:409–430.

[5] Sarin S, Scurr JH, Smith PD. Medial calf perforators in venous disease: the significance of outward flow. J Vasc Surg. 1992;16: 40–46.

[6] Ludbrook J. Functional aspects of the veins of the leg. Am Heart J. 1962;64:706–713.

[7] Raju S, Fountain T, Neglen P, Devidas M. Axial transformation of the profunda femoris vein. J Vasc Surg. 1998;27:651–659.

[8] Labropoulos N, Volteas N, Leon M, et al. The role of venous outflow obstruction in patients with chronic venous dysfunction. Arch Surg. 1997;132:46–51.

[9] Neglen P, Raju S. Intravascular ultrasound scan evaluation of the obstructed vein. J Vasc Surg. 2002;35: 694–700.

[10] Raju S, Kirk O, Davis M, Olivier J. Hemodynamics of "critical" venous stenosis and stent treatment. J Vasc Surg Venous Lymphat Disord. 2014;2:52–59.

[11] Raju S, Buck W, Jayaraj A, Crim W, Murphy EH. Peripheral venous pressure before and after iliac vein stenting. J Vasc Surg Venous Lymphat Disord. 2017;5:148.

[12] Ludbrook J. Aspects of venous function in the lower limbs. Springfield, I11; 1966. Charles C. Thomas.

[13] Bauer G. A roentgenological and clinical study of the sequels of thrombosis. Acta Chir Scand. 1942; 86(Suppl 74):1–116.

[14] Edwards EA, Edwards JE. The effect of thrombophlebitis on the venous valve. Surg Gynccol Obstet. 1937;65:310.

[15] Sakaguchi S, Ishitobi K, Kameda T. Functional segmental plethysmography with mercury strain gauge. Angiology. 1972;23(127).

[16] Barnes RW, Collicott PE, Mozcrsky DJ, Sumner DS, Strandness Jr DE. Noninvasive quantitation of venous hemodynamics in the postphlebitic syndrome. Arch Surg. 1973;107:807.

[17] Boijsen E, Eiriksson E. Plethysmographic and pblebographic findings in venous thrombosis of the leg. Acta Chir Scand. 1968;398:43.

[18] Dahn I, Eiriksson E. Plethysmographic diagnosis of deep venous thrombosis of the leg. Acta Chir Scand. 1968;398:33.

[19] Sakaguchi S, Tomita T, Endo I, Ishitobi K. Functional segmental plethysmography: a new venous function test. J Cardiovasc Surg. 1968;9:87.

[20] Bygdeman S, Aschberg S, Hindmarsh T. Venous plethysmography in the diagnosis of chronic venous insufficiency. Acta Chir Scand. 1971;137:423.

[21] Rutherford RB, Reddy CMK, Walker FG, Wagner Jr HN. A new quantitative method of assessing the functional status of the leg veins. Am J Surg. 1971;122:594.

[22] Strandness DE, Sumner DS. Hemodynamics for Surgeons. New York: Grune & Stratton; 1975.

[23] Deweese JA, Rogoff SM. Phlebographic patterns of acute deep venous thrombosis of the leg. Surgery. 1963;53:99–108.

[24] Negus D, Cockett FB. Femoral vein pressures in postphlebitic iliac vein obstruction. Br J Surg. 1967;54: 522.

[25] Walker AJ, Longland CJ. Venous pressure measurement in the foot in exercise as an aid to investigation of venous disease in the leg. Clin Sci. 1950;9:101.

[26] Starling EH. On the absorption of fluids from the connective tissue spaces. J Physiol. 1896;19:312.

[27] Landis EM. Capillary permeability and the factors affecting the composition of capillary filtrate. Ann N Y Acad Sci. 1946;46:713.

[28] Pappenheimer JR, Soto-Rivera A. Effective osmotic pressure of the plasma proteins and other quantities associated with the capillary circulation in the hind limbs of cats and dogs. Am J Physiol. 1948;152: 471.

29] Landis EM, Pappenheimer JR. Exchange of sub-stances through capillary walls. In: Hamilton WF, Dow P, eds. Handbook of Physiology. Section 2. Circulation. Vol. II. Washington D.C: American Physiological Soc; 1963:961–1034. chap. 29.

[30] Raju S, Buck W, Crim w, Jayaraj A. Optimal sizing of iliac vein stents. Phlebology. 2017;0(0):1–7.

[31] Guyton AC, Granger HJ, Taylor AE. Interstitial fluid pressure. Physiol Rev. 1971;51:527.

[32] Kearon C, Akl EA, Comerota AJ, et al. Antithrombotic therapy for VTE disease: antithrombotic therapy and prevention of thrombosis, 9th ed: American College of chest Physicians evidence-based clinical practice guidelines. Chest. 2012;141(suppl):e419S–e494S.

[33] van Dongen CJ, Prandoni P, Frulla M, Marchiori A, Prins MH, Hutten BA. Relation between quality of anticoagulant treatment and the development of the postthrombotic syndrome. J Thromb Haemostasis. 2005;3:939–942.

[34] Chitsike RS, Rodger MA, Kovacs MJ, et al. Risk of post-thrombotic syndrome after subtherapeutic warfarin anticoagulation for a first unprovoked deep vein thrombosis: results from the REVERSE study. J Thromb Haemostasis. 2012;10:2039–2044.

[35] Kahn SR, Shrier I, Julian JA, et al. Determinants and time course of the post-thrombotic syndrome after acute deep venous thrombosis. Ann Intern Med. 2008;149:698–707.

[36] Baglin T. Prevention of post-thrombotic syndrome: a case for new oral anticoagulant drugs or for heparins? J Thromb Haemostasis. 2012;10:1702–1703.

[37] Kahn SR, Shrier I, Shapiro S, et al. Six-month exercise training program to treat post-thrombotic syndrome: a randomized controlled two-centre trial. CMAJ (Can Med Assoc J). 2011; 183:37–44.

[38] Brandjes DPM, Buller HR, Heijboer H, et al. Randomised trial of effect of compression stockings in patients with symptomatic proximal-vein thrombosis. Lancet. 1997;349:759–762.

[39] Prandoni P, Lensing AWA, Prins MH, et al. Below-knee elastic compression stockings to prevent the post-thrombotic syndrome: a randomized, controlled trial. Ann Intern Med. 2004;141:249–256.

[40] Kahn SR, Shapiro S, Wells PS, et al. Compression stockings to prevent post-thrombotic syndrome: a randomised placebo-controlled trial. Lancet. 2014;383(9920):880–888.

[41] Ning J, Ma W, Fish J, Trihn F, Lurie F. Biases of Villalta scale in classifying post-thrombotic syndrome in patients with pre-existing chronic venous disease. J Vasc Surg: Venous and Lym Dis. 2020;8: 1025–1030.

[42] Beidler SK, Douillet CD, Berndt DF, et al. Inflammatory cytokine levels in chronic venous insufficiency ulcer tissue before and after compression therapy. J Vasc Surg. 2009;49(4):1013–1020.

[43] Kearon C, Akl EA, Ornelas J, et al. Antithrombotic therapy for VTE disease: CHEST guideline and expert panel report. Chest. 2016;149(2):315–352.

[44] Yang X, Zhang X, Yin M, Wang R, Lu X, Ye K. Elastic compression stockings to prevent postthrombotic syndrome in proximal deep venous thrombosis patients without thrombus removal DOI: https://doi.org/10.1016/j.jvsv.2021.06.023.

[45] Subbiah R, Aggarwal V, Zhao H, et al. Effect of compression stockings on post thrombotic syndrome in patients with deep vein thrombosis: a meta-analysis of randomised controlled trials. Lancet Haematol. 2016;3(6):e293–e300.

[46] Comerota AJ, Grewal N, Martinez JT, et al. Postthrombotic

morbidity correlates with residual thrombus following catheter-directed thrombolysis for iliofemoral deep vein thrombosis. J Vasc Surg. 2012;55:768–773.

[47] Vedantham S. Valvular dysfunction and venous obstruction in the postthrombotic syndrome. Thromb Res. 2009;123:S62–S65.

[48] a Enden T, Haig Y, Kløw N-E, et al, CaVenT Study Group. Long-term outcome after additional catheter directed thrombolysis versus standard treatment for acute iliofemoral deep vein thrombosis (the CaVenT study): a randomised controlled trial. Lancet. 2012;379:31–38.
b Haig Y, Enden T, Grotta O, et al. Post-thrombotic syndrome after catheter-directed thrombolysis for deep vein thrombosis (CaVenT): 5–year follow-up results of an open-label, randomised controlled trial. Lancet Haematol.

[49] Vedantham S, Goldhaber SZ, Julian JA, et al. ATTRACT trial investigators. Pharmacomechanical catheter-directed thrombolysis for deep-vein thrombosis. N Engl J Med. December 7, 2017;377(23): 2240–2252.

[50] Casey ET, Murad MH, Zumaeta-Garcia M, et al. Treatment of acute iliofemoral deep vein thrombosis. J Vasc Surg. 2012;55:1463–1473.

[51] Raju S, Knight A, Lamanilao L, Pace N, Jones T. Peripheral venous hypertension in chronic venous disease. J Vasc Surg: Venous and Lym Dis. 2019;7:706–714.

[52] Masuda EM, Kistner RL. Long-term results of venous valve reconstruction: a four- to twenty-one-year follow-up. J Vasc Surg. 1994;19:391–403.

[53] Comerota AJ. Contemporary concepts in the management of acute iliofemoral DVT and chronic postthrombotic iliofemoral venous obstruction. In: Charles J, Tegtmeyer MD, eds. Annual Lecture Presented at: 25th International Symposium on Endovascular Therapy (ISET). January 23, 2013 (Miami Beach, FL).

[54] Garcia MJ, Sterling KM, Kahn SR, et al, ACCESS PTS Investigators. Ultrasound-accelerated thrombolysis and venoplasty for the treatment of the postthrombotic syndrome: results of the ACCESS PTS study. J Am Heart Assoc. February 4, 2020;9(3):e013398. https://doi.org/10.1161/JAHA.119.013398.

[55] Schulman S, Lindmarker P, Holmstrom M, et al. Post-thrombotic syndrome, recurrence, and death 10 years after the first episode of venous thromboembolism treated with warfarin for 6 weeks or 6 months. J Thromb Haemostasis. 2006;4:734–742.

[56] O'Meara S, Cullum N, Nelson EA, Dumville JC. Compression for venous leg ulcers. Cochrane Database Syst Rev. 2012;11:CD000265.

[57] Jull AB, Arroll B, Parag V, Waters J. Pentoxifylline for treating venous leg ulcers. Cochrane Database Syst Rev. 2012;12:CD001733.

[58] Rippon M, Davies P, White R. Taking the trauma out of wound care: the importance of undisturbed healing. J Wound Care. 2012;21:359–360, 362, 364–368.

[59] Douglas WS, Simpson NB. Guidelines for the management of chronic venous leg ulceration: report of a multidisciplinary workshop: British Association of Dermatologists and the Research Unit of the Royal College of Physicians. Br J Dermatol. 1995;132:446–452.

[60] Neglen P, Hollis KC, Olivier J, Raju S. Stenting of the venous outflow in chronic venous disease: long-term stent-related outcome, clinical, and hemodynamic result. J Vasc Surg. 2007;46:979–990.

[61] Lugli M, Guerzoni S, Garofalo M, Smedile G, Maleti O. Neovalve construction in deep venous incompetence. J Vasc Surg. 2009;49(156–162):162e1–162e2.

第18章　促进治疗效果：伴有合并症的静脉性溃疡患者的管理

Improving treatment outcomesd-management of coexisting comorbidities in patients with venous ulcers

Giovanni Mosti　Alberto Caggiati　著

由于静脉性溃疡（VLU）的患病率与年龄相关，所以 VLU 也会影响到存在其他并存疾病的患者。对于频繁出现异常的身体状况的高龄患者，这些并存疾病更为常见。2004 年发表的来自英国的一项流行病学研究中[1]，超过 65 岁的研究对象有 74 346 名，其中 2371 人（3.19%）被临床诊断为 VLU。研究发现，发生 VLU 的风险随年龄增长而增加，并且女性比男性更常见；年龄和性别是两个预测因素。在这项研究中，VLU 患者常见的并存疾病包括贫血、心绞痛、哮喘、下肢蜂窝织炎、抑郁症、糖尿病、下肢水肿、高血压、骨关节炎、肺炎和尿路感染。在除外偶然因素的统计分析后，很多并存疾病与 VLU 的发展在统计学上呈显著相关，包括哮喘、下肢蜂窝织炎、充血性心力衰竭、糖尿病、DVT 形成、下肢水肿、骨关节炎、下肢周围血管动脉疾病、类风湿性关节炎、髋关节手术史和静脉手术 / 结扎史。出乎意料的是，一些疾病的发生（包括心绞痛、脑血管意外、抑郁症、恶性肿瘤、心肌梗死、肺炎和尿路感染）与近期的 VLU 发作呈负相关。这种负相关的发生可能是因为这些疾病中的许多会缩短患者的寿命。此外，存在这些疾病的患者与医生的互动更为频繁，因此可能会得到更好的医疗服务，从而防止这些患者腿部溃疡的发展。

上述很多疾病（如糖尿病、高龄和下肢动脉病）都与伤口愈合能力下降有关。其他情况由于下肢肌肉泵功能障碍，也可能会损害 VLU 的愈合。肌肉泵功能是静脉回流的主要机制之一，这种功能会因一些疾病而受损，例如骨关节炎，类风湿性关节炎，脊柱、臀部、膝盖或足踝手术史，足踝活动度降低，

足部静态性异常，小腿肌力下降，久坐的生活方式。肌肉泵功能的损伤会导致静脉淤滞，从而与其他静脉疾病不同，单独导致腿部溃疡的发生[2, 3]。此外它会加重原有静脉疾病引起的静脉血流动力学损伤，并导致腿部溃疡的发生和持续存在。

因此，在管理 VLU 患者时，必须对并存疾病进行详细和系统的检查，并且必须制订合理的治疗计划，来应对这些特定的影响 VLU 愈合的合并症。在此，我们尝试提供与 VLU 相关的主要并存疾病的概述。一些与溃疡延迟愈合有关的并存疾病，如动脉疾病和 DVT 形成，将不在此处考虑，因为它们在其他章节中已有所描述（见第 10 章和第 17 章）。

一、糖尿病

糖尿病对 VLU 的愈合可以产生确定性损害，并会导致动脉壁的退化，尤其是在血糖控制不佳或不受控制的情况下[4]。这些患者中迁延不愈的创面很常见[5]。糖尿病患者创面愈合的受损是复杂病理生理因素的结果，涉及血管、神经病理、免疫和生化成分[6]。从根本上说，糖尿病患者的愈合过程的主要特征包括慢性炎症、血管生成过程中断、内皮祖细胞数量减少和细胞外基质调节失衡[7]。

尽管糖尿病患者中伤口迁延不愈很常见，但有关糖尿病对 VLU 愈合影响的可靠数据仍然缺乏，因为既往有关 VLU 的研究中，糖尿病会被认为是排除标准，或者研究并未对血糖这一影响因素进行控制[8]。因此，无法评估糖尿病患者和非糖尿病患者在伤口愈合方面的差异。一项研究报道指出，糖尿病患者和非糖尿病患者 VLU 愈合时间的中位数分别为

25 周和 28 周，差异轻微但有统计学意义（ P =0.09）[9]。另一项研究表明，糖尿病似乎与溃疡的复发有关[10]。由于缺乏数据，糖尿病通常不被认为是延迟愈合的危险因素[11-13]。然而，对于所有患者，无论是否并存腿部溃疡，糖尿病都应得到有效治疗。

二、高血压

高血压在一般人群中广泛存在。大约 30% 的美国人会受到高血压的影响。然而对于 60 岁或以上的人群，高血压患病率增加到 65.2%[14]，这同时也是 VLU 患者常见的年龄阶段。因此，高血压在 VLU 患者中非常常见，以至于有无高血压患者的潜在的 VLU 延迟愈合从未得到评估和比较。此外，高血压也未被视为 VLU 延迟愈合的危险因素[11-13]，但是我们也必须考虑到并予以治疗。高血压患者可能会出现一种特殊的腿部溃疡：所谓的高血压性溃疡。在高血压性溃疡中，动脉高压是首要病理生理因素。动脉高压可以引起小动脉管壁增厚，最终闭塞[15]。高血压性溃疡的特点完全不同于静脉性溃疡，本章不做讨论。

三、冠心病和充血性心力衰竭

如上所述，心绞痛和心肌梗死似乎与 VLU 的发生呈负相关。但是冠心病后期可导致充血性心力衰竭，而充血性心力衰竭通常与 VLU 的发生有关。久坐不动的生活方式和腿部水肿可促进静脉性溃疡的发生。左心功能减退导致前负荷过重和心衰，以及长期坐姿导致静脉淤滞，均会引起腿部水肿。全身系统治疗包含利尿药、血管紧张素转化酶（ACE）抑制剂、血管紧张素 2 受体拮抗药、β 受体拮抗药和地高辛在内的不同药物组合，这对于心力衰竭的治疗是必需的。其他措施包括改变生活方式，例如均衡饮食、低钠摄入量、根据心力衰竭严重程度进行体育锻炼和戒烟。长期以来，加压疗法一直被认为是心力衰竭患者的禁忌[16]。液体从下肢大量转移到体循环和心肺循环中会导致肺水肿，现在，假如在某些患者中，我们可以采取特殊预防措施来避免上述情况，那么我们就推荐进行压力治疗[17]。例如，根据纽约心脏协会（NYHA）关于心力衰竭的分期，对处于前三期的患者如果已经进行了系统性治疗，那么就可以推荐压力治疗。对这类患者进行压力治疗时，建议首先进行单腿的轻度加压。这可以使得液体缓慢转移到体循环中。当一条腿的水肿逐渐减轻后，另一条腿也可以接受轻度的压力治疗[17]。对于 NYHA 分期为 4 期的严重心力衰竭患者，强烈建议避免加压治疗[17]。似乎没有其他更为明确的心脏疾病和溃疡复发有关[10]。

四、肌肉泵功能减退

众所周知，静脉泵功能异常是溃疡发生、愈合延迟和复发的危险因素[18]。静脉高压可能由静脉疾病（闭塞、功能不全或两者兼有）和腿部肌肉泵功能降低引起。本篇报道了可能损害肌肉泵功能的几种疾病。

（一）异常足底负荷

足底泵处在下肢的最外周部位[18, 19]，在静脉回流中起到重要作用[20]。事实证明，足底泵的血流动力学效应与小腿肌肉泵的血流动力学效应相当[21]。虽然尚无研究表明异常的足底负荷与 VLU 发生或复发存在相关性，但已有研究指出，空心足和扁平足等静态性足部异常可构成下肢静脉疾病发生和发展的危险因素[21]。静态性足部异常能够降低足底泵的有效性并改变步态模式，从而影响腿部泵的同步性[21]。合理放置鞋垫可以改善足底负荷，事实证明，这可以改善静脉回流和生活质量（QoL），其功效几乎与弹力袜相当[21-23]。

（二）步态异常

一系列有协调性的肌肉泵（足底、前腿和后腿、大腿前部和后部及臀肌）可保障下肢的静脉回流[20]。这些泵的作用范围相互重叠，而这些泵的功能的同步激活主要取决于规律的步态（节奏、步长和速度）和正确的足部负重顺序：首先为足跟，其次为中足，最后为前足[24]。肥胖和骨关节、肌肉或神经系统疾病可严重影响步态模式[25]。步态异常的患病率随年龄的增长而显著增加（80 岁以上可超过 60%）。然而，严重静脉疾病患者中步态异常的患病率却高于同龄人[26]。这可能是由于踝关节活动性、本体感觉和肌肉功能受损所致，属于长期严重静脉功能不全的典型表现[27-29]。

再次对步态进行宣教的目的，是重新恢复正确的负重顺序（"足跟到足趾"的模式）、步态节奏、步长和速度，并避免拖曳步态。尽管再次步态宣教已被证明可显著改善足底和腿部泵的功效[26, 27]，但是尚无研究评估再次步态宣教对静脉性溃疡愈合的影响。

（三）体力活动

众所周知，活动量不足是静脉疾病患者发生静脉性溃疡的一个的危险因素[30]。事实证明，与同龄人相比，患有严重静脉疾病患者的活动能力较差[31]。45%的腿部溃疡患者可表现出活动能力下降[32]，这可能是由肌肉骨骼或神经系统合并症、工作、生活方式、精神障碍和社会孤立造成的。长期不活动和卧床休息会导致肌肉萎缩、挛缩和退行性关节疾病。

适应性体力活动（APA）包括根据患者的能力和合并症来量身定制的体力活动方案。APA适用于久坐不动的静脉疾病患者，以及没有定期锻炼习惯的个体[31]，目的是提高肌肉力量、关节灵活性和呼吸动力[21]。最后，依据APA方案，我们也应该同时改善这些患者的社会心理状况[21]。

APA对静脉疾病患者的疗效已通过短期和长期方案得到了证明，这些方案能够显示出症状上和肌肉泵功能上的改善。此外，遵守APA治疗方案的患者溃疡复发率较低[10]。

（四）踝关节活动度和腿部肌力

腿部泵的有效性有赖于正常的足踝灵活性和足踝活动范围（aROM）[33]。降低的aROM可阻碍腿部肌肉运动并改变步态模式。即使aROM随着年龄的增长而自发减少[34]，与没有静脉疾病的同龄人相比，静脉疾病患者的aROM会更多减少[35]。McRorie等报道，在合并静脉性溃疡的下肢中，尽管只有9%的下肢有关节炎[36]，但其中32%的下肢有严重的足踝活动受限，这可能是由于脂性硬皮病、筋膜纤维化和静脉淤滞相关的骨膜炎所致[37]。由静脉功能不全导致的神经功能异常也被认为是aROM减少的可能原因[38, 39]。尽管aROM的降低与静脉疾病的严重程度[21]、溃疡愈合减少和溃疡复发有关[33]，aROM的降低也会出现在静脉功能不全较轻的下肢[35]。根据空气体积描记法的评估，小腿肌肉泵受损的患者射血量和射血分数明显降低。

增加aROM可以提高小腿泵的有效性[40]。生理步态对这种有效性的获得是必需的[21]。除了足和踝关节骨骼异常，小腿肌泵功能的降低还可能与肌肉力量异常有关[40]。生理情况下，高龄和肌肉缺乏活动导致的肌肉萎缩与肌肉功能障碍有关。然而，事实证明，静脉功能不全是肌肉萎缩和周围神经病变的潜在原因[38, 41]。

物理治疗（PT）是增加aROM和小腿肌肉力量的主要方法。个体化的PT方案包括一组伸展运动，以及随后的反复收缩和放松[21]。应首先进行被动的足背屈活动，随后进行主动的足踝非负重活动[42]。此外，应首先进行阻力练习，随后进行负重活动[21]。目前已经证实，足踝和小腿的锻炼可显著改善肌肉力量，从而增加射血分数并减少残余容积[21]。当皮下纤维化合并aROM降低时，对于软组织的按摩是必需的[43]。

（五）aROM降低和小腿肌肉缺陷的治疗

运动已被证实可以减少与小腿肌肉功能受损相关的不利影响。结构化的小腿肌肉锻炼计划可以改善血流动力学表现并预防溃疡复发[44]；对门诊患者，建议实施步行计划。更高水平的肌肉活动和更多的肌肉量可能会增强小腿静脉的排空[45]。

近期一项报道强调了不同的运动联合加压疗法对VLU患者的积极作用[46]。对于合适的VLU患者，建议进行简单的渐进式阻力运动和有氧运动。

最后，在VLU患者中联合实施锻炼计划和压力治疗，可以为英国国家卫生服务带来更好的治疗效果的同时，又降低了成本[47]。

总之，我们建议对患有静脉性溃疡的腿部进行aROM和腿部肌肉力量的常规评估。并且，在必要时我们需要将患者转诊至能够进行踝关节和小腿肌肉康复的机构。

五、伴有下肢静脉性溃疡、静脉性溃疡发生、愈合失败和复发的其他临床情况

对于肥胖、营养不良、社会心理状态受损的患者及吸烟者，发生静脉性溃疡的风险可能会增加[30, 48-65]。所有这些情况必须予以考虑和管理。

吸烟

少有研究探索吸烟与溃疡风险之间的关系。因此，支持这种关联的证据很少。然而，吸烟似乎与静脉性溃疡风险增加有关。一项病例对照研究估计，每天吸10～19支香烟的患者发生慢性静脉功能不全和腿部溃疡的风险是不吸烟者的1.8倍（95%CI 1.4～2.2）[50]。

目前尚无法解释吸烟与静脉性溃疡发生之间相关性的机制。然而，另一项研究表明，尼古丁、一氧化碳和氰化氢可能导致皮肤缺氧[51]。因此，伤口治疗师应在他们的治疗计划中纳入个性化的、基于证据的戒烟策略，以增加腿部溃疡愈合的可能。

六、肥胖

高 BMI 被认为是严重慢性静脉疾病（CVD）[52] 和静脉性溃疡发生的危险因素[53]。根据既往报道，"在具有相同的解剖学异常的慢性静脉功能不全患者中，与非肥胖患者相比，肥胖患者的静脉疾病 CEAP 分期更晚"[54]，目前可归因于两个原因。

(1) 脂肪过度沉积导致腹内压升高，引起髂股静脉压升高，从而增加静脉直径和引起瓣膜功能障碍，并导致慢性静脉高压[55]。

(2) 体力活动和锻炼的局限性：与正常体重的患者相比，肥胖患者的行走和锻炼更为困难，这进一步恶化了小腿肌肉泵功能并引起静脉高压。

值得注意的是，在病理性肥胖患者（BMI > 40kg/m^2）中，2/3 的肢体表现出慢性静脉功能不全（CVI）的典型严重症状，但这些患者并没有静脉疾病的解剖学证据[56]。最近，肥胖对静脉性溃疡的负面影响得到了证实[57]。在一系列接受减重手术（BS）的患者（A 组）中，研究者评估了溃疡愈合率、其他 CVD 症状（如静脉性跛行）发生率以及 QoL 的情况，并与未接受 BS 且未减轻体重的患者（B 组）进行比较。A 组患者的 QoL 评分显著改善，溃疡愈合率增加，静脉性跛行发生率降低[57]。A 组患者的溃疡愈合率达到了惊人的 82%，尤其是与 B 组患者的愈合率（18%）相比。A 组和 B 组的平均溃疡直径分别从（33.8 ± 2.3）mm 降至（16.3 ± 0.2）mm（$P=0.001$）和（41.3 ± 5.6）mm 至（38.4 ± 6.1）mm（$P=0.126$）。

七、营养不良

营养不良在下肢溃疡患者中似乎较为常见[58]。一些研究表明，多数下肢溃疡患者体内的维生素 A 和维生素 C、锌和胡萝卜素水平较低。虽然这在压疮患者中得到了很好的证实[59]，但关于营养状况或营养支持与 VLU 结局之间直接关系的确切依据，目前尚无文献提供[60]。只有在低锌水平患者的 VLU 愈合率方面，锌补充剂提示出了改善结局的轻微证据[61]。

下肢溃疡的指南中通常提及关于慢性伤口的营养学研究，但未提及 VLU。在推荐 VLU 患者使用锌或其他营养补充剂之前，我们需要进行更大规模的试验研究。此外，未来的研究应该评估患者的营养状况，以确诊并治疗可能的营养缺陷。

八、社会心理状况

尽管人们普遍认为下肢溃疡与社会因素有关，但直到 2006 年，对慢性下肢溃疡患者的社会阶层、种族、婚姻状况、生活水平和社会支持进行评估后，上述支持证据才得以证实。以上得出的结论是，慢性下肢溃疡与较差的社会经济地位和社交孤立相关因素有关[62]。随后，同一研究者评估了慢性下肢溃疡患者的心理健康状况，发现他们需要社会支持。多数患者的健康相关 QoL 评分非常差。与一般人群相比，慢性下肢溃疡患者的抑郁状况更为严重，同时获得的社会支持水平也更低[63]。这两项研究尚无法确定这些关联是下肢溃疡的原因还是后果。最近，大约 1/3 的 C5~C6 级静脉疾病的患者被证实有患抑郁症的风险[64]。此外，VLU 还与单身、自我管理能力低下和社会支持水平低下显著相关[65]。

社会心理障碍的治疗与溃疡复发率的降低显著相关[64, 65]。除了对免疫系统和正常愈合过程的直接影响外，上述相关性还可能受到以下因素的影响：自我管理、体力锻炼和对压力治疗的更好依从性[66, 67]。社会支持与溃疡复发之间强有力的显著相关性表明，在严重溃疡患者中，我们需要重视加强社交干预方案的实施[64]。

总之，与一般人群相比，下肢溃疡患者的心理健康状况不佳，患抑郁症的风险更大，社会支持感更少，社会孤立感更强。对于这些患者，治疗措施应该提供一个减少社交隔离并增加社会支持水平的环境。心理支持和社交干预措施能够影响到患者的身体活动和自我管理水平[21]。因此，患者可以更好地坚持治疗，尤其是对于弹力袜的使用[66]。

参考文献

[1] Margolis DJ, Knauss J, Bilker W. Epidemiology and health services research medical conditions associated with venous leg ulcers. Br J Dermatol. 2004;150:267–273.

[2] Gaylarde PM, Dodd HJ, Sarkany I. Venous leg ulcers and

arthropathy. Br J Rheumatol. 1990;29: 142–144.

[3] Seitz CS, Berens N, Bröcker EB, Trautmann A. Leg ulceration in rheumatoid arthritis–an underreported multicausal complication with considerable morbidity: analysis of thirty-six patients and

review of the literature. Dermatology. 2010;220:268–273.

[4] Katakami N. Mechanism of development of atherosclerosis and cardiovascular disease in diabetes mellitus. J Atherosclerosis Thromb. 2018;25:27–39.

[5] Dinh T, Elder S, Veves A. Delayed wound healing in diabetes: considering future treatments. Diabetes Manag. 2011;1:509–519.

[6] Greenhalgh DG. Wound healing and diabetes mellitus. Clin Plast Surg. 2003;30:37–45.

[7] Spampinato FS, Caruso GI, De Pasquale R, Sortino AM, Merlo S. The treatment of impaired wound healing in diabetes: looking among old drugs. Pharmaceuticals. 2020;13:60.

[8] O'Meara S, Cullum N, Nelson EA, Dumville JC. Compression for venous leg ulcers. Cochrane Database Syst Rev. November 14, 2012;11(11):CD000265.

[9] Mosti G, Cavezzi A, Bastiani L, Partsch H. Compression therapy is not contraindicated in diabetic patients with venous or mixed leg ulcer. J Clin Med. 2020;9:3709.

[10] Finlayson K, Edwards H, Courtney M. Factors associated with recurrence of venous leg ulcers: a survey and retrospective chart review. Int J Nurs Stud. 2009;46:1071–1078.

[11] Margolis DJ, Berlin JA, Strom BL. Risk factors associated with the failure of a venous leg ulcer to heal. Arch Dermatol. 1999;135:920–926.

[12] Milic DJ, Zivic SS, Bogdanovic DC, Karanovic ND, Golubovic ZV. Risk factors related to the failure of venous leg ulcers to heal with compression treatment. J Vasc Surg. 2009;49:1242–1247.

[13] Parker CN, Finlayson KJ, Shuter P, Edwards HE. Risk factors for delayed healing in venous leg ulcers: a review of the literature. Int J Clin Pract. 2015;69:967–977.

[14] Hajjar I, Kotchen JM, Kotchen TA. Hypertension: trends in prevalence, incidence and control. Annu Rev Publ Health. 2006;27:465–490.

[15] Martorell F. Hypertensive ulcer of the leg. Angiology. 1950;1:133–140.

[16] Andriessen A, Apelqvist J, Mosti G, Partsch H, Gonska C, Abel M. Compression therapy for venous leg ulcers: risk factors for adverse events and complications, contraindications—areview of present guidelines. J Eur Acad Dermatol Venereol. 2017;31:1562–1568.

[17] Rabe E, Partsch H, Morrison N, et al. Risks and contraindications of medical compression treatment – a critical reappraisal. An international consensus statement. Phlebology. 2020;35:447–460.

[18] Uhl JF, Gillot C. Anatomy of the veno-muscular pumps of the lower limb. Phlebology. 2015;30: 180–193.

[19] Ludbrook J. The musculovenous pumps of the human lower limb. Am Heart J. 1966;71:635–641.

[20] Gardner AMN, Fox RH. The venous pump of the human foot—preliminary report. Bristol Medico- Chirurgical J. July 1983;98:109–112.

[21] Caggiati A, De Maeseneer M, Cavezzi A, Mosti G, Morrison N. Rehabilitation of patients with venous diseases of the lower limbs: state of the art. Phlebology. 2018;33:663–671.

[22] Uhl JF, Chahim M, Allaert FA. Static foot disorders: a major risk factor for chronic venous disease? Phlebology. 2012;27:13–18.

[23] Uhl JF, Chahim M, Allaert FA. Compression versus inner sole for venous patients with foot static disorders: a prospective trial comparing symptoms and quality of life. Phlebology. 2013;27:19–30.

[24] Pirker W, Katzenschlager R. Gait disorders in adults and the elderly : a clinical guide. Wien Klin Wochenschr. 2017;129:81–95.

[25] Mahlknecht P, Kiechl S, Bloem BR, et al. Prevalence and burden of gait disorders in elderly men and women aged 60–97 years: a population-based study. PLoS One. PLoS One. 2013;24;8(7):e69627.

[26] van Uden CJ, van der Vleuten CJ, Kooloos JG, Haenen JH, Wollersheim H. Gait and calf muscle endurance in patients with chronic venous insufficiency. Clin Rehabil. 2005;19:339–344.

[27] Yang D, Vandongen YK, Stacey MC. Changes in calf muscle function in chronic venous disease. Cardiovasc Surg. 1999;7:451–456.

[28] Yim E, Vivas A, Maderal A, Kirsner RS. Neuropathy and ankle mobility abnormalities in patients with chronic venous disease. JAMA Dermatol. 2014;150:385–389.

[29] de Moura RM, GomesHde A, da Silva SL, Britto RR, Dias RC. Analysis of the physical and functional parameters of older adults with chronic venous disease. Arch Gerontol Geriatr. 2012;55:696–701.

[30] Abelyan G, Abrahamyan L, Yenokyan G. A case-control study of risk factors of chronic venous ulceration in patients with varicose veins. Phlebology. 2018;33:60–67.

[31] Roaldsen KS, Biguet G, Elfving B. Physical activity in patients with venous leg ulcer–between engagement and avoidance. A patient perspective. Clin Rehabil. 2011;25:275–286.

[32] Callam M, Harper D, Dale J, &Ruckley C. Arterial disease in chronic leg ulceration: an underestimated hazard? Lothian and forth valley leg ulcer study. Br Med J. 1987;294(6577):929–931.

[33] Back TL, Padberg FT, Araki CT, Thompson PN, Bobson RW. Limited range of motion of the ankle joint is a significant factor in venous ulceration. J Vasc Surg. 1995;22:519–523.

[34] Grimston SK, Nigg BM, Hanley DA, Engsberg JR. Differences in ankle joint complex range of motion as a function of age. Foot Ankle. May 1993;14:215–222.

[35] Dix FP, Brooke R, McCollum CN. Venous disease is associated with an impaired range of ankle movement. Eur J Vasc Endovasc Surg. 2003;25:556–561.

[36] McRorie ER, Ruckley CV, Nuki G. The relevance of large-vessel vascular disease and restricted ankle movement to the aetiology of leg ulceration in rheumatoid arthritis. Br J Rheumatol. 1998;37: 1295–1298.

[37] Gylarde PM Dodd HJ, Sarkani J. Venous leg ulcers and arthropathy. Br J Rheumatol. 1990;29:142–144.

[38] Yim E, Vivas A, Maderal A, et al. Neuropathy and ankle abnormalities in patients with chronic venous disease. JAMA Dermatol. 2014;150:385–389.

[39] Newland MR, Patel AR, Prieto L, Boulton AJ. , Pacheco M, Kirsner RS. Neuropathy and gait disturbances in patients with venous disease: a pilot study. Arch Dermatol. 2009;145:485–486.

[40] Williams KJL, Avekolove O, Moore HM, Davies AH. The calf muscle revisited. J Vasc Surg Ven Lym Dis. 2014;2:329–334.

[41] Taheri SA, Heffner R, Pendergast D, Pisano SM. Myopathy in venous insufficiency. Phlebology. 1987; 2:7–12.

[42] Klyscz T, Ritter-Schempp C, Junger M, et al. Biomechanical stimulation therapy as physical treatment of arthrogenic venous insufficiency. Hautarzt. 1997;48:318–322.

[43] Pereira de Godoy JM, Braile DM, de Fatima Guerreiro Godoy M. Lymph drainage in patients with joint immobility due to chronic

ulcerated lesions. Phlebology. 2008;23:32–34.

[44] Padberg Jr FT, Johnston MV, Sisto SA. Structured exercise improves calf muscle pump function in chronic venous insufficiency: a randomized trial. J Vasc Surg. 2004;39:79–87.

[45] Kugler C, Strunk M, Rudofsky G. Venous pressure dynamics of the healthy human leg. Role of muscle activity, joint mobility and anthropometric factors. J Vasc Res. 2001;38:20–29.

[46] Jull A, Slark J, Parsons J. Prescribed exercise with compression vs compression alone in treating patients with venous leg ulcers: a systematic review and meta-analysis. JAMA Dermatol. 2018;154:1304–1311.

[47] Klonizakis M, Tew GA, Gumber A, et al. Supervised exercise training as an adjunct therapy for venous leg ulcers: a randomized controlled feasibility trial. Br J Dermatol. 2018;178:1072–1082.

[48] Robertson L, Lee AJ, Gallagher K, et al. Risk factors for chronic ulceration in patients with varicose veins: a case control study. J Vasc Surg. 2009;49:1490–1498.

[49] Meulendijks AM, Welbie M, Tjin EPM, Schoonhoven L, Neumann HAM. A qualitative study on the patient's narrative in the progression of chronic venous disease into a first venous leg ulcer: a series of events. Br J Dermatol. 2020;183:332–339.

[50] Gourgou S, Dedieu F, Sancho-Garnier H. Lower limb venous insufficiency and tobacco smoking: a case-control study. Am J Epidemiol. 2002;155:1007–1015.

[51] McDaniel JC, Browning KK. Smoking, chronic wound healing, and implications for evidence-based practice. J Wound, Ostomy Cont Nurs. 2014;41:415eE2.

[52] Davies HO, Popplewell M, Singhal R, Smith N, Bradbury AW. Obesity and lower limb venous disease – the epidemic of phlebesity. Phlebology. 2017;32:227–233.

[53] Schneider C, Stratman S, Kirsner RS. Lower extremity ulcers. Med Clin. 2021;105:663–679.

[54] van Rij AM, De Alwis CS, Jiang P, et al. Obesity and impaired venous function. Eur J Vasc Endovasc Surg. 2008;35:739–744.

[55] Danielsson G, Eklof B, Grandinetti A, Kistner RL. The influence of obesity on chronic venous disease. Vasc Endovasc Surg. 2002;36:271–276.

[56] Padberg Jr F, Cerveira JJ, Lal BK, et al. Does severe venous insufficiency have a different etiology in the morbidly obese? Is it venous? J Vasc Surg. 2003;37:79–85.

[57] Shaalan W, El Emam A, Lotfy H, Naga A. Clinical and hemodynamic outcome of morbidly obese patients with severe chronic venous insufficiency with and without bariatric surgery: a comparative study. J Vasc Surg Venous Lymphat Disord. February 2, 2021;S2213333X(21). https://doi.org/10.1016/j.jvsv.2021.01.005, 00064–0.

[58] Haughey L, Barbul A. Nutrition and lower extremity ulcers: causality and/or treatment. Int J Low Extrem Wounds. 2017;16:238–243.

[59] Breslow RA, Bergstrom N. Nutritional prediction of pressure ulcers. J Am Diet Assoc. 1994;94: 1301–1304.

[60] SzewczykMT, Jawien A, Kedziora-Kornatowska K, et al. The nutritional status of older adults with and without venous ulcers: a comparative, descriptive study. Ostomy/Wound Manag. 2008;54:34–36.

[61] Tobon J, Whitney JD, Jarrett M. Nutritional status and wound severity of overweight and obese patients with venous leg ulcers: a pilot study. J Vasc Nurs. 2008;26:43–52.

[62] Moffatt CJ, Franks PJ, Doherty DC, Smithdale R, Martin R. Sociodemographic factors in chronic leg ulceration. Br J Dermatol. 2006;155:307–312.

[63] Moffatt CJ, Franks PJ, Doherty DC, Smithdale R, Steptoe A. Psychological factors in leg ulceration: a case-control study. Br J Dermatol. 2009;161:750–756.

[64] Finlayson K, Edwards H, Courtney M. Relationships between preventive activities, psychosocial factors and recurrence of venous leg ulcers: a prospective study. J Adv Nurs. 2011;67:2180–2190.

[65] Souza Nogueira G, Rodrigues Zanin C, Miyazaki MC, et al. Quality of life of patients with chronic venous ulcers and socio-demographic factors. Wounds. 2012;24:289–292.

[66] Heinen MM, van der Vleuten C, de Rooij MJ, et al. Physical activity and adherence to compression therapy in patients with venous leg ulcers. Arch Dermatol. 2007;143:1283–1288.

[67] Weller CD, Buchbinder R, Johnston RV. Interventions for helping people adhere to compression treatments for venous leg ulceration. Cochrane Database Syst Rev. 2013;9:CD008378.

第 19 章　静脉性溃疡局部治疗的新方法：新兴敷料、生物工程和生物制剂

Emerging modalities in local treatment of venous ulcers: advanced dressings, bioengineering, and biologics

Mabel Chan　Jani Lee　John C. Lantis, II　著

一、历史回顾

应用新兴敷料以及细胞和组织疗法治疗下肢静脉性溃疡（VLU），首先要做的是确定它们的适应证和适合的患者人群。长期以来，一直有报道称，即使超过 24 周的最佳护理时间，大约 50% 的下肢静脉性溃疡患者的创面也会愈合[1]。David Margolis 的研究表明，在超过 4 周的加压治疗后，一旦静脉破溃面积的闭合率没有达到 40% 以上，那么在 24 周时，溃疡的愈合率就会大大降低[2]。Guest 等也报道称，只有 50%～70% 的静脉性溃疡的患者能在 24 周内愈合[3]。那么问题来了，哪些伤口会愈合，哪些伤口不会愈合？哪些指标有助于预测伤口愈合或不愈合？围绕这些问题，不同出版物有不同的观点。然而关于是否影响下肢静脉性溃疡面愈合最重要的预测指标，目前统一的共识如下：大小（>12～20cm²），持续时间（>50～52 周），既往溃疡病史，深静脉功能不全，DVT 形成史，未能充分加压，肥胖症，睡眠呼吸暂停综合征，步行距离缩短，足踝活动范围差，以及细菌感染[4,5]。

本章将讨论的细胞和组织产品（CTP）都不能单独使用，应该与静脉性溃疡的最佳临床治疗（即加压治疗、纠正潜在的静脉病理学改变）联合应用。这些治疗方法将在本书的其余部分进行阐述。此外，必须强调的是，在加压治疗和创面床的准备方面，医务人员应该进行适当的诊断研究，以帮助指导患者进行合理的个体化静脉护理，使新兴敷料更加有效。本章中描述的大多数研究人群在加压治疗之前都进行了诊断性影像学检查。静脉干预和细菌感染评估也可作为综合静脉护理的一部分。

对于有经验的血管医生来说，接受 CTP 治疗的患者的纳入标准几乎都是以临床诊断为基础的。尽管许多临床试验需要某种形式的静脉成像以及对动脉流入的评估才能满足纳入标准，但多数患者来自伤口护理中心，这些中心往往无法提供高质量的静脉超声。部分研究试图对患者进行临床、病因学、解剖学和病理生理学分类，最后都以失败告终。此外，如果患者近期接受了静脉或动脉介入治疗，那么他们通常需要至少 30～90 天才能重新入组。虽然对于对照研究而言这似乎并不合理，但它确实反映了美国绝大多数正在接受静脉性溃疡治疗的患者的常态[5]。

使用生物制剂提高愈合率的概念在 1998 年得到了充分的完善和发展。第一种也是唯一一个获得 FDA 批准用于治疗 VLU 的药物是生物工程：双层人造皮肤组织（BSE）。它由表皮层（从允许分层的人包皮来源的新生儿角质形成细胞）和真皮层（从活性的人包皮来源的成纤维细胞在牛 I 型胶原基质中培养而来）组成（Organogenesis，Canton MA）。该产品的制造商在门诊完成了一项针对 293 名 VLU 患者的前瞻性多中心研究，比较了单纯压力治疗和连续（最多 5 次）应用组织工程皮肤与压力治疗的差异。这项研究发现，联合使用组织工程皮肤治疗比单纯压力治疗更有效，前者 6 个月内的治愈率为 63%，而后者则为 49%。此外，创面完全闭合的中位数时间分别为 61 天和 181 天。有趣的是，BSE 被发现对较大的伤口（>10cm²）和存在超过 6 个月的伤口更有效[6]。应当指出的是，针对持续时间不到一年的溃疡患者，这种治疗方法成效较差。

有证据表明，基于细胞的产品可以加快静脉性溃疡的治愈率，美国联邦医疗保险服务中心和其他投资者开始意识到这些产品可能带来的好处。从 2000 年到现在，人们逐渐认识到这种疗法的价值，并将许多新兴产品投入市场。必须指出的一点是，本章中讨论的所有商业产品并非都包含在任何医疗健康保险中。另外需要注意的是，这种产品通常应用于三种卫生保健机构：医院门诊部（这是大多数"伤口护理中心"的收费方式），私人诊所和医院的住院部。不同机构在账单费用和报销比例方面存在着细微差别，对此我们不打算在这本书的章节中讨论，因为它们往往会随着时间的推移而变化。我们注意到，在持续至少 4 周的最佳临床治疗的试验中，最终溃疡面积愈合情况未能减少 40% 之前，这部分费用通常不必先行支付。如前所述，这种做法应该包括诊断成像、清创、局部微生物防控，以及根据病理生理学进行适当的压迫治疗。我们认为，大面积的溃疡（$>12cm^2$）和存在时间超过一年的伤口应该考虑更早地进行高级治疗，因为这些伤口被证实需要更长的治愈时间。

在这一章中，我们将首先讨论生物疗法在静脉性溃疡创面床准备中应用和理由。然后，我们将讨论目前关于 CTP 的可用研究，并探讨单阶段和多阶段的静脉性溃疡的治疗策略。回顾该领域的现有文献，目前暂无针对 VLU 治疗的绝对方针。总体而言，在大多数情况下，CTP 已被证明在多数情况下可以提高伤口愈合的速度。此外，我们将讨论部分收效甚微的治疗方法。

二、作用机制

必须注意的是，静脉性溃疡是皮肤由内向外破裂的全层病变。因此当应用局部外用制剂时，必须意识到问题的核心位于真皮层。静脉性溃疡时，皮肤处于病理性炎症状态，愈合无序。皮肤静脉功能不全引起的水肿增加了毛细血管和周围组织的间隙，导致氧气扩散减少[7]。当创面皮肤因缺氧发生破溃时，细菌将定植并刺激宿主的白细胞，特别是中性粒细胞和巨噬细胞的炎症反应，释放活性氧和蛋白酶改变内环境稳态。慢性创面的促炎状态破坏了正常的信号通路，会导致细胞成分、细胞外基质（ECM）和保护性生长因子的损伤。静脉性溃疡的组织学检查显示创缘过度增殖，伴非迁移性角质形成

细胞增生，血管生成减少，以及降解伤口修复介质的蛋白酶活性增加，这些都可能引起慢性创面上皮化延迟。

皮肤替代物已经被设计成通过在慢性创面床上提供组织移植物以刺激细胞迁移、血管生成和上皮化，从而帮助伤口加速愈合[7]。Stone 等进行了一项转译研究，评估了应用生物工程双层活细胞构建体（BLCC/BSE）后溃疡面细胞中的基因表达，并与仅用单纯压迫治疗的 VLU 进行了比较。与对照组相比，BLCC/BSE 皮肤替代物的应用诱导了更多的基因表达，在生信分析数据库 IPA 中发现，这些基因与先天和获得性免疫反应存在多方面相关。推测 BLCC/BSE 可能分泌生长因子和细胞因子，进而激活 VLU 内促进修复的信号通路，从而刺激急性炎症修复途径，从理论上转化慢性非愈合性环境[8]。

医师们肯定会质疑，为什么明明有这么多产品可以用于治疗 VLU，BLCC/BSE 却是唯一被 FDA 认可的产品，甚至于后者存在几项大型的前瞻性试验未能改善 VLU 治愈的情况[9, 10]。此外，因为慢性下肢静脉性溃疡患者创面的病理生理学相比于糖尿病足溃疡更为复杂，许多公司对进军这一领域仍有顾虑。虽然标准的糖尿病足部护理和 CTP 已被证明可以改善糖尿病足溃疡（DFU）的愈合，但对 VLU 的结果各不相同，尤其是当溃疡已经存在超过 6 个月或延伸到皮下组织时，其效果最为显著[7]。许多下肢静脉性溃疡患者很可能患有风湿病和血液病或溃疡继发于其他不知名的疾病，这些疾病被不经意地纳入到许多大型随机试验中。这些溃疡的愈合可能会因潜在的静脉病理改变而恶化，但溃疡的实际病因并非静脉因素。尽管这反映了真实世界的医疗情况，但也可能会导致治愈率显得相当低。最近一些没有显示 VLU 改善的试验失败，部分原因就是治疗的标准治愈率比预期高得多[9, 10]。由此可以推断，VLU 试验的理想纳入和排除标准尚未确定。尽管 BSE 已获得了 FDA 的批准，证明其疗效有所提高，但它还远远不够完美。因此，有必要对其他产品进行商业和个人层面的持续评估。

临床医师通常会根据个人经验、报销情况和使用的便利性对产品做出选择；一些选择可能是基于自身缺乏相关知识或行业代表的营销影响力。每种产品的不同说法都来自于专家的意见，缺乏有说服力的研究，或非结论性的系统回顾。为了比较目前

市面上可用的各种人造皮肤替代品，本文将其分为三大类：人类皮肤疗法、细胞外基质疗法（ECM）和胎盘衍生疗法（PDT）。我们将首先明确创面床准备的概念或新兴生物敷料的使用调控。

三、创面床准备

评估这部分的关键问题之一是创面床准备并非是客观表现。其质量难以衡量，大多数研究表明创面愈合是临床结局。因此，很难设计着眼于创面床改进或加速创面愈合的治疗方法的研究。而包括基质金属蛋白酶（MMP）水平、细菌显像和局部组织氧合在内的新技术可能会使评估更加客观。

四、负压创面疗法

负压创面治疗（NPWT）是一项广为人知的治疗方法，用于改善肉芽组织、管理渗出物并促进健康的创面床形成。然而，它并没有被广泛用于下肢静脉性溃疡的治疗。2004 年，NPWT 的创始人（KCI，San Antonio TX）提出了两项关于负压创面装置治疗下肢静脉性溃疡的前瞻性研究，但从未发表过[11]。2015 年，一篇来自 Cochrane 循证医学系统的综述指出，在下肢静脉性溃疡的治疗中，明显缺乏支持负压创面治疗的严格随机对照试验（RCT）。但他们也指出，有证据表明，当与压力治疗同时应用时，这种疗法可能会缩短愈合时间[12]。Yang 等发表了一项小型研究，展示了使用负压创面治疗仪为皮瓣移植（STSG）准备创面床[13]。另一项研究考察了机械（无动力弹簧装置）与电动负压治疗仪之间治疗的非劣效性，其中纳入的 115 例患者中约 75% 患有静脉疾病。总体而言，该研究表明约 50% 的创面在 8～12周愈合，65% 的创面在 12～16 周愈合[14]。在一项小型研究中也观察到了类似的创面缩小的情况（32%），9 名 VLU 患者接受了一次性负压创面治疗仪（Smith和 Nephew，Hull，UK）进行为期 4 周的治疗[15]。负压创面治疗与压力治疗联合仍有些许出入，但这一点可以通过其他手段弥补（特别是长款泡沫桥敷料的投入使用）。

一般情况下，我们仅将 NPWT 用于下肢静脉性溃疡的入院患者的创面床准备中，纳入标准为溃疡创面＞100cm²。当面积＞40cm² 时则将 NPWT 作为一种辅助手段，这些创面多在住院期间使用 CTP 治疗或术后使用皮瓣移植术治疗。

五、基质金属蛋白酶的调控

在临床环境中，我们经常使用由 55% 的牛胶原蛋白和 45% 的氧化再生纤维素（ORC）产品组成的敷料，这是一种无菌的冻干复合材料（3M-St Paul，MN）。当胶原蛋白 -ORC 敷料被放置在伤口内时，其易被分解并再吸收，形成符合创面形状的软凝胶[16]。然后，凝胶会结合并抑制蛋白水解酶的潜在有害作用，包括金属蛋白酶和弹性蛋白酶，它们会导致细胞外基质（ECM）成分的破坏[16]。研究表明，与健康组织相比，像下肢静脉性溃疡这样的慢性创面含有较高水平的蛋白酶，而在溃疡愈合的情况下，经过创面加压治疗后，蛋白酶的水平会有所下降[17]。这些针对蛋白酶的吸收性敷料已被归类为蛋白酶调节基质（PMM）治疗。由 Westby 等发起的一项大型循证医学系统性综述，包括 12 项随机对照试验，涉及 784 名受试者。其中 9 项研究将 PMM 敷料方案与其他非 PMM 敷料进行比较，一项研究直接比较了两种不同的 PMM 敷料[18]。该系统性综述评估了一系列 PMM 的治疗方法，包括作为单一治疗类别的银离子、胶原蛋白或 ORC 存在下的不同干预措施。尽管一些研究报道了愈合率提高，伤口愈合的中位时间延长（PMM 敷料方案预估能加快 1.5 个月），但总体证据的确定性很低。作者的结论是，大多数研究结果的证据有限，存在较高的偏倚风险，目前尚不清楚 PMM 治疗在提高短期、中期或长期的下肢静脉性溃疡愈合率上是否优于非 PMM 治疗。

在第一项仅使用胶原蛋白 -ORC 敷料的随机对照试验中[19]，37 例下肢静脉性溃疡的患者被分配到胶原蛋白 -ORC 敷料组，36 例患者被分配到使用非黏性硅胶敷料的对照组。其中对照组愈合 11 例，胶原蛋白 -ORC 组愈合 15 例（P=0.373），胶原蛋白 -ORC组中静脉性溃疡面积缩小的幅度更大（P＜0.001）。Wollina 等的另一项前瞻性研究也显示了下肢静脉性溃疡面积的显著减少，创面评分的改善（评分由肉芽、颜色、稠度、分泌物 / 渗出物评估）[20]。作者使用缓解光谱仪测量创面的血氧饱和度以反映微循环改善情况，显示胶原蛋白 -ORC 治疗后的静脉性溃疡的缓解率显著下降，表明微循环有所改善。他们认为，胶原 -ORC 基质对微循环有着正面的影响，除了提高胶原蛋白和细胞外基质成分的水平外，还降低静脉性溃疡创面中的蛋白酶活性[20]。

在治疗早期，我们使用 PMM 敷料作为湿度管理的一部分，或作为细胞组织产品的支撑物，以减少基质金属蛋白酶的负面影响。一般情况下，我们会使用局部抗菌敷料进行为期 2 周的加压和清创处理。然后再进行 2 周的 PMM 敷料外用治疗。4 周后测量创面并计算溃疡面积缩小率，以确定进一步治疗措施。多年来，我们采用了包括数字成像技术在内的多种方法对创面进行测量，尽管仍然使用长 × 宽 × 深表示，但目前我们正将三维创面扫描仪（eKare Inc，Fairfax，VA）作为一种更可靠的工具，用于测量、监测大多数患者的溃疡区域。

六、下肢静脉性溃疡清创术

尽管没有大量的前瞻性随机数据表明清创是促进静脉性溃疡愈合的必经之路，但存在大量回顾性证据支持使用清创治疗促进静脉性溃疡的持续恢复[21]。我们倾向于在门诊行急症清创前，预先 15min 在溃疡处应用 4% 利多卡因表面麻醉，因为大多患者通常不能很好地耐受清创术。由于很少有前瞻性研究支持急症清创术，临床医生应定期评估重复清创的必要性，以及是否存在为了报酬而非临床疗效进行手术的情况。

由于静脉性溃疡的清创过程中引起的疼痛过于剧烈，外用酶解清创软膏在美国被广泛使用。一项 2015 年的循证医学系统性综述中未能找到能够支持活性酶解清创法优于自溶清创的重要证据[22]。简而言之，大多数外用敷料似乎并不能显著减少创面的大小。鉴于此，临床医师应根据创面的特点，包括渗出物、大小和持续时间，对静脉性溃疡面上的接触式敷料进行持续评估。众所周知，静脉性溃疡会分泌大量的基质金属蛋白酶，而基质金属蛋白酶有其自身的胶原酶，因此自溶清创可能是促进创面愈合所需的主要条件。

在不久的将来，可能会有更多的证据支持外用酶在下肢伤口中的应用。目前有一项大型的前瞻性随机试验，评估菠萝蛋白酶（蛋白水解酶）对下肢静脉性溃疡进行充分清创的有效性。另一项多中心、前瞻性、随机化和适应性设计的研究正在进行中，以评估 5% EscharEx（EX-02）与凝胶载体（安慰剂）和非手术标准护理（酶和自溶性清创术）相比在下肢静脉性溃疡清创术中的安全性和有效性（比例为 1∶1∶1）。该研究包括 174 名随机的成年 VLU 患者，溃疡不愈时长自 4 周至 2 年，且失活组织（坏死 / 剥离 / 纤维化）面积＞50%。入选患者的最大数量为 225 人。截至 2021 年 7 月，约有一半的患者已被纳入这项试验中（clinicaltrials.gov/ct2/show/NCT03588130）。

在评估下肢静脉性溃疡的治疗时，我们通常将那些可以在门诊进行清创的患者与那些需要在手术室进行清创的患者区分开来。创面面积＞40cm^2、应用大剂量抗凝药物、顽固性疼痛的患者通常需要被带到手术室清创。在手术过程中，面积＞40cm^2 的创面用水切刀（Smith 和 Nephew，Hull UK）清创，而面积＜40cm^2 的创面用超声刀（Misonix，Farmingdale NY）进行清创。

七、局部抗感染疗法

微生物群对下肢静脉性溃疡愈合过程的影响一直是困扰临床医师的问题。新的成像策略和培养技术能够协助临床医师在针对静脉性溃疡的护理上决定或使用局部抗菌药。具有感染迹象或严重细菌定植临床症状的溃疡创面已被证明愈合不良[23]。Schwartz 等的一项研究表明，仅对慢性下肢创面进行连续的快速清创并不能明显减少创面的游离细菌水平[24]。因此，可以考虑在清创后进行抗菌治疗，以防止创面出现延迟愈合。2014 年，一篇发表在 Cochrane 上的综述，在总计 4486 名受试者中对 53 种抗生素和消毒剂进行了评估和比较。上述综述包括了许多随机对照试验，这些试验的患者数量较少，存在较高的偏倚风险。这些研究还对感染性溃疡的构成以及相关创面愈合（反映细菌污染减少）提出了不同的定义。虽然这篇综述没有具体建议停止某一特定的抗菌外用治疗，但它提出大量实质性证据支持使用卡地姆碘（聚维酮碘外用）促进 VLU 愈合[23]。

在门诊环境下，我们倾向于在下肢静脉性溃疡快速清创后使用卡地姆碘。每周两次，并进行持续 2 周的多层加压。目前尚无法证明细菌的显著减少与应用蜂蜜（未发表的数据）、缓释磺胺嘧啶银[25]、牛天然胶原蛋白，以及银或羧甲基纤维素钠和离子银相关[26]。

对于在手术室行清创治疗的较大创面（＞40cm^2），我们多采用负压吸引联合次氯酸钠滴注治疗[27]，这能有效地减少细菌数量，即使创面＞100cm^2，这种方法也能进行基本灭菌，并为后续皮瓣移植做准备。然而，负压吸引并灌注疗法（3M，St Paul，MN）属于住院治疗手段，包括皮瓣移植在内，该治疗方案总体住院时间约为 11 天，费用接近 25 000 美元[13]。

八、联合疗法

另一种策略是在慢性创面上外用调节性 ECM 产品，理论上可以减少细菌感染，并提供细胞外基质以提高创面愈合率。例如用涂有聚六亚甲基双胍（PHMB）的猪小肠黏膜下层（SIS）（Organogenesis，Canton MA）作为外用抗菌药。PHMB 与细菌细胞壁和细胞膜紧密结合，破坏细菌的运输、生物合成和分解代谢功能[28, 29]。PHMB 在与创面床紧密贴合 20min 以上时效果最佳。另一个类似产品（理论上旨在提供类似益处）是含银的脱细胞胎牛皮（FBD）（Integra Lifesciences，Princeton，NJ）。这些产品并未在敷料中添加抗菌药物以清除伤口上的细菌，而是被用于预防细菌滋生。

在一项关于每周应用涂有 PHMB［含 PHMB 的猪胶原基质（PCMP）］的 SIS 的注册研究中，接受治疗的 307 名患者中 22%[66] 患有下肢静脉性溃疡。Bain 等研究报道指出 26 周的创面愈合率为 64%[31]。这篇文献研究的 63 个创面中，43 个在 PCMP 治疗后实现了创面完全愈合，但其中 2 个是在联合其他治疗方式和手术缝合后才愈合的。总体而言，63 个创面中有 12 个在 4～6 周后没有完全愈合，在接受含 PHMB 的 SIS 治疗后改用细胞移植。理论上来说，恰当的治疗方案应该是先使用一段时间含 PHMB 的 SIS 以准备创面床，控制菌群数量后再应用 FDA 建议的双层人造皮肤组织。然而目前我们欠缺相关的经验。

2012 年 6 月曾启动了一项含银的 FBD 试验，但由于报名人数不足而被终止。该试验是一项三管齐下的多中心试验，观察在使用含银和不含银的 FBD 和创面湿润护理治疗后，12 周内静脉性溃疡愈合的百分比。据报道有 31 名患者登记，但没有具体报道。我们对这种疗法知之甚少。

九、细胞和组织疗法

在此，我们回顾了在 VLU 中研究过的支持特定 CTP 的数据。我们采纳了由 Davison-Kotler 等在 2020 年医疗保健研究和质量机构中对这些产品进行的分类[32, 33]。包括合成材料的脱细胞真皮替代品、人造和动物来源的脱细胞真皮替代品、供体人皮肤的真皮替代品、供体胎盘膜来源的真皮替代品、人胎盘膜的真皮和表皮替代品、动物源性、细胞源性、胎盘膜源性真皮替代品、含或不含动物成分的非自体培养细胞[33]。然而，我们发现这种分类方法繁琐且难以遵循。我们倾向于将产品分类为活体皮肤细胞产品、ECM（异种移植物与同种异体移植物）、基于胎盘的产品（细胞与脱细胞）、生物合成和合成。在 ECM 类别中，从主要作为支撑物的产品到那些主要用于调节炎症的产品，我们认为存在连续的过程。调节炎症的产品通常应用的更频繁，且更有可能溶解和分散到创面中，而支撑物产品则能更长期地保持其结构。

（一）活性皮肤细胞产品

活性皮肤细胞产品将细胞供应到含不定量 ECM 的创面床上。然而由于宿主的免疫反应，供应或移植的细胞在创面床上的存活时间不会很长。研究表明，对 BSE 而言，它们在创面床上留存的时间不到 4 周，对于低温保存的同种异体皮肤（CSSA），它们在创面床上停留时间为 7～10 天[34, 35]。它们的功能是提供几种潜在的有益的促生长成分，包括作为生物敷料，由健康的反应性细胞提供生长因子以促进愈合，并由角质形成细胞在创面中提供抑菌肽[36]。

我们之前已经讨论过 BSE（Organogenesis，Canton，MA），它是第一个 BLCC 皮肤替代品，也是 FDA 唯一推荐的用于治疗下肢静脉性溃疡的细胞与组织产品。之后将要讨论的所有其他产品，都是通过不那么严格的 510-K 途径或微操作人体组织"361"途径获得了 FDA 的批准。如前所述，BSE 在一项大型随机临床试验中被发现可以提高下肢静脉性溃疡的完全愈合率[6]。

由于 BSE 是美国市场上第一个，也是唯一一个具有特定静脉性溃疡疾病适应证的细胞与组织产品，BSE 接受的有效性比较试验远多于其他 CTP。Treadwell 等通过与 CSSA 的对比研究，进一步评估了 BSE 的有效性。他们发现，接受 BSE 或 CSSA 治疗超过 28 天的下肢静脉性溃疡患者，在创面特征上没有显著差异，但结果显示 BSE 显著提高了溃疡愈合的中位时间，为 15.1 周，而 CSSA 为 31.3 周。与 CSSA 相比，BSE 治疗使创面愈合的概率增加了 1 倍，65% 的下肢静脉性溃疡的患者经 BSE 治疗后 24 周内愈合[36]。Marston 等的另一项对照研究比较了 BSE 和猪 SIS（Smith 和 Nephew，Hull，UK）的有效性，后者是一种来自猪小肠黏膜的脱细胞胶原支撑物。该产品是 FDA 510-K 监管途径中用于几乎所有异种移植物的前驱产品。这项回顾性研究包括 1457 例接受 BSE 治疗的静脉性溃疡和 350 例接受 SIS 治疗的静脉性溃疡，发现 BSE 提高了溃疡愈合率，36 周时愈合率为 61%，而 SIS 组为 46%[37]。需要指出的是，这两种产品之间的存在非常显著的成本区别（BSE 的成本为 29 美元 /cm^2，而 SIS 的成本为 8 美元 /cm^2）。

另一种活性细胞产品是人成纤维细胞来源的真皮替代品（HFDS），它由来自新生儿包皮组织中培养的成纤维细胞组成，并培养到需要低温保存的生物可吸收的聚乳酸（Vicryl）网片上（Organogenesis，Canton MA）[38]。HFDS 在 3～4 周吸收，并被由分泌生长因子的成纤维细胞产生的 ECM 成分所取代，从而促进伤口重塑[39]。同种异体成纤维细胞有未发育完全的人类白细胞抗原，不表现明显的免疫排斥反应[40]。在最初的研究中，应用 4 片 HFDS 的方案治疗 VLU，溃疡愈合的比例达到 38%，而标准护理的愈合率为 15%[41]。这推动了另一项关于 HFDS 与单纯加压治疗对比的前瞻性随机开放标签试验，受试者达到 316 人。结果发现，第 12 周时两组的创面愈合率分别为 34% 和 31%，差异无统计学意义[42]。然而，亚组分析却发现，持续时间少于 12 个月的 VLU 在第 12 周时愈合情况较对照组有所改善。在第 24 周时，HFDS 组有 15% 的愈合的溃疡复发，而对照组有 23% 复发。这些差异并不显著，Baber 等的结论是，他们无法得出支持使用 HFDS 而不是标准护理治疗的证据[43]。基于以上事实，HFDS 在下肢静脉性溃疡患者的治疗方面并未得到广泛应用。

在与其他 CTP 的比较研究中，我们简要提到了 CSSA（Misonix，Framingham NY）。这是一种在供体死亡后 24h 内提取的 CSSA，因此保留了人类成纤维细胞和角质形成细胞。异体移植物经过脱毛、网状处理，并用抗生素和试剂清洗。Landsman 等发表了一项关于 CSSA 的研究，确定 CSSA 的胶原蛋白含量和胶原类型的比例与未经加工的人体皮肤中的胶原蛋白组成相似。与胶原蛋白一样，CSSA 和新鲜的皮肤中含有等量的血管内皮生长因子、胰岛素样生长因子 1、成纤维细胞生长因子 2 和转化生长因子 β_1。CSSA 组的细胞平均凋亡率为 34.3%，而新鲜皮肤的细胞凋亡率仅为 3.1%[44]，CSSA 组的凋亡细胞数明显多于 STSG 组。该研究结果显示同一研究员还对 134 个 VLU 患者进行了非对照或随机的回顾性研究，并注意到应用 CSSA 后静脉性溃疡在 12 周时的愈合率为 60%，在 20 周时为 75%[45]。

正如前面提到的那样，有研究表明 BSE 在治愈 VLU 方面优于 CSSA。BSE 应用的不足之处在于，由于其复杂的制造工艺，目前市面上只有一种尺寸（44cm^2），因此，如果患者溃疡创面较小，就会造成严重的浪费。Towler 等进行了一项针对 VLU 治疗的前瞻性单点随机试验，结果显示使用 BSE 和 CSAA 的临床结果没有统计学差异，而后者可节省约 50% 的成本[46]。Clinicaltrials.gov 数据库（NCT03935386）报道了一项前瞻性的 100 名患者的试验，研究 CSSA 与单纯压力治疗的对比。根据主要研究员（Philip Garrett，DPM）的说法，这项研究已经完成，可能会在 2021 年发表。

人们对自体培养或扩张的皮肤移植物、捏合移植物和传统的皮瓣移植用于治疗 VLU 的兴趣日益浓厚。作为外科医生，很多人可能会认为我们更倾向于采用外科清创和传统的 STSG 手术。实际上关于 STSG 治疗静脉性溃疡的疗效的综述很少。2013 年的 Cochrane 综述指出，在回顾了 17 项试验（涉及 1034 名受试者，其中的研究包括自体移植、冷冻异体移植和 BSE）后，他们只能推荐使用 BSE。在六项试验中比较了不同的皮肤移植技术，包括自体移植与冷冻异体移植的比较、捏合移植与猪真皮移植、生长停滞的人角质细胞和成纤维细胞与安慰剂、猪垫上的自体移植与猪明胶微球上的自体移植、网状移植与培养的自体角质细胞移植，以及冷冻角质细胞异体移植与冻干角质细胞异体移植的比较。尽管进行了许多替代比较，但综述中指出，只有 BSE 在提高 VLU 的愈合率方面有明显的证据支持[47]。然而，由于这是一种治疗手段，而不是具体产品，几乎没有研究综述 STSG 对 VLU 的疗效。

如果患者的静脉性溃疡面积＜40cm^2，创面床准备充分且无细菌污染，目前的前瞻性随机数据确实支持使用 BSE。然而，医生必须每周或每隔一周进行一次移植，最多连续 5 周甚至 8 周，配合适当的加压治疗同时进行。然而，如果溃疡面＞40cm^2，我们倾向于进行创面床准备和 STSG。在下一节中，我们将进一步阐述创面面积在 40～100cm^2 的患者的不同治疗方案。

（二）细胞外基质疗法

ECM 的人源性真皮基质被认为都具有模板的作用。这些产品中的大多数是脱细胞的人类真皮。尽管 ECM 提供了必需的蛋白多糖和糖胺聚糖，但这些产品的置入速度似乎并非恒定。例如，有些会快速溶解到伤口里，而有些则存在长达 1 个月。在慢性创面中存在"三步对策"代替缺失的 ECM，包括保护皮损、促进生长，或者尝试（通过直接应用）创面的 ECM 替代。人源性材料通过微操作人体组织"361"途径通过审批，而异种移植则以猪黏膜下层为前驱产物，通过 510-K 途径进入市场。这两条审批途径都不需要严格的预期随机对照试验。一般来说，所有这些产品都获得了 FDA 的批准（但没有指明）用于全层伤口，包括静脉淤积性溃疡。

（三）脱细胞人体组织

存在一种冷冻干燥的脱细胞真皮（DCD）人类身体皮肤替代品（Wright Medical Technology，Inc.，Arlington，TN），它是一种免疫惰性的人类真皮基质，具有天然的孔隙和基底膜，可提供人体 ECM 以促进愈合[48]。目前有关评估 DCD 在 VLU 中的使用的研究有限。Greaves 等进行了一项临床研究，评估了 22 名患者使用来自人供体的 DCD，其中 16 名患者为纯 VLU[49]。纳入研究的患者都有至少 3 个月的慢性溃疡，平均持续时间为 4.76 年，研究时长总计 6 个月。在治疗的第一周，这些患者加用 NPWT 补充治疗。在接受 DCD 治疗的患者中，60% 的患者在 6 个月的研究期间溃疡完全愈合，而那些部分愈合的患者显示溃疡面积缩小了 87%。他们还评估了创面的免疫组化，有强有力的证据表明血管生成，包括活检显示宿主细胞迁移、增殖和慢性溃疡转化为具有急性创伤特征的创面[49]。在 DCD 治疗 6 周后，创面的纤维连接蛋白、Ⅰ型和Ⅲ型胶原蛋白浓度升高，这表明迁移性成纤维细胞的沉积增加。

另一种人脱细胞真皮基质（D-ADM）（Virginia Beach，VA）在 28 名患者中进行了 2∶1 的前瞻性随机试验[50]。其中 D-ADM 组 18 例，对照组 10 例。前者应用 24 周时患者溃疡面积缩小 59.6%，而对照组患者溃疡面积仅缩小 8.1%。且 D-ADM 组中治愈的患者在试验终止后的远期愈合率显著高于对照组[50]。

在使用 DCD 的广泛经验中，我们主要将其作为一种过渡治疗，并计划最终使用 STSG。我们有超过 200 例静脉性溃疡和糖尿病溃疡患者在手术室清理较大创面后使用 DCD 的经验，应用方法与 Cazzell 等的研究类似，但加用 NPWT 治疗 1 周。我们曾介绍过我们的经验，即在 4 周后的皮肤移植之前，需要进行清创以去除创面上的产品，但并没有发表[51]。这一额外步骤的实施取决于 DCD 是否完全植入伤口。我们继续尝试利用和优化 DCD 在慢性创面的使用。

（四）脱细胞异种移植组织

猪小肠黏膜（最先由 Cook Medical 开发，作为一种潜在的血管移植物）是第一个可商用于慢性伤口的动物源性 ECM 膜。2005 年，Mostow 等发表了一项 120 名患者的前瞻性病例研究，评估了其在 VLU 中的使用[52]。其中 62 例患者接受 SIS 和加压治疗，58 例患者仅接受加压治疗。12 周结束时，SIS 治疗组中 55% 的患者溃疡愈合，而标准治疗组中仅有 34%。随访时，所有接受 SIS 治疗的患者均无 VLU 复发。这项研究还具有交叉部分，其中 26% 仅单纯压迫无法愈合的患者在应用 SIS 治疗后痊愈。此外，在研究开始时接受清创的患者在应用 SIS 时比那些在 SIS 之前没有很好清创的患者效果更佳[52]。在 12 周试验期间 SIS 应用的平均数量为 8 片共 21cm²。到 2021 年，仅产品一项的成本约为 2400 美元，相比之下，5 次 BSE 的使用成本却为 8250 美元。然而，基于较少的使用，BSE 的申请成本将减少 504 美元。

意大利的 Romanelli 博士研究了 SIS 与标准治疗的成本效益。他纳入 VLU 和动静脉混合性溃疡的患者[53]，在 50 例受试者中，27 例为单纯静脉性疾病，23 例为混合性疾病。25 名患者接受了 SIS 治疗，平均溃疡面积约为 24cm²。8 周后，SIS 治疗组的患者创面愈合率为 80%，而标准治疗组的患者愈合率为 65%。接受 SIS 治疗的患者平均创面愈合时间为 5 周，比接受标准治疗的患者提早约 3 周时间。此外，接受 SIS 治疗的患者在 32 周时的溃疡复发率也低得多。尽管 SIS 的前期成本相对较高，但由于应用后创面较早得到改善（在 32 周内溃疡持续的时间缩短了 7 周），因此从长远的角度来看成本更低。

其他异种移植物也被用于治疗 VLU 患者，但几乎都为小规模研究且缺乏相应的对照。这些产品之一是 FBD（Integra Life sciences，Princeton，NJ），它是一种脱细胞真皮基质，含有源自胎牛皮肤的Ⅰ型和Ⅲ型胶原纤维（FBDM；胎牛真皮基质）[54]，经灭菌后室温下保存期为 3 年。对于不规则的创面，它可以预先制成网格状或薄条状。该产品起到真皮基质的模板的作用，并在 4 周时间内植入创面床[55]。对采用 BSE 和 FBDM 治疗的 28 例静脉性溃疡进行了回顾性、单中心临床对照研究，结果表明，FBDM 治疗组溃疡在 32 天内完全愈合，而 BSE 组在 63 天内完全愈合[56]。两组的创面特点相似，所有患者在使用皮肤移植物前都进行了快速清创。尽管这并非一项大型研究，但值得注意的是，像 FBDM 这样单次应用的产品可以胜过像 BSE 这样多次应用的产品。

我们团队在 FBDM 方面也拥有丰富的经验，我们报道了对 33 例 VLU 患者共 40 处创面的治疗情况[57]。这些患者的难愈指标各不相同，包括肥胖、测角不良，以及超过 4 周的多层加压未能愈合。我们发现这些患者单次应用 FBDM 4 周后创面面积平均减少了 24%，其中 40% 的 VLU 患者溃疡面积减少了 40% 以上。这是一项回顾性研究，在大多数情况下，我们在 STSG 之前分阶段使用 FBDM，或使用其他辅助方法闭合创面。

脱细胞完整鱼皮（IFS）是另一种较新的调节性异种移植物（Kerecis，Arlington，VA），我们一直在频繁使用。它含有高水平的 ω-3 脂肪酸，可以适当帮助减少伤口炎症反应。此外，该产品具有天然的多孔性，有利于细胞内生长。根据我们的经验，每周或每两周使用 1 次该产品较为合适。2016 年，我们回顾了 18 名符合 VLU 难愈标准的患者，这些患者连续接受 IFS 治疗 5 周，随后进行 3 周的标准治疗。6 周内溃疡面积减少了 40%，18 名患者中有 3 名完全愈合。值得注意的是，所有这些患者在 IFS 之前至少有过一次其他高级组织皮肤移植治疗的应用[58]。

与从人类身上采集材料或创建大型皮肤库相比，异种移植物的制造成本要低得多。它们大多是经过灭菌和脱细胞处理的动物产品，否则会被丢弃。虽然美国的成本报销结构很大程度上倾向于降低 ECM 产品的实际美元报销，但研究表明，从长远角度来看，这些产品非常具有成本效益。Hankin 等评估了不同类型的 ECM 产品［BSE、HFDS、人体皮肤等效物，以及由从微藻中分离出的聚 –N- 乙酰氨基葡萄糖（pGlcNAc）短纤维组成的无菌创面基质］与 VLU 的标准护理（SOC）的临床和经济功效。在 2012 年，每新增一例成功治疗的患者，意味着 pGlcNAc 的成

本为 1600 美元，ECM 为 3150 美元，24 周后活体人体皮肤等效物接近 29 952 美元[59]。ECM 产品间的成本存在很大差异，但在 VLU 上的临床效果几乎相同，因此对于临床医生而言，在不给患者造成经济负担的前提下，考虑不同的疗法尤为重要。

通常情况下，ECM 产品对创面床准备不充分的患者非常有帮助。有关 SIS 和 PHMB[31] 的研究为使用具有抗菌特性的 ECM 进行创面床准备提供了非常有力的论据。在未来，需要与其他 ECM 产品进行更多有力的 VLU 研究，以比较和指导治疗决策。FBD 也可与可能具有抗菌活性的银成分一起使用，但其对创面愈合的益处尚未得到充分研究。同样，IFS 中的 ω-3 脂肪酸具有内在的抗菌特性。然而，这种特性也没有经过临床评估，无法转化为 VLU 的功效。

十、生物合成

前面提到的胶原 –ORC 和 DRT 产品属于生物合成的 ECM 类别。值得注意的是，大多数关于 DRT 的研究都是关于它在创伤性伤口、糖尿病足部溃疡及烧伤中的应用，而不是 VLU 中。许多随机对照试验显示，在血运不良的创面中，移植物的吸收率更高，在无血管结构（骨或肌腱暴露的伤口）中，STSG 吸收率升高，伤口收缩和瘢痕发生率降低，美容效果更好[60, 61]。

透明质酸（HA）是细胞外基质中的重要成分，在皮肤中含量非常丰富，真皮中含有人体总透明质酸的 50%[62]。作为 ECM 的一部分，它们在皮肤完整性，特别是在抗炎细胞的迁移和增殖以及血管生成方面发挥着关键作用[62, 63]。透明质酸是一种半衰期短的线性非硫化糖胺聚糖，已被制成酯化基质（透明质酸苄酯，HYAFF），以制备用于伤口的稳定产品（Fidia Advanced Biopolymers，Abano Terme，Italy）。HYAFF 层与硅胶层相结合，可提供即时保护，防止脱水和细菌。这种双层基质绝对无菌，作为一种柔性的三维基质，其与创面床相贴合，并释放出高浓度的 HA[62]。迄今为止关于慢性溃疡的最大规模的研究（其中 46% 为血管源性）是一项涉及 262 名老年患者的多中心、前瞻性观察研究[64]。从治疗开始对患者进行观察，直到创面边缘达到 10% 以上的再上皮化。83% 的溃疡在 16 天的中位时间内达到了这一终点，而 26% 的溃疡仅使用 HYAFF 就能达到 75%

的再上皮化[64]。一项涉及 16 名 VLU 患者的小规模研究中，如果患者经 SOC 治疗 4 周后出现再上皮化失败，则换用 HYAFF 进行治疗[62]。HYAFF 用不可吸收的缝线缝合，并用非加压敷料覆盖。术后第 18～21 天取下硅胶膜，12 例应用 0.1mm 自体骨移植，4 例患者完全再上皮化，不需要进行表皮移植。在随访 6 个月后，仅有 1 例患者出现 VLU 复发[62]。另一项针对 16 名患者的前瞻性研究显示，HA 组在 12 周时创面愈合率为 66.6%，而对照组为 14%[65]。在第 16 周时，HA 组愈合率为 87.5%，对照组为 42.8%，前者平均愈合时间为 41 天，而后者组为 104 天[65]。尽管这项小规模试验的证据很充分，但没有进一步行更大规模的后续研究。

十一、胎盘来源的组织

胎盘来源的产品（PDT）被美国 FDA 归类为受《联邦法规》21 章[1] 和《公共卫生服务法》（PHSA）第 361 条（通常被称为"361"途径）所监管的微创操作人体组织，从而得以进入创面护理的市场。联邦政府，在某些情况下还有州政府，都在对 PDT 设置更为严格的监管障碍。2017 年 11 月，FDA 发布了四份指导文件，试图澄清受 FDA 完整药品批准要求约束的产品和不受该要求约束的产品之间的区别，同时简化审查流程并减少一些监管要求。2019 年 8 月，FDA 表示，"目前美国市场上所有像华通胶❶ 这样的同种异体干细胞产品都是违反 FDA 规定销售的"，应该作为药品进行监管，这导致纽约州等州禁止销售所有含有华通胶的产品。在这一事件之后，我们期待更多设计良好的应用 PDT 治疗 VLU 的前瞻性试验。

PDT 至少应该被分成两类：一类是试图保留自然免疫保护性干细胞的产品；另一类是不保留的产品。一般而言，组织的冷冻或速冻理论上可以保留这些细胞，而脱水则不然[66]。然而，冷冻产品的运输、储存和可能的使用比脱水的 PDT 更麻烦。两家公司（Organogenesis，Canton MA；Smith 和 Nephew，Hull UK）已经开发了新的技术降低这一难度，从而避免产品解冻的问题[67, 68]。围绕组织物质的层次，目前也存在很多争议，许多产品试图区

分羊膜、羊膜和绒毛膜，甚至含有脐带的组织层的重要性。不幸的是，在许多情况下，成分或层次的重要性似乎更多的是由行业利润而非与科学相关所决定[69]。

（一）脱水的胎盘源性组织

另一种产品是脱水人羊膜 / 绒毛膜（DHACM）（MiM-edix Group Inc.，Marietta，GA），由单层上皮细胞、基底膜和无血管结缔组织基质组成。对 DHACM 治疗 VLU 的研究表明，在 4 周时溃疡面积减少 40%[70]。Serena 等入组了 84 例患者，其中 53 例患者接受了 DHACM，31 例患者接受了不含 DHACM 的多层加压包扎。在第 4 周时，两组之间存在显著的差异，异体移植治疗组中 62% 的患者创面愈合程度超过 40%，而对照组中，创面愈合程度超过 40% 的患者仅为 32%（$P=0.005$）。异体移植治疗组患者的溃疡面积在 4 周后平均缩小了 48.1%，而对照组为 19.0%[70]。2015 年，一项多中心 RCT 评估了 DHACM（MTF Biologics，Edison，NJ）和 SOC 的两种应用方案与单独使用 SOC 治疗 VLU 的效果。该试验于 2018 年由一家新的研究机构接管，据报道，目前 240 名患者的试验已于 2021 年 7 月停止招募并接受发表（个人交流）。

（二）冻存与其他的"活性胎盘衍生组织"

另一项小型的前瞻性试验已经完成，该试验使用了一种冷冻保存的人类脐带产品，取自健康、活体、剖腹产、足月分娩后捐赠的人类胎盘组织（Tissue tech，Miami FL）。该产品的研发采用了一种"专有"工艺，使细胞失活的同时，保留了天然的结构和相关的生物学特性。该公司通过对 31 例患者进行试验，以比较冷冻保存的羊膜组织和多层加压包扎的效果。该试验已于 2020 年 1 月 28 日截止报名。这项研究不会发表，但可能会被该公司用于构建一个更大的试验（个人交流）。目前，一项大型的关键试验，关于低温保存的 PDT 与单纯的 SOC 之间的评估，正在稳步进行中（Organogenesis，Canton MA）。

我们的观点是，目前还没有明确的需求或临床指征支持使用羊膜组织治疗 VLU。但我们也同样意识到，关于 PDT 方面正有大量的研究进行中，这一观点在未来可能会发生改变。

---

❶ 译者注：华通胶（Wharton's Jelly）为构成脐带的凝胶状物质，主要成分是黏多糖，也含有成纤维细胞和巨噬细胞，是一种黏膜组织。

与静脉性溃疡相比，糖尿病足溃疡具有潜在的病理生理学特征（炎症期延长，皮肤完整性差），适合用羊膜组织的再生特性进行治疗。供应生长因子和活化干细胞的概念也适用于治疗缺血性或动脉性溃疡创面。静脉性溃疡的平均面积比糖尿病足溃疡大得多，按照目前大多数羊膜组织试验研究中的应用频率来看，这会使治疗花费变得过于昂贵。我们意识到，随着时间的推移，治疗方法和成本可能也会发生变化。

十二、我们的治疗流程

针对 VLU 的有效管理仍然困难重重，该病不仅给患者带来了沉重的负担，降低了生活质量，还增加了美国医疗保健系统和纳税人的经济负担。治疗 VLU 的标准护理方式是加压疗法，但其提高愈合率的效果有限，只能为大面积、渗出性的 VLU 提供少量益处。

我们曾试图对一定规模的创面进行最大限度的门诊管理。然而，若创面位置不利或面积较大的话，在门诊环境中处理起来经济成本较高，治疗失败率也很高。由于 VLU 管理需要考虑许多重要因素，因此我们将采用手术干预、先进的局部治疗、CTP 结合全书中讨论的其他模式来详细介绍我们的治疗流程。

在对创面进行任何干预措施之前，我们首先要处理几个患者的因素：解剖学、静脉或动脉介入干预的需要、对加压治疗的依从性、足踝的活动范围、步行状况、肥胖、睡眠呼吸暂停和创面的慢愈性。我们的治疗流程是基于现有的数据和我们的经验，但我们将继续招募和参与许多前瞻性的 RCT，以为我们的患者获得更好的临床结果。对于在 4 周后溃疡面积未减少 40%，或存在病程超过 1 年或溃疡面积超过 12cm^2 的 VLU 患者，我们采用以下的治疗流程进行处理（图 19-1）。所有治疗路径均在干预后坚持进行 4 周的加压治疗。如果患者活动能力差、肥胖或足踝活动范围受限，我们将加用气动加压疗法。理想情况下，所有这些患者每周都要在门诊就诊复查，他们的伤口要被多层敷料加压包扎起来。

- 创面面积＜12cm^2，有良好的血运基础（清创后）：虽然 BSE 的五种应用仍然是文献中最支持的治疗方法，但由于其固定的市售尺寸（44cm^2），需要考虑浪费的数量和成本。因此，患者需每周或每两周应用最多 5 次 IFS。如果因缺乏健康保险或疼痛而禁止多次应用，我们将考虑 FBD，因为它通常只需要使用一次。

- 创面面积＜12cm^2，血运基础差／无血运（清创后）：根据我们的经验，在血运不良的创面床上使用 BSE 是无效的。我们注意到，应用 SIS 后创面床上的 IFS 迅速形成肉芽组织，具体原因未知。因此，患者需每周或每两周最多应用 5 次 IFS。如果因缺乏健康保险或疼痛而禁止多次应用，我们将考虑 FBD，因为它通常只需要使用一次。

- 创面面积 12～40cm^2，有良好的血运基础（清创后）：这个大小的创面使用 BSE 的成本效益最高，如果溃疡持续时间超过一年，则 BSE 的应用更有优势。患者将每周或每两周应用最多 5 次 BSE。

- 创面面积 12～40cm^2，血运基础差／无血运（清创后）：这是另一个有意义的领域，探索在应用 BSE 之后使用 4 周 SIS 联合 PHMB。然而，这需要多达 9 次治疗，疗程至少 10 周才能结束。目前的建议是先单次应用 FBD，然后在 28 天时应用 STSG，在 8 周后使用 2 次，达到创面完全愈合。

- 创口面积 40～100cm^2：我们建议先在手术室进行外科清创。然后再住院应用 NPWT 和 FBD，并卧床休息 4 天。随后在第 28 天时进行 STSG 和 NPWT，同时卧床休息 4 天。

- 创面面积＞100cm^2：我们建议先在手术室进行外科清创，然后住院接受 7 天的 NPWT 和灌注治疗。术后第 7 天给予 STSG 和 NPWT 治疗 4 天。

结论

目前存在许多有效的治疗方法和辅助疗法促进 VLU 创面的愈合。然而，恶劣的创面条件和大面积 VLU 治疗的困难导致研究人员和临床医生对其避而不谈。我们的经验是基于已公开的临床数据、密切监测的试验过程与错误报道，逐渐建立并完善治疗流程。必须强调的是，对于 VLU 的高级治疗，没有一个放之四海而皆准的方法，但治疗可以从一个有效的临床路径开始，根据个人的情况进行调整和定制。随着更好的诊断工具的出现，如微生物成像相机、基质金属蛋白酶检测和治疗，我们也将继续提高我们管理 VLU 的能力和细节[30]。

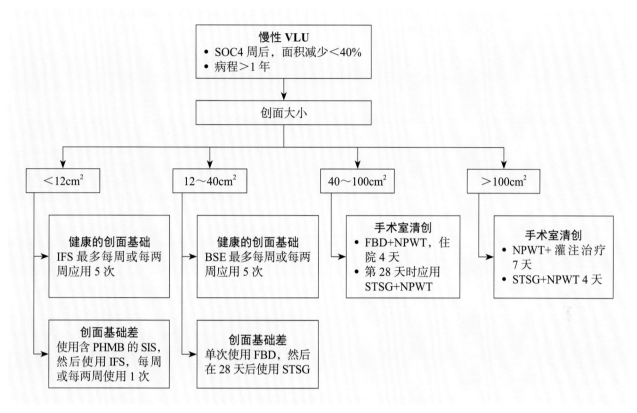

▲ 图 19-1　慢性腿部静脉性溃疡的拟议治疗流程

BSE. 双层人造皮肤组织；FBD. 脱细胞胎牛皮；IFS. 脱细胞完整鱼皮；PHMB. 聚六亚甲基双胍；NPWT- 负压创面治疗；OR. 手术室；SIS. 猪源性肠黏膜下层；SOC. 标准护理；STSG. 中厚皮瓣移植；VLU. 下肢静脉性溃疡

参考文献

[1] Chaby G, Senet P, Ganry O, et al. Prognostic factors associated with healing of venous leg ulcers: a multicentre, prospective, cohort study. Br J Dermatol. 2013;169(5):1106–1113. https://doi.org/ 10.1111/bjd.12570.

[2] Kantor J, Margolis DJ. A multicentre study of percentage change in venous leg ulcer area as a prognostic index of healing at 24 weeks. Br J Dermatol. 2000;142(5):960–964. https://doi.org/10.1046/j.1365– 2133.2000.03478.x.

[3] Guest M, Smith JJ, Sira MS, Madden P, Greenhalgh RM, Davies AH. Venous ulcer healing by fourlayer compression bandaging is not influenced by the pattern of venous incompetence. Br J Surg. 1999; 86(11):1437–1440. https://doi.org/10.1046/j.1365–2168.1999.01288.x.

[4] Parker CN, Finlayson KJ, Shuter P, Edwards HE. Risk factors for delayed healing in venous leg ulcers: a review of the literature. Int J Clin Pract. 2015;69(9):967–977. https://doi.org/10.1111/ijcp.12635.

[5] Marston WA, Ennis WJ, Lantis 2nd JC, et al. Baseline factors affecting closure of venous leg ulcers. J Vasc Surg Venous Lymphat Disord. 2017;5(6):829–835.e1. https://doi.org/10.1016/j.jvsv.2017.06.017.

[6] Falanga V, Margolis D, Alvarez O, et al. Rapid healing of venous ulcers and lack of clinical rejection with an allogeneic cultured human skin equivalent. Human skin equivalent investigators group. Arch Dermatol. 1998;134(3):293–300. https://doi.org/10.1001/archderm.134.3.293.

[7] Greaves NS, Iqbal SA, Baguneid M, Bayat A. The role of skin substitutes in the management of chronic cutaneous wounds. Wound Repair Regen. 2013;21(2):194–210. https://doi.org/10.1111/wrr.12029.

[8] Stone RC, Stojadinovic O, Rosa AM, et al. A bioengineered living cell construct activates an acute wound healing response in venous leg ulcers. Sci Transl Med. 2017;9(371):eaaf8611. https://doi.org/10.1126/scitranslmed.aaf8611.

[9] Kirsner RS, Vanscheidt W, Keast DH, et al. Phase 3 evaluation of HP802–247 in the treatment of chronic venous leg ulcers. Wound Repair Regen. 2016;24(5):894–903. https://doi.org/10.1111/wrr.12467.

[10] Harding K, Sumner M, Cardinal M. A prospective, multicentre, randomised controlled study of human fibroblast-derived dermal substitute (Dermagraft) in patients with venous leg ulcers. Int Wound J. 2013; 10(2):132–137. https://doi.org/10.1111/iwj.12053.

[11] Dumville JC, Land L, Evans D, Peinemann F. Negative pressure wound therapy for treating leg ulcers. Cochrane Database Syst Rev. 2015;2015(7):CD011354. https://doi.org/10.1002/14651858.

CD011354. pub2. Published 2015 Jul 14.

[12] John Lantis JC, Gendics C. Vac Therapy Appears to Facilitate STSG Take when Applied to Venous Leg Ulcers. Paris: 2nd World Union of Wound Healing Societies' Meeting; 2004:42–43.

[13] Yang CK, Alcantara S, Goss S, Lantis 2nd JC. Cost analysis of negative-pressure wound therapy with instillation for wound bed preparation preceding split-thickness skin grafts for massive (>100 cm^2) chronic venous leg ulcers. J Vasc Surg. 2015;61(4):995–999. https://doi.org/10.1016/j.jvs.2014. 11.076.

[14] Armstrong DG, Marston WA, Reyzelman AM, Kirsner RS. Comparative effectiveness of mechanically and electrically powered negative pressure wound therapy devices: a multicenter randomized controlled trial. Wound Repair Regen. 2012;20(3):332–341. https://doi.org/10.1111/j.1524–475X. 2012.00780.x.

[15] Schwartz JA, Goss SG, Facchin F, Gendics C, Lantis JC. Single-use negative pressure wound therapy for the treatment of chronic lower leg wounds. J Wound Care. 2015;24(Suppl 2):S4–S9. https:// doi.org/10.12968/jowc.2015.24.Sup2.S4.

[16] Cullen B, Smith R, McCulloch E, Silcock D, Morrison L. Mechanism of action of PROMOGRAN, a protease modulating matrix, for the treatment of diabetic foot ulcers. Wound Repair Regen. 2002;10(1): 16–25. https://doi.org/10.1046/j.1524–475x.2002.10703.x.

[17] Beidler SK, Douillet CD, Berndt DF, Keagy BA, Rich PB, Marston WA. Multiplexed analysis of matrix metalloproteinases in leg ulcer tissue of patients with chronic venous insufficiency before and after compression therapy. Wound Repair Regen. 2008;16(5):642–648. https://doi.org/10.1111/j.1524–475X.2008.00415.x.

[18] Westby MJ, Norman G, Dumville JC, Stubbs N, Cullum N. Protease-modulating matrix treatments for healing venous leg ulcers. Cochrane Database Syst Rev. 2016;12(12):CD011918. https://doi.org/ 10.1002/14651858.CD011918.pub2. Published 2016 Dec 15.

[19] Vin F, Teot L, Meaume S. The healing properties of Promogran in venous leg ulcers. J Wound Care. 2002;11(9):335–341. https:// doi.org/10.12968/jowc.2002.11.9.26438.

[20] Wollina U, Schmidt WD, Krönert C, Nelskamp C, Scheibe A, Fassler D. Some effects of a topical collagen-based matrix on the microcirculation and wound healing in patients with chronic venous leg ulcers: preliminary observations. Int J Low Extrem Wounds. 2005;4(4):214–224. https://doi.org/10.1177/1534734605283001.

[21] Doerler M, Reich-Schupke S, Altmeyer P, Stücker M. Impact on wound healing and efficacy of various leg ulcer debridement techniques. J Dtsch Dermatol Ges. 2012;10(9):624–632. https:// doi.org/10.1111/j.1610–0387.2012.07952.x.

[22] Gethin G, Cowman S, Kolbach DN. Debridement for venous leg ulcers. Cochrane Database Syst Rev. 2015;2015(9):CD008599. https://doi.org/10.1002/14651858.CD008599.pub2. Published 2015 Sep. 14.

[23] O'Meara S, Al-Kurdi D, Ologun Y, Ovington LG, Martyn-St James M, Richardson R. Antibiotics and antiseptics for venous leg ulcers. Cochrane Database Syst Rev. 2014;1:CD003557. https:// doi.org/ 10.1002/14651858.CD003557.pub5. Published 2014 Jan 10.

[24] Schwartz JA, Goss SG, Facchin F, Avdagic E, Lantis JC. Surgical debridement alone does not adequately reduce planktonic bioburden in chronic lower extremity wounds. J Wound Care. 2014; 23(9). https://doi.org/10.12968/jowc.2014.23.Sup9.S4.

[25] Lantis 2nd JC, Gendics C. In vivo effect of sustained-release silver sulphadiazine foam on bioburden and wound closure in infected venous leg ulcers. J Wound Care. 2011;20(2):90–96. https://doi.org/ 10.12968/jowc.2011.20.2.90.

[26] Manizate F, Fuller A, Gendics C, Lantis 2nd JC. A prospective, single-center, nonblinded, comparative, postmarket clinical evaluation of a bovine-derived collagen with ionic silver dressing versus a carboxymethylcellulose and ionic silver dressing for the reduction of bioburden in variable-etiology, bilateral lower-extremity wounds. Adv Skin Wound Care. 2012;25(5):220–225. https://doi.org/10.1097/ 01.ASW.0000414705.56138.65.

[27] Goss SG, Schwartz JA, Facchin F, Avdagic E, Gendics C, Lantis 2nd JC. Negative pressure wound therapy with instillation (NPWTi) better reduces post-debridement bioburden in chronically infected lower extremity wounds than NPWT alone. J Am Coll Clin Wound Spec. 2014;4(4):74–80. https:// doi.org/10.1016/j.jccw.2014.02.001. Published 2014 Feb 20.

[28] Hübner NO, Kramer A. Review on the efficacy, safety and clinical applications of polihexanide, a modern wound antiseptic. Skin Pharmacol Physiol. 2010;23(suppl):17–27.

[29] Kaehn K. Polihexanide: a safe and highly effective biocide. Skin Pharmacol Physiol. 2010;23(suppl): 7–16.

[30] Bain MA, Koullias GJ, Morse K, Wendling S, Sabolinski ML. Type I collagen matrix plus polyhexamethylene biguanide antimicrobial for the treatment of cutaneous wounds. J Comp Eff Res. 2020;9(10): 691–703. https://doi.org/10.2217/cer-2020–0058.

[31] Snyder D, Sullivan N, Margolis D, Schoelles K. Skin Substitutes for Treating Chronic Wounds. Rockville (MD): Agency for Healthcare Research and Quality (US); February 2, 2020.

[32] Davison-Kotler E, Sharma V, Kang NV, García-Gareta E. A universal classification system of skin substitutes inspired by factorial design. Tissue Eng B Rev. 2018;24(4):279–288. https:// doi.org/10.1089/ ten.TEB.2017.0477.

[33] Phillips TJ, Manzoor J, Rojas A, et al. The longevity of a bilayered skin substitute after application to venous ulcers. Arch Dermatol. 2002;138(8):1079–1081. https://doi.org/10.1001/archderm.138.8. 1079.

[34] Vig K, Chaudhari A, Tripathi S, et al. Advances in skin regeneration using tissue engineering. Int J Mol Sci. 2017;18(4):789. https://doi.org/10.3390/ijms18040789. Published 2017 Apr 7.

[35] Nicholas MN, Yeung J. Current status and future of skin substitutes for chronic wound healing. J Cutan Med Surg. 2017;21(1):23–30. https://doi.org/10.1177/1203475416664037.

[36] Treadwell T, Sabolinski ML, Skornicki M, Parsons NB. Comparative effectiveness of a bioengineered living cellular construct and cryopreserved cadaveric skin allograft for the treatment of venous leg ulcers in a real-world setting. Adv Wound Care. 2018;7(3):69–76. https://doi.org/10.1089/wound. 2017.0738.

[37] Marston WA, Sabolinski ML, Parsons NB, Kirsner RS. Comparative effectiveness of a bilayered living cellular construct and a porcine collagen wound dressing in the treatment of venous leg ulcers. Wound Repair Regen. 2014 May-Jun;22(3):334–340.

https://doi.org/10.1111/wrr.12156. Epub 2014 Mar 13. PMID: 24628712; PMCID: PMC4257085.

[38] Mansbridge J, Liu K, Patch R, Symons K, Pinney E. Three-dimensional fibroblast culture implant for the treatment of diabetic foot ulcers: metabolic activity and therapeutic range. Tissue Eng. 1998;4(4): 403–414. https://doi.org/10.1089/ten.1998.4.403.

[39] Mansbridge JN, Liu K, Pinney RE, Patch R, Ratcliffe A, Naughton GK. Growth factors secreted by fibroblasts: role in healing diabetic foot ulcers. Diabetes Obes Metabol. 1999;1(5):265–279. https:// doi.org/10.1046/j.1463–1326.1999.00032.x.

[40] Nicholas MN, Yeung J. Current status and future of skin substitutes for chronic wound healing. J Cutan Med Surg. 2017 Jan/Feb;21(1):23–30. https://doi.org/10.1177/1203475416664037. Epub 2016 Aug 20. PMID: 27530398.

[41] Krishnamoorthy L, Harding K, Griffiths D, et al. The clinical and histological effects of Dermagraft® in the healing of chronic venous leg ulcers. Phlebology. 2003;18:12–22.

[42] Harding K, Sumner M, Cardinal M. A prospective, multicentre, randomised controlled study of human fibroblast-derived dermal substitute (Dermagraft) in patients with venous leg ulcers. Int Wound J. April 2013;10(2):132–137. https://doi.org/10.1111/iwj.12053. PMID: 23506344; PMCID: PMC7 950758.

[43] Barber C, Watt A, Pham C, et al. Influence of bioengineered skin substitutes on diabetic foot ulcer and venous leg ulcer outcomes. J Wound Care. 2008;17(12):517–527. https://doi.org/10.12968/jowc.2008.17.12.31766.

[44] Landsman, Adam DPM, PhD, Rosines, PhD E, Houck AMS, Murchison ABS, Jones APD, Qin XMD, PhD, Chen SPD, , MBA, Landsman AR. DPM characterization of a cryopreserved split-thickness human skin allograft—TheraSkin. Adv Skin Wound Care. September 2016;29(9): 399–406. https://doi.org/10.1097/01.ASW.0000489991.32684.9.

[45] Landsman A, Rosines E, Houck A, et al. Characterization of a cryopreserved split-thickness human skin allograft-TheraSkin. Adv Skin Wound Care. September 2016;29(9):399–406. https://doi.org/10.1097/ 01.ASW.0000489991.32684.9e. PMID: 27538107.

[46] Towler MA, Rush EW, Richardson MK, Williams CL. Randomized, prospective, blindedenrollment, head-to-head venous leg ulcer healing trial comparing living, bioengineered skin graft substitute (apligraf) with living, cryopreserved, human skin allograft (TheraSkin). Clin Podiatr Med Surg. July 2018;35(3):357–365. https://doi.org/10.1016/j.cpm.2018.02.006. Epub 2018 Apr 14. PMID: 29861018.

[47] Jones JE, Nelson EA, Al-Hity A. Skin grafting for venous leg ulcers. Cochrane Database Syst Rev. January 31, 2013;2013(1):CD001737. https://doi.org/10.1002/14651858. CD001737.pub4. PMID: 23440 784; PMCID: PMC7061325.

[48] Stocum DL. Regenerative Biology and Medicine. Elsevier/Ap; 2012:451–461.

[49] Greaves NS, Benatar B, Baguneid M, Bayat A. Single-stage application of a novel decellularized dermis for treatment-resistant lower limb ulcers: positive outcomes assessed by SIAscopy, laser perfusion, and 3D imaging, with sequential timed histological analysis. Wound Repair Regen. 2013;21(6):813–822. https://doi.org/10.1111/wrr.12113.

[50] Cazzell S. A randomized controlled trial comparing a human acellular dermal matrix versus conventional care for the treatment of venous leg ulcers. Wounds. 2019;31(3):68–74.

[51] Polanco T, Lantis J. Tissue generation with acellular dermal collagen matrices: clinical comparison of human and fetal bovine matrices. In: 2016;9th Symposium on Biologic Scaffolds for Regenerative Medicine. Napa, California.

[52] Mostow EN, Haraway GD, Dalsing M, Hodde JP, King D, OASIS Venus Ulcer Study Group. Effectiveness of an extracellular matrix graft (OASIS Wound Matrix) in the treatment of chronic leg ulcers: a randomized clinical trial. J Vasc Surg. 2005;41(5):837–843. https://doi.org/10.1016/j.jvs.2005.01.042.

[53] Romanelli M, Dini V, Bertone MS. Randomized comparison of OASIS wound matrix versus moist wound dressing in the treatment of difficult-to-heal wounds of mixed arterial/venous etiology. Adv Skin Wound Care. 2010;23(1):34–38. https://doi.org/10.1097/01.ASW.0000363485.17224.26.

[54] Cornwall KG, Landsman A, Kames KS. Extracellular matrix biomaterials for soft tissue repair. Clin Podiatr Med Surg. 2009;26:507–523.

[55] Lineaweaver W, Bush K, James K. Suppression of a smooth muscle actin accumulation by bovine fetal dermal collagen matrix in full thickness skin wounds. Ann Plast Surg. 2015;74(Suppl 4): S255–S258. https://doi.org/10.1097/SAP.0000000000000449.

[56] Karr JC. Retrospective comparison of diabetic foot ulcer and venous stasis ulcer healing outcome between a dermal repair scaffold (PriMatrix) and a bilayered living cell therapy (Apligraf). Adv Skin Wound Care. 2011;24(3):119–125. https://doi.org/10.1097/01.ASW.0000395038.28398.88.

[57] Paredes JA, Bhagwandin S, Polanco T, Lantis JC. Managing real world venous leg ulcers with fetal bovine acellular dermal matrix: a single centre retrospective study. J Wound Care. 2017;26(Sup10): S12–S19. https://doi.org/10.12968/jowc.2017.26.Sup10.S12.

[58] Yang CK, Polanco TO, Lantis 2nd JC. A prospective, postmarket, compassionate clinical evaluation of a novel acellular fish-skin graft which contains omega-3 fatty acids for the closure of hard-to-heal lower extremity chronic ulcers. Wounds. 2016;28(4):112–118.

[59] Hankin CS, Knispel J, Lopes M, Bronstone A, Maus E. Clinical and cost efficacy of advanced wound care matrices for venous ulcers. J Manag Care Pharm. 2012;18:375–384.

[60] De Angelis B, Orlandi F, Fernandes Lopes Morais D'Autilio M, et al. Long-term follow-up comparison of two different bi-layer dermal substitutes in tissue regeneration: clinical outcomes and histological findings. Int Wound J. 2018;15(5):695–706. https://doi.org/10.1111/iwj.12912.

[61] Giovannini UM, Teot L. Long-term follow-up comparison of two different bi-layer dermal substitutes in tissue regeneration: clinical outcomes and histological findings. Int Wound J. 2020;17(5):1545–1547. https://doi.org/10.1111/iwj.13381.

[62] Motolese A, Vignati F, Brambilla R, Cerati M, Passi A. Interaction between a regenerative matrix and wound bed in nonhealing ulcers: results with 16 cases. BioMed Res Int. 2013;2013:849321. https:// doi.org/10.1155/2013/849321.

[63] Simman R. The role of an esterified hyaluronic acid matrix in wound healing, a case series. J Am Coll Clin Wound Spec. 2018;8(1–3):10–11. https://doi.org/10.1016/j.jccw.2018.01.006. Published 2018 Feb 2.

[64] Alvarez OM, Makowitz L, Patel M. Venous ulcers treated with

a hyaluronic acid extracellular matrix and compression therapy: interim analysis of a randomized controlled trial. Wounds. 2017;29(7): E51–E54.

[65] Caravaggi C, Grigoletto F, Scuderi N. Wound bed preparation with a dermal substitute (Hyalomatrix® PA) facilitates Re-epithelialization and healing: results of a multicenter, prospective, observational study on complex chronic ulcers (the FAST study). Wounds. 2011;23(8):228–235.

[66] Johnson A, Gyurdieva A, Dhall S, Danilkovitch A, Duan-Arnold Y. Understanding the impact of preservation methods on the integrity and functionality of placental allografts. Ann Plast Surg. 2017;79(2): 203–213. https://doi.org/10.1097/SAP.0000000000001101.

[67] McQuilling JP, Vines JB, Mowry KC. In vitro assessment of a novel, hypothermically stored amniotic membrane for use in a chronic wound environment. Int Wound J. December 2017;14(6):993–1005. https://doi.org/10.1111/iwj.12748. Epub 2017 Mar 29. PMID: 28370981; PMCID: PMC7949938.

[68] Mao Y, Hoffman T, Dhall S, et al. Endogenous viable cells in lyopreserved amnion retain differentiation potential and anti-fibrotic activity in vitro. Acta Biomater. 2019;94:330–339. https://doi.org/ 10.1016/j.actbio.2019.06.002.

[69] Bullard JD, Lei J, Lim JJ, Massee M, Fallon AM, Koob TJ. Evaluation of dehydrated human umbilical cord biological properties for wound care and soft tissue healing. J Biomed Mater Res B Appl Biomater. 2019;107(4):1035–1046. https://doi.org/10.1002/jbm.b.34196.

[70] Serena TE, Carter MJ, Le LT, Sabo MJ, DiMarco DT, EpiFix VLU Study Group. A multicenter, randomized, controlled clinical trial evaluating the use of dehydrated human amnion/chorion membrane allografts and multilayer compression therapy vs. multilayer compression therapy alone in the treatment of venous leg ulcers. Wound Repair Regen. 2014;22(6):688–693. https://doi.org/10.1111/wrr.12227.

拓展阅读

Ronfard V, Williams T. Developments in cell-based therapy for wounds. In: Sen C, ed. Advances in Wound Care. New Rochelle, NY: Mary Ann Liebert, Inc Publications; 2010:412–418; Vol. 1.

第四篇

慢性静脉功能不全的手术和血管腔内治疗
Operative and endovascular procedures for chronic venous insufficiency

第20章 浅静脉干预（手术或静脉内消融术）治疗腿部静脉性溃疡的获益

Benefits of superficial venous intervention (surgery or endovenous ablation) in the treatment of venous leg ulceration

Manjit Gohel 著

一、流行病学及问题的严重程度

在整个西方世界，腿部静脉性溃疡（VLU）（图20-1）的发生越来越普遍，是导致患者忧虑、临床负担和医疗服务花费增加的主要原因。治疗中的不统一是很常见的，而下肢溃疡患者可能就诊于各种医疗机构中，这是治疗标准化的主要障碍。VLU在成年人中的总患病率为0.3%～1.0%，在＞65岁患者中患病率增加[1-3]。由于年龄和肥胖是VLU发病的危险因素，这种情况下的患病率可能会进一步增加[4]。

静脉性溃疡的自然病史包括缓慢愈合和频繁发作的溃疡复发[5]。因此，对患者和照护者的生活质量影响显著。由于与溃疡相关的气味以及耻辱感，患者经常遭受严重的难堪和社会孤立。患者的工作能力常常受损，且由于敷料和包扎导致运动或洗澡困难。疼痛可能很严重，而且经常被低估。

静脉性皮肤改变和溃疡的潜在病理生理原因是慢性静脉高压，这可能继发于一些潜在的可逆性因素（包括浅静脉反流、深静脉梗阻和深静脉反流）和一些不可逆性因素（包括活动能力差、小腿肌肉泵衰竭）。VLU的主要治疗方法是逐级压力治疗，理想情况是在踝关节施加＞40mmHg的压力[6]。压力已经被证明可以持续改善溃疡的愈合，现在有一系列的压力治疗项目可供选择，包括多层绷带、压力长袜和可调节的压力服装。

二、治疗浅静脉反流的基本原理

浅静脉功能不全是慢性静脉高压和VLU的一个重要和完全可治疗的原因。Duplex研究表明，

60%～80%的静脉性溃疡患者存在浅静脉反流，通常是孤立的，但有时同时伴有腘静脉或股静脉反流[7, 8]。虽然压力治疗在临床上有效，但其应用可能需要投入大量资源，且患者对压力治疗的依从性不确定。腿部抬高对降低静脉高压也非常有效，但对大多数患者并不实用。有一个强有力的事实是治疗浅静脉反流可以永久缓解静脉高压，而不依赖于压力治疗的依从性。

浅静脉反流的传统治疗是全身麻醉下进行手术剥脱。近年来，浅静脉反流的传统手术治疗已被局麻、微创静脉腔内介入消融所取代。静脉内热消融术（如激光或射频消融术）、基于导管的非热消融术（如氰基丙烯酸酯胶闭合或机械化学消融术）和超声引导下的泡沫硬化疗法在许多临床科室都可随时进行，通常优于传统手术[9]。由于VLU患者通常是老年人，其身体虚弱，可能不适合全身麻醉下的手术剥脱，而静脉腔内治疗模式的发展使更多的VLU患者可以进行浅静脉干预。

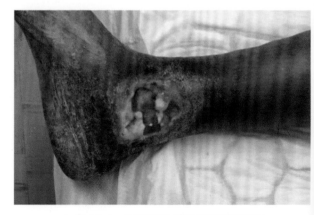

▲ 图20-1 下肢静脉性溃疡的典型表现

三、ESCHAR 试验总结

1999 年到 2022 年间，手术和压力治疗对溃疡愈合和复发的影响试验（effect of surgery and compression on healing and recurrence，ESCHAR），在 3 个临床中心招募了 500 名 C5 和 C6 疾病的受试者[10, 11]。随机分组为单纯压力治疗组（n=258）和压力治疗结合浅静脉手术组（结扎或隐静脉剥脱，n=242）。虽然随机接受压力结合手术治疗组中有 47/242（19%）受试者拒绝接受手术，通常原因是压力治疗可以使溃疡愈合，手术的潜在价值对其不太明显。此外，48/242（20%）的受试者在局部麻醉下仅接受隐静脉结扎手术治疗。尽管如此，所有的分析都是按照患者治疗意向进行的。

C6 患者中 3 年的死亡率为 17%，此结果突出了其严重的合并症和极度身体虚弱。两组患者的总体 3 年愈合率相似（单独压力治疗组 89%，压力结合外科手术治疗组 93%）[11]。值得注意的是，手术组患者的中位愈合时间为近 2 个月，因此患者在随机分组后并没有立即得到手术治疗的潜在获益。然而，与随机接受压力治疗组相比，随机接受压力结合手术治疗组在 3 年溃疡复发明显减少（分别为 21% 和 51%）。孤立性浅静脉反流患者和浅静脉伴节段性深静脉反流患者的溃疡复发有显著改善。在 ESCHAR 研究中，也评估了手术干预的技术成功率，尽管进行了外科手术，有相当比例的患者仍有残留的隐静脉反流。虽然部分原因是单独结扎手术实施的比例很高，但也出现了一些技术失败[12]。尽管在 ESCHAR 试验中浅静脉手术技术成功不理想，但是其临床疗效非常显著。

四、EVRA 研究

（一）EVRA 研究的背景

ESCHAR 研究清楚地证明了浅静脉手术对静脉性溃疡患者的潜在作用。然而，在许多中心，传统的手术干预已经被微创热消融（激光或射频消融）和非热消融（超声引导泡沫硬化疗法、氰基丙烯酸酯胶闭合或机械化学消融）手术所取代，以消融浅静脉反流。这些手术通常可以在局部麻醉下进行，并为老年静脉性溃疡患者群体提供了一个潜在的更合适的干预措施。一些非随机研究报道了 C6 患者静脉腔内干预后的良好临床结果，愈合率高于 ESCHAR 试验

中的报道。这被认为是完全可信的，因为在超声引导下进行的静脉腔内消融手术的技术成功率预计将高于 ESCHAR 试验中所看到的。早期静脉反流消融研究（early venous reflux ablation，EVRA）的目的是评估早期静脉腔内消融对 VLU 患者的临床效果和健康经济效益。

（二）研究设计和患者群体

EVRA 研究是一项在英国 20 个地点进行的多中心、随机临床试验[13]。连续招募持续 6 周至 6 个月的活动性 VLU（C6 期）患者，且伴有临床显著的浅静脉反流（由治疗医生判断）。所有患者均接受了压力治疗（根据当地政策）。受试者被随机分配，分别接受早期静脉腔内消融（随机分组后 2 周内），以及接受延迟静脉腔内消融（在溃疡愈合后或 6 个月溃疡仍未愈合时）。静脉腔内消融术的选择由治疗临床团队自行决定，他们在静脉疾病的管理方面都有丰富的经验。研究早期阶段的主要结果是溃疡愈合的时间，通过专家对照片的盲法评估进行愈合判断。对于长期随访，主要的结果指标是溃疡复发的时间。在整个研究过程中，从医务服务人员的角度进行了详细的患者层面的健康经济效益评估[14]。

（三）患者群体

在 2013 年 10 月至 2016 年 9 月期间，6555 名患者接受了潜在纳入筛选，共有 450 名受试者参与随机分配。筛选失败的最常见原因是在评估时溃疡出现 >6 个月（1772 例）或已经愈合（610 例）[13, 14]。存在静脉流出道梗阻是一个排除标准，但髂静脉的影像学检查采用本地标准。早期干预组和延迟干预组受试者的年龄中位数分别为 67 岁和 68.9 岁。男性略占优势（247/450，55%），白种人占 414/450 例（92%）。溃疡位于内侧 234 例（52%），外侧 185 例（41%），环腿周 16 例（4%）。溃疡复发的受试者有 235/450 例（52%），反流部位位于大隐静脉的 248 例（55%），位于小隐静脉的（small saphenous vein，SSV）55 例（12%），大小隐静脉同时出现的 121 例（27%）。大约 1/3 的患者同时伴有深静脉反流。总的来说，EVRA 研究人群被认为可代表总体腿部溃疡的人群，组间没有显著差异。

在早期干预组中，203/224 例（91%）的受试者按照计划在干预后 2 周内接受了静脉腔内消融治疗。在延迟干预组中，尽管治疗计划是溃疡愈合后或 6 个月后溃疡未愈合时接受静脉内消融治疗，但是 47/226

例（21%）患者未处理浅静脉反流。这一观察结果表明，对于一些静脉性溃疡患者，如果不进行早期干预，可能会失去治疗浅静脉反流的机会。111/224 名受试者随机接受早期干预，超声引导下的泡沫硬化治疗是使用的唯一治疗方式。其余的治疗方法包括单独静脉内热消融术或与泡沫硬化联合治疗。随机后持续规范随访 1 年，之后通过电话和使用医疗记录进行随访。随访时间中位数为 3.5 年[15]。

（四）临床结果

1. 溃疡愈合　溃疡愈合时间是 EVRA 试验第一阶段的主要结果指标，样本量能够在 24 周时检测到溃疡愈合 15% 的差异。与延迟干预组相比，随机接受早期干预组的溃疡愈合时间明显缩短（中位数为 56 天 vs. 82 天；愈合 HR=1.38，95%CI 1.13～1.68，P=0.001）。早期干预组在 24 周时的愈合率为 85.6%，而延迟干预组为 76.3%（图 20-2）[13, 14]。尽管有良好的压力治疗（延迟干预组的特殊愈合率可以证明），但是静脉腔内消融仍赋予了额外的愈合优势。预先设定的分析显示，亚组的愈合获益与总体愈合获益没有显著差异。重要的是，无论使用静脉腔内消融方式与否，愈合结果是相似的，这表明干预的时间，而不是方式，可能是最重要的因素。

2. 溃疡复发　在延长的随访阶段，该研究充分显示了溃疡复发率 15% 的差异。共有 426 名受试者治愈了初发性溃疡。在研究随访期间，共有 121/426 例（28%）受试者经历了至少一次复发性溃疡。两组患者首次溃疡复发时间无差异（溃疡愈合后复发时间的 HR=0.86，95%CI 0.60～1.24，P=NS）（图 20-3）。早期干预组的 4 年溃疡复发率为 34.6%，延迟干预组为 38.4%。然而，在早期干预组中，在全部 675.5 随访人年中有 72 例发生了复发性溃疡。延迟干预组在 636 随访人年中发生了 103 例复发性溃疡。早期干预组愈合后每随访年的溃疡复发率显著降低（发生率比为 0.66；95%CI 0.48～0.89，P=0.003）[15]。

（五）患者自我报告的结果

在基线、6 周、6 个月、12 个月和长期随访期间，使用疾病特异性（AVVQ）和通用（EQ-5D-5L 和 SF-36）工具评估患者自我报告的健康相关生活质量。两组中所有生活质量工具的基线评分相似。在随访期间，评分没有明显的差异，尽管早期干预组的 AVVQ 评分始终较低，这表明该组患者生活质量更好。

（六）健康经济效益

EVRA 研究方案包括一个详细的、患者层面的成本 – 效益分析。在随机分组后的前 12 个月，每月联系受试者，以收集有关所有初期和二期的医疗资源

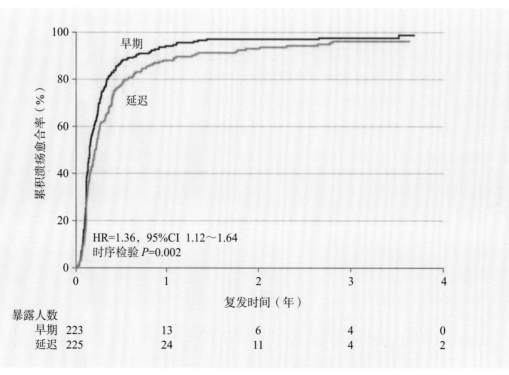

▲ 图 20-2　Kaplan-Meier 曲线显示 EVRA 研究中的溃疡愈合率

使用信息。在 1 年时，通过早期干预获得的每个质量调整寿命年（Quality Adjusted Life Year QALY）的增量成本 – 效益比为 3976 英镑。在 3 年时，每个受试者早期干预的平均成本比降低了 155 英镑，平均 QALY 增加为 0.073。通过节省成本和生活质量的提高，从健康经济的角度来看，早期干预被证明占"主导地位"。评估是从医疗服务提供者的角度进行的，社会或个人费用未被纳入考虑范围[14-16]。

（七）EVRA 研究的结论总结

EVRA 研究是第一个能够充分有力的评估早期静脉腔内消融治疗浅静脉反流在 VLU 人群中作用的随机临床试验。该研究评估了早期干预对溃疡愈合、溃疡复发和健康经济效益的影响。在所有三个领域，5 年的随访显示早期静脉腔内消融有明显的获益。早期干预组溃疡愈合加速，溃疡复发次数减少，成本节约且生活质量更好。一些非随机研究表明，静脉腔内干预可能与良好的临床结果相关，但缺乏 1 级证据。重要的是，EVRA 的研究为国际上的临床治疗路径建立适当的改变创造了一个可靠的证据平台。

（八）EVRA 研究的局限性

与大多数大型多临床中心研究一样，只有 7% 的筛选患者是随机化分组的，这对该研究的普遍性提出了质疑。EVRA 研究是在国家基金资助的医疗机构（英国国家医疗服务体系）中进行的，患者的转诊或就诊延误是很常见的。很大一部分被排除的患者在评估时溃疡已经愈合，或溃疡出现已经>6 个月。慢性溃疡患者被排除在外，因为 EVRA 研究人员担心对慢性顽固性溃疡患者通常会采取积极的静脉腔内干预。

静脉腔内干预的类型由治疗临床团队根据偏好自行决定，导致在研究中使用的手术方式存在很大差异。虽然考虑过干预措施的标准化，但被认为是不可行的，因为静脉腔内治疗存在多种方式。然而，按照计划预先设定进行了亚组分析（没有显示不同静脉腔内干预的结果有任何差异）[13]。通过在试验中允许多种静脉腔内干预，并证明早期干预治疗策略的获益，这可能避免对具体治疗方式的无用关注，并可以更多地关注在 C6 患者的治疗路径和快速诊断。最后，随机接受延迟干预的受试者很大比例没有接受静脉腔内消融。虽然这是研究方案的偏差，但拒绝静脉腔内干预的静脉性溃疡患者之前就已经注意到，这可能是"现实"情况的代表[10]。

近年来，血管内支架置入术治疗血栓形成后和非血栓性静脉流出阻塞越来越受欢迎[17]。在 EVRA 研究中，严重的静脉流出道阻塞是一个排除标准。然而，髂静脉流出道的研究留给治疗临床团队自行

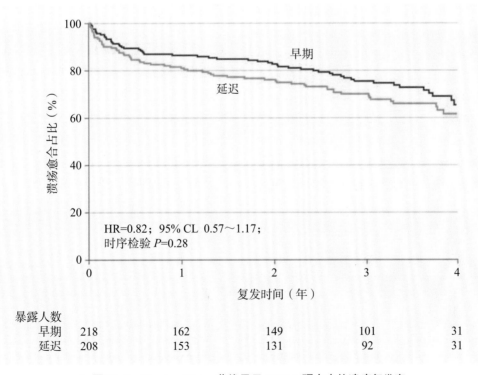

HR=0.82；95% CL 0.57～1.17；
时序检验 *P*=0.28

复发时间（年）

暴露人数					
早期	218	162	149	101	31
延迟	208	153	131	92	31

▲ 图 20–3　Kaplan-Meier 曲线显示 EVRA 研究中的溃疡复发率

决定。由于该研究基于英国模式，所以很少进行静脉流出道的特异性成像。有可能是招募了一些未被识别的静脉闭塞患者，这可能影响了一些结果。在随机试验中，患者群体的变异性应该在各组中平均分布。然而，更积极的髂静脉流出道成像和支架置入术的潜在获益尚未得到评估，目前仍不清楚。

五、ESCHAR 和 EVRA 研究结果的实施

（一）实施的挑战

ESCHAR 和 EVRA 研究的积极结果表明，除了有效的压力治疗外，及时的双功超声评估和浅静脉反流的消融应该是 VLU 治疗的一个必要组成部分。不仅从患者的角度来看可以获益，并且从医疗服务提供者的角度来看早期干预也可以节省成本。在这样一个令人信服的论据下，可以预计下肢溃疡治疗策略的快速变化是合理的。然而，在将 EVRA 研究结果应用到常规临床治疗中时，已经遇到了许多挑战。自 2018 年 EVRA 研究结果发表以来，工作的开展受到 COVID-19 大流行的巨大影响，导致许多国家将医疗资源重新优先配置，远离 VLU 等慢性、不危及生命的疾病[18]。

1. 医疗专业人员的教育 下肢溃疡治疗是由初级和二级医疗机构中大量的医疗和护理专业人员实施的。在国际上，会有巨大的治疗策略的变化，这为常见的大多数溃疡常规的治疗机构提供规范（如初级护理诊所、伤口护理中心或组织修复诊所），这些可以进行双功超声扫描以及静脉腔内消融治疗的机构较为分散且距离较远。下肢溃疡循证治疗的热衷者和倡导者有责任接触并主动向所有参与下肢溃疡治疗的专业人员传播 EVRA 研究和其他试验的结果。

2. 政策和指南的更新 由于指南文件和政策可能在几年内都不会得到修订或更新，因此在研究的发表和手术流程及方案的变更之间存在着不可避免的滞后。

3 资源影响 尽管早期静脉腔内消融具有明确的临床效益，并且是一种节省成本的策略，但对所有 VLU 患者提供静脉干预会对医疗资源产生重大的影响。由于成年人的 VLU 患病率为 0.3%~1%，因此可能有数百万患者从静脉腔内消融手术中获益。为整个患者人群提供诊断和干预措施，甚至会压倒最富裕的医疗保健系统。因此，实施积极的静脉腔内消融策略应分阶段进行，以避免对工作人员和医疗系统造成过度压力。需要开展进一步的工作来指导干预措施的优先次序。团队可能还需要采用新的治疗模式，以更好地增加承载力以应对这种未被满足的需求。

（二）推动变革的潜在杠杆

近年来，人们越来越认识到下肢溃疡的重要性和临床意义。患者、护理人员、医疗服务专业人员和政策制定者对这种疾病的认识有所提高。社会、患者代表和研究人员应该确保信息的清晰和一致。很可能有一种"自下而上"的方法，赋予患者和一线卫生专业人员权力，需要与决策者和政府官员参与的"自上而下"战略相结合。潜在的工作量可能使下肢溃疡治疗改革的前景令人生畏且没有吸引力，但可以通过路径的重新设计以确保正确的临床决策也最容易得到履行。

结论

ESCHAR 研究的结果清楚地表明，浅静脉手术对 VLU 患者有显著的临床获益[10, 11]。EVRA 的研究进一步明确表明，干预措施应采用静脉腔内治疗并尽快实施，以提供最大的获益[13, 15]。干预的时机可能比选择静脉腔内治疗方式更重要。这些发现应该推动对下肢溃疡治疗路径的回顾，包括及时的双功超声评估和静脉干预。这些结果的实施将具有挑战性，而且可能需要多年的时间推进。需要进一步的工作来更好地了解哪些 VLU 患者从静脉腔内干预治疗中获益最多。

参考文献

[1] Ruckley CV, Evans CJ, Allan PL, Lee AJ, Fowkes FG. Chronic venous insufficiency: clinical and duplex correlations. The Edinburgh vein study of venous disorders in the general population. J Vasc Surg. 2002;36(3):520–525.

[2] Carpentier PH, Maricq HR, Biro C, Poncot-Makinen CO, Franco A. Prevalence, risk factors, and clinical patterns of chronic venous disorders of lower limbs: a population-based study in France. J Vasc Surg. 2004;40(4):650–659.

[3] Margolis DJ, Bilker W, Santanna J, Baumgarten M. Venous leg ulcer: incidence and prevalence in the elderly. J Am Acad Dermatol. 2002;46(3):381–386.

[4] Onida S, Davies AH. Predicted burden of venous disease. Phlebology. 2016;31(1 Suppl):74–79.

[5] Franks PJ, Barker J, Collier M, et al. Management of patients with venous leg ulcers: challenges and current best practice. J Wound Care. 2016;25(Suppl 6):S1–S67.

[6] O'Meara S, Cullum N, Nelson EA, Dumville JC. Compression for venous leg ulcers. Cochrane Database Syst Rev. 2012; 11:CD000265.

[7] Grabs AJ, Wakely MC, Nyamekye I, Ghauri AS, Poskitt KR. Colour duplex ultrasonography in the rational management of chronic venous leg ulcers. Br J Surg. 1996;83(10):1380–1382.

[8] Magnusson MB, Nelzen O, Risberg B, Sivertsson R. A colour doppler ultrasound study of venous reflux in patients with chronic leg ulcers. Eur J Vasc Endovasc Surg. 2001;21(4):353–360.

[9] De Maeseneer MG, Kakkos SK, Aherne T, et al. Editor's Choice – European Society for Vascular Surgery (ESVS) – Clinical practice guidelines on the management of chronic venous disease of the lower limbs. Eur J Vasc Endovasc Surg. 2022;63(2):184–267.

[10] Barwell JR, Davies CE, Deacon J, et al. Comparison of surgery and compression with compression alone in chronic venous ulceration (ESCHAR study): randomised controlled trial. Lancet. 2004; 363(9424):1854–1859.

[11] Gohel MS, Barwell JR, Taylor M, et al. Long term results of compression therapy alone versus compression plus surgery in chronic venous ulceration (ESCHAR): randomised controlled trial. BMJ. 2007;335(7610):83.

[12] Gohel MS, Barwell JR, Earnshaw JJ, et al. Randomized clinical trial of compression plus surgery versus compression alone in chronic venous ulceration (ESCHAR study)dhaemodynamic and anatomical changes. Br J Surg. 2005;92(3):291–297.

[13] Gohel MS, Heatley F, Liu X, et al. A randomized trial of early endovenous ablation in venous ulceration. N Engl J Med. 2018;378(22):2105–2114.

[14] Gohel MS, Heatley F, Liu X, et al. Early versus deferred endovenous ablation of superficial venous reflux in patients with venous ulceration: the EVRA RCT. Health Technol Assess. 2019;23(24):1–96.

[15] Gohel MS, Mora MJ, Szigeti M, et al. Long-term clinical and cost-effectiveness of early endovenous ablation in venous ulceration: a randomized clinical trial. JAMA Surg. 2020;155(12):1113–1121.

[16] Epstein DM, Gohel MS, Heatley F, et al. Cost-effectiveness analysis of a randomized clinical trial of early versus deferred endovenous ablation of superficial venous reflux in patients with venous ulceration. Br J Surg. 2019;106(5):555–562.

[17] Raju S, Darcey R, Neglen P. Unexpected major role for venous stenting in deep reflux disease. J Vasc Surg. 2010;51(2):401–408. discussion 8.

[18] Tonna JE, Hanson HA, Cohan JN, et al. Balancing revenue generation with capacity generation: case distribution, financial impact and hospital capacity changes from cancelling or resuming elective surgeries in the US during COVID-19. BMC Health Serv Res. 2020;20(1):1119.

第21章 浅静脉和穿通支静脉手术在治疗下肢静脉性溃疡中的应用
Superficial surgery and perforator interruption in the treatment of venous leg ulcers

Peter F. Lawrence 著

尽管下肢静脉性溃疡（图21-1）给医疗保健造成了巨大的经济负担，但很少有前瞻性研究指导治疗决策，并比较每种治疗方式对下肢静脉性溃疡愈合的作用。这就出现了在不同的疾病分期中进行各种不同的手术。因为其他章节已经涵盖了静脉性溃疡的发病机制和诊断步骤，本章将重点讨论浅静脉手术和穿通支静脉手术用于治疗下肢静脉性溃疡的方法，以及每种方法的疗效。静脉曲张[1]和静脉性溃疡[2]已经发表了实践指南，它们提供了关于静脉曲张基于目前证据下的诊断和治疗，以及疗效结果。在最近一篇关于静脉功能不全治疗标准的文章中[3]，静脉病管理专家对于不同临床情况下静脉曲张和穿通支静脉治疗，包括下肢静脉性溃疡的最佳处理方案达成了共识。大规模回顾性多中心试验[4]也得出了关于浅静脉和穿静脉治疗及其在下肢静脉性溃疡愈合中的作用的更高水平证据。

一、诊断

涉及浅静脉和穿通支静脉治疗下肢静脉性溃疡的所有手术的目标是纠正行走时静脉高压，这种静脉高压主要发生在坐姿和站立时。通过消除浅静脉、穿通支静脉或交通支静脉的反流，减少或消除行走时静脉高压，可以改善溃疡愈合。可以通过体格检查和双功能彩色多普勒超声（DUS）的组合来评估每类静脉（浅静脉、穿通支静脉和深静脉）其功能不全的程度，穿静脉的判断，对超声水平尤其具有挑战性，即使对经验丰富的医生来说也是如此，因为穿通支静脉的起源有许多位置，包括胫骨旁、踝关节内侧和小腿外侧位置（图21-2）。基于2B级证

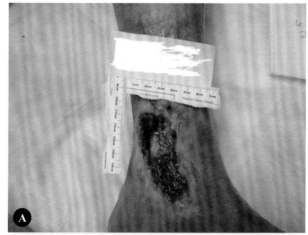

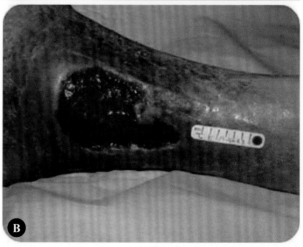

▲ 图21-1 长期静脉性溃疡周围的皮肤经常发生纤维化，容易发生感染和溃疡。长期存在的静脉性溃疡，通常伴有广泛的脂质硬皮症

据，血管外科学会（SVS）的作者和美国静脉论坛（AVF）慢性静脉疾病实践指南建议对穿通支静脉进行选择性评估和治疗。对皮肤变化、结痂或活动性

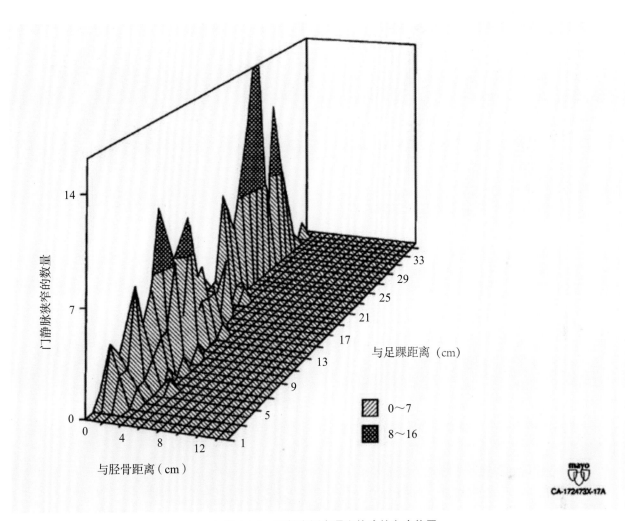

▲ 图 21-2　腿部内侧穿通支静脉的多个位置
"Cockett 穿通支"的传统位置并不受到这项研究的限制。穿通支静脉功能不全也可发生在胫骨旁位置和踝关节外侧

静脉性溃疡，以及在以前的静脉干预（s）中出现复发症状的患者，应该对穿通支静脉进行有效的干预性治疗[1]。推荐的用于定义"病理性"穿通支静脉的标准包括反流时间＞0.5s、穿通支静脉直径＞3.5mm，以及位于愈合或开放性溃疡旁边或下方的位置。双功能彩色多普勒超声被用于评估无功能的静脉，并在射频 / 激光导管、静脉胶合剂和泡沫硬化剂疗法期间进行治疗指导。

CT、MRI、静脉造影和血管内超声在评估浅表或穿通支静脉时很少使用，尽管它们常用于评估具有浅静脉和（或）穿通支静脉的无功能静脉，临床体征和症状，以及超声提示髂股静脉血流阻塞的腹股沟上深静脉系统。治疗下肢静脉性溃疡最重要的因素是了解每个异常的浅静脉、穿通支静脉和深静脉，它们都会导致行走时静脉高压，因此所有无功能或阻塞的静脉都可能需要接受治疗，才能治愈下肢静脉性溃疡。

一旦在一个未愈合的下肢静脉性溃疡患者中确定了解了该部位的病理学特征，确定了应该治疗哪些异常静脉，以及发现多个回流或闭塞部位时，应该首先治疗那些异常静脉，这是治疗计划中的重要的第一步。

二、无功能的浅静脉的治疗选择

治疗方式，无论是热消融、非热消融、静脉切除还是硬化剂疗法，已经进行了回顾性研究，以评估下肢静脉性溃疡患者的愈合和其他结果。任何关闭或去除无功能的浅静脉的技术都被证明可以加速和改善溃疡的愈合。特别是通过愈合率来衡量时[5]，而不是简单地通过绝对的伤口愈合，因为静脉性溃疡有不同的初始大小，甚至可能有不同程度的瘢痕，存在的时间长度也不相同。

三、穿通支静脉功能不全的治疗选择

对于穿通支静脉，也有几种治疗选择，从历史上的 Linton 手术和不再使用的腔镜深筋膜下穿通支静脉离断术（SEPS），到使用热消融或非热消融治疗不合格的穿通支静脉。由于穿静脉靠近小腿深静脉，目前还没有公认的化学消融穿通支静脉的方法，因为如果泡沫硬化剂进入深静脉系统，有产生小腿 DVT 形成的风险。

（一）异常浅静脉、穿通支静脉和深静脉的治疗顺序

当多条静脉出现回流或梗阻时，应先治疗哪些异常静脉，以及是否应同时进行多个静脉系统的治疗，大家都有不同的策略与方法。目前，许多静脉专家首先使用技术上最成功的方法来治疗回流的躯干静脉，包括大隐静脉、小隐静脉或前副隐静脉（AASV）。然而，还有其他静脉专家首先治疗髂股等深静脉回流，并报道了类似的结果。也有部分静脉专家首先治疗不通畅的穿通支静脉，即使在溃疡附近与一个非常大的不通畅的穿通支静脉相关的下肢静脉性溃疡。

（二）治疗浅静脉和穿通支静脉的设施要求

所有浅静脉和穿通支静脉都应该在无菌门诊治疗室，有足够的照明，机械倾斜台，便携式超声车轮，房间能源发电机，射频导管或激光，存储柜区域，移动 Mayo 站，可放置导管和电线的平台，以及术者和护士的房间。手术超声不需要血管实验室技术，干预医生可以使用为这些手术设计的小型移动超声进行超声检查。术者需要穿上无菌的长袍、手套和面具，因此护士必须提供无菌用品，如针头和注射器等。

（三）技术：浅表隐静脉治疗

大隐静脉闭合。闭合大隐静脉的理论基础是减少行走时静脉高压，但目前对于治愈下肢静脉性溃疡所需的隐静脉封闭程度的数据很少。使用射频能量或激光来热消融隐静脉的技术通常从膝盖或小腿上部进行，直到隐静脉股隐汇合处的近端隐静脉，以避免对小腿中段的隐神经造成损伤（图 21-3）。从踝关节到小腿中部上方，隐静脉与隐神经紧密相邻。非热消融技术在踝关节处开始，可以封闭整个隐静脉，其中对隐神经的损伤风险非常低。相较于膝盖以上的隐静脉消融，完全的隐静脉消融具有理论上的优

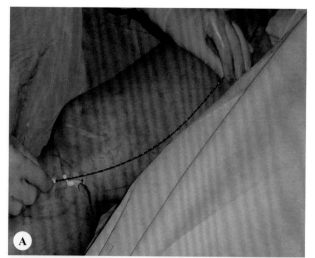

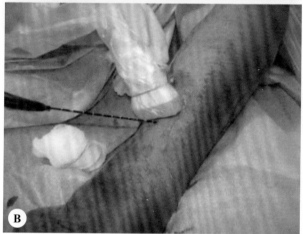

▲ 图 21-3　静脉性溃疡患者的大隐静脉消融通常在膝关节下方开始（A），而不是踝关节，以避免隐神经损伤。非热技术可以从踝关节开始，因此可以治疗整个隐静脉，而进入穿通支静脉通常需要先穿透纤维组织（B），刚性导管有助于穿透该组织

势，并且据报道，在小样本实验中得出了可以改善，甚至愈合下肢静脉性溃疡创面的证据[6]。如果使用热消融技术仅封闭近端隐静脉，而创面没有愈合，可以使用膝下隐静脉的热消融技术，接受对隐神经的热损伤风险，或者使用非热消融技术来促进溃疡愈合。

前副隐静脉的治疗。前侧副隐静脉越来越被认为是行走时静脉高压和难愈合的下肢静脉性溃疡的病因之一。这条静脉在超声检查中很容易被观察到，并可能是静脉反流的主要来源。与大隐静脉的区别在于，它位于筋膜上方并且常常更曲张，且难以使用刚性热消融导管进行治疗。因此，最近端的前侧副隐静脉可以使用短暂的热或非热刚性消融导管进行治疗，而其余的静脉，通常横向延伸至小腿，由微创切除术或泡沫硬化疗法进行处理。

小隐静脉闭合。虽然大多数下肢静脉性溃疡在的"足靴区"内侧足踝，因此最好的治疗是对大隐静脉和后弓静脉进行消融治疗，一些静脉性溃疡位于外侧踝关节，因此由小隐静脉回流和相关的穿通支静脉回流。小隐静脉闭合可以通过热消融或非热消融成功完成，但热消融技术应局限于小腿中部及以上，以避免腓肠神经损伤。非热技术可以消融整个小隐静脉，由于其更完整的消融，被一些静脉专家使用。浅静脉反流性疾病的手术细节见第 22 章。

（四）穿通支静脉治疗

目前很少有证据支持同时消融大隐静脉和穿通支静脉，但当静脉性溃疡在主干静脉消融后仍无法愈合且存在无功能的反流性穿通支静脉时，封闭穿通支静脉已被证明可以促进下肢静脉性溃疡的愈合[7]。穿通支静脉可以使用射频导管或激光进行封闭。然而，不推荐使用泡沫硬化剂注射治疗进行封闭，因为存在泡沫会反流至深静脉系统并导致小腿静脉血栓形成的风险。尽管如此，一些医生仍然使用泡沫硬化疗法治疗穿通支静脉。

报告的穿通支静脉封闭成功率在 60%～70%，因此这些静脉通常需要第二次治疗[7]。当成功封闭穿通支静脉后，越来越多的报道表明可以使用硬化疗法或泡沫硬化疗法来封闭与穿通支静脉相连且位于溃疡下方的无功能静脉丛，以进一步促进溃疡的愈合。

（五）穿通支静脉闭合技术

不论是使用射频导管还是激光，穿通支静脉封闭的技术相似。目标是在腿部筋膜层或其上方准确进入无功能的穿通支静脉。如果在筋膜层下进入静脉，将很难通过筋膜进行导丝或鞘管的推进，而且在筋膜层下方还有动脉、神经和静脉，因此在小腿部位进行相关操作，导致 DVT 形成、动脉损伤或神经损伤的风险较高。通常，最初识别无功能的穿通支静脉是在经认可的血管实验室中进行的，因为寻找到无功能的穿通支静脉对于获得良好的治疗效果至关重要。使用具有高图像质量和彩色血流的双功能多普勒超声有助于确定穿通支静脉的大小（应＞3.5mm）和反流时间（应＞0.5s）。由于无功能的穿通支静脉回流到皮下组织并产生的静脉高压，它们与静脉性溃疡的关系是至关重要的。理想情况下，接受治疗的穿通支应靠近溃疡并紧邻溃疡上方。当无功能的穿通支静脉位于远离溃疡时，闭合它不太可能治愈溃疡。

我们要求我们的血管实验室用两个维度来测量

静脉：从足底表面，从胫骨测量内侧溃疡，从腓骨测量外侧溃疡。这确保了治疗医生对被治疗的穿通支静脉与在血管实验室中确定的穿通支静脉相同。

一旦患者进入手术室，就需要正确的设备才能成功闭合无功能的穿通支静脉（图 21-4A 和 B）。一个倾斜的工作台有助于患者更好地配合调整体位，也有助于可视化，高分辨率，以及双功超声扫描无功能的静脉。

在皮肤被麻醉后，将导管或针头以 45° 插入无功能的穿通支静脉（图 21-5A 和 B），就在筋膜的上方。虽然理想情况下可以抽出静脉血液，但这很少成功。但通常可以通过二维图像确认导管是否在静脉内。一旦导管进入静脉，应麻醉导管周围组织，直至筋膜。大量的肿胀液麻醉药可能会将导管从静脉中挤出，应避免使用大量肿胀液麻醉药，而应该在输送局部肿胀液麻醉时进行持续超声成像。一旦确认导管已置于静脉内并且周围组织已麻醉，患者应处于

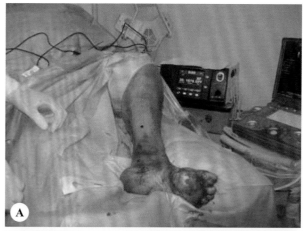

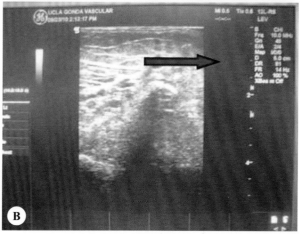

▲ 图 21-4　**A**. 将患者置于电子倾斜台上，头高足低位；**B**. 采用低色便携式双功超声进行成像。选择溃疡附近有直径＞3mm 的无功能静脉进行治疗

头低足高位，以减小静脉的大小。然后，根据激光或射频设备的使用说明（IFU），进行热能传递。

在对无功能的穿通支静脉进行热治疗后（图 21-6A 和 B），在腿部上留下标记非常重要，这样当患者回来换药时，无创血管实验室内才能看到闭合的位置。这些插图展示了无效穿通支静脉的位置（图 21-7A 和 B），以及它们与静脉性溃疡的关系。

（六）后续建议

建议考虑以下因素作为治疗的基础策略，以促进手术后的治疗效果。

1. 无功能穿通支静脉的处理 一旦躯干静脉或穿静脉被前面讨论的技术之一闭合后，可能仍然有大的、无功能的附属静脉紧邻溃疡，并导致溃疡区域的反流和静脉高压。它们通常也需要被切除或闭合，以减少反流；根据我们的经验，对这些静脉的治疗通常会进一步促进伤口愈合。有几种技术可以

治疗这些静脉，从经皮静脉团切除术（在非纤维化的皮肤上进行）到使用泡沫或液体硬化剂进行硬化治疗。不要在脂质硬化组织上做切口，这一点尤其重要，因为这样的切口可能不会愈合，并可能发展为另一种静脉性溃疡。这些穿通支静脉手术的结果通常非常好，且风险低。它们可以与消融技术同时进行，也可以经过一段时间的观察，以确定伤口愈合情况，再绝对是否进一步处理。

2. 随访浅静脉和穿通支静脉治疗后下肢静脉性溃疡的愈合情况

（1）为了确定上述任何一种治疗方法对下肢静脉性溃疡的影响，请使用平面测量法测量创面面积（图 21-8），这是确定是否有效消除所有无功能的静脉的最佳方法，而这通常是创面成功愈合所必需的。如果消融治疗成功并减少了动态静脉高压情况，则应能够通过面积测定法进行记录。

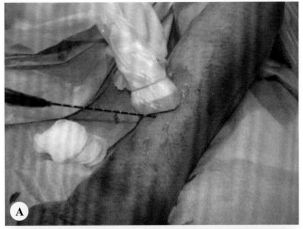

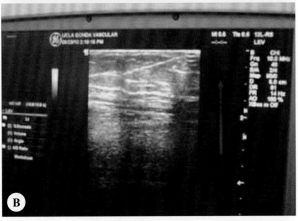

▲ 图 21-5　**A.** 射频导管或微穿刺针以 45° 插入筋膜上方的穿静脉；**B.** 必须从横向和纵向观察静脉内的存在。然后在四个象限中的每个区域用射频能量处理静脉 1min。应该尝试通过"不能显示穿通支静脉内颜色"来表示治疗成功

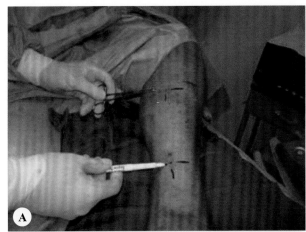

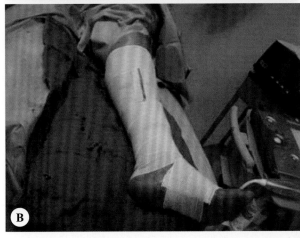

▲ 图 21-6　**A.** 穿通支静脉的位置应进行超声引导下标记，以方便下次就诊时确认闭合，最好由独立的血管实验室技术人员确定；**B.** 如果存在溃疡，则应在标记腿部后放置敷料

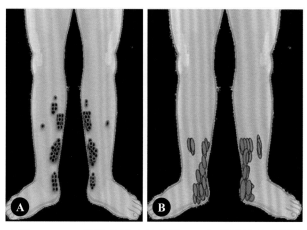

▲ 图 21-7 A. 静脉性溃疡的位置；B. 与静脉性溃疡相关的穿通支静脉功能不全的位置

（2）监测的另一个重要步骤是记录术后治疗后静脉的成功闭合情况。对于躯干静脉，这需要对治疗后的静脉进行超声复查检测。对于无功能的穿通支静脉，治疗的关键，是用不易擦除的墨水标记笔进行精确的坐标标注，因为有许多穿通支静脉，其中一些往往是无功能的。我们很容易混淆正常和无功能的静脉，并以为一个无功能的静脉已经被消融，而实际上，没有标记的穿通支静脉实际上可能是另一个有功能的穿通支静脉。

3. 躯干静脉和穿通支闭合失败 当下肢静脉性溃疡未见明显愈合时，将创面护理好的同时，必须通过双功能彩色多普勒超声重新评估已消融过的躯干静脉和穿通支静脉，以确定是否发生了静脉再通或不完全消融。

（七）浅静脉和穿通支静脉手术的并发症

有关隐静脉、分支静脉和穿通支消融术相关的并发症已在其他章节中讨论过。本章讨论的是正在治疗的下肢静脉性溃疡，必须非常小心，避免在静脉性溃疡周围的脂质硬皮组织部位进行切口。虽然用于导管和导丝进入的针刺切口，甚至用于小号钩针去除无功能分支静脉的针眼，通常在瘢痕形成过程中愈合良好，但更大的切口通常无法愈合，可能会感染或发展为新发的溃疡。

与浅静脉和穿通支静脉手术相关的主要并发症是热能、硬化剂溶液或静脉胶扩散到深部系统中。AVF 和 SVS 最近开发了一个分类系统来指导腔静脉热诱导血栓（EHIT）的治疗[7]。通过遵循每个设备和程序的使用说明，几乎所有手术的并发症风险都可以降低。如果担心热能、硬化剂溶液或静脉胶扩

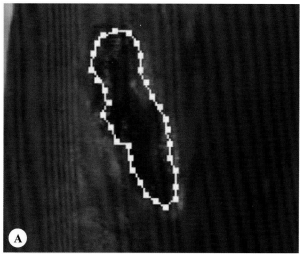

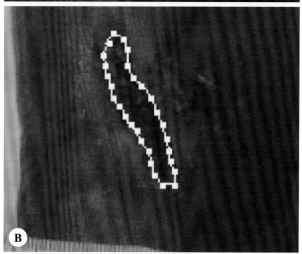

▲ 图 21-8 平面仪客观测量溃疡面积，并依次用于评估创面愈合率，并确定浅静脉或穿通支静脉治疗是否有效加速创面愈合

散到深部静脉系统，后期的超声检查可以轻松地识别术后 2～4 天 EHIT 扩展到深部静脉系统中的情况，并根据扩展的程度来确定下一步治疗方案。

（八）浅静脉和穿通支手术对静脉性溃疡的疗效结果的文献综述

在过去的 10 年里，在美国进行的静脉内消融手术的数量急剧增加。治疗方案也大大增加，但缺乏关于最佳设备和流程的高质量证据。

在 2004 年的 ESCHAR 试验中[8]，500 例下肢静脉性溃疡患者随机接受单纯压迫和压迫加浅静脉系统手术。试验提示：浅静脉反流的手术治疗并没有减少溃疡愈合时间，但确实减少了 12 个月内的溃疡复发。在 2011 年发表的另一项回顾性研究中，86 例顽固性下肢静脉性溃疡患者治疗了穿通支静脉（图 21-9）[7]。技术上成功的消融率占 58%，再次消

融后增加到 90%。在成功消融的患者中，90% 的溃疡愈合。Harlander-Locke 等使用平面测量仪测量溃疡愈合率，并显示在回流的躯干静脉和穿通支静脉消融后，溃疡愈合率有所改善（图 21-10）[5]。76% 的溃疡在平均 142 天内愈合，而在 12 个月时的复发率仅为 7%。

O'Donnell 等在 AVF/SVS 静脉性溃疡实践指南中提出，浅静脉和穿通支静脉消融术对于治疗下肢静脉性溃疡证据较少，但当有开放的下肢静脉性溃疡（CEAP 6）时，推荐治疗浅静脉和穿通支静脉回流（2 级，证据 C 级）[2]。当浅静脉和穿通支静脉都不合格时，未对治疗的先后顺序进行进一步推荐。2013 年，Samuel 等[9] 试图发表一项 Cochrane 研究，比较静脉内热消融和保守治疗静脉性溃疡，但他们没有进一步做前瞻性随机对照试验，仍然缺乏 1 类证据。

2018 年发表的 EVRA 试验[10] 是首次显示早期治疗躯干浅静脉反流可以改善静脉性溃疡愈合的研究。在英国 20 个中心的 450 名下肢静脉性溃疡患者被随机分为早期浅静脉反流消融治疗组（在首次就诊后 2 周内）和单纯压力性治疗组。早期干预组的患者愈合率更高，愈合时间也更短。此外，早期干预组的溃疡无再发时间也比保守治疗组更长。

最近，Lawrence 等[4] 发表了一项多中心研究，涉及 832 名顽固性慢性下肢静脉性溃疡患者，最初进行了为期 2 个月的压力治疗。然后将患者分为隐静脉消融组和隐静脉消融加上无功能穿通支静脉治疗组。研究提示：仅接受压力治疗和创面护理治疗的患者

愈合率最低。仅接受消融治疗的患者具有良好的愈合率，但那些同时进行隐静脉和穿通支静脉消融治疗的患者效果最好。

许多回顾性研究的结论是，积极治疗躯干浅静脉反流（无论是大隐静脉、小隐静脉还是副隐静脉反流），以及闭合反流的穿通支静脉，将促进静脉性溃疡愈合，得到最佳的疗效。对于下肢静脉性溃疡患者，还有以下问题有待解决：①先治疗浅静脉还是深静脉疾病？②静脉功能不全的穿通支静脉是否应与躯干浅静脉疾病同时治疗？③对于患有顽固性下肢静脉性溃疡的患者，我们应该等待多长时间，然后再调查静脉血流阻塞？

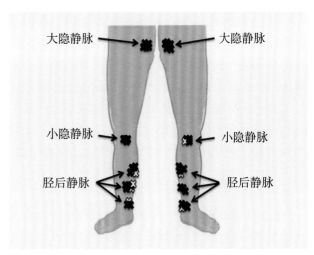

▲ 图 21-9　在本研究中，采用躯干浅静脉消融和穿通支静脉消融治疗下肢静脉性溃疡的研究中，显示了治疗静脉的位置

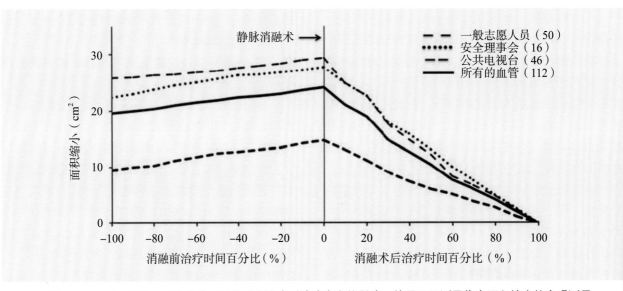

▲ 图 21-10　躯干静脉、穿孔静脉及两者联合治疗对溃疡愈合的影响，使用平面测量作为面积缩小的客观测量

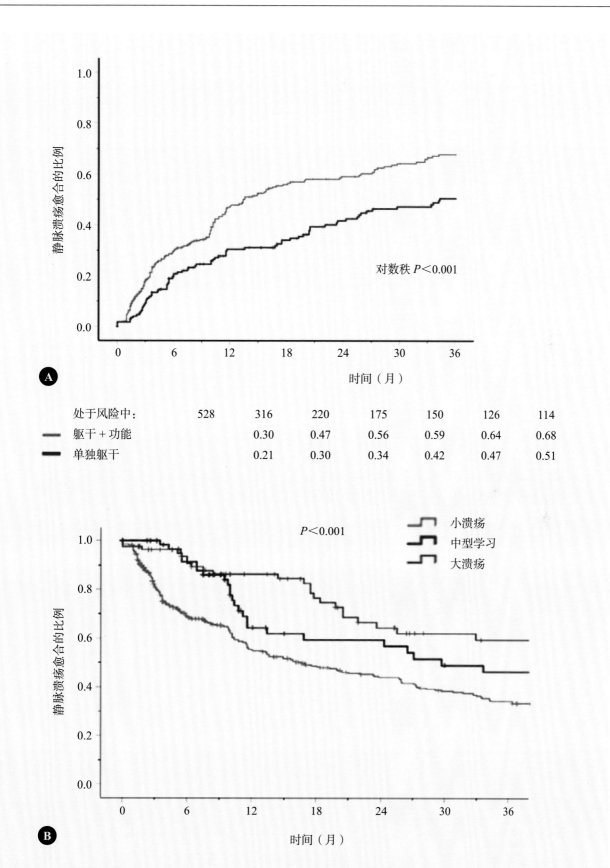

处于风险中：	528	316	220	175	150	126	114
—— 躯干 + 功能		0.30	0.47	0.56	0.59	0.64	0.68
—— 单独躯干		0.21	0.30	0.34	0.42	0.47	0.51

▲ 图 21-11　**A.** 虽然躯干浅静脉的消融在所有时间间隔都促进静脉性溃疡的愈合，但穿通支消融的加入大大增加了伤口愈合；**B.** 溃疡的初始大小很重要；小溃疡比大溃疡愈合更快，但所有静脉性溃疡在每个时间间隔都有愈合的迹象

参考文献

[1] Gloviczki P, Comerota AJ, Dalsing MC, et al. The care of patients with varicose veins and associated chronic venous diseases: clinical practice guidelines of the society for vascular surgery and the American venous forum. J Vasc Surg. May 2011;53(5 Suppl):2S–48S.

[2] O'Donnell TF, Passman MA, Marston WA, et al. Management of venous leg ulcers: clinical practice guidelines of the society for vascular surgery® and the American venous forum. J Vasc Surg. August 2014;60(2 Suppl):3S–59S.

[3] Masuda E, Ozsvath K, Vossler J, et al. The 2020 appropriate use criteria for chronic lower extremity venous disease of the American venous forum, the society for vascular surgery. The American Vein and Lymphatic Society, and the Society of Interventional Radiology. July 2020;8(4):505–525.e4.

[4] Lawrence PF, Hager ES, Harlander-Locke MP. Treatment of superficial and perforator reflux and deep venous stenosis improves healing of chronic venous leg ulcers. J Vasc Surg Venous Lymphat Disord. July 2020;8:601–609.

[5] Harlander-Locke M, Lawrence PF, Alktaifi A, et al. The impact of ablation of incompetent superficial and perforator veins on ulcer healing rates. J Vasc Surg. February 2012;55(2):458–464.

[6] Chan SSJ, Yap CJQ, Tan SG, Choke ETC, Chong TT, Tang TY. The utility of endovenous cyanoacrylate glue ablation for incompetent saphenous veins in the setting of venous leg ulcers. J Vasc Surg Venous Lymphat Disord. November 2020;8(6):1041–1048. https://doi.org/10.1016/j.jvsv.2020.01.013. Epub 2020 Mar 21. PMID: 32205130.

[7] Lawrence PF, Alktaifi A, Rigberg DA, et al. Endovenous ablation of incompetent perforating veins is effective treatment for recalcitrant venous ulcers. J Vasc Surg. September 2011;54(3):737–742.

[8] Barwell JR, Davies CE, Deacon J, et al. Comparison of surgery and compression with compression alone in chronic venous ulceration (ESCHAR study): randomised controlled trial. Lancet. June 5, 2004;363(9424):1854–1859.

[9] Samuel N, Carradice D, Wallace T, et al. Cochrane Database of Systematic Reviews-Endovenous Thermal Ablation for Healing Venous Ulcers and Preventing Recurrence. October 04, 2013.

[10] Gohel MS, Heatley F, Liu X, et al. A randomized trial of early endovenous ablation in venous ulceration. N Engl J Med. May 31, 2018;378:2105–2114.

拓展阅读

Kabnick LS, Sadek M, Bjarnason H, et al. Classification and treatment of endothermal heat-induced thrombosis: recommendations from the American venous Forum and the society for vascular surgery. J Vasc Surg Venous Lymphat Disord. January 2021;9(1):6–22.

第22章　静脉腔内技术在浅静脉消融治疗静脉性溃疡中的应用

Endovenous techniques for superficial vein ablation for treatment of venous ulcers

Monika L. Gloviczki　Peter Gloviczki　著

在过去的几十年里，静脉腔内消融已经成为治疗症状性大隐静脉（GSV）反流患者的首选方法[1]。静脉腔内热消融技术包括射频消融（radiofrequency ablation，RFA）[2]和静脉腔内激光消融（endovenous laser ablation，EVLA）[3]，而在美国最常用的非热闭合技术包括静脉腔内氰基丙烯酸酯栓塞闭合（cyanoacrylate embolization，CAE）[4]，机械化学消融术（mechanical-chemical ablation，MOCA）[5]，以及超声引导泡沫硬化疗法（ultrasound-guided foam sclerotherapy，UGFS）使用硫酸十四烷基硫酸钠（sodium tetradecyl sulfate，STS）或聚多卡醇[6]。泡沫可以在床边使用 Tessari 技术制备[7]，也可以是预先填充的聚多卡醇泡沫（Varithena）[8]。这些微创手术减少了传统开放手术和全身麻醉相关的并发症、不适，以及住院治疗的风险。这使得那些以前被认为是围术期并发症高风险的患者或那些因恢复时间较长而无法接受治疗的患者进行手术成为可能。由于约56%的静脉性溃疡肢体存在浅静脉功能不全，29%没有相关的深静脉功能不全，因此消融功能不全的浅静脉系统已成为治疗许多静脉性溃疡患者的有效策略[9]。本章的目的是讨论技术细节、术前计划、手术技术和术后护理，应用于静脉性溃疡患者的管理，并为这些血管腔内治疗方法的安全性和有效性提供基于证据的见解。

一、术前准备

静脉腔内消融术的术前评估包括一个全面的病史采集和体格检查，辅以静脉多普勒扫描，在本书的前几章中已做详细讨论（见第5章和第6章）。多普勒评价对于确定浅表、深部和穿静脉系统在静脉性溃疡病理生理学中的作用是很重要的。选择消融的患者应存在病理轴向反流（>500ms），指向愈合或活动性静脉性溃疡部位（图 22-1A 和 B）。在血栓形成后综合征患者中，在消融主要的浅静脉之前，必须确认深静脉的通畅性或静脉血向深静脉系统的充分引流情况。穿静脉的通畅性和反流性也应进行评估。对于伴有盆腔静脉梗阻的患者，必须提前确定静脉手术的顺序。

静脉腔内消融术的禁忌证包括行走受限、感染性溃疡或其他急性感染、急性 DVT 或广泛的慢性深静脉阻塞。相对禁忌证是静脉直径过大或浅静脉瘤，热消融的轴静脉极度弯曲，以及位于皮肤下的静脉。静脉或静脉淋巴畸形的患者只有在经过多学科专家团队的详细评估后才能进行治疗（见第28章）。

由于存在治疗失败、再通、围术期血栓性静脉炎和血栓栓塞的高风险，热消融不推荐应用于直径>3cm 的静脉中。手术前需确认是否正在抗凝治疗、激素替代治疗和 DVT 增加的风险，但它们不是绝对禁忌证。在最近的一项前瞻性研究中，已经抗凝或由于 DVT 高风险而开始使用依诺肝素方案抗凝的患者静脉闭合率与未抗凝患者是相同的。无术前 DVT 和肺栓塞，也无重大出血并发症。在另一项研究中患者进行了全量抗凝，其中36%的患者接受RFA，41% 接受了 EVLA[10]。然而，在我们的综述中，我们发现接受抗凝治疗影响了静脉腔内消融后隐静脉的长期闭塞率[11]。

有 DVT 的个人或家族病史，复发性浅静脉血栓形成和多次自然流产的患者，应怀疑有血栓形成倾

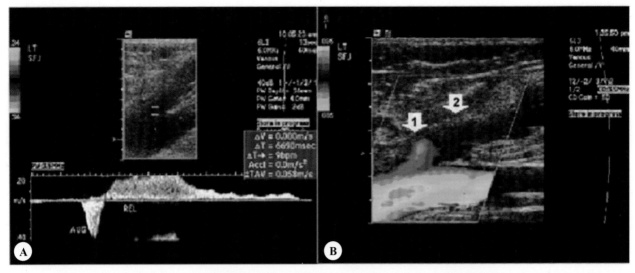

▲ 图 22-1　大隐静脉（GSV）在隐股静脉交界处（SFJ）的多普勒扫描

A. 治疗前强化扫描显示 SFJ 功能不全；B. 术中双功扫描显示 GSV 成功闭塞，近端残端 3mm 未闭合（箭 1），治疗段内无血流（箭 2）（经许可转载，引自 Puggioni A, Kalra M, Carmo M, Mozes G, Gloviczki P. Endovenous laser therapy and radiofrequency ablation of the great saphenous vein: analysis of early efficacy and complications. J Vasc Surg. 2005;42:488-493.）

向。美国胸科医师学会 DVT 形成风险评估指南[12] 提供了预防性的抗凝建议。SVS/ AVF 指南建议为 DVT 高危患者应用围术期低分子肝素和弹力长袜[1]。在向患者明确解释干预步骤、预期获益和潜在风险后，应在手术前获得每位患者的知情同意。建议在治疗前和随访检查时拍一张曲张静脉的照片，以记录任何可见的并发症和治疗的效果。

二、静脉腔内热消融技术

（一）射频消融术

1999 年由 FDA 批准，作为功能不全的 GSV 或小隐静脉（SSV）的静脉内热消融技术之一，迅速获得普及（图 22-2）。这是一种门诊手术，一种经皮消融技术，可以使用局部肿胀麻醉进行。目前在美国使用的射频消融装置是 ClosureFast（Medtronic, Minneapolis，MN）。

1. 总纲　在 FRA 治疗过程中，射频能量在静脉壁水平转化为热能。在第一代射频 RFA 导管中，使用 200～1200kHz 的交流电流，射频能量由双极电极产生。现在的 ClosureFast 装置中，导管的尖端有一个 7cm 的节段，使用发生器产生的射频能量加热到 120℃。静脉壁的高温导致胶原变性、静脉收缩和塌陷。为了高效，电极需要接触静脉的腔内表面。其保持在特定位置 20s，将管壁加热到 100～110℃。然

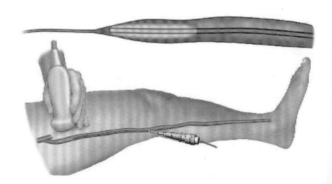

▲ 图 22-2　大隐静脉射频消融术的示意

后将带有 7cm 加热元件的导管向远端移动 6.5cm，并在初始位置重复重叠 0.5cm。与激光相比，这种较新的射频技术降低了操作者间的差异性，提高了干预效果，并减少了手术时间（每 45cm 静脉长度 3～5min）[13]。

该加热元件有两种长度（3cm 和 7cm），均可采用 60cm 的导管。7cm 的元件也可与一个更长的 100cm 的导管配合使用。该发生器配备有一个控制血管内温度的实时反馈结构，实现血管内温度和功率的自动调节。该手术的有效性取决于适当的静脉排空和加热元素与血管壁的接触。ClosureFast 监测器产生电阻抗并控制静脉壁温度。这个反馈回路可以防止器械过热及继发影响，如气化、沸腾、凝固和碳化[13]。当显示高功率输出时，这表明有可能与静

脉壁接触不良。由操作者对可能的原因进行纠正（静脉淤血或静脉压迫不足）。在静脉周围间隙使用皮下注射局部麻醉药的肿胀麻醉，为导管周围的靶静脉提供最佳的压迫，从而为成功消融提供条件。

2. 采用 ClosureFast 的手术技术　RFA 的手术静脉入路在局部麻醉下进行，射频消融在肿胀麻醉下进行。对于有焦虑症状的患者可选择镇静麻醉。手术首先应用多普勒超声，评估 GSV 及其属支的位置和尺寸，并定位入路和经皮导丝进入目标静脉的位置[14-16]。为了便于确定最佳的目标静脉节段建立静脉通路，可以将患者置于反向 Trendelenburg 体位（头高位）。在此之后，在 GSV 的膝关节水平应用 Seldinger 技术或通过 wounde-Mueller 方法置入导管[17]。静脉通路建立后，将患者置于 Trendelenburg 体位（头低位），然后置入 7-Fr 导入鞘，通过它在连续超声监测下将 RFA 导管推进到隐股连接处（saphenofemoral junction，SFJ）。导管向前推进中应无阻力，无不适或疼痛。如果 GSV 弯曲导致导航困难，在导管近端部分施加柔和的压力可能会轻微改变其位置，使其沿着静脉轨迹移动。偶尔也可以使用 0.025 英寸或 0.018 英寸的导丝来置入导管。如有必要，可以使用新的入路并放置第二个鞘管。导管的尖端位于距离 SFJ 2cm 处。对于 SSV 治疗，导管尖端放置在 SSV 朝向隐腘静脉交界处的转折点处，距离隐腘静脉交界至少 >2cm。理论上不处理隐静脉下段，以防止隐神经或腓肠神经的热损伤[18]。

患者被置于 Trendelenburg 体位，通过超声检查再次确认导管尖端。然后 GSV 隐室（隐鞘）使用肿胀麻醉溶液浸润（50 ml 1% 利多卡因加 1ml 肾上腺素 [1:1000] 稀释至 1L 生理盐水）[19]，多普勒超声引导下注射使得导管周围肿胀液厚度 >1cm 并且产生合格的"光晕"效果。建议在导管尖端上方额外注射肿胀液，特别是对于较大的静脉直径。注射的麻醉液和肾上腺素会形成静水压力并导致静脉痉挛。此外，肿胀麻醉可减少患者的不适，防止静脉周围神经、组织和皮肤的损伤，减少感觉异常和皮肤热损伤的风险。

射频能量传递是通过使用位于导管手柄上的启动按钮来启动的。使用多普勒探头压迫加热元件，以贴紧其与静脉壁的接触。该设备在 20s 后自动停止能量输送。靠近交界处的第一节段需要治疗两个周期，两个周期的治疗方式也被推荐用于扩张的静

脉节段和有较大属支的区域。然后根据导管上的轴标记，将导管抽出 6.5cm。一旦一个周期完成，导管不应再次引入该治疗段，以避免栓塞。治疗通常局限于胫骨内侧髁以上的区域，以避免损伤隐神经[20, 21]。然而，术中超声和大量使用肿胀麻醉有助于在腿部远端 1/3 进行消融时避免神经损伤[22]。在干预结束时，拔除导管后，对入路点施加压力进行止血。手术结束后，从足趾开始应用两层压力敷料 [Kerlix（Kenall Co, Mansfield, MA）和 ACE 绷带（BD, Franklin, NJ）] 或弹性袜（20~30mmHg 或 30~40mmHg），持续 2 天。患者在麻醉恢复后的当天出院[13, 23]，并指导患者立即且常规地行走，以减少静脉血栓栓塞事件的风险。

手术结束时的多普勒检查证实隐静脉成功闭合，股总静脉或腘静脉通畅。点式静脉剥脱切除术，曲张静脉分支硬化治疗，或静脉穿支消融术可以在需要时进行。

（二）静脉腔内激光消融术

激光消融是一种利用激光能量的热消融手术，激光光纤和发生器将热量传递到静脉（图 22-3）。激光功率、回撤速度和静脉直径影响热消融的最佳效果和安全性。由于更小的静脉的血管壁更靠近蒸汽气泡和热尖端周围被加热的血液层，所以被证实有最佳的效果[24]。

总纲　激光发生器由几家公司生产，具有不同的波长特点：AngioDynamics 公司提供 940nm、980nm、1470nm 发生器，CoolTouch 为 1320nm 和 Vari-Lase 为 810nm。低波长激光以血红蛋白为主要发色体（<1300nm），而高波长激光针对静脉壁中的水分，造成直接的热损伤[25-27]。发射激光能量的光纤针对每个不同发生器设计。带有涂层尖端或"夹克头端"光纤的纤维可以减少激光光纤与血管壁的直接接触，并可能降低穿孔的风险[3]。辐射状的尖端纤维通过分

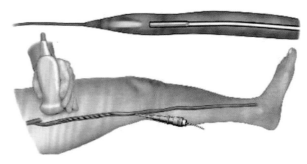

▲ 图 22-3　大隐静脉腔内激光治疗的示意

散释放的能量，对静脉壁的损伤也较小。Kabnick 和 Sadek 发现，与裸尖纤维相比，辐射状的纤维和夹克尖端纤维减少了术后的疼痛和瘀伤[28]。

（三）手术技术

如前所述射频静脉腔内手术中一样，激光静脉腔内消融最常在门诊进行，使用局部和肿胀麻醉，以及操作者认为必要的镇静。

与 RFA 一样，在治疗前对隐静脉进行多普勒超声定位。手术的最初步骤与之前论述的射频消融的步骤相同，包括选择入路部位，在 GSV 或 SSV 中推进导管，以及给予肿胀麻醉。

激光纤维尖端的最终定位应通过超声检查确定：GSV 消融的最佳位置是在 SFJ 以远 2cm（腹壁浅静脉入口以远），而 SSV 低于成角水平。与使用分段能量传递的射频消融术相比，激光能量的传递是连续进行的，鞘套和（或）激光光纤的回撤速度由制造商确定，但平均速度为每厘米 6~8s。每厘米静脉处理所需的能量低波长激光器为 60~100J，高波长激光器为 40~60J。

与射频消融手术类似，在 EVLA 手术结束时进行的多普勒检查也证实了隐静脉的成功闭合和股总静脉或腘静脉的通畅。点式剥脱静脉切除术，曲张静脉分支硬化治疗或穿静脉消融可在需要时进行。

手术完成后，从足趾到腹股沟应用敷料［两层压力敷料，Kerlix（Kendall Co, Mansfield, MA）和 ACE 绷带（BD, Franklin, NJ）］，术后维持包扎 2 天[19]。患者在麻醉恢复当天出院，并指导其立即行走。在出院时，所有患者都开具了一种标准剂量的镇痛药。

（四）术后护理

建议常规应用弹力袜或绷带以减少术后疼痛、瘀伤和水肿[29, 30]。然而，关于术后使用压力治疗的文献有些不一致。一项 Meta 分析[29]显示，术后超过一周的压迫治疗没有任何益处，因为超过该时间的压力治疗对疼痛评分、腿部容量、并发症发生率和恢复时间没有显著影响。第二项 Meta 分析[30]包括来自 5 项研究的 775 名患者，将术后 1~6 周的疼痛程度作为主要结果。应用压力治疗的持续时间包括短周期（标准弹性绷带 24~48h）或长周期（术后弹力绷带 24h 后改为弹力袜 1~2 周）。在 4 个随机对照试验（randomized controlled trial，RCT）中，长周期治疗在 1 周时疼痛显著降低（10 分视觉模拟量表的 MD 为 1.19，95%CI 0.58~1.8）。长周期组的非工

作恢复时间较短（MD=1.01 天，95%CI 0.06~1.96）。两组患者的并发症相似。本研究的作者建议静脉消融后 1~2 周的弹力袜作为常规治疗。

术后 1 周内常规多普勒检查以评估是否存在 DVT 或隐静脉血栓延伸到股静脉的情况，这称为静脉内热诱导血栓形成（endovenous heatinduced thrombosis，EHIT），对此仍存在争议。血管外科学会/美国静脉论坛（SVS/AVF）指南建议术后 24~72h 进行多普勒扫描，以排除任何血栓性并发症[1]。然而，该建议的强度较低，支持它的证据级别也很低（2C 级）。Kabnick 等最近发表的 EHIT 指南并没有改变这些建议，但强调了常规术后多普勒扫描是有争议的做法[31]。

三、非热静脉腔内消融技术

（一）氰基丙烯酸酯栓塞闭合

静脉腔内氰基丙烯酸酯栓塞[4]治疗功能不全的 GSV 和其他轴向静脉（VenaSeal, Sapheon, Inc, Morrisville, NC）是一种非热消融技术，避免使用 RFA 和 EVLA 治疗所需的肿胀麻醉，从而减少手术时间、围术期不适、疼痛和瘀伤。

（二）机械 – 化学消融术

机械 – 化学消融术[5]（mechanochemical endovenous ablation，MOCA）（ClariVein, MeritMedical, South Jordan, UT）是另一种被 FDA 批准的非热消融技术。该装置在导管末端有一个旋转的针头，会对治疗后的静脉内皮造成机械损伤，应用洗涤剂硬化溶液 STS 或聚多卡醇导致静脉血栓形成和硬化。

（三）超声引导下的泡沫硬化剂治疗

超声引导下的泡沫硬化治疗（UGFS）采用 STS 或聚多卡醇[6]。泡沫可以在床边使用 Tessari 技术制备[7]，也可以是预先装填的聚多卡醇泡沫（Varithena）[8]。关于如何制备泡沫的详细信息、隐静脉和曲张静脉治疗技术及结果，请参考第 23 章。

四、结果

（一）射频消融术的早期结果

射频消融术的有效性和安全性在早期临床试验和档案中得到证实[32-43]。与随后的试验相比，早期一代的设备和最初的经验缺乏导致了更高的并发症发生率，但最近试验中主要并发症很少。

通过视觉模拟量表或特定数字图像分析软件评

估的瘀伤 / 瘀斑评分，FRA 术后比剥离结扎术后好得多（ P =0.02 ）[44]。在 RECOVERY 研究中，记录了 RFA 组中 2.2% 的肢体及 980nm 激光组中 51.3% 的肢体中度至重度的瘀斑（大于治疗区的 25% ）[43]。

一项对 GSV[45] 静脉腔内热消融后血栓事件的系统回顾和 Meta 分析包括 52 项研究，共 16 398 例患者。EHIT 分为 4 个亚型：1 型，血栓出现在浅静脉和深静脉交界处；2 型，血栓延伸至深静脉，横截面积＜50%；3 型，血栓延伸至深静脉，横截面积＞50%；4 型，深静脉完全闭塞。2～4 型 EHIT 发生率为 1.4%。DVT 形成发生率 0.3%，PE 为 0.1%。FRA 和 EVLA 技术的该并发症发生率相似。20 例 DVT 患者中只有 8 例有症状，并且没有血栓进展或 PE。上述系统综述的更新于 2021 年发表，分析了 75 项研究[46] 包括 23 265 例患者，证实了 EHIT 的低发生率、良性临床病程和相关血栓并发症。该研究强调了 SVS/AFV 指南对指导 EHIT 管理中的临床决策的意义。

浅表性血栓性静脉炎可能是治疗静脉或治疗静脉分支中残留血液所致，10% 的使用 ClosureFast 导管治疗的患者出现这种情况[42]。几乎无须治疗来缓解症状。

射频消融术中隐神经损伤比较罕见（2.4% ）[41]。感觉异常（或感觉减退）和触痛可在 1～3 周发生，但大多数会随着时间的推移而消失。神经损伤发生在膝关节下方更为常见[38]，因此，如果确定有必要在此水平以下进行治疗，应通过超声检查定位神经，并使用肿胀麻醉浸润将静脉与其隔开。

出血 / 血肿并发症极为罕见。在一项前瞻性非随机研究中，轻微出血在抗凝患者中更常见，特别是在接受三联疗法（如阿司匹林、氯吡格雷和华法林联合治疗）的患者中。腿部抬高和手动压迫均可止血[47]。

早期隐静脉闭塞率非常好，Morrison 等报道了 3 个月的闭合率为 96%[48]。

（二）静脉腔内激光消融术的早期结果

在多份报告中，100% 的病例通过多普勒超声证实消融成功[17, 49]。微小的瘀斑 / 瘀伤通常持续时间较短[50, 51]。在 EVLA 最近的一篇综述中，Teter 等发现，使用较长的波长可以减少疼痛和瘀伤，使用辐射状的纤维和包裹头端的纤维可以减少穿孔和疼痛[3]。感觉异常（＜1% ）[52] 非常罕见，它可能与缺乏经验和肿胀麻醉不足有关，并且通常是轻微和短暂的。

血栓性并发症非常罕见，其发生率与 FRA 术后观察到的并发症相似。然而，早期的病例报道包括更严重的并发症，如动静脉瘘[53]、鞘 / 纤维滞留[54] 及脑卒中[55]。

（三）静脉腔内热消融术的长期结果

解剖学成功　在欧洲多中心队列研究中报道，经 FRA 治疗的静脉的 5 年闭塞率为 91.9%[2]。另外 3% 未见反流，这将解剖总成功率提高至 94.9%[2]。在 VeClose 研究中，5 年 Kaplan-Meier 评估无再通率为 85.2%[48]。

EVLA 术后 5 年的静脉闭塞率变化在 80% 至 96.8% 之间[56-61]。一项 RCT 的 Meta 分析评估静脉腔内热消融的长期结果[62] 显示在 GSV 功能不全的复发方面，RFA、EVLA 和开放手术没有显著差异，三种方法治疗隐静脉功能不全效果相似。

（四）静脉内热消融与非热消融的比较

在最近的一项系统回顾和 Meta 分析中，我们比较了 16 项随机对照试验和 11 项比较观察性研究中报道的 6549 例患者的热消融和非热消融的结果[63]。与 EVLA 治疗相比，使用非热消融（CEA，UGFS）显著降低了围术期疼痛。接受 EVLA 患者报告的早期生活质量（QoL）评分比接受 UGFS 或 MOCA 手术的患者更差。然而，UGFS 的复发性反流常高于任何其他模式。最重要的是，与 RFA 或 EVLA 相比较，UGFS 治疗的解剖闭合率较低，再干预（通常采用额外的硬化治疗）更常见。

（五）静脉性溃疡患者治疗的临床成功

手术和压力治疗对溃疡愈合和复发的影响（ESCHAR）研究[64, 65] 显示，手术治疗浅表反流对下肢静脉性溃疡的治疗策略有显著的价值。该随机对照试验包括 500 例慢性静脉性溃疡患者，其中手术联合压力治疗组 242 例，单纯压力治疗组 258 例。在主要结果中，3 年随访时的溃疡愈合率不受手术治疗的影响（93% vs. 89%，P =0.73 ），但在 3 年的随访中，手术联合压力治疗组的溃疡复发率显著降低（31% vs. 56%，P ＜0.01 ）。一项系统综述发现，手术治疗和压力治疗后的溃疡愈合率相似，但复发率显著降低，即使是在浅静脉合并深静脉功能不全的患者中也是如此[66]。

静脉腔内消融在静脉性溃疡患者治疗中的疗效在早期静脉反流消融（EVRA）试验中得到了证实[67]。UGFS、MOCA 和 CEA 方法纳入浅静脉功能不全的治疗中。该试验在本书的之前章节（见第 20

章）中进行了详细分析中发现，与延迟静脉腔内消融组比较，早期干预组溃疡愈合的时间更短，无溃疡的时间更长。EVRA 研究发表后[68]的一项在线国际调查估计，31% 的临床医生在 EVRA 发表后改变了他们的治疗习惯。

最近一项关于慢性静脉性溃疡愈合的研究[69]，包含了美国 11 个中心的 832 名患者，当未进行手术时，6、12 和 24 个月的溃疡的复发率分别为 3%、5% 和 15%。主干静脉消融在 36 个月时有 51% 的患者溃疡愈合，穿静脉消融增加了 17% 的愈合率，但复发率没有差异。深静脉支架置入术治疗静脉狭窄同时对功能不全的隐静脉和穿通支静脉进行消融的患者，使 3 年溃疡愈合率进一步增加到 87%，2 年溃疡复发率为 26%。表 22-1 包括了 20 篇报道了接受静脉腔内热消融的患者溃疡愈合和复发结果的数据。

Marston 等[88]记录了 CEAP 临床 3~6 级及浅静脉反流患者 RFA 或 EVLA 治疗后的静脉临床严重程度评分（VCSS）和 CEAP 分级的改善情况。VCSS 评分得到显著改善，从消融前的（11.5 ± 4.5）降低到消融后的（4.4 ± 2.3）。最近一项对 4 个研究的系统回顾包括了 161 例在消除浅静脉反流后溃疡未愈合的患者[89]。消融浅静脉反流的干预措施为射频消融或激光消融（两项研究）[71, 72]，射频消融合并或不合并微创静脉切除术（一项研究）[90]和泡沫硬化治疗（一项研究）[91]。62 例患者在浅静脉反流治疗后因出现持续性或复发性静脉性溃疡而治疗，持续溃疡发生率在 1 年为 21.1%（硬化治疗），2 年为 2.3%。作者的结论是，在持续浅静脉反流和穿通支静脉功能不全的治疗中，应用额外的消融手术结合压力治疗对消除浅静脉反流后的持续或复发性静脉性溃疡是有效的。

除 RFA 和 EVLA 外，UGFS 也成功用于溃疡治疗，通常与 RFA[84, 76]或 EVLA[81, 83, 78]联合（表 22-1）。UGFS 在一项对 VLU 患者的观察性研究中显示了良好的结果[92]：79.4% 的溃疡在 24 周时愈合，95.6% 的愈合中位数为 30 个月。在另一项对 130 例愈合或活动性静脉性溃疡（C5~C6）患者的研究中[93]，观察到 1~2 个月愈合率为 82%，UGFS 后 2 年复发率为 4.9%。一项 RFA 和 UGFS 治疗 GSV 的前瞻性研究证实了该方法治疗大直径静脉（>13mm）的 VLU 患者的安全性。3 年后，VCSS 和 QoL 评分有所改善，13 个溃疡中有 12 个永久愈合[94]。

在一项对 66 例活动性静脉性溃疡患者进行的回顾性研究中，我们比较了 MOCA 手术与 RFA 和 EVLA 手术的疗效[82]（表 22-1）。MOCA 组的愈合率更好（74% vs. 35%，$P=0.01$），愈合时间较短（2.3 个月 vs. 4.4 个月，$P=0.01$），平均随访时间较短（7.9 个月 vs. 12.8 个月，$P=0.02$）。在本研究中，MOCA 手术和较年轻的年龄可以预测溃疡的愈合。

氰基丙烯酸酯栓塞闭合治疗 39 例浅静脉反流的 VLU 患者，其平均愈合时间为 73.6 天；3 个月时愈合率为 100%，疼痛明显改善[95]。在一项对溃疡患者的回顾性研究中，观察到 CAE 患者的中位愈合时间比 RFA 更短（43 天 vs. 104 天，$P=0.001$）[86]。然而，两种手术的复发率相似（13.7% vs. 22.1%，$P=0.25$）（表 22-1）。

（六）小隐静脉的静脉腔内消融术

大约 15% 的静脉曲张患者有明显的小隐静脉（SSV）功能不全[96, 79]。SSV 反流与深静脉反流严重程度以及 CEAP 分级增加相关，它可发生在静脉性溃疡患者中[97]。

了解 SSV 的解剖结构及其与胫神经、腓肠神经和深筋膜的关系，对于在消融过程中避免任何神经损伤非常重要[98]。为了减少胫神经损伤的风险，导管尖端应靠近隐腘区域皮肤，并且 SSV 在转向深部走行入腘静脉位置前保留 3~4cm 不予治疗。在下肢，最安全的部分是小腿近端 1/3，本区域腓肠神经和 SSV 之间仍然存在筋膜。

2016 年的一篇 Cochrane 综述比较了 EVLA、RFA 和 UGFS 与常规手术治疗 SSV 功能不全的效果[96]。没有发现关于射频消融术的比较研究，但有 3 个试验比较了 EVLA 和手术治疗。1 年后，EVLA 后反流更少，但各组间生活质量无差异。EVLA 术后 6 周时腓肠神经损伤为 6.8%，开放手术后为 28.8%，但大多数随着时间的推移而改善。没有足够的数据来比较 UGFS 和开放手术。

在最近的一项系统回顾中[63]，早期结果没有显示 CAE 和 RFA 在闭合率或轻微不良事件方面的差异。

另一项系统综述[99]得出结论，静脉腔内热消融（EVLA 和 RFA）是首选的方法，因为 EVLA（98.5%）和 RFA（97.1%）的闭合率优于开放手术（58%）或 UGFS（63.6%）。开放手术后神经损伤发生率最高为 19.6%，而 EVLA 为 4.8%，RFA 为 9.7%。在一项研究中，MOCA 的早期成功率为 94%。一个关于 MOCA 手术成功治疗溃疡并愈合的病例也被报道[100]。

表 22-1　静脉腔内热消融治疗下肢静脉性溃疡的结果

第一作者（年）	研究类型、患者数量（n）	静脉腔内技术	比较组	结　局	结　果
Viarengo 等[70]	RCT, n=52	GSV、SSV 或两者一起应用 EVLA, n=27	弹力绷带或 unna 靴辅料, n=25	• 12 个月时的愈合率 • 再发率 • 平均伤口面积	• 81.5% vs. 24% • 44.4%合并压力治疗 •（22.3～2.7）cm² vs.（17.5～12.8）cm²
Teo 等[71]	队列研究, n=44	EVLA	None	• 1、3、6、12 个月的愈合率 • 1 年的复发率	• 82.1%、92.5%、92.5%和 97.4% • 1 年无复发，14 个月（×2），23 个月、35 个月和 52 个月有 5 例复发
Sufian 等[72]	回顾性研究, n=18	RFA（ClosureFAST）	None	• 6～12 个月的愈合率 • 复发	• 17/18（94.4%） • 6 月后 1 例复发
Harlander-locke 等[73]	队列研究, 140 例连续手术, n=88 条肢体 110 例溃疡	RFA（ClosureFAST 和 ClosureRFS）	None	• 溃疡区 • 愈合率 • 复发	• 愈合改善，每月减少 4.4cm² • 76.3%的溃疡（142+14）天愈合 • 12 例患者未愈合 • 7.1%的复发
Harlander-locke 等[74]	队列研究, n=20 CEAP C5	RFA ClosureFAST 28 例手术：浅静脉（19），穿支（9）	先前的压力治疗研究显示，在 12 个月时溃疡复发发率高达 67%	• 溃疡复发	• 6 个月时为 0, 12 个月和 18 个月时为 4.8%
Abdul-haqq 等[75]	回顾性队列研究（2005—2010）, n=95	GSV 的 EVLA, n=78; 35 无 IPV [组 1], 43 有 IPV [组 2]	GSV+IPV 均行 EVLA, n=17 [组 3]	• 愈合率 • 溃疡愈合时间	• 46%、33%和 71% • 第 1 至第 3 组：14.8 周、11.2 周和 13.2 周
Alden 等[76]	队列研究, n=86	单独 RFA=33%, 同时与 FS 干预组 29%	干预组 vs. 压力治疗组	• 愈合速度 • 1 年的复发率	• 每周 9.7% vs. 4.2%（P=0.001） • 27.1% vs. 48.9%（P<0.015）
Raju 等[77]	队列研究, 连续治疗的 192 个 VLU 的肢体	EVLA（n=30）或髂静脉支架（n=89）或两者兼有（n=69）	非血栓性（NT）vs. 血栓形成后（PTS）肢体	• 治愈率	• 在 14 周时，81% 的 VLU<1 英寸 • 5 年时为 75%: NT 肢体为 87%, PTS 肢体为 66%

（续表）

第一作者（年）	研究类型，患者数量（n）	静脉腔内技术	比较组	结　局	结　果
Wysong 等 [78]	前瞻性队列研究（2007—2014），n=31	EVLA 加 FS，如果需要可行静脉切除术（n=30）	None	• 愈合率 • 愈合时间	• 93.1% • 中位数 55 天，FU 中位数 448 天
Marston 等 [79]	回顾性队列研究 CEAP C5 和 C6，n=173 例肢体（CEAP C5 101 例，C6 72 例）	GSV、SSV 或两者均行 EVLA	None	• 第 3、第 6、第 12 个月时的愈合率 • 第 1、2、3 年的复发率	• 57%、74% 和 78% • 9%、20% 和 29%，深静脉功能不全患者为 +++
Sinabulya 等 [80]	连续的溃疡患者的队列研究（2006—2013），n=170 愈合的或活动性溃疡	EVLA	None	• CEAP 6 的复发 • CEAP 5 的复发 • 并发症	• 16% • 16% • 感觉丧失（8%），深静脉血栓形成（1%）
Starodubtsev 等 [81]	连续的原发性 CVI（CEAP C4 至 C6）患者的前瞻性队列研究，n=476	EVLA 和 FS：第 1 组，GSV＜15mm，n=281 例（77 例 C5 和 55 例 C6）	EVLA 应用静脉内线性能量密度增加（LEED）：第 2 组 GSV＞15mm，n=210 例（64 例 C5 和 35 例 C6）	• 6 个月时溃疡愈合 • 减少的溃疡区域 • 3 年时复发率	• 第 1 组 82% / 第 2 组 88% • 18%/15% • 7.3%/8.6%
Gohel 等 [67]	RCT，EVRA 试验 n=450	RFA/EVLA；31.7% 早期干预，23.9% 延迟干预，另外 FS 分别为 12.1% 和 7.1%	早期干预 vs. 延迟干预	• 溃疡愈合率 • 第 1 年的无溃疡时间	• 85.6% vs. 76.3% • 306 天 vs. 278 天
Kim 等 [82]	电子病历回顾（2012—2015），n=66（82 个静脉段治疗）	RFA 和 EVLA，n=29/82	MOCA，n= 53/82	• 治愈率 • 愈合时间 • 复发	• 35% vs. 74% • 4.4 个月 vs. 2.3 个月 • MOCA 3 例 • FU=12.8 个月和 7.9 个月
Liu 等 [83]	回顾性队列研究（2013—2017）n=350	EVLA-HL-FS 联合压力治疗 n=193	单独压力治疗 n=157	• 恢复时间 • 12 个月后复发率 • 治愈率	• EVLA 的 HR=1.845；1.1 个月 vs. 2.2 个月 • HR=0.42；14% vs. 29.4% • 93% vs. 97.5%

（续表）

第一作者（年）	研究类型、患者数量（n）	静脉腔内技术	比较组	结　局	结　果
Lawrence 等[69]	多中心回顾性队列研究（2013—2017）来自11个中心的832例患者	528例浅静脉消融术（344例+穿支消融术）132例深静脉狭窄，71%支架置入	187例患者接受压力治疗及伤口护理	• 愈合率 • 复发率 • 支架患者愈合率和复发率	• 在36个月时75%，主干消融治疗51%/穿支消融治疗68% • 36个月时分别为77%和27%；扩展消融加支架治疗：36个月时为87%，24个月时为26%
Sermsathan-asawadi 等[84]	回顾性队列研究（2011—2017）n=62	RFA+FS为19%，RFA+静脉切除术为31%	None	• 愈合率 • 复发率 • 愈合时间 • 复发时间	• 在射频消融术后3、6、12个月，分别为31%、56%和66%；如果FS治疗支则结果更好 • 1、2、3年分别为8%、14%和23%，合并深静脉反流结果最差
Kuserli 等[85]	队列研究（2009—2014）n=195	B组: GSV+穿支RFA C组: GSV RFA和SEPS	A组: 高位结扎和剥离	• VCSS • 6个月和12个月的闭塞率 • 2、3、4和5年的溃疡率	C组的效果较好
O'Banion 等[86]	回顾性多中心综述（2015—2020）n=119	RFA（ClosureFAST）n=68 更多的 DVT 29% vs. 10%，DV反流 82% vs. 51%	氰基丙烯酸酯胶消融术（VenaSeal）n=51，更多的老年患者72岁 vs. 65岁，冠状动脉病变37% vs. 16%	• 愈合时间 • 复发率和感染率	• 104天 vs. 43天 • 22.1% vs. 13.7%；2例RFA患者术后感染
Yang 等[87]	回顾性分析（2017—2019）n=157	EVLA n=64，平均髂静脉狭窄77%	EVLA加支架置入术 n=93，平均髂静脉狭窄78%	• 1年时溃疡愈合率 • VCSS在22个月FU	• 65.6% vs. 86.8% • 11.7 vs. 8.3

CEAP. 临床分类、病因学、解剖学、病理学；EVLA. 静脉内激光消融；FS. 泡沫硬化治疗；GSV. 大隐静脉；IPV. 穿通支静脉功能不全；RCT. 随机对照试验；FRA. 射频消融；SEPS. 筋膜下内镜穿支手术；SSV. 小隐静脉；VCSS. 静脉临床严重程度评分

（七）前副静脉的静脉腔内消融术

对于正常前副隐静脉（AASV）的患者，很少伴随功能不全的隐静脉进行消融[101]。在一项对接受射频消融治疗的溃疡患者的回顾性研究中[84]，62 个活动性或愈合的静脉性溃疡肢体中有 6 个接受了 AASV 治疗。1 年 VLU 愈合率为 66%，1 年复发率为 8%，3 年复发率为 23%。在最近一项关于 CEA 和 RFA 治疗静脉曲张的研究中[102]，其中 5% 的手术进行了 AASV 的消融，整体技术成功率得到提高。

美国静脉学学会（美国静脉和淋巴学会）指导委员会建议，副大隐静脉（前、后）症状性功能不全应"采用静脉腔内热消融（激光或射频）或超声引导泡沫硬化治疗（1C 级）"[11, 103]。

（八）静脉性溃疡的其他静脉腔内治疗

目前有几种静脉腔内微创技术可用于静脉内消融术，用以治疗 CVI（慢性静脉功能不全）和静脉性溃疡的进展[104]。它们是手术剥离和高结扎的合理代替。所有这些方法都是各自单独章节的主题。

（九）SVS/AVF 指南的建议

2014 年的 SVS 和 AVF[105] 静脉性溃疡指南基于 7 项 RCT 和 4 项溃疡愈合结果观察性研究的系统综述[106]。只有两项随机对照试验比较了单纯压力治疗与压力治疗联合手术治疗预防溃疡复发[64, 65, 107]。对于存在直接反流到活动性静脉性溃疡床的浅静脉，除了应用标准压力治疗以外，还需要纠正功能不全的静脉的反流，以改善溃疡愈合（2C 级）和防止复发（1B 级），是较弱的诊疗建议。即将颁布的新版 SVS/AVF/ 美国静脉和淋巴协会指南，基于 EVRA 试验的结果[67, 108]，早期静脉腔内消融联合压力治疗将推荐以加速静脉性溃疡的愈合，同时其证据水平和建议强度将得到升级。

结论

超过一半的静脉性溃疡患者存在浅静脉功能不全。使用静脉腔内热消融或非热消融消除浅静脉功能不全是一种低风险、有效的微创门诊手术，具有良好的长期结果。有证据支持早期介入干预浅静脉功能不全联合压力治疗，以加速溃疡愈合和防止复发。重复浅静脉消融术对复发性和持续性静脉性溃疡的患者也有效。

参考文献

[1] Gloviczki P, Comerota AJ, Dalsing MC, et al. The care of patients with varicose veins and associated chronic venous diseases: clinical practice guidelines of the Society for Vascular Surgery and the American Venous Forum. J Vasc Surg. 2011;53:2S–48S.

[2] Proebstle TM, Alm BJ, Gockeritz O, et al. Five-year results from the prospective European multicentre cohort study on radiofrequency segmental thermal ablation for incompetent great saphenous veins. Br J Surg. 2015;102:212–218.

[3] Teter KA, Kabnick LS, Sadek M. Endovenous laser ablation: a comprehensive review. Phlebology. 2020;35:656–662.

[4] Morrison N, Gibson K, Vasquez M, Weiss R, Jones A. Five-year extension study of patients from a randomized clinical trial (VeClose) comparing cyanoacrylate closure versus radiofrequency ablation for the treatment of incompetent great saphenous veins. J Vasc Surg Venous Lymphat Disord. 2020;8: 978–989.

[5] Elias S, LamYL,Wittens CH.Mechanochemical ablation: status and results. Phlebology. 2013;28(Suppl 1): 10–14.

[6] Cartee TV, Wirth P, Greene A, et al. Ultrasound-guided foam sclerotherapy is safe and effective in the management of superficial venous insufficiency of the lower extremity. J Vasc Surg Venous Lymphat Disord. 2021;9:1031–1040.

[7] Cavezzi A, Tessari L. Foam sclerotherapy techniques: different gases and methods of preparation, catheter versus direct injection. Phlebology. 2009;24:247–251.

[8] Gibson K, Kabnick L. Varithena 013 Investigator G. A multicenter, randomized, placebo-controlled study to evaluate the efficacy and safety of Varithena(R) (polidocanol endovenous microfoam 1%) for symptomatic, visible varicose veins with saphenofemoral junction incompetence. Phlebology. 2017;32: 185–193.

[9] Marston WA, Carlin RE, Passman MA, Farber MA, Keagy BA. Healing rates and cost efficacy of outpatient compression treatment for leg ulcers associated with venous insufficiency. J Vasc Surg. 1999;30:491–498.

[10] Watson J, Mansour D, Shell W, et al. Outcomes of patients at risk for deep venous thrombosis undergoing endovenous ablation on systemic anticoagulation. J Vasc Surg Venous Lymphat Disord. 2020;8:319.

[11] Erben Y, Vasquez I, Li Y, et al. A multi-institutional review of endovenous thermal ablation of the saphenous vein finds male sex and use of anticoagulation are predictors of long-term failure. Phlebology. 2021;36:283–289.

[12] Kearon C, Akl EA, Comerota AJ, et al. Antithrombotic therapy for VTE disease: antithrombotic therapy and prevention of thrombosis, 9th ed: American College of chest Physicians evidence-based clinical practice guidelines. Chest. 2012;141:e419S–e496S.

[13] Dietzek AM. Endovenous radiofrequency ablation for the treatment of varicose veins. Vascular. 2007; 15:255–261.

[14] Khilnani NM, Min RJ. Duplex ultrasound for superficial venous insufficiency. Tech Vasc Interv Radiol. 2003;6:111–115.

[15] Khilnani NM, Grassi CJ, Kundu S, et al. Multi-society consensus quality improvement guidelines for the treatment of lower-extremity superficial venous insufficiency with endovenous thermal ablation from the society of interventional radiology, cardiovascular interventional radiological society of europe, American College of Phlebology and Canadian interventional radiology association. J Vasc Interv Radiol. 2010;21:14–31.

[16] Zygmunt Jr J. What is new in duplex scanning of the venous system? Perspect Vasc Surg Endovasc Ther. 2009;21:94–104.

[17] Navarro L, Min RJ, Bone C. Endovenous laser: a new minimally invasive method of treatment for varicose veins–preliminary observations using an 810 nm diode laser. Dermatol Surg. 2001;27: 117–122.

[18] Theivacumar NS, Dellagrammaticas D, Mavor AI, Gough MJ. Endovenous laser ablation: does standard above-knee great saphenous vein ablation provide optimum results in patients with both above-and below-knee reflux? A randomized controlled trial. J Vasc Surg. 2008;48:173–178.

[19] Puggioni A, Kalra M, Carmo M, Mozes G, Gloviczki P. Endovenous laser therapy and radiofrequency ablation of the great saphenous vein: analysis of early efficacy and complications. J Vasc Surg. 2005;42: 488–493.

[20] Min RJ, Khilnani NM. Re: cutaneous thermal injury after endovenous laser ablation of the great saphenous vein. J Vasc Interv Radiol. 2005;16:564. author reply –5.

[21] Navarro TP, Nunes TA, Ribeiro AL, Castro-Silva M. Is total abolishment of great saphenous reflux in the invasive treatment of superficial chronic venous insufficiency always necessary? Int Angiol. 2009;28: 4–11.

[22] Yamamoto K, Miwa S, Yamada T, et al. Strategy to prevent nerve injury and deep vein thrombosis in radiofrequency segmental thermal ablation of the saphenous veins using a new objective pain scale. Phlebology. 2021;36:659–664.

[23] Dietzek AM, Blackwood S. Radiofrequency treatment of the incompetent saphenous vein. In: Gloviczki P, ed. Handbook of Venous and Lymphatic Disorders. 4th ed. Boca Raton, FL: CRC Press Taylor & Francis Group; 2017.

[24] Malskat WS, Poluektova AA, van der Geld CW, et al. Endovenous laser ablation (EVLA): a review of mechanisms, modeling outcomes, and issues for debate. Laser Med Sci. 2014;29:393–403.

[25] Fan CM, Rox-Anderson R. Endovenous laser ablation: mechanism of action. Phlebology. 2008;23: 206–213.

[26] Proebstle TM, Sandhofer M, Kargl A, et al. Thermal damage of the inner vein wall during endovenous laser treatment: key role of energy absorption by intravascular blood. Dermatol Surg. 2002;28: 596–600.

[27] Proebstle TM, Lehr HA, Kargl A, et al. Endovenous treatment of the greater saphenous vein with a 940–nm diode laser: thrombotic occlusion after endoluminal thermal damage by laser-generated steam bubbles. J Vasc Surg. 2002;35:729–736.

[28] Kabnick LS, Sadek M. Fiber type as compared to wavelength may contribute more to improving postoperative recovery following endovenous laser ablation. J Vasc Surg Venous Lymphat Disord. 2016;4: 286–292.

[29] Huang TW, Chen SL, Bai CH, Wu CH, Tam KW. The optimal duration of compression therapy following varicose vein surgery: a meta-analysis of randomized controlled trials. Eur J Vasc Endovasc Surg. 2013;45:397–402.

[30] Chou JH, Chen SY, Chen YT, Hsieh CH, Huang TW, Tam KW. Optimal duration of compression stocking therapy following endovenous thermal ablation for great saphenous vein insufficiency: a meta-analysis. Int J Surg. 2019;65:113–119.

[31] Kabnick LS, Sadek M, Bjarnason H, et al. Classification and treatment of endothermal heat-induced thrombosis: recommendations from the American venous Forum and the society for vascular surgery. J Vasc Surg Venous Lymphat Disord. 2021;9:6–22.

[32] Rautio T, Ohinmaa A, Perala J, et al. Endovenous obliteration versus conventional stripping operation in the treatment of primary varicose veins: a randomized controlled trial with comparison of the costs. J Vasc Surg. 2002;35:958–965.

[33] Lurie F, Creton D, Eklof B, et al. Prospective randomized study of endovenous radiofrequency obliteration (closure procedure) versus ligation and stripping in a selected patient population (EVOLVeS Study). J Vasc Surg. 2003;38:207–214.

[34] Weiss RA, Weiss MA. Controlled radiofrequency endovenous occlusion using a unique radiofrequency catheter under duplex guidance to eliminate saphenous varicose vein reflux: a 2–year follow-up. Dermatol Surg. 2002;28:38–42.

[35] Manfrini S, Gasbarro V, Danielsson G, et al. Endovenous management of saphenous vein reflux. Endovenous reflux management study group. J Vasc Surg. 2000;32:330–342.

[36] Lurie F, Creton D, Eklof B, et al. Prospective randomised study of endovenous radiofrequency obliteration (closure) versus ligation and vein stripping (EVOLVeS): two-year follow-up. Eur J Vasc Endovasc Surg. 2005;29:67–73.

[37] Goldman MP, Amiry S. Closure of the greater saphenous vein with endoluminal radiofrequency thermal heating of the vein wall in combination with ambulatory phlebectomy: 50 patients with more than 6–month follow-up. Dermatol Surg. 2002;28:29–31.

[38] Merchant RF, DePalma RG, Kabnick LS. Endovascular obliteration of saphenous reflux: a multicenter study. J Vasc Surg. 2002;35:1190–1196.

[39] Rautio TT, Perala JM, Wiik HT, Juvonen TS, Haukipuro KA. Endovenous obliteration with radiofrequency-resistive heating for greater saphenous vein insufficiency: a feasibility study. J Vasc Interv Radiol. 2002;13:569–575.

[40] Calcagno D, Rossi JA, Ha C. Effect of saphenous vein diameter on closure rate with ClosureFAST radiofrequency catheter. Vasc Endovasc Surg. 2009;43:567–570.

[41] Medical Advisory S. Endovascular radiofrequency ablation for varicose veins: an evidence-based analysis. Ont Health Technol Assess Ser. 2011;11:1–93.

[42] Zuniga JM, Hingorani A, Ascher E, et al. Short-term outcome analysis of radiofrequency ablation using ClosurePlus vs ClosureFast catheters in the treatment of incompetent great saphenous vein. J Vasc Surg. 2012;55:1048–1051.

[43] Almeida JI, Kaufman J, Gockeritz O, et al. Radiofrequency endovenous ClosureFAST versus laser ablation for the treatment of great saphenous reflux: a multicenter, single-blinded, randomized study (RECOVERY study). J Vasc Interv Radiol. 2009;20:752–759.

[44] Hinchliffe RJ, Ubhi J, Beech A, Ellison J, Braithwaite BD. A prospective randomised controlled trial of VNUS closure versus surgery for the treatment of recurrent long saphenous varicose

veins. Eur J Vasc Endovasc Surg. 2006;31:212–218.

[45] Healy DA, Kimura S, Power D, et al. A systematic review and meta-analysis of thrombotic events following endovenous thermal ablation of the great saphenous vein. Eur J Vasc Endovasc Surg. 2018; 56:410–424.

[46] Healy DA, Twyford M, Moloney T, Kavanagh EG. Systematic review on the incidence and management of endovenous heat-induced thrombosis following endovenous thermal ablation of the great saphenous vein. J Vasc Surg Venous Lymphat Disord. 2021;9:1312–1320 e10.

[47] Sharifi M, Mehdipour M, Bay C, Emrani F, Sharifi J. Effect of anticoagulation on endothermal ablation of the great saphenous vein. J Vasc Surg. 2011;53:147–149.

[48] Morrison N, Gibson K, McEnroe S, et al. Randomized trial comparing cyanoacrylate embolization and radiofrequency ablation for incompetent great saphenous veins (VeClose). J Vasc Surg. 2015;61: 985–994.

[49] Proebstle TM, Gul D, Kargl A, Knop J. Endovenous laser treatment of the lesser saphenous vein with a 940–nm diode laser: early results. Dermatol Surg. 2003;29:357–361.

[50] Doganci S, Demirkilic U. Comparison of 980 nm laser and bare-tip fibre with 1470 nm laser and radial fibre in the treatment of great saphenous vein varicosities: a prospective randomised clinical trial. Eur J Vasc Endovasc Surg. 2010;40:254–259.

[51] Vuylsteke ME, Thomis S, Mahieu P, Mordon S, Fourneau I. Endovenous laser ablation of the great saphenous vein using a bare fibre versus a tulip fibre: a randomised clinical trial. Eur J Vasc Endovasc Surg. 2012;44:587–592.

[52] Pannier F, Rabe E. Endovenous laser therapy and radiofrequency ablation of saphenous varicose veins. J Cardiovasc Surg. 2006;47:3–8.

[53] Ziporin SJ, Ifune CK, MacConmara MP, Geraghty PJ, Choi ET. A case of external iliac arteriovenous fistula and high-output cardiac failure after endovenous laser treatment of great saphenous vein. J Vasc Surg. 2010;51:715–719.

[54] Lekich C, Hannah P. Retained laser fibre: insights and management. Phlebology. 2014;29:318–324.

[55] Caggiati A, Franceschini M. Stroke following endovenous laser treatment of varicose veins. J Vasc Surg. 2010;51:218–220.

[56] Disselhoff BC, der Kinderen DJ, Moll FL. Is there recanalization of the great saphenous vein 2 years after endovenous laser treatment? J Endovasc Ther. 2005;12:731–738.

[57] Nandhra S, El-sheikha J, Carradice D, et al. A randomized clinical trial of endovenous laser ablation versus conventional surgery for small saphenous varicose veins. J Vasc Surg. 2015;61:741–746.

[58] Myers KA, Jolley D. Outcome of endovenous laser therapy for saphenous reflux and varicose veins: medium-term results assessed by ultrasound surveillance. Eur J Vasc Endovasc Surg. 2009;37:239–245.

[59] Chang CJ, Chua JJ. Endovenous laser photocoagulation (EVLP) for varicose veins. Laser Surg Med. 2002;31:257–262.

[60] Rasmussen L, Lawaetz M, Bjoern L, Blemings A, Eklof B. Randomized clinical trial comparing endovenous laser ablation and stripping of the great saphenous vein with clinical and duplex outcome after 5 years. J Vasc Surg. 2013;58:421–426.

[61] Samuel N, Wallace T, Carradice D, Mazari FA, Chetter IC. Comparison of 12–w versus 14–w endovenous laser ablation in the treatment of great saphenous varicose veins: 5–year outcomes

from a randomized controlled trial. Vasc Endovasc Surg. 2013;47:346–352.

[62] Kheirelseid EAH, Crowe G, Sehgal R, et al. Systematic review and meta-analysis of randomized controlled trials evaluating long-term outcomes of endovenous management of lower extremity varicose veins. J Vasc Surg Venous Lymphat Disord. 2018;6:256–270.

[63] Farah MH, Nayfeh T, Urtecho M, et al. A systematic review supporting the society for vascular surgery, the American venous Forum and the American vein and lymphatic society guidelines on the management of varicose veins. J Vasc Surg Venous Lymphat Disord. 2021;10:1155–1171.

[64] Gohel MS, Barwell JR, Taylor M, et al. Long term results of compression therapy alone versus compression plus surgery in chronic venous ulceration (ESCHAR): randomised controlled trial. BMJ. 2007;335:83.

[65] Barwell JR, Davies CE, Deacon J, et al. Comparison of surgery and compression with compression alone in chronic venous ulceration (ESCHAR study): randomised controlled trial. Lancet. 2004; 363:1854–1859.

[66] Howard DP, Howard A, Kothari A, Wales L, Guest M, Davies AH. The role of superficial venous surgery in the management of venous ulcers: a systematic review. Eur J Vasc Endovasc Surg. 2008; 36:458–465.

[67] Gohel MS, Heatley F, Liu X, et al. A randomized trial of early endovenous ablation in venous ulceration. N Engl J Med. 2018;378:2105–2114.

[68] Salim S, Heatley F, Bolton L, Khatri A, Onida S, Davies AH. The management of venous leg ulceration post the EVRA (early venous reflux ablation) ulcer trial: management of venous ulceration post EVRA. Phlebology. 2021;36:203–208.

[69] Lawrence PF, Hager ES, Harlander-Locke MP, et al. Treatment of superficial and perforator reflux and deep venous stenosis improves healing of chronic venous leg ulcers. J Vasc Surg Venous Lymphat Disord. 2020;8:601–609.

[70] Viarengo LM, Poterio-Filho J, Poterio GM, Menezes FH, Meirelles GV. Endovenous laser treatment for varicose veins in patients with active ulcers: measurement of intravenous and perivenous temperatures during the procedure. Dermatol Surg. 2007;33:1234–1242. ; discussion 41–2.

[71] Teo TK, Tay KH, Lin SE, et al. Endovenous laser therapy in the treatment of lower-limb venous ulcers. J Vasc Interv Radiol. 2010;21:657–662.

[72] Sufian S, Lakhanpal S, Marquez J. Superficial vein ablation for the treatment of primary chronic venous ulcers. Phlebology. 2011;26:301–306.

[73] Harlander-Locke M, Lawrence PF, Alktaifi A, Jimenez JC, Rigberg D, DeRubertis B. The impact of ablation of incompetent superficial and perforator veins on ulcer healing rates. J Vasc Surg. 2012;55: 458–464.

[74] Harlander-Locke M, Lawrence P, Jimenez JC, Rigberg D, DeRubertis B, Gelabert H. Combined treatment with compression therapy and ablation of incompetent superficial and perforating veins reduces ulcer recurrence in patients with CEAP 5 venous disease. J Vasc Surg. 2012;55:446–450.

[75] Abdul-Haqq R, Almaroof B, Chen BL, Panneton JM, Parent FN. Endovenous laser ablation of great saphenous vein and perforator veins improves venous stasis ulcer healing. Ann Vasc Surg.

2013;27: 932–939.

[76] Alden PB, Lips EM, Zimmerman KP, et al. Chronic venous ulcer: minimally invasive treatment of superficial axial and perforator vein reflux speeds healing and reduces recurrence. Ann Vasc Surg. 2013;27:75–83.

[77] Raju S, Kirk OK, Jones TL. Endovenous management of venous leg ulcers. J Vasc Surg Venous Lymphat Disord. 2013;1:165–172.

[78] Wysong A, Taylor BR, Graves M, et al. Successful treatment of chronic venous ulcers with a 1320– nm endovenous laser combined with other minimally invasive venous procedures. Dermatol Surg. 2016;42:961–966.

[79] Marston WA, Crowner J, Kouri A, Kalbaugh CA. Incidence of venous leg ulcer healing and recurrence after treatment with endovenous laser ablation. J Vasc Surg Venous Lymphat Disord. 2017;5: 525–532.

[80] Sinabulya H, Ostmyren R, Blomgren L. Editor's choice – mid-term outcomes of endovenous laser ablation in patients with active and healed venous ulcers: a follow-up study. Eur J Vasc Endovasc Surg. 2017;53:710–716.

[81] Starodubtsev V, Lukyanenko M, Karpenko A, Ignatenko P. Endovenous laser ablation in patients with severe primary chronic venous insufficiency. Int Angiol. 2017;36:368–374.

[82] Kim SY, Safir SR, Png CYM, et al. Mechanochemical ablation as an alternative to venous ulcer healing compared with thermal ablation. J Vasc Surg Venous Lymphat Disord. 2019;7:699–705.

[83] Liu X, Zheng G, Ye B, Chen W, Xie H, Zhang T. Comparison of combined compression and surgery with high ligation-endovenous laser ablation-foam sclerotherapy with compression alone for active venous leg ulcers. Sci Rep. 2019;9:14021.

[84] Sermsathanasawadi N, Jieamprasertbun J, Pruekprasert K, et al. Factors that influence venous leg ulcer healing and recurrence rate after endovenous radiofrequency ablation of incompetent saphenous vein. J Vasc Surg Venous Lymphat Disord. 2020;8:452–457.

[85] Kuserli Y, Kavala AA, Turkyilmaz S. Comparison of high saphenous ligation and stripping, radiofrequency ablation, and subfascial endoscopic perforator surgery for the treatment of active venous ulcers: retrospective cohort with five-year follow-up. Vascular. 2022;30:375–383, 17085381211011356.

[86] O'Banion LA, Reynolds KB, Kochubey M, et al. A comparison of cyanoacrylate glue and radiofrequency ablation techniques in the treatment of superficial venous reflux in CEAP 6 patients. J Vasc Surg Venous Lymphat Disord. 2021;9:1215–1221.

[87] Yang X, Wu X, Peng Z, Yin M, Lu X, Ye K. Outcomes of endovenous laser ablation with additional iliac vein stenting of nonthrombotic lesions in patients presenting with active venous ulcers. J Vasc Surg Venous Lymphat Disord. 2021;9:1517–1525.

[88] Marston WA, Owens LV, Davies S, Mendes RR, Farber MA, Keagy BA. Endovenous saphenous ablation corrects the hemodynamic abnormality in patients with CEAP clinical class 3–6 CVI due to superficial reflux. Vasc Endovasc Surg. 2006;40:125–130.

[89] Goldschmidt E, Schafer K, Lurie F. A systematic review on the treatment of nonhealing venous ulcers following successful elimination of superficial venous reflux. J Vasc Surg Venous Lymphat Disord. 2021; 9:1071–1076 e1.

[90] Lawrence PF, Alktaifi A, Rigberg D, DeRubertis B, Gelabert H, Jimenez JC. Endovenous ablation of incompetent perforating veins is effective treatment for recalcitrant venous ulcers. J Vasc Surg. 2011;54: 737–742.

[91] Grover G, Tanase A, Elstone A, Ashley S. Chronic venous leg ulcers: effects of foam sclerotherapy on healing and recurrence. Phlebology. 2016;31:34–41.

[92] Lloret P, Redondo P, Cabrera J, Sierra A. Treatment of venous leg ulcers with ultrasound-guided foam sclerotherapy: healing, long-term recurrence and quality of life evaluation. Wound Repair Regen. 2015;23:369–378.

[93] Pang KH, Bate GR, Darvall KA, Adam DJ, Bradbury AW. Healing and recurrence rates following ultrasound-guided foam sclerotherapy of superficial venous reflux in patients with chronic venous ulceration. Eur J Vasc Endovasc Surg. 2010;40:790–795.

[94] Poschinger-Figueiredo D, Virgini-Magalhaes CE, Porto LC, et al. Radiofrequency ablation for axial reflux associated with foam sclerotherapy for varicosities in one-step approach: a prospective cohort study comprising large diameters saphenous veins. Vasc Health Risk Manag. 2021;17:379–387.

[95] Chan SSJ, Yap CJQ, Tan SG, Choke ETC, Chong TT, Tang TY. The utility of endovenous cyanoacrylate glue ablation for incompetent saphenous veins in the setting of venous leg ulcers. J Vasc Surg Venous Lymphat Disord. 2020;8:1041–1048.

[96] Paravastu SC, Horne M, Dodd PD. Endovenous ablation therapy (laser or radiofrequency) or foam sclerotherapy versus conventional surgical repair for short saphenous varicose veins. Cochrane Database Syst Rev. 2016;11:CD010878.

[97] Lin JC, Iafrati MD, O'Donnell Jr TF, Estes JM, Mackey WC. Correlation of duplex ultrasound scanning-derived valve closure time and clinical classification in patients with small saphenous vein reflux: is lesser saphenous vein truly lesser? J Vasc Surg. 2004;39:1053–1058.

[98] Kerver AL, van der Ham AC, Theeuwes HP, et al. The surgical anatomy of the small saphenous vein and adjacent nerves in relation to endovenous thermal ablation. J Vasc Surg. 2012;56:181–188.

[99] Boersma D, Kornmann VN, van Eekeren RR, et al. Treatment modalities for small saphenous vein insufficiency: systematic review and meta-analysis. J Endovasc Ther. 2016;23:199–211.

[100] Moore HM, Lane TR, Franklin IJ, Davies AH. Retrograde mechanochemical ablation of the small saphenous vein for the treatment of a venous ulcer. Vascular. 2014;22:375–377.

[101] Masuda E, Ozsvath K, Vossler J, et al. The 2020 appropriate use criteria for chronic lower extremity venous disease of the American venous Forum, the society for vascular surgery, the American vein and lymphatic society, and the society of interventional radiology. J Vasc Surg Venous Lymphat Disord. 2020;8:505–525 e4.

[102] Yang GK, Parapini M, Gagnon J, Chen JC. Comparison of cyanoacrylate embolization and radiofrequency ablation for the treatment of varicose veins. Phlebology. 2019;34:278–283.

[103] Gibson K, Khilnani N, Schul M, Meissner M, American College of Phlebology Guidelines C. American College of Phlebology Guidelines – treatment of refluxing accessory saphenous veins. Phlebology. 2017;32:448–452.

[104] Hartmann K. Endovenous (minimally invasive) procedures for treatment of varicose veins : the gentle and effective alternative to high ligation and stripping operations. Hautarzt. 2020;71:67–73.

223

[105] O'Donnell Jr TF, Passman MA, Marston WA, et al. Management of venous leg ulcers: clinical practice guidelines of the Society for Vascular Surgery (R) and the American Venous Forum. J Vasc Surg. 2014; 60:3S–59S.

[106] Mauck KF, Asi N, Undavalli C, et al. Systematic review and meta-analysis of surgical interventions versus conservative therapy for venous ulcers. J Vasc Surg. 2014;60:60S–70S.

[107] van Gent WB, Hop WC, van Praag MC, Mackaay AJ, de Boer EM, Wittens CH. Conservative versus surgical treatment of venous leg ulcers: a prospective, randomized, multicenter trial. J Vasc Surg. 2006; 44:563–571.

[108] Gohel MS, Heatley F, Liu X, et al. Early versus deferred endovenous ablation of superficial venous reflux in patients with venous ulceration: the EVRA RCT. Health Technol Assess. 2019;23:1–96.

第23章　慢性静脉功能不全的泡沫硬化疗法
Treatment of chronic venous insufficiency with foam sclerotherapy

Julianne Stoughton　Sujin Lee　著

注射硬化疗法常用于治疗浅静脉功能不全、皮肤毛细血管扩张和网状静脉[1]。这是指在血管腔中应用硬化剂，引起静脉内膜纤维化并闭合扩张的或浅表的回流静脉[1]。消除异常静脉方面的功效使其具有广泛的适用性，包括治疗盆腔静脉反流和静脉畸形[2-4]。治疗的成功取决于硬化剂引起血管壁全层破坏，同时还要保证血栓形成风险最低[5, 6]。血管的不完全破坏不但会增加再通的风险，而且局部的血栓形成会导致与血管周围炎症和含铁血黄素沉着相关的疼痛和皮色改变[1, 7]。因此，硬化剂本身的特性和对其合理应用的重视在硬化疗法的成功中起着重要作用。

一、硬化剂的种类

历史上，很多药物曾被用于硬化治疗（表 23-1），但目前最常用的硬化剂是十四烷基硫酸钠（STS）和聚多卡醇（POL)[7]。STS 和 POL 是 FDA 批准的用于硬化疗法的制剂，它们会干扰细胞表面脂质并导致蛋白质变性，从而导致不可逆的内皮损伤和细胞壁裂解[8]。值得注意的是，这两种硬化剂都可以被注射器中的硅树脂降解，并被血液中的白蛋白和其他蛋白质灭活[9]。硬化剂可转化为泡沫溶液，这与传统的液体剂型相比具有多项优势[6]。硬化泡沫是气体泡沫在液体溶液中的混合物，具有非常高的表面积与体积比，与液体制剂相比，它可以在较低的浓度和体积下使用，以达到预期的效果[10, 11]。与液体型的硬化剂相反，泡沫可置换血液并延长了与内皮的接触时间，而液体型的硬化剂容易与血管中的血液混合并被稀释[11]。此外，由于气体的存在，超声下泡沫具有回声，因此能够以可控的方式注入。目前，很多随机对照试验已经证明了泡沫硬化与液体硬化的临床疗效[12]。尽管研究表明与泡沫相关的疼痛发生率增加，但有关局部炎症、血栓性静脉炎或过度色素沉着的发生率，泡沫和液体制剂之间在统计学上并没有显著差异[12]。这些结果支持继续使用泡沫硬化疗法治疗异常静脉。

二、泡沫硬化剂的组成

泡沫硬化疗法的效果取决于硬化剂的化学性质、泡沫的特性与硬化剂副作用之间的平衡。例如，不同类型的气体对泡沫的稳定性的影响不同。当与硬化剂混合时，二氧化碳不如室内空气稳定[13]。然而，由于不溶性氮气的栓塞，室内空气泡沫与神经损伤的发生率增加有关[11]。高液气体积比会增加泡沫的

表 23-1　硬化剂及其适用的靶静脉			
硬化剂	< 1mm 静脉	1 ~ 3mm 静脉	3 ~ 6mm 静脉
十四烷基硫酸钠（STS）	0.025%	0.5% 液体泡沫	1%~3% 较大血管最好用泡沫
聚多卡醇（POL）	0.5%	1% 液体泡沫	1%~3% 较大血管最好用泡沫
高渗盐水（HS）	11.7%	23.4%	

稳定性，但较高浓度的表面活性剂有增加副作用的风险。此外，Laplace 定律指出气泡中的膨胀压力与其半径成反比，因此，理想的泡沫应具有较小的和较均一的气泡尺寸[5]。气泡的流动依然遵循流体的规律，均匀分布的小气泡流动需要更高的驱动力，因此便会增加黏稠度和凝聚性[5-11]。因此，在配成具有一致性能且有效的硬化剂时，对混合物成分的精确掌握和详细考量至关重要（表 23-2）。

泡沫硬化剂可分为医师手动合成的泡沫（PCF）和专用的静脉内微泡沫（PEM）[14]。PCF 通常是用双注射器系统来制成。在该系统中，操作者将两个注射器直接相连，并用力来回反复推注两个注射器内的液体硬化剂和空气混合物[1]。另一种方法是 Tessari 技术（图 23-1），是将两个注射器分别连接在三通阀的两臂上，液体硬化剂和空气的混合物通过缩小孔径以产生更小的气泡[15]。除了固有特性外，PCF 的特性可能会因所使用的注射器连接器的类型和注射器之间的通过次数而有所不同[16]。尽管 PCF 价格低廉且易于制造，但成分和稳定性上的变异使其尚未标准化[17]。PEM 的发展旨在推广一种稳定的泡沫硬化剂。它是应用加压罐机制来制成的。在这种机制中，气体和液体混合物在压力下通过过滤器以产生结构微小且一致的泡沫[17, 18]。由于 PEM 为 O_2/CO_2 的混合物，有更均一的气泡大小和整体上更小的气泡尺寸，因此 PEM 通常比 PCF 更稳定。总体上 PEM 也是治疗静脉功能不全的有效选择，并发症也最少[17, 19]。

三、并发症和结局

（一）泡沫与液体硬化疗法的疗效和副作用

一些临床试验已经比较了泡沫和液体硬化疗法的效果。在一项多中心随机对照试验中，Ouvry 等证实了硬化剂泡沫的有效性是制备泡沫的液体硬化剂的 2 倍多。85% 接受泡沫治疗的患者在 3 周内大

特 性	更稳定的泡沫	欠稳定的泡沫
气泡的变异性	均一的气泡大小	高度变异的气泡大小
气泡的尺寸	较小	较大
使用的气体	氮气（持续时间长，但栓塞风险升高）	CO_2/O_2（持续时间较短，栓塞风险低）
气：液	<4 气：1 液（湿泡沫）	>4 气：1 液（干泡沫）

表 23-2　泡沫的成分和稳定性

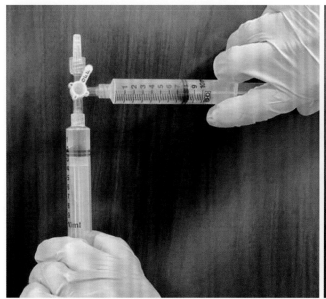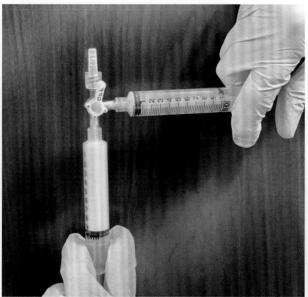

▲ 图 23-1　用于医师自主混合泡沫的 Tessari 方法（液气比为 1：4）

隐静脉（GSV）反流完全消除，而这一比例在接受液体治疗的患者中只有 35%（$P<0.001$）[20]。而在随访 2 年时，这一比例分别为 52% 和 12%。然而，接受泡沫疗法的患者，静脉痉挛的发生率更高，硬化反应的持续时间更长。同样，在进行了 90 天的随访后，Ukritmanoroat 证明，与传统的液体硬化疗法相比，泡沫硬化疗法在治疗静脉曲张方面具有更好的疗效[21]。然而，泡沫 POL 疗法更常出现疼痛、炎症和过度色素沉着。不常见的副作用包括注射部位局部血栓形成、炎症和坏死。恰当的使用技巧、泡沫和液体硬化剂的最低有效浓度可以最大限度地减少这些副作用。总之，很多研究表明泡沫硬化疗法可有效治疗所有阶段的浅静脉疾病。然而，有关泡沫与液体硬化疗法或手术的疗效差异，目前文献尚缺乏足够证据。

1. 微栓塞　泡沫硬化疗法也与视力障碍有关，但总体发生率非常低。一项针对 1025 名患者的大型多中心前瞻性研究报道了 2.6% 的副作用，证实了上述观点[22]。泡沫硬化疗法的一个罕见但严重的副作用是与神经系统并发症有关的泡沫微栓塞，如视觉盲点、头痛、感觉异常和 TIA。在注射泡沫后，罕见的脑卒中也有报道[23]。这些事件可能是由于与右向左分流相关的气泡迁移所致，见于卵圆孔未闭（PFO）或者肺内分流的患者[24]。此外，受损的内皮细胞释放出强效血管收缩物质，也可导致其中的一些神经系统事件。其中，内皮素 1 已被证实可起到一定作用，其在泡沫和液体硬化疗法后释放入血[25]。当小气泡在泡沫硬化疗法后进入脑动脉循环时，使用经颅多普勒可以观察到高强度的瞬间信号[26]。在 Raymond-Martimbeau 的一项研究中，对泡沫硬化疗法后出现神经系统并发症的患者进行了筛查，其中 70% 的患者患有 PFO[27]。相比之下，普通人群的 PFO 发生率约为 26%。在荷兰的一项研究中，通过超声心动图评估了 33 名接受泡沫硬化治疗的慢性静脉功能不全（CVI）患者的泡沫分布[28]。在患者的大隐静脉中单次注射 5ml 1% 的聚多卡醇泡沫（气液比为 4:1）。患者需要同时抬高下肢，同时在隐股交界处保持手动按压，使血流速度降至零。尽管采取了这些措施，在注射泡沫后 45s 至 15min，所有患者的右心房和心室中均被证实出现了微栓子。有 5 名患者的左心房和心室也出现微栓子。这些出现左侧栓塞的患者没有神经系统症状，但他们都被发现患

有 PFO。作者还指出，随后发现患有 PFO 的两名患者，在这项研究开始之前，就已经出现了神经系统症状，包括短暂性视野缺损和偏头痛。目前的文献表明，大约 2% 的接受泡沫硬化治疗的患者会出现严重的神经系统症状，包括视野缺损、偏头痛和脑卒中[23, 29]。这些神经系统事件中，绝大多数是一过性且轻微的。

数据表明，当泡沫气泡迁移后，几乎不会有活性成分的剩余。Tessari 的调查指出，绝大多数硬化剂滞留在治疗过的静脉管壁中[30]。来自 FDA 的 PEM 的其他应用数据表明，栓塞的气泡中含的药物浓度极低。在模型犬中，直接通过静脉注射高剂量 PEM，并引起犬的肺部气泡栓塞后，研究者检验了急性和慢性的心肺效应[31]。这些数据没有发现临床相关的肺动脉压升高，并且在 3 个月随访后没有发现肺部组织病理学变化。他们还检查了肺部药物浓度和栓塞到肺血管系统的气泡中的药物浓度，结果没有发现任何证据可以证明循环气泡中的聚多卡醇含量比血浆中的更多。在将 8 倍临床剂量的 PEM 注射到犬颈动脉后，没有发现神经学异常。这些药理学研究为低剂量 PEM 栓塞微泡的安全性提供了保证。

总之，气泡微栓塞通常在注射泡沫后发生，但神经系统和心肺的并发症非常罕见。尽管这种并发症很少见，但应充分预防风险以避免严重的神经系统不良反应。在泡沫硬化疗法的常规使用中，必须进行风险和获益的评估，已知的 PFO 病史应被视为相对禁忌证[32]。

2. 泡沫硬化治疗后血栓形成　硬化疗法后另一个罕见但重要的不良事件是治疗区域附近的深静脉和浅静脉的血栓形成。总体而言，文献中泡沫硬化疗法后 DVT 形成的发生率较低（0~5.7%）。一项单中心研究对超声引导下泡沫硬化治疗后 2 周的 1000 名患者进行了超声双功能扫描并仔细分析。84.5% 的靶静脉获得了完全闭塞，总体 DVT 发生率为 1.5%。大多数病例为血栓延伸到深静脉，称之为静脉内泡沫诱导的血栓形成（EFIT）。深静脉受累的程度是根据深静脉的闭塞程度来区分（EFIT 1~4）。大多数的深静脉闭塞是通过超声发现的，患者并无症状。在接受泡沫硬化治疗后的 1166 例患者中，发生症状性 DVT 的仅 2 例（所有病例的 0.2%）[33]。在大多数泡沫硬化剂治疗后的 DVT 研究中，泡沫硬化剂的注射剂量有直接的相关性。在这项大型研究中，他们

发现注射超过 10ml 的泡沫后，经超声发现 DVT 的风险更高（表 23-3）。

表 23-3	泡沫硬化疗法的并发症
常 见	**少 见**
• 局部疼痛、瘙痒	• 皮肤溃疡
• 炎症	• 干咳
• 血管内血栓形成	• 胸痛
• 色素沉着	• 偏头痛（真性或眼型）
• 毛细血管扩张	• 视力障碍
• 瘀斑	• 血栓形成（DVT，PE）
• 水肿	• 脑卒中（合并 PFO）
	• 动脉注射（缺血坏死）
	• 神经损伤
	• 变态反应

（二）泡沫硬化疗法的效果

泡沫硬化疗法通常用于症状性的静脉功能不全且加压治疗失败的患者。常用的疗效评价指标包括治疗静脉的完全闭合、反流的消除和静脉性溃疡的愈合。据报道，泡沫硬化疗法的静脉闭塞率超过 80%，高于剥脱和液体硬化疗法 [34, 35]。在治疗 30 天后，泡沫硬化疗法也被证实与 76%～100% 的溃疡愈合率有关 [24, 36, 37]。在一项前瞻性队列研究中，57 名患者存在复发的浅静脉反流并且合并活动性溃疡，80% 溃疡愈合的中位数为 5.3 个月，预计 12 个月的复发率为 9.2% [38]。尽管证据质量低，但无论是在愈合时间还是在溃疡复发方面，泡沫硬化疗法似乎对下肢静脉性溃疡患者均有益 [39]。大量研究证实了泡沫硬化疗法可作为治疗浅静脉反流的安全和有效的选择，可以有助于控制症状、治愈和减少溃疡的复发。

四、技术手段

（一）患者准备

包括病史、体格检查和多普勒检查在内的术前规划对于获得泡沫硬化疗法后的最佳效果至关重要。全面讨论必须包括风险和获益。应向患者提供术前和术后指导，并解答患者的所有问题。如前所述，存在右向左分流或 PFO 病史可能是泡沫硬化治疗的禁忌证。患者的合并用药需予以审查，在大多数情况下，抗凝药可以在治疗期间继续使用，因为经皮

静脉穿刺出血的风险很低。围术期的血栓形成风险需要使用 Caprini 评分或其他方法来评估，对于风险较高或有血栓形成倾向的患者，应在泡沫硬化治疗之前和之后给予一些适当的预防性抗凝治疗。精确定义何为最安全的预防，还需要进一步的研究，但如果需要，在术后长达 2 周内，笔者将为高风险患者提供低剂量的预防措施。如果患者需要预防性抗生素治疗，笔者建议在静脉治疗前 1～2h 给予适当剂量。最重要的是，患者必须在注射硬化剂后有计划地穿戴弹力袜治疗，必须自如行走，并且在治疗后尽可能避免久站久坐。

（二）过程细节

泡沫硬化治疗所需的患者体位是一个重要且颇具争议的议题。泡沫是可引导的，要注射的靶静脉应始终朝上，并且位于深静脉上方。例如，靶静脉位于腿后部的患者，应取俯卧位。膝关节过度伸展或伸直定位时，腘静脉会受压，为避免这种情况发生，膝关节应始终略微弯曲 [40]。头低足高位是从静脉内驱血的最佳体位，有助于提高效率并减少填充管腔所需的硬化剂剂量。然而，当下肢抬高时，静脉被排空，获得静脉通路可能会更加困难。笔者提出了一种技巧，首先在平卧位或者头高足低位获得静脉通路，然后将血管鞘或蝶形针固定在原位，然后倾斜术台来抬高下肢，最后进行注射。研究表明，注射泡沫时压迫隐股汇合处不能有效预防右心微栓塞。相比之下，让患者在注射期间或刚注射完后保持静止，不说话或不做 Valsalva 动作，似乎确实可以降低全身微栓塞的发生率 [32]。

另一个有争议的操作是在注射后是否立即压缩静脉并让患者进行小腿肌肉收缩运动。Fegan 的报道指出，在 13 352 名患者中，使用低剂量硬化剂并在注射后立即快速压缩静脉时，没有出现 DVT 或肺栓塞 [41]。足踝的完全背屈可以排空所有深静脉，包括小腿的肌间静脉。Bergen 等建议在注射后抬高下肢并伸缩小腿肌肉，以清除小腿静脉中的硬化剂 [24]。其他研究者推荐让患者保持静止，并且在硬化剂产生血管痉挛之前不压迫靶静脉 [32]。如果注射后，在深静脉中发现硬化剂快速充盈，那么笔者推荐对小腿肌肉进行伸缩活动并抬高下肢。此外，我们通常在注射后立即压缩较大直径的浅表靶静脉，并将泡沫硬化剂挤压到周围血管，特别是溃疡区域。

在进行注射之前，选择靶静脉并仔细规划是必

不可少的。静脉性溃疡患者的静脉压升高，而这常因隐静脉主干、分支和功能不全的穿通支的多节段回流造成。此外，对于静脉性溃疡基底部的静脉丛，在超声引导下直接注射硬化剂，有助于消除局部静脉高压，有利于溃疡愈合[42]。对于主干的反流，采用静脉内热消融或黏附剂的联合治疗方法通常奏效。不适合导管消融的分支血管或迂曲 / 再通的静脉，可采用泡沫注射治疗。

一些较小的浅静脉穿刺可以应用静脉透照灯，而其他大多数则在超声引导下进行穿刺和注射。为防止注射到血管外区域，笔者推荐双注射器技术。操作者一手握在超声探头上，另一只手在横向或纵向平面内引导针头。当在穿静脉附近注射时，应进行彩色血流分析，以防止误注射入伴随的动脉。一旦经超声认为针尖在管腔内，助手就会抽吸一个连接到三通管和延长管上的注射器。当抽吸注射器确认有静脉血回流时，调整三通管，以允许其他注射器在超声的引导下进行泡沫的注射。这种方法也可用于在注射前进一步从靶静脉中抽吸和排空大部分血液，从而使残余的可灭活硬化剂的血液减少。在应用 PCF 时这两个注射器可反复用于制造泡沫，或者可以将包装好的 PEM 直接加入到注射部位。泡沫回声性高，超声下很容易被看到，但在注射泡沫后，周围或更深的组织结构在超声视野上可能会受到限制。超声可用于从外部按摩或压迫静脉，直到发生血管痉挛。如果可能需要反复注射较大的静脉，可以使用 4F 鞘管、套管针或蝶形针穿刺并留置在这些静脉内，以有助于进行后续的注射。

应当以低的注射压力来注射少量的硬化剂，使之刚好足以填充管腔。此外，推荐采用较慢的注射速率（0.5～1ml/s），并且推荐单个部位的最大量为 5ml。根据 PEM 的使用说明，建议每次 PEM 的最大量为 15ml，笔者建议在大多数情况下 PCF 的量应限制为每次 10ml。建议使用低硅胶注射器，因为硬化剂会使泡沫变质，在普通注射器中泡沫会变得不太稳定。泡沫应在注射前准备好，并使用双注射器技术（Tessari 方法）。再次进行注射时，原来剩余的泡沫可以用于制作新的泡沫。

当注射较粗大的静脉时，可以在血管内注射泡沫硬化剂后，在超声引导下将局部肿胀麻醉药注入静脉周围来压缩静脉并使静脉壁立即保持紧贴来实现内部压缩。这种在目标静脉周围进行注射肿胀麻醉的技术在较粗大的静脉中变得越来越流行，尤其是在导管引导的硬化疗法时。尽管在注射肿胀麻醉后，超声下难以看清，但导管引导的方法可有效确保腔内注射。正如 Spitz 首次描述的那样，这种使用肿胀麻醉液的方法也已用于网状静脉硬化治疗[43]。这使管腔内残余的血液最少，促使静脉纤维化，并且似乎减少了在泡沫硬化治疗后管腔内血栓形成和色素沉着。这些结果需要进一步研究来确认，但在治疗较粗大的静脉时肿胀麻醉似乎确实可获益，尤其是当术后加压无法有效压迫目标静脉时。这种技术也可能会使泡沫治疗闭合率较高，但还需要进一步研究（图 23-2）。

（三）术后指导

泡沫注射后的静脉压迫是治疗的重要组成部分，可以提高成功率，减少不良事件。尽管关于压迫程度或持续时间还缺乏共识，但大多数研究表明，与未加压相比，硬化治疗后加压可以使和血栓形成以及管腔内血栓残留有关的副作用更少，疗效更好[44]。笔者推荐至少 20～30mmHg 的弹力袜，外包一层绷带包扎，使患者出院后或睡前可轻松脱掉。当治疗较粗大的线状的静脉主干时，我们会在注射过硬化剂的静脉表明留置偏心压迫敷料。硬化剂的主要作用发生在最初的 24h 内，我们建议最好持续压迫至少 1～2 天，包括夜间。此后 2 周，我们建议在直立时进行压迫。对于静脉较粗大的和更严重的 CVI 患者，建议应用分层压迫裤、弹力袜衬里和外部绷带包扎。当硬化治疗涉及严重水肿或静脉性溃疡的患者时，创面的治疗需要同时进行，与之相关的多层敷料通常依据需要定期进行更换。

行走是硬化疗法后的重要内容。在泡沫治疗后需要患者即刻走动，并且鼓励患者保持经常走动。如果使用的是 PEM（基于 O_2/CO_2），患者可以在压迫治疗后立即站立。如果使用的是 PCF（基于室内空气 / 氮气），患者可以在注射后继续保持注射时的体位一段时间，使得氮气气泡得以溶解。关于所需时间的长短存在一些争论。Simka 建议至少 5min[32]，Coleridge Smith 建议更长的时间，即 10～30min[24]。笔者建议在 PCF 注射后不翻身的情况下抬高腿部 30min，并间断进行小腿肌泵锻炼。

随访安排计划在 3～6 周进行，需要对患者重新评估，并可能根据需要对残余的静脉进行再次泡沫

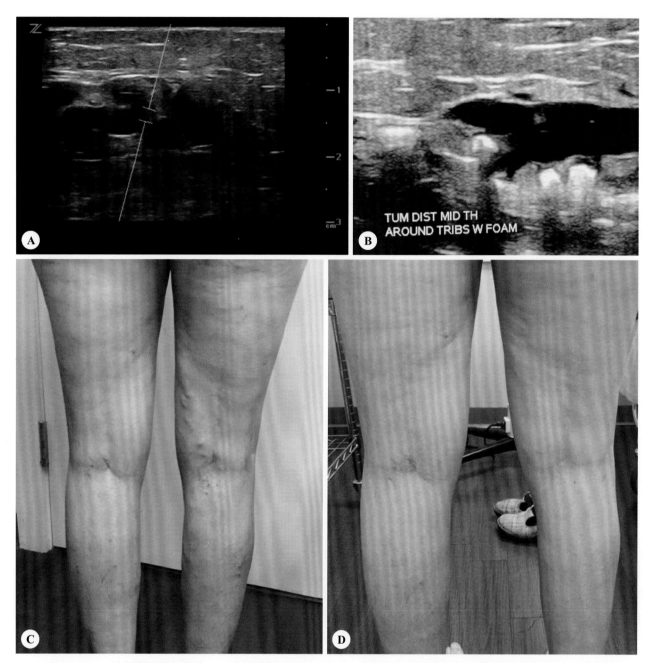

▲ 图 23-2　A. 注射前的曲张静脉；B. 泡沫注射后的曲张静脉，并且在血管周围局部注射肿胀麻醉药以产生内部的压力；C. 腿部静脉曲张治疗前照片；D. 使用超声引导的肿胀麻醉辅助下的泡沫硬化疗法进行一次泡沫治疗后的照片

注射。最后，需要告知患者管腔内血栓形成可引起硬化治疗后炎症。如果存在显著的浅静脉，笔者将安排一次随访，通过微血栓切除术来清除血栓，以减轻炎症和随后的过度色素沉着。这可以在注射后 2～3 周尽早完成，如果血栓仍处于液化状态，则可在注射后长达数月内完成。Villavincencio 的团队进行了一项前瞻性随机试验，一组对＜1mm 的静脉进行了微血栓切除术，另一组对＜3mm 的静脉进行了

微血栓切除术。他们发现，对于较小的静脉而言，微血栓切除术对过度色素沉着的改善作用有统计学意义。他们还证明，对于较粗的静脉，在硬化疗法后 1～3 周进行微血栓切除术可以明显减轻患者的疼痛和炎症[45]。笔者使用静脉灯或超声引导进行微血栓切除术，首先是无菌备皮，注射少量利多卡因，然后使用 18 号滤针刺入闭塞的静脉，以排出部分液化的管腔内血栓。这通常会立即缓解疼痛。

总结

泡沫硬化疗法广泛应用于 CVI 的治疗。很多准备工作和技术问题会影响到这些治疗的安全性和有效性。硬化疗法是治疗患者的重要手段，尤其是对解剖结构复杂的分级高和后期的静脉疾病。超声引导对于通路获取和确保腔内治疗是有益的。泡沫可以直接注射入与腿部溃疡相邻的静脉丛，这是有益的。而且在大小静脉的微创治疗方面，硬化剂有着独特的作用。很多细节都会影响治疗结局，包括术前准备、体位、硬化剂的选择、给药方法和术后管理。临床医生必须熟悉泡沫的特性和给药技巧，以促使治疗成功并最大限度地减少并发症。

参考文献

[1] Worthington-Kirsch RL. Injection sclerotherapy. Semin Interv Radiol. September 2005;22(3):209–217. https://doi.org/10.1055/s-2005-921954.

[2] Lopez AJ. Female pelvic vein embolization: indications, techniques, and outcomes. Cardiovasc Intervent Radiol. August 2015;38(4):806–820. https://doi.org/10.1007/s00270-015-1074-7.

[3] Daniels JP, Champaneria R, Shah L, Gupta JK, Birch J, Moss JG. Effectiveness of embolization or sclerotherapy of pelvic veins for reducing chronic pelvic pain: a systematic review. J Vasc Interv Radiol. October 2016;27(10):1478–1486. https://doi.org/10.1016/j.jvir.2016.04.016. e8.

[4] Rabe E, Pannier F. For the guideline G. Indications, contraindications and performance: European guidelines for sclerotherapy in chronic venous disorders. Phlebology. May 2014;29(1 suppl):26–33. https://doi.org/10.1177/0268355514528127.

[5] Roberts TG, Cox SJ, Lewis AL, Jones SA. Characterisation and optimisation of foams for varicose vein sclerotherapy. Biorheology. 2020;57(2–4):77–85. https://doi.org/10.3233/BIR-201004.

[6] Bottaro E, Paterson JAJ, Quercia L, et al. In vitro and ex vivo evaluation of the biological performance of sclerosing foams. Sci Rep. July 8, 2019;9(1):9880. https://doi.org/10.1038/s41598-019-46262-0.

[7] Albanese G, Kondo KL. Pharmacology of sclerotherapy. Semin Interv Radiol. December 2010;27(4): 391–399. https://doi.org/10.1055/s-0030-1267848.

[8] Rabe E, Schliephake D, Otto J, Breu FX, Pannier F. Sclerotherapy of telangiectases and reticular veins: a double-blind, randomized, comparative clinical trial of polidocanol, sodium tetradecyl sulphate and isotonic saline (EASI study). Phlebology. June 2010;25(3):124–131. https://doi.org/10.1258/phleb.2009.009043.

[9] Lai SW, Goldman MP. Does the relative silicone content of different syringes affect the stability of foam in sclerotherapy? J Drug Dermatol. April 2008;7(4):399–400.

[10] Bottaro E, Paterson J, Zhang X, et al. Physical vein models to quantify the flow performance of sclerosing foams. Front Bioeng Biotechnol. 2019;7:109. https://doi.org/10.3389/fbioe.2019.00109.

[11] Meghdadi A, Jones SA, Patel VA, Lewis AL, Millar TM, Carugo D. Foam-in-vein: a review of rheological properties and characterization methods for optimization of sclerosing foams. J Biomed Mater Res B Appl Biomater. January 2021;109(1):69–91. https://doi.org/10.1002/jbm.b.34681.

[12] Bi M, Li D, Chen Z, Wang Y, Ren J, Zhang W. Foam sclerotherapy compared with liquid sclerotherapy for the treatment of lower extremity varicose veins: a protocol for systematic review and meta analysis. Medicine (Baltim). May 29, 2020;99(22):e20332. https://doi.org/10.1097/MD.0000000000020332.

[13] Peterson JD, Goldman MP. An investigation into the influence of various gases and concentrations of sclerosants on foam stability. Dermatol Surg. January 2011;37(1):12–17. https://doi.org/10.1111/j.1524-4725.2010.01832.x.

[14] Gibson KD, Ferris BL, Pepper D. Foam sclerotherapy for the treatment of superficial venous insufficiency. Surg Clin North Am. October 2007;87(5):1285–1295. https://doi.org/10.1016/j.suc.2007.07.001. xii–xiii.

[15] Cavezzi A, Tessari L. Foam sclerotherapy techniques: different gases and methods of preparation, catheter versus direct injection. Phlebology. December 2009;24(6):247–251. https://doi.org/10.1258/phleb.2009.009061.

[16] Rao J, Goldman MP. Stability of foam in sclerotherapy: differences between sodium tetradecyl sulfate and polidocanol and the type of connector used in the double-syringe system technique. Dermatol Surg. January 2005;31(1):19–22. https://doi.org/10.1111/j.1524-4725.2005.31008.

[17] Carugo D, Ankrett DN, Zhao X, et al. Benefits of polidocanol endovenous microfoam (Varithena®) compared with physician-compounded foams. Phlebology. May 2016;31(4):283–295. https://doi.org/10.1177/0268355515589063.

[18] Kim PS, Elias S, Gasparis A, Labropoulos N. Results of polidocanol endovenous microfoam in clinical practice. J Vasc Surg Venous Lymphat Disord. January 2021;9(1):122–127. https://doi.org/10.1016/j.jvsv.2020.04.015.

[19] Eckmann DM. Polidocanol for endovenous microfoam sclerosant therapy. Expert Opin Investig Drugs. December 2009;18(12):1919–1927. https://doi.org/10.1517/13543780903376163.

[20] Ouvry P, Allaert FA, Desnos P, Hamel-Desnos C. Efficacy of polidocanol foam versus liquid in sclerotherapy of the great saphenous vein: a multicentre randomised controlled trial with a 2-year follow-up. Eur J Vasc Endovasc Surg. September 2008;36(3):366–370. https://doi.org/10.1016/j.ejvs.2008.04.010.

[21] Ukritmanoroat T. Comparison of efficacy and safety between foam sclerotherapy and conventional sclerotherapy: a controlled clinical trial. J Med Assoc Thai. March 2011;94(Suppl 2):S35–S40.

[22] Gillet JL, Guedes JM, Guex JJ, et al. Side-effects and complications of foam sclerotherapy of the great and small saphenous veins: a controlled multicentre prospective study including 1,025 patients. Phlebology. June 2009;24(3):131–138. https://doi.org/10.1258/phleb.2008.008063.

[23] Forlee MV, Grouden M, Moore DJ, Shanik G. Stroke after varicose vein foam injection sclerotherapy. J Vasc Surg. January

2006;43(1):162–164. https://doi.org/10.1016/j.jvs.2005.09.032.

[24] Bergan J, Pascarella L, Mekenas L. Venous disorders: treatment with sclerosant foam. J Cardiovasc Surg. February 2006;47(1):9–18.

[25] Frullini A, Felice F, Burchielli S, Di Stefano R. High production of endothelin after foam sclerotherapy: a new pathogenetic hypothesis for neurological and visual disturbances after sclerotherapy. Phlebology. August 2011;26(5):203–208. https://doi.org/10.1258/phleb.2010.010029.

[26] Morrison N, Neuhardt DL. Foam sclerotherapy: cardiac and cerebral monitoring. Phlebology. December 2009;24(6):252–259. https://doi.org/10.1258/phleb.2009.009051.

[27] Raymond-Martimbeau P. Transient adverse events positively associated with patent foramen ovale after ultrasound-guided foam sclerotherapy. Phlebology. June 2009;24(3):114–119. https://doi.org/ 10.1258/phleb.2008.008060.

[28] Ceulen RP, Sommer A, Vernooy K. Microembolism during foam sclerotherapy of varicose veins. N Engl J Med. April 3, 2008;358(14):1525–1526. https://doi.org/10.1056/NEJMc0707265.

[29] Guex JJ, Allaert FA, Gillet JL, Chleir F. Immediate and midterm complications of sclerotherapy: report of a prospective multicenter registry of 12,173 sclerotherapy sessions. Dermatol Surg. February 2005; 31(2):123–128. https://doi.org/10.1111/j.1524–4725.2005.31030. discussion 128.

[30] Tessari L. Special session on chronic venous disease: endotherapy for CVD. Is foam sclerotherapy safe? (9th annual meeting of the European Venous Forum 2008 Barcelona Spain).

[31] Department of Health and Human Services, Public Health Service, FDA. Center for Drug Evaluation and Research. Application Number: 205098Orig1s000 Pharmacology/toxicology NDA/BLA Review and Evaluation. NDA # 205098. Reference ID 3367720. William T. Link, PhD. 2013.

[32] Simka M. Principles and technique of foam sclerotherapy and its specific use in the treatment of venous leg ulcers. Int J Low Extrem Wounds. September 2011;10(3):138–145. https://doi.org/10.1177/ 1534734611418154.

[33] Kulkarni SR, Messenger DE, Slim FJ, et al. The incidence and characterization of deep vein thrombosis following ultrasound-guided foam sclerotherapy in 1000 legs with superficial venous reflux. J Vasc Surg Venous Lymphat Disord. July 2013;1(3):231–238. https://doi.org/10.1016/j.jvsv.2012.10.060.

[34] Belcaro G, Cesarone MR, Di Renzo A, et al. Foam-sclerotherapy, surgery, sclerotherapy, and combined treatment for varicose veins: a 10–year, prospective, randomized, controlled, trial (VEDICO trial). Angiology. May-Jun 2003;54(3):307–315. https://doi.org/10.1177/000331970305400306.

[35] Hamel-Desnos C, Desnos P, Wollmann JC, Ouvry P, Mako S, Allaert FA. Evaluation of the efficacy of polidocanol in the form of foam compared with liquid form in sclerotherapy of the greater saphenous vein: initial results. Dermatol Surg. December 2003;29(12):1170–1175. https://doi.org/10.1111/ j.1524–4725.2003.29398.x. discussion 1175.

[36] Cabrera J, Cabrera Jr J, Garcia-Olmedo MA. Sclerosants in microfoam. A new approach in angiology. Int Angiol. December 2001;20(4):322–329.

[37] Cabrera J, Redondo P, Becerra A, et al. Ultrasound-guided injection of polidocanol microfoam in the management of venous leg ulcers. Arch Dermatol. June 2004;140(6):667–673. https://doi.org/ 10.1001/archderm.140.6.667.

[38] Grover G, Tanase A, Elstone A, Ashley S. Chronic venous leg ulcers: effects of foam sclerotherapy on healing and recurrence. Phlebology. February 2016;31(1):34–41. https://doi.org/10.1177/02683555 14557854.

[39] O'Donnell Jr TF, Passman MA. Clinical practice guidelines of the society for vascular surgery (SVS) and the American venous forum (AVF)–Management of venous leg ulcers. Introduction. J Vasc Surg. August 2014;60(2 Suppl):1S–2S. https://doi.org/10.1016/j.jvs.2014.04.058.

[40] Spacil J. Popliteal vein compression with the limb extended. Vasa. September 2013;42(5):357–362. https://doi.org/10.1024/0301–1526/a000301.

[41] Shami SK, Cheatle TR, Fegan G. Fegan's Compression Sclerotherapy for Varicose Veins. xvi. Springer; 2003:xii, 100.

[42] Gschwandtner ME, Ehringer H. Microcirculation in chronic venous insufficiency. Vasc Med. 2001; 6(3):169–179. https://doi.org/10.1177/1358836x0100600308.

[43] Spitz G. An Overview of Tumescent Enhanced Sclerotherapy as a Treatment for Superficial Veins. Dec 2019.

[44] Weiss RA, Sadick NS, Goldman MP, Weiss MA. Post-sclerotherapy compression: controlled comparative study of duration of compression and its effects on clinical outcome. Dermatol Surg. February 1999; 25(2):105–108. https://doi.org/10.1046/j.1524–4725.1999.08180.x.

[45] Scultetus AH, Villavicencio JL, Kao TC, et al. Microthrombectomy reduces postsclerotherapy pigmentation: multicenter randomized trial. J Vasc Surg. November 2003;38(5):896–903. https://doi.org/10.1016/s0741–5214(03)00920–0.

第 24 章　超声引导下的静脉腔内治疗
Ultrasound guidance for endovenous treatment

Lisa Amatangelo　Kimberly Scherer　Vibhor Wadhwa　Jimmy Xia ScB　Neil Khilnani　著

多普勒超声可以为医生提供有关静脉解剖和生理学的实用信息，是评估下肢浅静脉、深静脉和穿静脉功能、急性血栓形成和血栓形成后改变的首选方法。此外，彩色多普勒超声的使用已成为血管腔内治疗的一个组成部分，超声可以为静脉通路的开放和麻醉的管理提供指导。并且超声可以对静脉治疗进行术前评估和术中监测，也可以对技术成功性、血栓形成事件或手术后的其他并发症进行评估。

本章将为多普勒超声在术前准备、开放静脉通路、围术期监测和术后评估中的应用提供有价值的信息。特别是对于静脉性溃疡的患者，超声引导对于隐静脉和穿静脉的射频消融，以及通向溃疡面和溃疡面以下的静脉曲张的治疗至关重要。

一、设备

下肢静脉检查需要配备高质量的灰阶成像和频谱多普勒成像的超声诊断仪器，线阵探头频率在 7.5～10MHz。彩色能量多普勒对下肢静脉的检查也很有帮助，然而，频谱波多普勒记录的血流动力学参数和方向性比彩色多普勒记录的更可靠，可重复性也更高。大多数浅静脉结构可以使用高频线阵探头或偶尔使用超高频 L 形或"曲棍球形"探头（最高可达 18MHz）进行更清晰的成像。频率更高的探头可发射波长更短的声波，从而产生空间分辨率更高的图像。然而，在分辨率和穿透性之间存在利弊，因为较短波长的声波无法深入组织，因此无法使用更高频率探头检查更深层的静脉。正因如此，必须使用波长更长的低频探头来检查更深层次的组织结构。2～5MHz 的凸阵探头或相控阵探头更适用于深层组织结构的检查，可用于浮肿状态及肥胖患者以及腿部深静脉（股深静脉）、腹盆腔静脉（髂静脉、下腔静脉）的超声检查。

二、术前准备

患者最好取站立位（或头高足低位）进行术前超声检查，使静脉扩张并增加对异常扩张和反流静脉的显示。术前计划的目标是确定：①待处理的静脉；②手术中需要考虑的其他非目标但重要的解剖结构；③进入的靶点和路径；④与目标静脉连接的深静脉。首先，识别目标静脉，并用标记笔在皮肤上描记要治疗的一条或多条静脉的走向。对深静脉和穿静脉的交界处进行标记，以帮助手术定位。特别是行泡沫硬化疗法时这一点尤为重要，因为在这些点上施加的压力可以限制泡沫进入深层系统。已规划的和潜在的替代接入点均需标记。还应记录进入靶静脉所需的角度，以及避免横穿溃疡基底或严重硬化的组织等结构。也可以估算要治疗静脉的大致长度。根据计划的手术流程，也可以注意到治疗区域和通路附近扩张或迂曲的静脉、分支、邻近神经和深静脉和（或）动脉区域。治疗前可再次确认静脉反流及其程度。在计划穿静脉的治疗时，超声定位和诊断应作为附加的考虑因素。这些静脉往往是迂曲的，这使得选择进入的角度更具挑战性[1]。例如，如果在筋膜表面有可接近的较平直的穿静脉，则在施行热消融的情况下，在激活的装置回撤期间将其纵向定位以进行治疗。如果穿静脉是迂曲的，可以选择几个横向切入点进行几个不同平面的治疗。

一旦患者处于仰卧位准备进行手术，就可以检查上述项目的位置，因为有时随着体位的变化，位置会发生微妙的变化，而靶静脉直径的变化更明显。在手术过程中，提前规划患者、术者、助手和设备的位置，以保证整体的舒适性、技术的准确性、高效性和无菌原则。仔细和详尽的术前计划对腔内静脉治疗的准确性、成功率和安全性至关重要，应始终执行（图 24-1）。

三、静脉通路

除了术前计划外，在静脉腔内治疗期间，还可以使用超声引导来建立静脉通路。在射频消融前，嘱患者处于头高脚低的体位后，通过超声确定用于建立静脉通路的目标静脉段。超声可以使用横向入路（短轴）和纵向入路（长轴）的方式引导静脉通路导管的置入。使用横向的扫查手法时，超声探头垂直于要选入的静脉，使静脉位于屏幕中央。探针在超声探头放置的皮肤正中央穿刺进皮肤，并在超声引导下进入静脉，用超声识别针尖。使用横切面显示针尖需要经验，以避免将针尖推进到声束之外。在这种情况下，可以缓慢地拔出针头，并轻轻侧动探头调整声束角度以更好地显示针尖。小幅度、高频率的进出针动作，可更容易显示出针尖。纵向入

路的方式受到一些从业者的青睐，因为使用这种技术可以更好地显露针尖。在这种方法中，超声探头与目标静脉平行放置，使静脉在纵向平面内显示。插入探针时，可以看到探针接近静脉直到抵达静脉内[2]。使超声波波束尽可能与针头长轴垂直，可以利用增加的声反射来改善针头的显示性。使用长轴入路进入迂曲的小直径曲张静脉是具有挑战性的，因此对操作者来说，应采取横切面和纵切面相结合的方式（图 24-2）。静脉通路建立后，患者处于头高足低位。如果使用的是导管技术，则在连续超声扫查下将导管通过鞘置入目标静脉（图 24-3）。

当进入深静脉进行髂股或股静脉治疗时，超声引导的入路也是有帮助的。根据要处理的静脉的节段来确定穿刺的位置。理想的方法是进入梗阻下方的通畅静脉段，以提供良好的流入道，并且使用超声可以协助选择准确且安全的最佳进入位置和路径（图 24-4）。

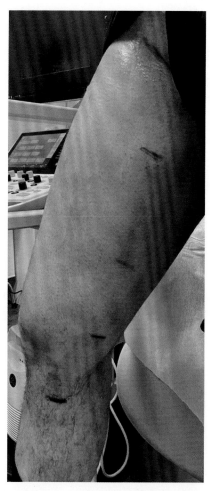

▲ 图 24-1 术前标记大隐静脉，在消融前记录隐股交界处及静脉走行位置

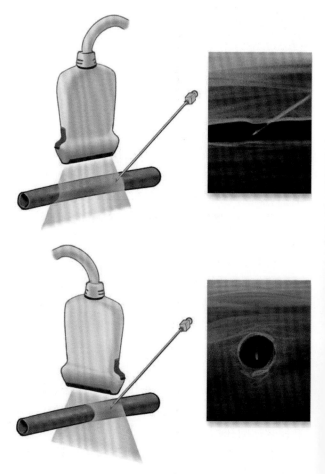

▲ 图 24-2 超声引导下纵向和横向入路方式建立静脉通路的超声探头方向和针位示意

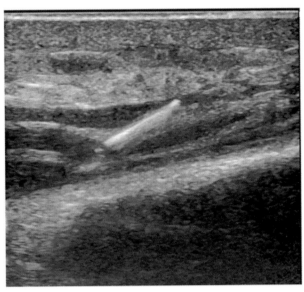

▲ 图 24-3 纵向方式静脉置管时针尖的超声图像。就在进入之前，可以看到针尖顶着血管的前壁

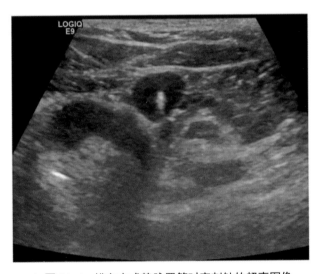

▲ 图 24-4 横向方式静脉置管时穿刺针的超声图像

对于常见的经股骨段、股骨中段和腘窝入路，通常采用横向（短轴）入路的方式。对于胫后静脉入路，考虑到小口径和入路位置，纵向入路可能是有利的。超声可以帮助识别需要避开的邻近动脉和神经，以降低并发症的风险（图 24-5）。

如前所述，穿静脉可采用横向或纵向入路的方式，这取决于穿静脉的方向，而不是取决于邻近结构或皮损的情况。超声引导下穿刺时，如果使用消融导管，则在消融前将其适当地放置在穿静脉内。使用泡沫硬化疗法时，超声可以帮助识别可选的穿静脉，并有助于判断注射的硬化剂的体积，并确定何时适合对穿静脉或邻近静脉进行外压，以及何时

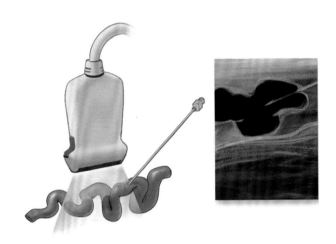

▲ 图 24-5 横向入路方式显示曲张静脉示意

应同时采用纵向入路的方式。这种方法不适用于留置导管，但非常适用于迂曲的静脉，如在超声引导的硬化治疗过程中位于溃疡面下的静脉

需要额外的注射治疗。使用"超高频的曲棍球样"探头有助于识别穿静脉，因为它的频率更高，接触面积更小，而且使用它可减少从皮肤穿刺点到穿静脉入口处的距离[3]。

四、围术期监测

主干和分支静脉曲张可以使用多种技术治疗，包括静脉内消融治疗（热和非热）和硬化治疗。使用超声实时监测，以确保各种治疗的安全性和有效性。当使用基于导管的静脉消融技术时，可使用超声来确认导管尖端的正确位置（图 24-6）。超声还可用于定位曲折区域、多分支、瓣膜尖端或增厚的静脉壁区域的导丝和（或）导管。在启动输送热能或非热能的产品之前，应使用超声来再次确认导管尖端的位置，并确定最近的深静脉汇合处的位置，以便超声探头可以在汇合处的正下方加压以防止发热和移位。使用连续超声监测，当使用射频和激光消融时，导管分别被推进到 0.5～1cm（距离腹壁静脉入口）和 1.5～2cm（距离隐股交界处，SFJ）[4-8]。超声可以用来确认热能是否正在传导，并可以用来跟踪导管尖端，使操作人在扩张区域使用更多的热能。在氰基丙烯酸酯的情况下，当胶水被分散和聚合时，探头也沿着处理过的血管段而移动。

静脉曲张的硬化治疗指的是使用医生提前准备好的硬化剂生产的泡沫（Varithena）进行注射治疗。泡沫硬化治疗需要实时在超声引导下进行，以确保泡沫硬化剂在所有靶静脉中充分弥散分布，并最大

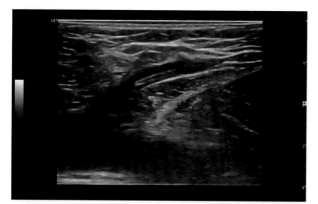

▲ 图 24-6 消融术前在大隐静脉定位处置入鞘时隐股交界处的超声图像

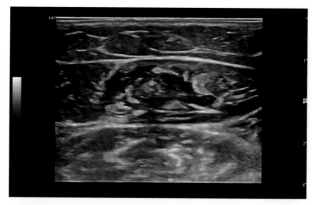

▲ 图 24-7 肿胀麻醉药环绕并压迫靶静脉及导管的超声图像

限度地减少泡沫流入深静脉。超声可实时监测硬化剂的给药情况，通过观察靶静脉的充盈情况，避免非靶静脉出现硬化损伤。其产生的微泡沫气泡的回声在超声监测中是可见的，这使操作人员能够确保硬化剂注射的是在血管腔内的，并可监测泡沫硬化剂流动的位置。超声探头可以压迫浅静脉与深静脉的交界处，从而防止硬化剂泡沫进入深静脉系统[9]。超声也可以用来确认靶静脉是否痉挛，从而达到充分治疗静脉曲张的目的。

五、肿胀麻醉给药

在热消融腔内静脉治疗期间，超声引导有助于肿胀麻醉药的给药。在导管置入后，实时超声引导下沿所治疗靶静脉的全程给予静脉周围肿胀麻醉药注射。这将在靶静脉周围形成一层液体层，起到麻醉的作用，从而将静脉压缩到导管上，以最大限度地向静脉壁输送能量，并通过物理性的增加热源与周围解剖组织之间的距离，起到吸收热能的作用，以保护周围结构（如皮肤、神经、非靶静脉和动脉）免受热损伤[10, 11]。充分的肿胀麻醉在超声下表现为静脉周围 1cm 厚的低回声晕环，沿着靶静脉的全程长度压迫着管腔[12]（图 24-7）。肿胀麻醉是以 50ml 的 1% 的利多卡因（含或不含肾上腺素）和 450ml 的生理盐水配置成的 0.1% 的利多卡因混合溶液。然后加入小剂量碳酸氢钠（5~10ml，8.4%）来中和利多卡因的酸性作用。在治疗隐静脉时，理想的探针定位是在隐筋膜室内（在浅筋膜层和深筋膜层之间）。

六、术后监测

静脉内消融完成后，超声检查可用于评估静脉是否闭合成功，尽管其成功率可能与所使用的消融技术不同而存在差异。为此，可嘱患者恢复到头高足低位（或水平位），并使用超声仔细详尽地评估治疗的静脉段是否仍存在持续的血流。如果超声探测到血流，可以重复这一手术过程[13-15]。

通常通过超声来评估手术的成功率，尽管在手术后立即评估或在无症状患者的随访中进行这种检查的价值没有理论依据支持，但在消融手术后一些医生立即使用超声来确认深静脉是否通畅，包括股总静脉（如果已处理大隐静脉）和腘静脉（如果已处理小隐静脉）。在热消融时，静脉管腔变窄，管壁增厚，有时被称为 "Cheerio" 外观（图 24-8）。在术后几日到 1 个月后，通常使用超声来确认是否有 DVT 形成，评估是否有静脉内热诱导血栓形成（EHIT）的存在，并显示治疗后的静脉闭合程度（应观察到无血流以及增厚的静脉壁）（图 24-9）。EHIT 是存在分级标准的，治疗适应证可以根据指南公布的标准确定[16]。如果存在血肿、血清肿、动静脉瘘或假性动脉瘤等术后并发症，也可在此时通过超声明确诊断。几个月到一年后，经过热处理或化学处理的静脉段将难以识别。氰基丙烯酸酯在治疗后的静脉中会一直显影。超声也可用于深静脉介入治疗后评估支架和非支架治疗后的静脉通畅性，尽管这种公认的评估技术和标准并未被广泛采纳。彩色多普勒和脉冲多普勒可结合灰度和压迫实验（无支架的静脉）进行这些评估[17, 18]。

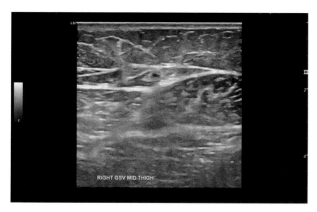

▲ 图 24-8 术后 1 周大隐静脉超声图像显示静脉壁增厚，静脉直径减小

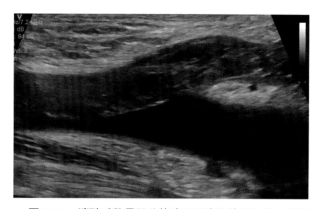

▲ 图 24-9 消融后数日股总静脉和股隐连接处的纵向超声图像显示血栓从大隐静脉延伸至股总静脉

图片由 Julie A. Cardoso 提供，RVT，RPhS，RDCS

参考文献

[1] Ozsvath K, Hager E, Harlander-Locke M, Masuda E, Elias S, Dillavou ED. Current techniques to treat pathologic perforator veins. J Vasc Surg Venous Lymphat Disord. 2017;5:293–296.

[2] Zygmunt Jr JA. In: Zygmunt JA, ed. Venous Ultrasound. 2nd ed. CRC Press; 2020.

[3] Mordhorst A, Yang GK, Chen JC, Lee S, Gagnon J. Ultrasound-guided cyanoacrylate injection for the treatment of incompetent perforator veins. Phlebology. 2021;36, 2683555211015564.

[4] Puggioni A, Kalra M, Carmo M, Mozes G, Gloviczki P. Endovenous laser therapy and radiofrequency ablation of the great saphenous vein: analysis of early efficacy and complications. J Vasc Surg. 2005;42: 488–493.

[5] Tzilinis A, Salles-Cunha SX, Dosick SM, Gale SS, Seiwert AJ, Comerota AJ. Chronic venous insufficiency due to great saphenous vein incompetence treated with radiofrequency ablation: an effective and safe procedure in the elderly. Vasc Endovasc Surg. 2005;39:341–345.

[6] Proebstle TM, Vago B, Alm J, Gockeritz O, Lebard C, Pichot O. Treatment of the incompetent great saphenous vein by endovenous radiofrequency powered segmental thermal ablation: first clinical experience. J Vasc Surg. 2008;47:151–156.

[7] Almeida JI, Kaufman J, Gockeritz O, et al. Radiofrequency endovenous ClosureFAST versus laser ablation for the treatment of great saphenous reflux: a multicenter, single-blinded, randomized study (RECOVERY study). J Vasc Interv Radiol. 2009;20:752–759.

[8] Gale SS, Lee JN, Walsh ME, Wojnarowski DL, Comerota AJ. A randomized, controlled trial of endovenous thermal ablation using the 810–nm wavelength laser and the ClosurePLUS radiofrequency ablation methods for superficial venous insufficiency of the great saphenous vein. J Vasc Surg. 2010; 52:645–650.

[9] Hill D, Hamilton R, Fung T. Assessment of techniques to reduce sclerosant foam migration during ultrasound-guided sclerotherapy of the great saphenous vein. J Vasc Surg. 2008;48:934–939.

[10] Markovic J, Shortell C. Varicose vein surgery. Decker Med Surg. 2014;24.

[11] Conroy PH, O'Rourke J. Tumescent anaesthesia. Surgeon. 2013;11:210–221.

[12] Khilnani NM, Min RJ. Imaging of venous insufficiency. Semin Intervent Radiol. 2005;22:178–184.

[13] Salles-Cunha SX, Comerota AJ, Tzilinis A, et al. Ultrasound findings after radiofrequency ablation of the great saphenous vein: descriptive analysis. J Vasc Surg. 2004;40:1166–1173.

[14] Sufian S, Arnez A, Labropoulos N, et al. Radiofrequency ablation of the great saphenous vein, comparing one versus two treatment cycles for the proximal vein segment. Phlebology. 2015;30: 724–728.

[15] Darvall KA, Bate GR, Adam DJ, Silverman SH, Bradbury AW. Duplex ultrasound outcomes following ultrasound-guided foam sclerotherapy of symptomatic primary great saphenous varicose veins. Eur J Vasc Endovasc Surg. 2010;40:534–539.

[16] Kabnick LS, Sadek M, Bjarnason H, et al. Classification and treatment of endothermal heat-induced thrombosis: recommendations from the American venous forum and the society for vascular surgery. J Vasc Surg Venous Lymphat Disord. 2021;9:6–22.

[17] Sebastian T, Barco S, Engelberger RP, et al. Duplex ultrasound investigation for the detection of obstructed iliocaval venous stents. Eur J Vasc Endovasc Surg. 2020;60:443–450.

[18] Avgerinos ED, Labropoulos N. Duplex criteria for iliocaval stent obstruction: sounds of a cry for validated data. Eur J Vasc Endovasc Surg. 2020;60:451.

第 25 章　髂静脉支架置入术在慢性下肢静脉性溃疡治疗中的应用

Iliac vein stenting in chronic venous leg ulcers

Taimur Saleem　Seshadri Raju　著

慢性下肢静脉性溃疡自古以来就为人所知。这些静脉性溃疡似乎自古以来就存在某种形式的"包扎"作为治疗选择。然而，直到 18 世纪后期才发现下肢静脉性溃疡和静脉曲张之间的病理联系。隐静脉剥离是静脉性溃疡的标准疗法，并受到 Trendelenberg 教导的影响。Trendelenberg 术式是大隐静脉在其与股总静脉汇合处的近端结扎[1]。

在 19 世纪初，涉及深静脉疾病，尤其是深部反流与溃疡的关系，就已为人所知。瑞典外科医生 Gunnar Bauer 博士使用静脉造影研究了瓣膜回流在下肢静脉性溃疡中的作用[2]。Robert Linton Kistner 博士描述了逆行静脉造影技术，并引入了一个分级系统来评估反流的严重程度[3, 4]。Kistner 的"轴向"反流分级方法已扩展到多普勒超声技术。与逆行静脉造影术相比，多普勒超声在量化静脉分布范围和严重程度方面更为准确[5, 6]。Kistner 还首次进行了瓣膜成形术来纠正股静脉瓣膜回流[7]。在过去的几十年里，这些开创性的努力对恢复人们对静脉疾病的兴趣产生了重大影响[8]。

1993 年制订了慢性静脉疾病的临床、病因学、解剖学和病理生理学（CEAP）分类，增加了用于标准化临床评估的辅助静脉临床严重程度评分（VCSS）系统[9]。CEAP 最近于 2020 年修订和更新（表 25-1）[9]。用于动脉系统的支架技术扩展到治疗髂静脉狭窄（IVS）。令人惊喜的是，Neglen 等在 2007 年描述了在大量患者中易发生血栓的低速静脉系统的高长期通畅率和良好的临床改善[10]。还注意到在放置髂静脉支架术后，50% 以上的患者慢性静脉性腿部溃疡也完全愈合。这项工作还强调了静脉曲张和阻塞性病理在静脉性溃疡中的重要性和高患病率。此前的研究仅专注于静脉反流的作用。

表 25-1　修订后的 CEAP 分级 2020	
CEAP 分级	**描　述**
C0	无可见的或无可触及的静脉疾病征象
C1	毛细血管扩张或网状静脉丛
C2	静脉曲张
–C2r	复发性静脉曲张
C3	水肿
C4	继发于慢性静脉疾病的皮肤和皮下组织改变
–C4a	色素沉着和湿疹
–C4b	脂质硬皮病或白色萎缩
–C4c	环状静脉扩张
C5	已愈性静脉性溃疡
C6	活动性静脉性溃疡
–C6r	复发性活动性静脉性溃疡

CEAP. 临床表现、病因学、解剖学分布、病理生理学
改编自 Lurie F, Passman M, Mesiner M, et al. The 2020 update of the CEAP classification and reporting standards. J Vasc Surg Venous Lymphat Disord. 2020;8:342–352.

髂静脉支架治疗现已在很大程度上取代了开放手术，用于纠正伴或不伴反流的深静脉阻塞。该治疗方法是微创性的，发病率和死亡率低[11]。令人惊讶的是，尽管存在残留的未矫正深部或浅部反流，

但在合并有梗阻和反流的患者中单独纠正梗阻似乎就能获得良好的结果[12, 13]。

一、静脉性溃疡的病理生理学

下肢静脉性溃疡发生于由髂静脉狭窄或瓣膜功能不全的动态静脉高压（AVH）的情况下[14]。慢性髂静脉阻塞（CIVO）可能是由于血栓形成后综合征、非血栓性髂静脉病变（NIVL）或两者的组合（混合型病变）引起的。对内皮细胞的损伤导致糖萼基质的改变、剪切应力和各种黏附分子的复杂相互作用被认为是下肢静脉性溃疡形成的第一个事件[15]。随着时间的推移，各种炎症变化的积累会导致内皮细胞通透性的变化、白细胞增殖，从而导致细胞因子、基质金属蛋白酶、各种活性氧物质和许多其他不同细胞类型的迁移水平增加。皮下组织中含铁血黄素的沉积会导致溃疡区周围的色素沉着[15]。

二、临床评估

尽管患者的主诉集中在腿部溃疡，但仍需要进行完整的病史和系统性检查。了解先前是否有 DVT 或已知与 DVT 相关的疾病、创伤、手术和住院史非常重要。如果计划在腿部溃疡检查中使用对比显像，那么肾脏病史和血清肌酐水平就很关键。通常情况下，如果血清肌酐水平＞1.5mg/dl，那么尽量避免需要使用造影剂成像的检查。髂静脉支架置入术可以在局部麻醉下进行，但如果心肺风险不高，还是优先选择全身麻醉。球囊扩张，尤其是在再通手术中，即使在有意识的镇静下也会非常不舒服。此外，一些再通手术可能比常规支架置入术花费更长的时间。

慢性下肢静脉性溃疡具有如此明显的特征，以至于仅通过体检就可以做出初步诊断（图 25-1）[16]。它们通常发生在内踝周围，局限于浅层，很少穿透深筋膜。如果反流累及小隐静脉，则可能发生外踝溃疡。除了极少数例外，几乎所有下肢静脉性溃疡都局限于腿部的下 1/3，在该处直立位时静脉压最高。慢性静脉功能不全的其他常见的临床表现包括色素沉着（图 25-2）、脂质皮肤硬化或白色萎缩（血管化不良的瘢痕）也经常出现。这些标志是表 25-1 中详述的 CEAP 分类的一部分。溃疡床中可能存在慢性肉芽组织（图 25-1）。惰性感染在大量渗出的下肢静脉性溃疡中很常见。蜂窝织炎可间歇性发生，伴有红肿扩散、局部肿胀和溃疡以外的疼痛。口服抗生素通常足以治疗局部蜂窝组织炎，但更严重的病例需要入院静脉注射抗生素。除老年人外，相关的败血症通常不常见[17, 18]。

CEAP 分级，VCSS 和残疾评分是评估慢性下肢静脉性溃疡的基本要素。疼痛和肿胀根据患者在 VCSS 系统中的主观报告进行分级。我们使用视觉模拟量表进行疼痛评估，并使用基于体检的肿胀扩展分级来补充 VCSS。肿胀分级如下：0 级：无；1 级：凹陷；2 级：足踝水肿；3 级：累及小腿；4 级：累及大腿。如果肿胀在晚上、中午、早晨或保持恒定，则分别附加字母 A～D。慢性静脉功能不全生活质量问卷是一种易于使用的生活质量（QoL）评估工具[19]（见第 11 章）。

慢性静脉性溃疡需要与动脉性溃疡相鉴别。动脉性溃疡往往更疼痛，通常会穿透深筋膜暴露肌腱和深层组织；肉芽稀少或不存在。溃疡中可见黑色坏疽组织条带。还存在其他缺血迹象，例如脉搏消失和四肢发凉。糖尿病性溃疡、类风湿性溃疡、硬皮病等免疫性疾病血管炎相关溃疡也应酌情排除。Marjolin 溃疡可能由长期存在的静脉性溃疡发展而来[20]。它们具有特征性的外观，边缘周围的组织过

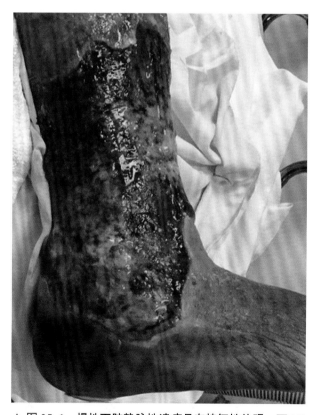

▲ 图 25-1　慢性下肢静脉性溃疡具有特征性外观：下 1/3 的浅表位置有肉芽组织并累及内踝。这些溃疡与频繁引流有关。溃疡边缘周围可见色素沉着

度生长。存在艾滋病毒感染必须考虑卡波西肉瘤。可能需要穿刺活检来识别这些和许多可能类似于慢性静脉性溃疡的皮肤溃疡。对于不易触及脉搏的患者，踝肱指数或足趾压力应作为常规检查的一部分，并且病史中有理由怀疑动脉疾病因素，例如其他部位的动脉疾病，例如冠状动脉、颈动脉或肠系膜血管系统。如果存在重要的动脉病变，则其纠正应优先于任何静脉病变的干预。在动脉疾病被充分治疗后，大多数具有动脉性病因的静脉性溃疡最终都能愈合[21, 22]。

三、静脉性溃疡的病因

股隐静脉反流和左髂静脉压迫综合征是导致慢性静脉性溃疡更常见的可纠正病因。两者目前都适用于微创方式进行静脉腔内修复。众所周知，大隐静脉反流会导致动态静脉高压（AVH）。最近有研究表明，通过足背静脉监测的静脉压力可能无法准确反映大隐静脉或深静脉中的 AVH[23]。在大隐静脉和胫静脉中测量压柱中断时间（column interruption duration，CID）更为准确。

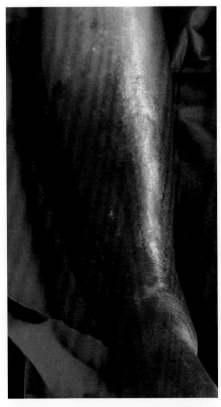

▲ 图 25-2 腿部下 1/3 处的慢性静脉功能不全相关的色素沉着过度和脂质硬皮症。这些皮肤变化代表 CEAP C4 级

髂静脉狭窄是普通人群中一种非常常见的病变[24, 25]。髂静脉狭窄在大多数人中无症状，并且大约 30% 的狭窄是在尸检中的偶然发现[26]。最近的影像学研究表明，多达 75% 的人可能患有从轻微到严重的阻塞性病变[25]。病变确实会在一些患者中产生症状，通常由外伤（意外或医源性，通常是关节置换和骨科干预）、感染 / 蜂窝织炎、DVT 或随年龄增长发生瓣膜反流引起[27]。这是人类病理中常见的可引发的典型症状（例如，颈动脉狭窄和短暂性脑缺血发作；输尿管反流和肾盂肾炎；胃反流和 Barrett 食管）。这种现象的一个众所周知的例子是卵圆孔未闭（PFO），它在普通人群（25%）中非常常见，但只有不到 3% 的人有症状。然而，在严重的梗死性卒中亚组中，超过 95% 的患者中可检测到 PFO（卵圆孔未闭）。在有静脉性溃疡的肢体中髂静脉狭窄的高发病率可能也有类似的解释[27]。髂静脉狭窄的病理学是由于先天性（罕见）或更常见的原发性或血栓形成后原因。主要病名也称为 Maye-Thurner 综合征或 Cockett 综合征，一般称为髂静脉压迫综合征。紧密横跨的动脉的创伤性搏动被认为会导致髂静脉壁纤维化、刺状结构、网状结构、骨小梁和其他形式的管腔损伤。因此，病变在形态上可能很复杂，而不仅仅是归因于动脉的"压迫"[27]。如果发生血栓形成，其在这些狭窄点的分辨率很差。血栓形成后病变通常延伸至累及整个髂静脉段，也可能累及近端或远端的其他静脉段。Rokitansky 病变是髂股静脉特有的病变，静脉段弥漫性变窄而非局限性。这些病变最好通过血管内超声（IVUS）来识别，使用静脉造影或使用相邻静脉段比对容易被遗漏。

四、调查研究

诊断调查旨在回答两个主要问题：①是否有明显的隐静脉或深部静脉反流？②是否存在显著的慢性髂静脉闭塞？

这些研究的结果将确定大隐静脉消融术或髂静脉支架置入术或两者是否可能在适当的临床需求下使用让患者受益。

隐静脉和深静脉反流

目前，检测隐静脉或深部静脉反流的方法是使用超声监测静脉瓣膜（隐股、股静脉和腘静脉）的反流持续时间。指南建议，隐股瓣膜和深部瓣膜的回流持续时间分别为 >500ms 和 1000ms 即为严重反流[28]。一项对正常受试者的瓣膜作用和静脉压力的研究表明，这三个瓣膜在小腿泵作用后的几秒内打开，允许向心流动[23]。然而，人们认为这些调控阀有助于阻挡血流，而这些部位的回流则缩短了血柱

分段的普遍假设是不正确的。很明显，小腿泵收缩后的血柱分段发生在腿部下 1/3 的胫静脉和大隐静脉瓣处，而不是门瓣的水平。通过 CID（图 25-3 和图 25-4）的双工测量。这是一种非侵入性的测量方法，

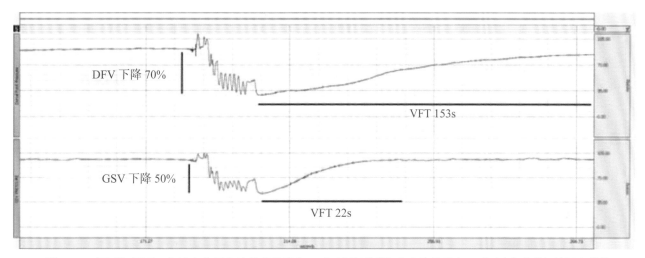

▲ 图 25-3　同时记录了一名健康志愿者的足背静脉（DFV）（顶部曲线）和大隐静脉（GSV）（底部曲线）的压力曲线。两条静脉之间的下降百分比和静脉再充盈时间（VFT）存在差异

改编自 JVS-VLD Raju S, Walker W, May C. Measurement of ambulatory venous pressure and column interruption duration in normal volunteers. *J Vasc Surg Venous Lymphat Disord.* 2020;8:127-136.

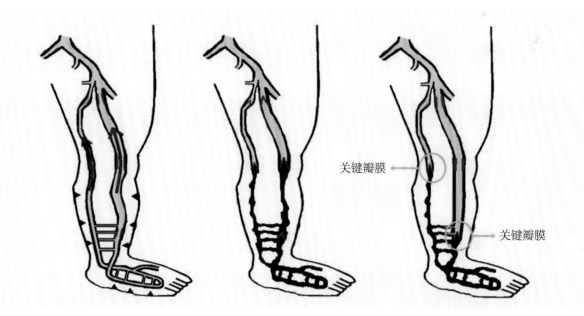

▲ 图 25-4　小腿泵动力学

A. 由于小腿收缩，深层和浅表系统中的血液流动。大隐静脉（GSV）的流动阻力比深部轴向静脉大，导致 GSV 中的流动相应减少。B. 在收缩过程完成时，膝盖上方两个流出通道中的阀门暂时关闭。C. 隐股静脉瓣膜在短暂关闭后很快重新打开，允许在 GSV 的大腿部分向上流动。位于或靠近膝盖水平的 GSV 关键瓣膜随着下方隐静脉段的塌陷而保持关闭。在深部系统中，股瓣首先重新打开，几秒后腘静脉瓣重新打开，允许血流沿股 - 腘轴线上部流动。胫静脉下段中的 1 个或多个关键瓣膜随着下方部分的塌陷而保持关闭。足背静脉（DFV）也保持塌陷状态（改编自 JVS-VLD Raju S, Walker W, May C. Measurement of ambulatory venous pressure and column interruption duration in normal volunteers. *J Vasc Surg Venous Lymphat Disord.* 2020;8:127-136.）

通过使用普勒探头在小腿排出血液后进行测量[23]。

另一种衡量隐静脉反流存在和程度的方法是测量大腿近端的静脉管径，位于腹股沟下方15cm（或膝关节平面上方10cm）[29]。可以证明，隐静脉直径<5.5mm在每次小腿泵收缩时，其回流量不可能超过30ml（图25-5）[30]。30ml的阈值大约代表了小腿泵动作喷射体积的一半，可能会缩短柱状分割的持续时间。确定GSV反流的更准确的方法是实际测量其时间平均反流速度、持续时间和GSV的口径。大约一半的GSV（直径>5.5mm）在每个小腿泵循环中的回流量<30ml，可能是因为流入小腿泵的穿通支的大小受到限制。Navarro等也发现，5.5mm的

GSV直径阈值与空气测容图反流的缺失有关[31]。

五、髂静脉狭窄的诊断

（一）经股静脉造影和血管内超声

传统上，经股静脉造影是髂静脉评估的主要手段（图25-6）。它在血栓形成后疾病中特别有用，由此可以获得病变、侧支通路，以及流入和流出充分性的全景图。甚至几十年前，广泛使用该技术的Negus就指出，诊断灵敏度仅为50%左右[24]。这主要与造影剂体积或浓度不足导致狭窄病变的模糊有关。尽管仪器、技术和技巧有所改进，但这个基本

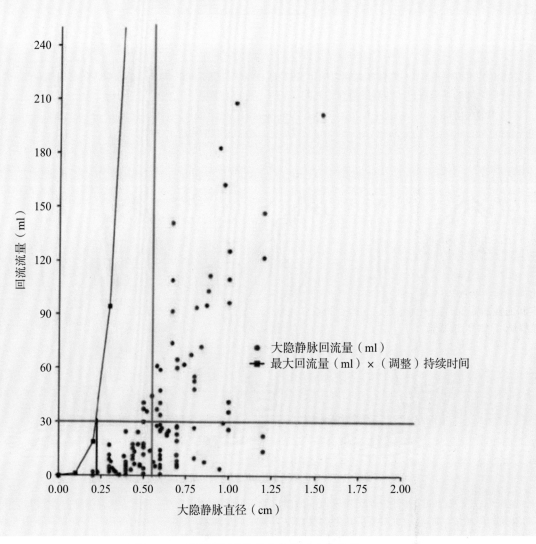

▲ 图25-5　回流量测量值与隐静脉大小的关系

除了3条直径<0.55cm的隐静脉外，所有的隐静脉回流量都≤30ml。相反，大约50%直径≥5.5mm的隐静脉回流量<30ml（改编自 JVS-VLD Raju S, Ward M Jr, Jones TL. Quantifying saphenous reflux. *J Vasc Surg Venous Lymphat Disord*. 2015;3:8-17.）

问题还没有得到解决[32-34]。在 155 个 IVS 的静脉造影和 IVUS 的盲比较中，静脉造影在 19% 的肢体中未能识别出病变的存在。与静脉造影相比，IVUS 测得的最大面积狭窄中位数明显更高（69% vs. 52%，$P < 0.0001$）（图 25-7）[34]。此外，静脉造影还错过

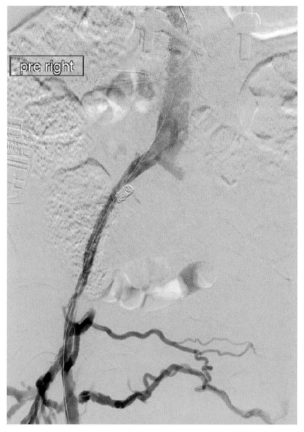

▲ 图 25-6　有深静脉血栓（**DVT**）形成和肺栓塞（**PE**）病史的患者，经股静脉前后位静脉造影显示出髂股段的侧支和血栓后病变。在图像中还注意到了脊柱固定架和下腔静脉（**IVC**）过滤器

了最大狭窄的位置。此外，静脉造影在超过 2/3 的肢体中未能发现最大狭窄的位置。静脉造影上的髂静脉—腔静脉汇合部的位置与血管内超声的定位只有在 15% 的患者中一致。在 74% 的病例中，血管内超声的定位比静脉造影更高，最高可达一个椎体。用血管内超声定义的远端支架释放区在 64% 的肢体中低于静脉造影。血管内超声比静脉造影更好地指导支架放置，并更好地预测临床结果[32-34]。此外，血管内超声还有其他优点，如减少辐射暴露，避免使用造影剂及静脉造影相关的并发症。血管内超声测量面积法也比多平面静脉造影提供更准确的狭窄测量（表 25-2）[35]。研究显示，对于肾衰竭和（或）对比剂过敏的患者，血管内超声在识别至少一个静脉段（股总静脉，髂外静脉和髂总静脉）中的狭窄方面，其诊断效率达到了 100%（表 25-3）[36]。

（二）两段 CTV

静脉造影的一些不足可以通过使用 CTV 来避免。通过手臂静脉注射常规造影剂就足够了。与血管内超声相比，对狭窄病变的数字测量似乎可以识别出低假阳性和阴性的病变。这种高精度的部分原因是对常见的测量髂静脉和髂外静脉产生两个独立的数据点，用于确定狭窄。84% 的髂总静脉和 78% 的髂外静脉狭窄，但两者之一在 90% 的肢体中狭窄，从而提高了两段法的准确性（表 25-4）[37]。

六、慢性静脉性溃疡的治疗

压力治疗

在进行任何干预治疗之前，作为一种非侵入性的治疗方式，压力治疗仍然是慢性静脉性溃疡的首

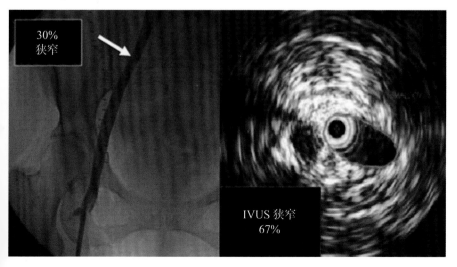

◀ 图 25-7　与血管内超声（**IVUS**）相比，静脉造影低估了髂静脉狭窄的位置、严重程度和存在程度

在示例中，通过静脉造影估计髂总静脉狭窄为 30%，通过血管内超声测量为 67%（改编自 JVS-VLD Montminy ML, Thomasson JD, Tanaka GJ, Lamanilao LM, Crim W, Raju S. A comparison between intravascular ultrasound and venography in identifying key parameters essential for iliac vein stenting. *J Vasc Surg Venous Lymphat Disord.* 2019;7:801-807.）

选方法。某些保险计划可能会为患有静脉性溃疡的患者支付压力治疗的费用。最新的 Cochrane 数据库审查[38] 显示，使用 4 层绷带和短拉伸绷带加压后，溃疡愈合的中位时间分别为 90 天和 99 天（HR=1.31，95%CI 1.09～1.58）。多组分弹力袜和高压缩袜在溃疡愈合方面比单组分弹力袜或短弹力绷带更有效[38]。溃疡愈合后，溃疡愈合的患者应使用压力≥30mmHg 的 Ⅱ 级医用弹力袜。

如果经过 3 个月的适当加压试验后溃疡仍未愈合，则应考虑手术干预。如果存在隐静脉反流，应该立即进行手术。著名的 ESCHAR 试验中的一个设计缺陷产生了这一主题上可以避免的混淆[39, 40]。作为最早治疗慢性静脉疾病的随机试验之一，ESCHAR 试验的建议产生了巨大影响。作者比较了隐静脉中断后静脉性溃疡的愈合情况：试验组和对照组均有基线压迫（这实际上是一种静脉回流的医学消融形

表 25-2　血管内超声和多平面静脉造影的比较

血管内超声		多平面静脉造影 ᶜ	
有利	不利	有利	不利
无须造影剂	侵入性	提供路线图	比 IVUS 敏感
可以在怀孕期间进行最小的辐射暴露	在严重的压迫下，可能无法清楚地区分骨刺和静脉壁	有助于识别慢性全静脉闭塞	使用造影剂
更清晰的腔内病变特征（冷冻瓣膜、小梁、骨刺）	由于缺少定心机构的边界而导致测量不完整	可能提供存在静脉的血流动力学信息	侵入性
比静脉造影更敏感	可以错过合并处的病变	比 IVUS 更容易获得和使用	辐射暴露，特别是多次造影的情况下
实时连续图像	不如静脉造影术更广泛使用	有助于描述盆腔解剖和解剖变异	可能会错过高度偏心性的病变
可以评估干预治疗的即时技术结果	对同侧腹股沟下节段评估的局限性	可以评估干预治疗的即时技术结果	缺少内部比例
对肾衰竭或造影剂过敏的患者很安全	必须通过闭塞才能提供可视化结果	可以对支架内再狭窄进行量化	肾功能不全或造影剂过敏患者的相对禁忌证
是否可以评估完整或不完全的支架附着于血管壁 ISR	声影可能由钙化、支架、下腔静脉过滤器引起	可以用一个比 IVUS 更小的鞘来做	如果造影剂浓度或体积不足，病变可能被掩盖

ISR. 支架再狭窄
改编自 Saleem T, Raju S. Comparison of intravascular ultrasound and multidimensional contrast imaging modalities for characterization of chronic occlusive iliofemoral venous disease: a systematic review. *J Vasc Surg Venous Lymphat Disord*. 2021:S2213-S2333X(21)00213-4.

表 25-3　干预前后血管内超声观察到的面积变化

静脉段	干预前区域（mm²）	干预后（mm²）	P 值
股总静脉	113（40～197）	161（81～234）	<0.001
髂外静脉	109（25～206）	176（91～259）	<0.001
髂总静脉	140（22～214）	217（116～261）	<0.001

改编自 Saleem T, Knight A, Raju S. Diagnostic yield of intravascular ultrasound in patients with clinical signs and symptoms of lower extremity venous disease. *J Vasc Surg Venous Lymphat Disord*. 2020;8:634-639.

表 25-4　CTV 评估髂静脉狭窄的两段式方法的诊断准确性						
	样　本	灵敏度	特异度	阳性预测值	阴性预测值	准确度
狭窄阈值	No.	（%）	（%）	（%）	（%）	（%）
髂总静脉面积＜200mm²	83	83	62	98	40	80
髂外静脉面积＜150mm²	91	79	70	90	48	77
髂总静脉面积＜200mm² 或髂外静脉面积＜150mm²	79	97	38	93	60	91

CTV. 计算机断层扫描静脉造影（改编自 Raju S, Walker W, Noel C, Kuykendall R, Jayaraj A. The two segment caliber method of diagnosing iliac vein stenosis on routine computed tomography with contrast enhancement. *J Vasc Surg Venous Lymphat Disord.* 2020;8: 970–977. ）

式）。因此，两组的溃疡愈合率没有差异也就不足为奇了。第二个对照组没有加压，仅接受隐静脉消融治疗，可能会导致与试验组相似的快速愈合。结果被误解为隐静脉消融并没有改善急性溃疡愈合，而是仅减少了长期复发，这是不一致的。一些医生误解了推荐意见，将大隐静脉消融的时间延迟到持续使用压缩治疗 6~12 个月，甚至更长时间。因此，在试行保守治疗 3 个月后，仅仅长期使用压力治疗而没有额外的干预措施来应对溃疡发病或复发，似乎是不合理的[41]。

七、弹力袜使用的依从性差

在 8 年的时间里，在我们诊所就诊的 3144 名新患者中记录了弹力袜使用的详细历史[42]。作为三级转诊静脉诊所，患者在转诊前接受过 1 名或多名医生的治疗。只有 21% 的患者报告每天使用弹力袜，16% 的患者间断使用，63% 的患者根本不使用弹力袜（图 25-8）[42]。25% 没有穿弹力袜，可能是因为肢体的局部状况、晚期充血性心力衰竭或关节炎等合并症，或并存的严重动脉疾病或虚弱的全身状况。弹力袜治疗无效和持续症状是大约一半的非使用者不使用的原因（表 25-5）[42]。很大一部分（30%）无法说明明确的原因或提供不耐受的模糊原因。在全球寒冷和温暖的气候条件下，这些不遵守规定的统计数据都惊人地相似[43, 44]。所有年龄组的弹力袜使用依从性是相似的（图 25-9）[42]。

"患者教育"和卫生人员的密切监测并没有改善依从性，这表明原因可能是系统性的和知之甚少的[45, 46]。

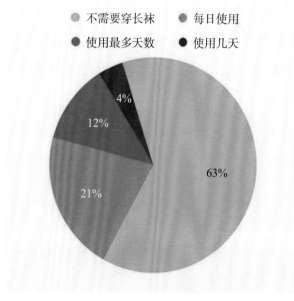

不需要穿长袜　　每日使用
使用最多天数　　使用几天

▲ 图 25-8　3144 名慢性静脉疾病患者对弹力袜的依从性
改编自 Raju S, Hollis K, Neglen P. Use of compression stockings in chronic venous disease: patient compliance and efficacy. *Ann Vasc Surg.* 2007;21:790-795.

重要的是不要通过停止一次性干预来治愈溃疡。

八、合理的伤口护理

伤口护理应明智地纳入慢性静脉性溃疡的管理中。在等待伤口通过压力治疗愈合的过程中，经常清创伤口是常见的做法。但是，应避免这样做。静脉性溃疡的再上皮化发生在毛囊深处。错误地频繁清创只会通过破坏再生的毛囊，延迟愈合，迫使愈合从边缘处更缓慢地进行（图 25-10）。

九、慢性下肢静脉性溃疡患者的隐静脉消融术与髂静脉支架置入术：确定理想的手术顺序

当存在明显的大隐静脉反流并伴有明显的髂股静脉狭窄时，我们倾向于首先进行消融，因为相比于支架置入术，消融治疗更具有极简主义特点，在较长时间内潜在的并发症较少。

如果大隐静脉消融治疗未能使溃疡愈合，接下来会进行髂静脉支架置入手术。在进行大隐静脉消融治疗时，应提前告知患者，如果治疗未能使溃疡愈合，可能需要进行序贯的髂静脉支架置入（图 25–11）。其他作者也提倡类似的方法，并取得了良好的效果[47, 48]。

如果大隐静脉相对较小或反流持续时间相对较短，消融治疗可以轻松地与支架置入在单次治疗中同时进行[49]。最近，Yang 等报道了非血栓性髂静脉疾病和静脉性溃疡患者中进行静脉内激光消融并联合髂静脉支架置入术。结果提示，将支架置入与经内激光消融相结合，溃疡的愈合率从 66% 提高到 87%（P=0.001）[50]。DEVELOP 试验是一项前瞻性、多中心、随机对照、可行性试验，旨在研究与标准疗法（渐进性加压敷料）相比，对于活动性静脉性溃疡患者，浅静脉消融联合支架置入是否会取得更好的效果[51]。

最近，一些作者根据 Guyton 的静脉回流控制理论，建议髂静脉支架置入应优先于大隐静脉消融[52, 53]。我们认为，在踝关节 / 内踝区域上方存在非常大的静脉性溃疡的情况下，这种方法可能是合理的。然而，需要进一步的研究来证实这个观点。

表 25-5 不使用弹力袜的原因	
原　因	占比（%）
无法说明具体的原因	30
医生未推荐	25
无效，没有帮助	15
太紧，不合身	13
太热	7
疼痛	2
需要帮助	2
外观性差	2
加重，瘙痒，皮炎	2
其他原因	2

改编自 Raju S, Hollis K, Neglen P. Use of compression stockings in chronic venous disease: patient compliance and efficacy. *Ann Vasc Surg*. 2007;21:790–795.

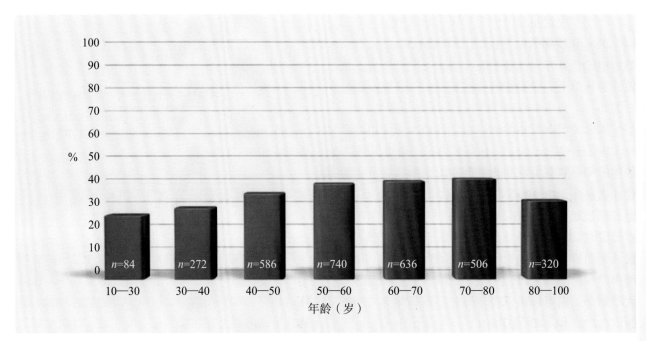

▲ 图 25-9　不同年龄组的弹力袜使用情况

改编自 Raju S, Hollis K, Neglen P. Use of compression stockings in chronic venous disease: patient compliance and efficacy. *Ann Vasc Surg*. 2007;21:790–795.

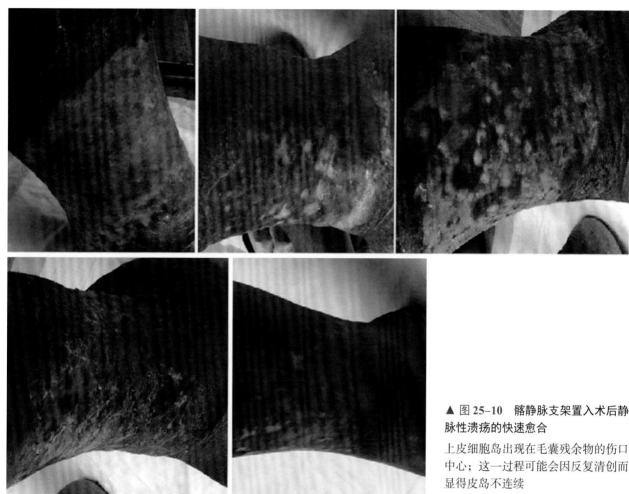

▲ 图 25–10　髂静脉支架置入术后静脉性溃疡的快速愈合
上皮细胞岛出现在毛囊残余物的伤口中心；这一过程可能会因反复清创而显得皮岛不连续

即使在未纠正反流情况下，髂静脉支架置入后静脉淤滞性溃疡的复发也很少见。支架置入后，深静脉残余反流很少需要治疗[12, 51]。支架置入后，未观察到轴向反流的恶化[55]。

十、其他术式

对于慢性静脉性溃疡来说，需要进行下肢截肢的情况罕见；只有在使用多种备选治疗方法仍无法使溃疡愈合，并且患者出现反复发作的深部组织/骨髓感染或难治性疼痛时才会考虑截肢。这些备选治疗方法包括血管化肌皮瓣、溃疡床穿通支架的热疗法或硬化疗法，以及生物移植物的使用[56-59]。如果溃疡进行了静脉支架置入（或联合浅静脉消融），仍无法愈合，则可以考虑在经过仔细选择的患者中进行专门的技术，如瓣膜重建或新瓣膜的应用[13]。

十一、髂静脉支架置入术和慢性静脉性溃疡

髂静脉支架置入可以提高适当选择的患者的下肢静脉性溃疡（VLU）愈合率。髂静脉支架置入可以减少静脉高压，并通过为血液提供最小阻力的路径来减压腿部的静脉系统。一旦进行了静脉内血运重建，大多数侧支血管将消失。在一项包括 80 名患者的研究中，以过度扩张或静脉内支架置入形式进行的深静脉干预与症状改善和接受干预的肢体症状改善和干预肢体间室压力的降低相关[60]。

与髂静脉受压患者相比，支架治疗显著缩短了溃疡愈合时间（$P < 0.001$）[61]。下肢静脉性溃疡（VLU）患者的髂静脉支架置入术可通过腘静脉、股静脉或颈内静脉通路进行。Ye 等描述了 110 例血栓后慢性全静脉闭塞（CTVO）患者经置入，技术成功率为 95%。78% 的患者出现溃疡愈合（36/46）[62]。在其他各种据报道，经股静脉支架置入术后，50%～100% 的患者溃疡愈合[55, 63-68]。

在一组有 44 条肢体因静脉性溃疡接受静脉支架置入术的研究中，60% 的肢体实现了持续的溃疡愈合。此外，其余肢体中 20% 的溃疡缩小了。13% 的

肢体出现溃疡复发[69]。

在192条连续的下肢静脉性溃疡肢体中，158条（82.3%）接受了单独的髂支架置入术或支架置入术和静脉内激光消融治疗。该样本中38%的患者没有使用弹力袜。溃疡愈合被定义为通过临床检查和视觉检查溃疡的100%上皮化。干预后，81%的小溃疡（<500mm²或直径1英寸）在14周时完全愈合，而此时只有15%的大溃疡（≥500mm²）愈合（$P<0.001$）。弹力袜的使用和未纠正的深部静脉反流的存在未发现对愈合时间有任何影响。5年长期累积愈合率为75%；表明总体复发风险较低[13]。虽然髂静脉支架置入术似乎有助于所有溃疡的愈合，但这种效果对于较小的溃疡（面积<500mm²）更为独立且明显。对于较大的溃疡，在静脉内支架置入术后的愈合过程中，考虑辅助植皮或皮肤替代生物移植等辅助手段，以确保这些较大溃疡的完全愈合[13]。在另一项针对545条肢体的研究中，67条肢体（12.3%）存在溃疡。在26个月的中位随访期内，73%的溃疡已经愈合。在这项研究中，复合Z形支架和Wallstents被用于髂腔支架[70]。

十二、支架尺寸的选择

我们之前曾经报道了髂总静脉、髂外静脉和股总静脉段的最佳支架尺寸[36]（表25-6）。这些直径和面积对应于根据流量方程计算的最佳流量所需的最小尺寸，例如Poiseuille方程和Young标度比，以及血管内超声观察正常髂静脉段。建议不要使用"正常"静脉段作为比较。相反，血管内超声的测量结果应基于没有静脉疾病迹象和症状的健康人群的测量结果，以事先确定的分段内径为索引。髂股静脉段存在长弥漫性狭窄（Rokitansky狭窄），这对髂股支架置入术提出了独特的挑战，如果仅仅使用相邻静脉段作为比较对象，可能会导致病变的治疗不足。根据表25-6中提到的最佳大小，如果血管的尺寸小于该数值，则被认为是静脉狭窄[36]。治疗的目标是将患病静脉段的内径恢复到相对正常的血流和压力水平，该血流和压力水平可以基于血流动力学方程和在健康人群中的观察而得到。静脉狭窄的分级与动脉狭窄不同；静脉压力比血流量更重要[35, 36, 60, 71–73]。

十三、常规的支架置入技术

通常在大腿中段或下腿部建立的股静脉的通路，

表25-6 通过血管内超声进行静脉支架置入术的最佳支架后直径和面积		
静脉段	直径（mm）	面积（mm²）
股总静脉	12	125
髂外静脉	14	150
髂总静脉	16	200
下腔静脉	18～24	300～400

改编自 Saleem T, Knight A, Raju S. Diagnostic yield of intravascular ultrasound in patients with clinical signs and symptoms of lower extremity venous disease. *J Vasc Surg Venous Lymphat Disord*. 2020;8:634–639.

并放置11F的导管管鞘。在这个部位进行建立通道可以充分观察到预期的支架血流入口（腘股静脉汇合处）。选择11F的导管管鞘是因为它方便插入和操作大型的血管内超声导管（8.2F，Visions EP 0.035；Volcano Corp，San Diego，CA），同时也便于输送用于静脉再血管化的球囊、导管和支架[34, 36]。

通常的顺序是在球表扩张和支架置入之前进行IVUS检查，然后完成IVUS检查。也建议进行后扩张。使用IVUS平面测量软件捕获并存储股静脉，髂外静脉和髂总静脉的最重狭窄区域。为了进行支架治疗，必须正确识别髂腔交汇处，原因有二：防止近端病变治疗不足；避免过度干扰对侧髂静脉（图25-11）。此外，应仔细选择远端覆盖区域，以尽可能避免遗漏病变，并避免对深静脉过度干扰。

血管内超声用于确认导丝的轴向位置。它还展示了髂静脉汇合点和理想的远端支架释放区。髂腔静脉汇合的位置和血管内超声确定的理想远端支架释放区也可以与相邻的骨性标志相关联。这些骨性标志包括椎体、耻骨支下缘、股骨头底部、坐骨交叉点和小转子。在大多数患者中，髂静脉汇合点位于L_4椎体水平[34, 36]。

干预治疗包括支架置入，可以单独进行，也可以与其他治疗（如经皮大隐静脉激光消融）结合使用。在我们的实践中，最常用的支架类型是Wallstent（Boston Scientific，Marlborough，MA，USA），大多数情况下还会在髂静脉汇合处添加Z形支架（Cook Medical，Bloomington，IN，USA），以提供额外的径向强度，因为髂静脉汇合处是潜在的阻塞点或狭窄点（图25-12和图25-13）。

十四、手术技术成功的标准

手术技术成功被定义为满足三个重要标准的病变（非血栓形成或血栓形成后或混合）的成功治疗。

(1) 无术中器械并发症。

(2) 建立或恢复原静脉解剖中心静脉血流。

(3) 扩张后完成血管内超声检查后残余狭窄＜20%[36]。然而，目标是将支架静脉的管腔口径恢复到表 25-6 中列出的横截面积[36]。

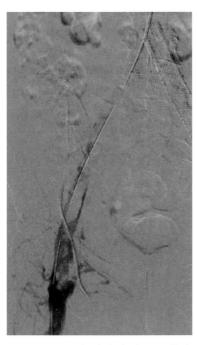

▲ 图 25-11　左髂静脉壁支架导致对侧髂静脉口阻塞并导致对侧髂股深静脉血栓形成（DVT）

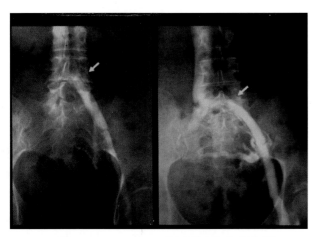

▲ 图 25-12　Wallstent 的远端迁移或"滑动"

Wallstent 最初放置在髂腔静脉交界处，这是一个潜在的"阻塞"点

十五、慢性完全性静脉闭塞再通术

通过在同侧大腿中段或下腿部经皮在腘静脉或股浅静脉进行置管。在某些患者中，可能还需要建立颈内静脉的通路。一般情况下，通过常规股静脉通路是不够的，因为常规股静脉本身常常有病变或与髂静脉和下腔静脉连续闭塞。进行初步静脉造影以提供视觉路图。在大多数情况下，使用 0.035 英寸的 Glidewire（Terumo，Somerset，NJ，USA）和支持导管进行慢性完全性静脉闭塞的穿刺。通常使用没有环的直线 Glidewire 更为常见。在某些特殊情况下可能需要支撑导管。穿孔可能发生，但与动脉穿孔不同，它们通常是自限性的[64]（图 25-14）。一般情况下，可以简单地将导丝撤回并重新引导远离穿孔点，继续进行慢性完全性静脉闭塞的再通术，而无须中止手术。

应注意确保导丝不在椎管内。有案例报道称支架置入椎管会导致神经功能受损，从而导致毁灭性的并发症[74-76]。以脊柱为中线的导线需要进一步明确位置。下腔静脉的正确位置是在脊柱的右侧。可以利用横向投影视图来查看导线是在脊柱前面（正确位置）还是在脊柱后面（不正确位置）。血管内超声和静脉造影可用于确认导丝下腔静脉腔中的正确位置。此外，由于呼吸引起的导丝移动是导丝位于静脉腔内而非腹膜后间隙的辅助确认信号。着陆区是根据血管内超声测量和成像决定的。在广泛的慢性

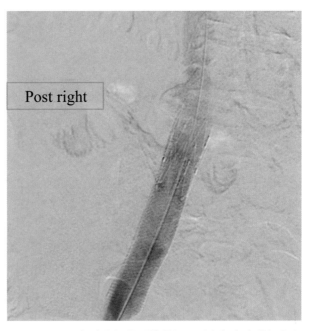

Post right

▲ 图 25-13　在壁支架的近端添加 Z 形支架为这种复合支架配置提供了增加的径向支架，并将壁支架支撑到位

完全性静脉闭塞中，有时需要将支架延伸至肾静脉或肝静脉。如果需要进行如此广泛的支架置入，我们的做法是在肝静脉或肾静脉的开口处放置 Z 形支架（图 25-15）。使用 Wallstent 支架封闭肾脏或肝脏静脉开口可能会导致由于支架的内皮化而造成这些静脉的闭塞。目前的小规模研究尚未报道由于支架封闭而导致肾功能不全，但依旧存在潜在的风险[77]。

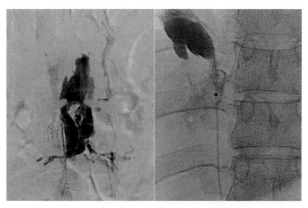

▲ 图 25-14　慢性完全静脉闭塞再通过程中的穿孔通常是无害和自限的，与其动脉穿孔的情况不同

引自 JVS-VLD Murphy EH, Johns B, Varney E, Raju S. Endovascular management of chronic total occlusions of the inferior vena cava and iliac veins. *J Vasc Surg Venous Lymphat Disord*. 2017;5:47-59.

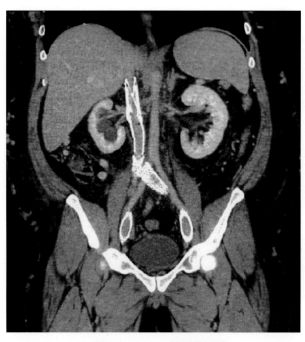

▲ 图 25-15　CT 的冠状视图

在广泛性血栓形成后综合征患者的髂股腔静脉支架置入术期间，Z 形支架放置在肾静脉上

为了再通广泛的慢性完全性静脉闭塞，通常需要使用多个 Wallstent 支架。建议相邻支架之间的最小重叠长度约为 20～30mm[64]。

十六、髂 - 腔静脉汇合处的处理

髂腔静脉重建具有挑战性，主要有两个原因：①难以准确描绘汇合处；②落在该区域的支架因锥形变化、塌陷或移动而导致的潜在问题。通常使用以下两种髂腔静脉重建方法来避免这些问题。

（一）复合 Z 形支架和 Wallstent 支架置入

将 Wallstent 支架放置在双侧髂静脉中，距离汇合处 1cm 以内。髂静脉的 Wallstent 实际上不应该越过汇合处[78]（图 25-16）。这一点很重要，因为将 Wallstent 支架延伸到下腔静脉可以限制对侧，对侧静脉血栓形成的风险约为 10%[78]。然后，从右侧和左侧髂静脉置入相互贴合的 Z 形支架以桥接汇合处。相对于髂静脉的 Wallstent 支架，Z 形支架的 oversize 为 10%～20%，以防止支架脱落移位[64, 70, 78]。通过使用这种方法，对侧 DVT 形成的风险降低至 1%[70, 78]。汇合处上方的下腔静脉可以使用 Wallstent 支架或 Wallstent 覆盖的 Z 形支架进行支架置入。通常，在下腔静脉中使用 24mm 的 Wallstent 支架以接近相对正常口径的下腔静脉。

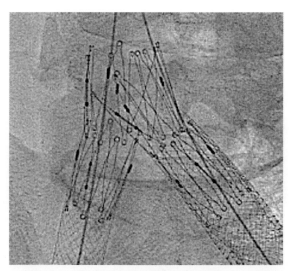

▲ 图 25-16　Z 形支架在髂腔静脉汇合重建，并防止由于间隙更宽而导致的对侧深静脉血栓形成。**Wallstent 支架落在汇合处约 1cm 处**

引自 JVS-VLD Murphy ER, Johns B, Varney E, Buck W, Jayaraj A, Raju S. Deep venous thrombosis associated with caval extension of iliac stents. *J Vasc Surg Venous Lymphat Disord*. 2017;5:8-17.

（二）对吻支架置入

汇合处也可以使用"平行支架"技术重建。该技术指的是将 Wallstent 从两条髂静脉延伸到下腔静脉约 3cm 的距离。我们最近报道了在 66 名患者中使用该技术的总体良好结果[79]。然而，大约 12% 的患者注意到一个独特的并发症是一个平行支架压缩另一个平行支架，在一侧产生一种医源性流出道狭窄[79]（图 25-17）。这可能会导致症状复发或残留。血管内超声可以准确诊断问题。该解决方案需要在两个平行支架之间创建一个大开窗，可以可变的内皮化（减少细胞孔隙率）[79]（图 25-18）。Z 形支架可以部署在开窗处，以长期支持它。

十七、支架置入术后再干预

如果使用了 Wallstent 支架，通常需要重新矫正 10%～20% 肢体的残余或复发症状[80]。约 80% 的患者仅需要一次再干预，约 20% 的患者在一段时间内需要进行 ≥2 次的再次介入治疗。静脉特异性的新型支架的再次介入率尚未确定。总体而言，再次介入治疗可以广义地分为以下五种类型。

(1) 向头部延伸支架以纠正支架流出道问题。

(2) 向腿部延伸支架以纠正支架流入道问题。

(3) 支架内再狭窄的球囊扩张。

(4) 支架受压迫的球囊扩张。

(5) 各种组合方法。

有两种类型的支架内再狭窄。

(1)"软"病变，可能是由于流入 / 流出问题导致支架内血栓形成，进一步导致支架内流动通道减少。

(2)"硬"病变，通常独立发生，对扩张治疗不敏感，往往会复发。

在一项研究中，介入治疗后 18 个月内，疼痛和肿胀的累积改善率分别为 67% 和 72%。在再次介入治疗后的 12 个月内，静脉皮炎和溃疡的累积完全愈合率为 90%[81]。

超声监测方案已在本章其他地方进行了描述，对于及时检测支架功能障碍非常重要。在多普勒超声中，由于支架内再狭窄或支架压迫，流通通道减少至少 50% 通常被认为是显著的（图 25-19）。然而，关键是否进行再次介入治疗应该基于超声检查结果和患者的症状综合考虑决定。通常包括在初始支架置入后出现的症状复发或明显的残留症状。

等径扩张是指将支架扩张到其额定直径。超径扩张则指将静脉支架球囊扩张到超过额定直径 2～4mm。通常的目标是恢复支架的额定直径，但由于复杂因素（如支架压迫），往往无法完全实现。这就是为什么可能需要使用更大口径、高压的球囊进

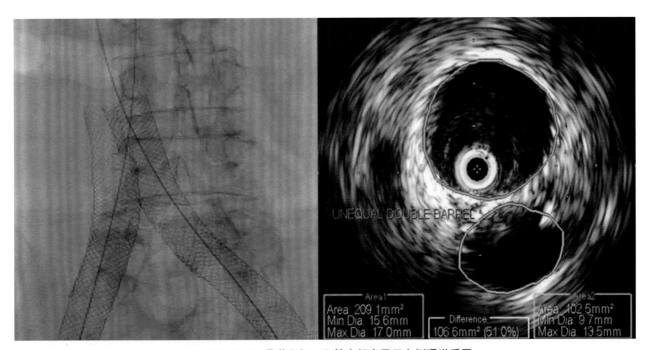

▲ 图 25-17 双通道支架，血管内超声显示左侧通道受压

引自 Raju S, Powell T, Kuykendall R, Jayaraj A. A unique complication of double barrel Wallstent technique in iliac-caval stenting. *J Vasc Surg Cases Innov Tech*. 2021;7:211-214.

行超径扩张来恢复支架的标称直径。对于需要超径扩张的患者，血管内超声可提供关于支架压迫或支架内再狭窄程度的宝贵信息。我们最近的研究表明，与等径扩张相比，超径扩张能够提供更持久的管腔改善、更好的临床结果和减少静脉高压的效果[80]。

超径扩张是使用目标直径的 Atlas 球囊（Bard Inc., Murray Hill, NJ, USA）进行的。根据我们的经验，Wallstent 支架在标定直径外超径扩张 4mm 时仍具良好耐受性，不会破坏其结构完整性[60, 80, 81]。我们最近还描述了使用激光粥样斑块切除术装置来进行顽固的支架内再狭窄消融，用于那些在再次介入时仅进行球囊扩张无法获得良好预后的患者。激光导管由一个带有角度的护套支持。虽然患者人数较少（n=18），但发现顽固支架内再狭窄的激光切割治疗是安全且总体有效的[79]。

十八、影响支架内再狭窄和支架压迫的因素

我们最近总结了 578 例肢体中支架内再狭窄和支架压迫的经验[82]。通过使用多普勒超声测量的支架和血流通道直径来估计支架内再狭窄。通过标定的支架直径和多普勒超声上的实际支架直径来估计支架压迫。支架内再狭窄在术后 3 个月达到峰值，之后

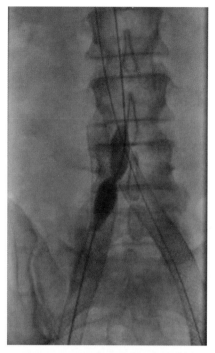

▲ 图 25-18　使用球囊在双管道支架之间创建开窗的过程

引自 Raju S, Powell T, Kuykendall R, Jayaraj A. A unique complication of double barrel Wallstent technique in iliac-caval stenting. *J Vasc Surg Cases Innov Tech*. 2021;7:211-214.

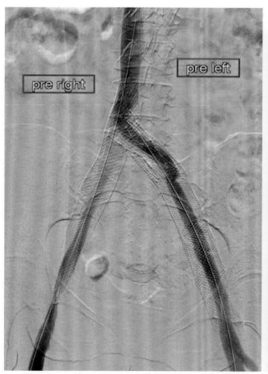

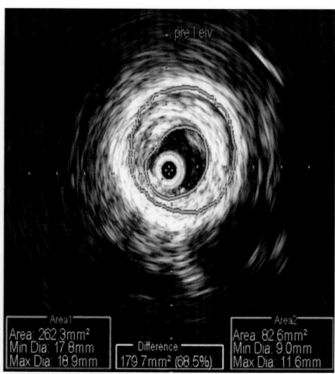

▲ 图 25-19　症状复发的患者在放置双侧髂股静脉支架后 6 个月在静脉造影中看到的支架再狭窄（ISR）。血管内超声显示，由于 ISR，自支架置入以来，有效静脉面积减少了 **60%** 以上

趋于稳定。相比之下，支架压迫在手术后的第一天达到峰值，之后保持稳定。支架血流通道的管腔面积和剪切率是发生支架内再狭窄的风险因素，而非对称的支架尺寸是发生支架压迫的风险因素。尽管经过至少 3~6 个月的保守治疗，但仍然对患者生活质量产生明显影响的症状进行了再次介入治疗。中位再介入时间为 11 个月[82]。介入后的支架通畅性见表 25-7。本研究中一个有趣的观察结果是，高度的支架内再狭窄（＞50%）通常保持惰性，症状稳定，不会进展为完全闭塞（罕见）。这表明预防性球囊扩张对于预防即将发生的闭塞没有作用，尤其是当患者无症状或仅有轻微症状时。

十九、抗凝方案

所有接受静脉支架置入术的患者均接受术前皮下注射依诺肝素（40mg）和静脉注射比伐卢定（75mg）。对于有肝素诱导的血小板减少症病史的患者，使用磺达肝癸钠或阿加曲班代替依诺肝素。术后，每日低剂量阿司匹林（81mg）通常足以治疗非血栓性支架病变。对于血栓后支架病变，我们会考虑患者既往的 DVT 病史、血栓后病变的范围、完成血管内超声时支架的流入状态、造影剂通过支架柱的流动速度（缓慢或快速）以及血栓性疾病相关基因检测结果的结果来决定长期治疗的方案。通常，长期抗凝涉及使用以下药物之一：阿哌沙班、利伐沙班、华法林、达比加群、依度沙班或依诺肝素。在对广泛的血栓形成的静脉通路进行再通和成功植入支架后，我们的方案通常是在前 6 周内接受治疗性依诺肝素治疗，然后过渡到口服抗凝药物如阿哌沙班。

二十、血栓形成和静脉性溃疡

在对病情管理可能受到这类检查结果影响的特定患者中进行了血栓性疾病相关基因检测。我们发现在有 DVT 形成史的患者，特别是反复发作的 DVT

患者中，因子Ⅷ水平升高（＞150U/dl）的发生率较高[83]。在一项涉及 306 名患者的研究中，发现因子Ⅷ水平升高的患者更常见出现静脉性溃疡[83]。据推测，患有因子Ⅷ等血栓形成相关疾病的患者可能具有更高的瓣膜反流发生率（可能与 DVT 引起的损伤有关），这可能导致微血管损伤和血栓后炎症，进而导致静脉性溃疡的发生。此外，这些患者可能还存在血栓后静脉狭窄。与因子Ⅷ升高等血栓形成相关疾病相关的一些血栓病变可能是亚临床的[83, 84]。在一项涉及 44 条肢体进行了静脉支架置入术治疗静脉性溃疡的研究中，发现其中 31 条肢体（70%）存在血栓后病变[69]。在另一项涉及 192 条肢体的静脉性溃疡研究中，60% 的肢体属于血栓后病变[13]。

二十一、己酮可可碱和静脉性溃疡

在 Cochrane 数据库（2012 年）关于该主题的最新更新中，分析了包含 864 名患者的 12 项试验[85]。己酮可可碱在溃疡完全愈合或显著改善方面似乎比安慰剂更有效（RR=1.70，95%CI 1.30~2.24）[85]。另一项关于该主题的系统评价报道了类似的结果[86]。在髂静脉支架置入术治疗相关的静脉性溃疡的围术期管理中，己酮可可碱的具体和辅助作用尚未进行研究。我们的做法是在大溃疡患者围术期选择性地使用己酮可可碱。有趣的是，己酮可可碱似乎有助于大溃疡在支架置入术后的愈合。用户必须权衡常见不良反应的风险，这些不良反应主要是胃肠道反应。

二十二、标准病例和再通病例的支架监测

支架监测最初在术后第一天和 3 周进行。患者在 3 周、3 个月以及此后的 6 个月或 1 年间隔进行复诊。通常，在上述每次临床就诊以及术后的第一个月进行支架监测。

支架监测是个体化的，在再通术后或在前 6 个月

表 25-7　再干预 60 个月后的支架通畅率

分　期	支架内再狭窄的再介入治疗后的通畅率（%）	支架受压再介入治疗后的通畅率（%）
一期通畅率	70	70
辅助一期通畅率	98	99
二期通畅率	84	84

改编自 Jayaraj A, Fuller R, Raju S, Stafford J. In-stent restenosis and stent compression following stenting for chronic iliofemoral venous obstruction. *J Vasc Surg Venous Lymphat Disord.* 2021:S2213–S2333X(21)00304–8.

内出现快速发展的支架内再狭窄时，比常规情况下进行更频繁的监测[36]。

二十三、再通后支架闭塞

与没有可见剩余侧支循环的肢体相比，早期支架内血栓形成在具有可见剩余侧支循环的肢体中更为常见（22.5% vs. 6.1%，*P*=0.007）[62]。根据我们的经验，非闭塞性狭窄的支架置入术后很少发生支架闭塞。对 3468 个支架进行分析，有 102 个支架（3%）发生闭塞。87 个支架闭塞发生的中位数时间为植入后的 5.8 个月，而高达 31% 的闭塞是急性的（<30天）。因此，上述数据明确了支架置入的第一个月内开始超声监测的重要性。毫不奇怪，闭塞在具有血栓形成后病变的肢体中更为常见（77%）。闭塞支架的再通成功率>80%。但与未闭塞支架（>5 年）的通畅率相比，二次手术的通畅率显著缩短（25±8）个月。在 17 个月的中位随访期内，再通后溃疡愈合率为 40%[87]。表 25-8 显示了髂股静脉支架置入术后60 个月的通畅率[87]。

二十四、支架内再狭窄导致支架闭塞

在一项关于支架闭塞的大型研究中（*n*=102），多变量 logistic 回归分析未发现再狭窄是支架闭塞的预测因素[87]。根据我们的经验，在大多数支架内再狭窄面积>50% 的患者中，支架仍然通畅，并且在多年的随访中发现再狭窄的进展缓慢。在较长期的随访中，仅有不到 10% 的患者进展为支架闭塞[87]。

二十五、支架狭窄的干预阈值

VIDIO 试验[32] 显示，相对于相邻"正常"段的直径，血管内超声测量狭窄程度达到 50% 被认为具

有重要的临床意义。对 VIDIO 试验的进一步分析显示，血管内超声测量管径狭窄>54% 被认为是干预治疗的最佳阈值。而对于血栓形成后患者，这个阈值更高（>61%）[32, 33]。然而，需要注意的是，这种程度的形态学狭窄并不总是病理性的。因此，尽管许多作者认为 50% 或更大的静脉狭窄在血流动力学上具有重要意义，但这种程度的狭窄不足以导致症状或需要干预治疗。将静脉闭塞性疾病的血管内超声狭窄治疗阈值标准定为 50% 很可能是从动脉文献推断而来。然而，需要进一步验证临床相关性[35]。我们最近在480 个肢体的大型系列研究中证实了以下观点。

（1）血管内超声确定的髂静脉狭窄程度似乎与生活质量受损的静脉流出道阻塞患者的初始临床表现、CEAP 临床分级或仰卧位足部静脉压无关。

（2）在支架置入后，临床改善、生活质量改善、支架通畅率和再次介入的需求均与静脉狭窄的初始程度无关[88]。

因此，在适当的临床背景下（如静脉性溃疡），识别髂静脉狭窄是重要的。即使狭窄程度低于 50%，对于保守治疗失败而出现影响生活质量的症状（如静脉性溃疡），也应考虑矫正静脉流出道阻塞[88, 89]。

二十六、专用自膨胀非编织镍钛合金静脉支架

在过去的两年半里，对四种已在美国用于深静脉治疗的支架进行了多项试验。这些支架的试验包括 VIRTUS、VIVO、VERNACULAR 和 ABRE[86]。仅 VICI 静脉支架（Baston Scientific Corporation, Marlborougt, MA, USA）具有闭孔单元设计，而其他三种支架采用开孔设计。此外，除了 VICI 支架（报道 20% 的前缩短）外，这些支架几乎没有前缩短[90]。

在 75 名患者的研究中，使用 VICI 静脉支架的髂静脉支架置入术促使 75% 的患者溃疡愈合。非血

通畅率	首次支架置入（对于狭窄病变）	原静脉闭塞后再通（%）	支架闭塞后再通（%）
一期通畅率	72	33	35
辅助一期通畅率	92	55	25
二期通畅率	95	65	18

表 25-8 髂股静脉支架置入术后 60 个月的通畅率

改编自 Jayaraj A, Crim W, Knight A, Raju S. Characteristics and outcomes of stent occlusion after iliocaval stenting. *J Vasc Surg Venous Lymphat Disord*. 2019;7:56–64.

栓性髂静脉病变支架的 12 个月初始通畅率为 100%，血栓后闭塞的支架通畅率为 87%[91]。在另一项包含 62 名患者的研究中，使用自膨胀镍钛合金支架进行髂静脉血管内重建[92]。100% 的患者（n=8）溃疡愈合。然而，为了保持支架通畅，约 1/3 的患者需要再次介入治疗，特别是那些在股静脉中出现血栓后变化的患者[92]。总体而言，专用静脉支架的溃疡治愈成功率与 Wallstent 支架相当[93]。另一项研究报道了 79 名使用 Venovo 支架的患者。所有患者的溃疡（8/8）均愈合，并且在 2 年的随访中没有复发[94]。对于新一代静脉支架的评估，还需要长期随访数据进一步证实。

Sinus-Venous 支架是另一种专用的静脉镍钛合金支架，它在欧洲有售，但在美国没有。在 75 名患者的研究中，溃疡愈合率低（2/7；28.6%），并且在 12 个月的随访中没有一个溃疡持续保持愈合[95]。

在较新的支架中，我们最多的经验是使用 Venovo 支架（n>200）。Venovo 支架的末端有一个喇叭口，有点类似于 Z 形支架（图 25-20）。当 Venovo 支架放置在髂静脉—腔静脉汇合处时，我们不必使用 Z 形支架。需要注意的是，VICI 静脉支架和 Venovo（BD Interventional，Wakingham，UK）今年早些时候因支架栓塞问题（<1%，VICI）和部署输送系统问题（>250 份报道，Venovo）被召回。

二十七、特殊考虑和技巧

（一）腹股沟韧带下方的支架延伸

不推荐穿过腹股沟韧带的血管支架置入术，因为存在局灶性狭窄或支架断裂的风险。将 177 个横跨腹股沟韧带的髂股静脉壁支架与 316 个终止于腹股沟韧带上方髂静脉的支架进行比较[96]，穿过腹股沟韧带的支架的累积二次通畅率明显更差（P=0.0001）。然而，这似乎与穿过韧带的组中大量的慢性完全闭塞（CTO）有关。CTO 再通的二次通畅率比非闭塞性病变的支架术差 20%。腹股沟韧带的 ISR 仅发生在 7% 的肢体中。没有支架被压缩或断裂。如果需要覆盖股总静脉中的疾病而不会产生不良后果，壁支架可以安全地延伸穿过腹股沟韧带。在另一个系列中，支架延伸至腹股沟韧带下方的患者具有更高的 ISR 率（HR=1.77～6.5，P=0.0146）[62]。

（二）双侧支架置入

双侧梗阻性髂－股静脉病变的患者在症状较严

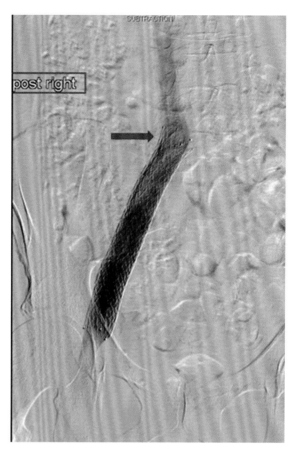

▲ 图 25-20　静脉支架近端的喇叭口在功能上模仿髂腔静脉汇合处的 Z 形支架

重的肢体置入支架后通常会感觉到对侧肢体症状的改善（95%）[97]。304 例有症状的对侧肢体中只有 15 例（5%）由于临床表现恶化而在随访期间需要支架置入术。因此，强烈建议对双侧症状的髂－股静脉闭塞患者采取分阶段序贯的方法，首先集中处理症状较重的肢体，而不是同时进行双侧支架置入[97]。同时进行双侧支架置入会增加髂－下腔静脉汇合重建的风险，并且在许多患者中可能是不必要的。

（三）股静脉伴髂静脉闭塞

39 名股静脉阻塞患者在 13 年随访期间接受了髂静脉支架置入术[98]。其中 18% 的患者同时进行了隐静脉消融术以消除反流。如果消除反流，54% 的患者溃疡愈合，隐静脉消融术对这些患者是安全的。这可能是由于隐静脉在这些髂静脉狭窄患者的侧支作用很小。这些患者的症状主要是由髂静脉闭塞性病变而非隐静脉反流引起[98]。

（四）在下腔静脉滤器的横跨和下方放置支架

在下腔静脉不再需要滤器且可以安全取出时，应尽一切努力将其取出。如果滤器已经放置了几年，可能需要采用先进的技术来移除下腔静脉滤器[99]。研究显示，在髂静脉支架患者中，下腔静脉滤器会增加支架一侧 DVT 的发生风险。此外，在安装了下腔静脉滤器的支架患者中，由于支架内再狭窄的原因导致需要再次进行干预的患者也增加了[100]。或者，可以通过放置支架横跨下腔静脉滤器来越过滤器（图 25-21）[64, 101, 102]。使用支架横跨下腔静脉滤器可以解决并优化局部的血液。该技术具有良好的临床效果和手术成功率，以及较高的初级辅助（辅助一期通畅率）和二级通畅率[101]。当成功穿过堵塞的滤器后，它们会在扩张血管时被压碎并侧向移位。为了尽量减少并发症，应在可行的情况下将滤器向右腹部位移，远离主动脉和十二指肠[64]。在另一项研究中，如果移除下腔静脉滤器，放置支架后的症状临床缓解率更高[103]。

（五）肥胖

一项对肥胖患者的 101 个肢体进行的研究发现双侧慢性静脉功能不全的体征和症状是非肥胖个体的 2 倍[104]。皮炎和静脉淤滞性溃疡的发生率很高（47%）。支架置入后，58% 的肢体在 4 年时没有溃疡或皮炎。大约一半的活动性溃疡愈合并在 6 年时持续保持愈合。减肥在肥胖静脉性溃疡患者的管理中起着重要作用，但髂静脉支架置入术也应根据具体情况考虑作为一种选择。我们的分析表明，肥胖个体的静脉阻塞机制通常与非肥胖个体相似。89% 接受血管内超声检查的患者发现原发性或血栓后病变[104]。腹压升高引起的中心静脉压迫可能是少数没有内在髂静脉狭窄的患者的主要机制。

（六）高龄人群

由于患有严重的关节炎或虚弱等晚期合并症，老年人自我应用加压装置通常很困难。在这些个体中，慢性静脉性溃疡给患者及其护理者的经济、护理和情感资源造成重大负担，还可能对患者及其护理者的生活质量产生不利影响。这些因素往往迫使患者住院，而住院通常是不受欢迎的。我们发现髂静脉支架置入术对于高龄人群是一种安全有效的选择。在一系列涉及 107 个肢体患者中，超过 80 岁的患者中有 27% 的患者存在活动性静脉性溃疡[18]。尽管使用了弹力袜，但在 12 个月和 18 个月时，分别有 26% 和 31% 的患者溃疡复发。然而，61% 的活动性溃疡在髂静脉支架置入术后愈合，约 40% 的患者在干预后能够完全停止使用弹力袜[18]。

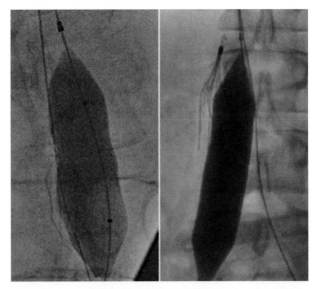

▲ 图 25-21　下腔静脉滤器被下腔静脉中的大型血管成形术球囊压向一侧

引自 JVS-VLD Murphy EH, Johns B, Varney E, Raju S. Endovascular management of chronic total occlusions of the inferior vena cava and iliac veins. *J Vasc Surg Venous Lymphat Disord.* 2017;5:47-59.

二十八、混合疗法

极少数情况下，静脉性溃疡的患者可能需要采用混合疗法。这可能涉及下肢静脉旁路术和髂股动静脉内膜切除术，有时还可能包括创建动静脉瘘并同时进行髂静脉支架置入。行内膜切除术和动静脉瘘是为了改善支架通过深静脉或股静脉的流入[105-107]。然而，手术部位感染、DVT、血肿和淋巴肿等并发症的风险应牢记在心。此外，静脉旁路的长期通畅性不理想。在开放重建手术中，虽然溃疡愈合有报道，但复发率高达 50%[108]。因此，对于这些混合手术，适当的患者选择非常重要。随着具有微创特性、低发病率和良好长期效果的静脉支架置入术的出现，开放式的旁路重建手术在治疗中的角色已经变得次要[109, 110]。

结论

综上所述，髂静脉支架置入术治疗深静脉阻塞有利于慢性静脉性溃疡的愈合，并具有预防其复发的作用。在某些情况下，治疗浅静脉反流可能会补充治疗效果。髂静脉支架置入术后的患者应选择性地使用抗凝药。对于保守治疗失败的静脉性溃疡患者，应考虑髂静脉支架置入术。应特别注意全面进行术前评估、严格把握适应证及充分掌握髂静脉支架置入术。

参考文献

[1] Cumston CGVI. Varicose veins and their treatment by Trendelenburg's operation. Ann Surg. 1898;27: 626–639.

[2] Eklof B. The dynamic approach to venous disease-following in the footsteps of Gunnar Bauer and Robert Kistner. J Vasc Surg. 2005;42:369–376.

[3] Kistner RL. Diagnosis of chronic venous insufficiency. J Vasc Surg. 1986;3:185–188.

[4] Kistner RL, Ferris EB, Randhawa G, Kamida C. A method of performing descending venography. J Vasc Surg. 1986;4:464–468.

[5] Neglen P, Raju S. A comparison between descending phlebography and duplex Doppler investigation in the evaluation of reflux in chronic venous insufficiency: a challenge to phlebography as the "gold standard". J Vasc Surg. 1992;16:687–693.

[6] Baker SR, Burnand KG, Sommerville KM, Thomas ML, Wilson NM, Browse NL. Comparison of venous reflux assessed by duplex scanning and descending phlebography in chronic venous disease. Lancet. 1993;341:400–403.

[7] Kistner RL. Surgical repair of the incompetent femoral vein valve. Arch Surg. 1975;110:1336–1342.

[8] Raju S. Robert Linton Kistner. J Vasc Surg Venous Lymphat Disord. 2020;8:297–298.

[9] Lurie F, Passman M, Mesiner M, et al. The 2020 update of the CEAP classification and reporting standards. J Vasc Surg Venous Lymphat Disord. 2020;8:342–352.

[10] Neglen P, Hollis KC, Olivier J, Raju S. Stenting of the venous outflow in chronic venous disease: long-term stent-related outcome, clinical, and hemodynamic result. J Vasc Surg. 2007;46:979–990.

[11] Neglen P. Chronic venous obstruction: diagnostic considerations and therapeutic role of percutaneous iliac stenting. Vascular. 2007;15:273–280.

[12] Raju S, Darcey R, Neglen P. Unexpected major role for venous stenting in deep reflux disease. J Vasc Surg. 2010;51:401–408.

[13] Raju S, Kirk OK, Jones TL. Endovenous management of venous leg ulcers. J Vasc Surg Venous Lymphat Disord. 2013;1:165–172.

[14] Youn YJ, Lee J. Chronic venous insufficiency and varicose veins of the lower extremities. Korean J Intern Med. March 2019;34(2):269–283.

[15] Raffetto JD, Ligi D, Maniscalco R, Khalil RA, Mannello F. Why venous leg ulcers have difficulty healing: overview on pathophysiology, clinical consequences and treatment. J Clin Med. 2020;24:29.

[16] Raju S, Neglen P. Clinical practice. Chronic venous insufficiency and varicose veins. N Engl J Med. 2009;360:2319–2327.

[17] Raju S, Tackett Jr P, Neglen P. Spontaneous onset of bacterial cellulitis in lower limbs with chronic obstructive venous disease. J Vasc Endovasc Surg. 2008;36:606–610.

[18] Raju S, Ward M. Utility of iliac vein stenting in elderly population older than 80 years. J Vasc Surg Venous Lymphat Disord. 2015;3:58–63.

[19] Launois R, Reboul-Marty J, Henry B. Construction and validation of a quality of life questionnaire in chronic limb venous insufficiency (CIVIQ). Qual Life Res. 1996;5:539–554.

[20] Eliassen A, Vandy F, McHugh J, Henke PK. Marjolin's ulcer in a patient with chronic venous stasis. Ann Vasc Surg. 2013;27:1182.

e5–8.

[21] Nelzen O, Bergqvist D, Lindhagen A. Leg ulcer etiology-a cross sectional population study. J Vasc Surg. 1991;14:557–564.

[22] Georgopoulos S, Kouvelos GN, Koutsoumpelis A, et al. The effect of revascularization procedures on healing of mixed arterial and venous leg ulcers. Int Angiol. 2013;32:368–374.

[23] Raju S, Walker W, May C. Measurement of ambulatory venous pressure and column interruption duration in normal volunteers. J Vasc Surg Venous Lymphat Disord. 2020;8:127–136.

[24] Negus D, Fletcher EW, Cockett FB, Thomas ML. Compression and band formation at the mouth of the left common iliac vein. Br J Surg. 1968;55:369–374.

[25] Kibbe MR, Ujiki M, Goodwin AL, Eskandari M, Yao J, Matsumura J. Iliac vein compression in an asymptomatic patient population. J Vasc Surg. 2004;39:937–943.

[26] Ehrich WE, Krumbhaar EB. A frequent obstructive anomaly of the mouth of the left common iliac vein. Am Heart J. 1943;26:737–750.

[27] Raju S, Neglen P. High prevalence of nonthrombotic iliac vein lesions in chronic venous disease: a permissive role in pathogenicity. J Vasc Surg. 2006;44:136–144.

[28] Labropoulos N, Tiongson J, Pryor L, et al. Definition of venous reflux in lower-extremity veins. J Vasc Surg. 2003;38:793–798.

[29] Mendoza E, Blattler W, Amsler F. Great saphenous vein diameter at the saphenofemoral junction and proximal thigh as parameters of venous disease class. Eur J Vasc Endovasc Surg. 2013;45:76–83.

[30] Raju S, Ward Jr M, Jones TL. Quantifying saphenous reflux. J Vasc Surg Venous Lymphat Disord. 2015; 3:8–17.

[31] Navarro TP, Delis KT, Ribeiro AP. Clinical and hemodynamic significance of the greater saphenous vein diameter in chronic venous insufficiency. Arch Surg. 2002;137:1233–1237.

[32] Gagne PJ, Tahara RW, Fastabend CP, et al. Venography versus intravascular ultrasound for diagnosing and treating iliofemoral vein obstruction. J Vasc Surg Venous Lymphat Disord. 2017;5:678–687.

[33] Gagne PJ, Gasparis A, Black S, et al. Analysis of threshold stenosis by multiplanar venogram and intravascular ultrasound examination for predicting clinical improvement after iliofemoral vein stenting in the VIDIO trial. J Vasc Surg Venous Lymphat Disord. 2018;6:48–56. e1.

[34] Montminy ML, Thomasson JD, Tanaka GJ, Lamanilao LM, Crim W, Raju S. A comparison between intravascular ultrasound and venography in identifying key parameters essential for iliac vein stenting. J Vasc Surg Venous Lymphat Disord. 2019;7:801–807.

[35] Saleem T, Raju S. Comparison of intravascular ultrasound and multidimensional contrast imaging modalities for characterization of chronic occlusive iliofemoral venous disease: a systematic review. J Vasc Surg Venous Lymphat Disord. 2021;9(6):1545–1556.e2.

[36] Saleem T, Knight A, Raju S. Diagnostic yield of intravascular ultrasound in patients with clinical signs and symptoms of lower extremity venous disease. J Vasc Surg Venous Lymphat Disord. 2020;8:634–639.

[37] Raju S, Walker W, Noel C, Kuykendall R, Jayaraj A. The two

segment caliber method of diagnosing iliac vein stenosis on routine computed tomography with contrast enhancement. J Vasc Surg Venous Lymphat Disord. 2020;8:970–977.

[38] O'Meara S, Cullum N, Nelson EA, Dumville JC. Compression for venous leg ulcers. Cochrane Database Syst Rev. 2012; 11:CD000265.

[39] Barwell JR, Davies CE, Deacon J, et al. Comparison of surgery and compression with compression alone in chronic venous ulceration (ESCHAR study): randomised controlled trial. Lancet. 2004; 363:1854–1859.

[40] Wright DD. The ESCHAR trial: should it change practice? Perspect Vasc Surg Endovasc Ther. 2009;21: 69–72.

[41] Raju S, Lurie F, O'Donnell Jr TF. Compression use in the era of endovenous interventions and wound care centers. J Vasc Surg Venous Lymphat Disord. 2016;4:346–354.

[42] Raju S, Hollis K, Neglen P. Use of compression stockings in chronic venous disease: patient compliance and efficacy. Ann Vasc Surg. 2007;21:790–795.

[43] Jull AB, Mitchell N, Arroll J, Jones M, Waters J, Latta A. Factors influencing concordance with compression stockings after venous leg ulcer healing. J Wound Care. 2004;13:90–92.

[44] Kerstein MD, Gahtan V. Outcomes of venous ulcer care: results of a longitudinal study. Ostomy/ Wound Manag. 2000;46:22–26, 28–9.

[45] Kahn SR, Shapiro S, Wells PS, et al. Compression stockings to prevent post-thrombotic syndrome: a randomised placebo-controlled trial. Lancet. 2014;383:880–888.

[46] Moffatt CJ, Franks PJ. Implementation of a leg ulcer strategy. Br J Dermatol. 2004;151:857–867.

[47] Alhalbouni S, Hingorani A, Shiferson A, et al. Iliac-femoral venous stenting for lower extremity venous stasis symptoms. Ann Vasc Surg. 2012;26:185–189.

[48] Lawrence PF, Hager ES, Harlander-Locke MP, et al. Treatment of superficial and perforator reflux and deep venous stenosis improves healing of chronic venous leg ulcers. J Vasc Surg Venous Lymphat Disord. 2020;8:601–609.

[49] Neglen P, Hollis KC, Raju S. Combined saphenous ablation and iliac stent placement for complex severe chronic venous disease. J Vasc Surg. 2006;44:828–833.

[50] Yang X, Wu X, Peng Z, Yin M, Lu X, Ye K. Outcomes of endovenous laser ablation with additional iliac vein stenting of non-thrombotic lesions in patients presenting with active venous ulcers. J Vasc Surg Venous Lymphat Disord. 2021;9(6):1517–1525.

[51] Aherne TM, Keohane C, Mullins M, et al. DEep VEin Lesion OPtimisation (DEVELOP) trial: protocol for a randomised, assessor-blinded feasibility trial of iliac vein intervention for venous leg ulcers. Pilot Feasibility Stud. 2021;7:42.

[52] Normahani P, Shalhoub J, Narayanan S. Repurposing the systemic venous return model for conceptualization of chronic venous insufficiency and its management. Phlebology. 2020;35:749–751.

[53] Normahani P, Shalhoub J, Narayanan SA. Guytonian explanation for hemodynamic responses to interventions in superficial venous disease. Phlebology. 2021;36:245–250.

[54] Raju S, McAllister S, Neglen P. Recanalization of totally occluded iliac and adjacent venous segments. J Vasc Surg. 2002;36:903–911.

[55] Neglen P, Thrasher TL, Raju S. Venous outflow obstruction: an underestimated contributor to chronic venous disease. J Vasc Surg. 2003;38:879–885.

[56] Harlander-Locke M, Lawrence PF, Alktaifi A, Jimenez JC, Rigberg D, Derubertis B. The impact of ablation of incompetent superficial and perforator veins on ulcer healing rates. J Vasc Surg. 2012;55: 458–464.

[57] Harlander-Locke M, Lawrence P, Jimenez JC, Rigberg D, Derubertis B, Gelabert H. Combined treatment with compression therapy and ablation of incompetent superficial and perforating veins reduces ulcer recurrence in patients with CEAP 5 venous disease. J Vasc Surg. 2012;55:446–450.

[58] Kumins NH, Weinzweig N, Schuler JJ. Free tissue transfer provides durable treatment for large nonhealing venous ulcers. J Vasc Surg. 2000;32:848–854.

[59] Masuda EM, Kessler DM, Lurie F, Puggioni A, Kistner RL, Eklof B. The effect of ultrasound-guided sclerotherapy of incompetent perforator veins on venous clinical severity and disability scores. J Vasc Surg. 2006;43:551–557.

[60] Saleem T, Knight A, Raju S. Effect of iliofemoral-caval venous intervention on lower extremity compartment pressure in patients with chronic venous insufficiency. J Vasc Surg Venous Lymphat Disord. 2020;8:769–774.

[61] Liu P, Peng J, Zheng L, et al. Application of computed tomography venography in the diagnosis and severity assessment of iliac vein compression syndrome: a retrospective study. Medicine (Baltim). 2018; 97:e12002.

[62] Ye K, Lu X, Jiang M, et al. Technical details and clinical outcomes of transpopliteal venous stent placement for postthrombotic chronic total occlusion of iliofemoral vein. J Vasc Intervent Radiol. 2014;25: 925–932.

[63] Neglen P, Berry MA, Raju S. Endovascular surgery in the treatment of chronic primary and postthrombotic iliac vein obstruction. Eur J Vasc Endovasc Surg. 2000;20:560–571.

[64] Murphy EH, Johns B, Varney E, Raju S. Endovascular management of chronic total occlusions of the inferior vena cava and iliac veins. J Vasc Surg Venous Lymphat Disord. 2017;5:47–59.

[65] Ye K, Lu X, Li W, et al. Long-term outcomes of stent placement for symptomatic nonthrombotic iliac vein compression lesions in chronic venous disease. J Vasc Intervent Radiol. 2012;23:497–502.

[66] Raju S. Best management options for chronic iliac vein stenosis and occlusion. J Vasc Surg. 2013;57: 1163–1169.

[67] Raju S. Treatment of iliac-caval outflow obstruction. Semin Vasc Surg. 2015;28:47–53.

[68] Mousa AY, Broce M, Yacoub M, AbuRahma AF. Iliac vein interrogation augments venous ulcer healing in patients who have failed standard compression therapy along with pathological venous closure. Ann Vasc Surg. July 2016;34:144–151.

[69] George R, Verma H, Ram B, Tripathi R. The effect of deep venous stenting on healing of lower limb venous ulcers. Eur J Vasc Endovasc Surg. 2014;48:330–336.

[70] Jayaraj A, Noel C, Kuykendall R, Raju S. Long-term outcomes following use of a composite Wallstent-Z stent approach to iliofemoral venous stenting. J Vasc Surg Venous Lymphat Disord. 2021;9:393–400. e2.

[71] Raju S, Buck WJ, Crim W, Jayaraj A. Optimal sizing of iliac vein stents. Phlebology. August 2018;33(7): 451–457.

[72] Kassab G, Raju S. Grading venous stenosis is different from arterial lesions. J Vasc Surg Venous Lymphat Disord. 2019;7:151–152.

[73] Raju S, Kirk O, Davis M, Olivier J. Hemodynamics of "critical" venous stenosis and stent treatment. J Vasc Surg Venous Lymphat Disord. 2014;2:52–59.

[74] Di Santo M, Belhaj A, Rondelet B, Gustin T. Intraspinal iliac venous stent migration with lumbar nerve root compression. World Neurosurg. 2020;137:372–375.

[75] Schwartz C, Hafez A, Lönnrot K, et al. Microsurgical removal of a misplaced intraspinal venous stent in a patient with inferior vena cava atresia. J Neurosurg Spine. 2020:1–5.

[76] Zaldivar-Jolissaint JF, de Schlichting E, Haller C, Morard M. Foot drop after iliocaval vein stenting: radicular syndrome from stent misplacement in spinal canal. World Neurosurg. 2020;137:43–45.

[77] O'Sullivan GJ, Lohan DA, Cronin CG, Delappe E, Gough NA. Stent implantation across the ostia of the renal veins does not necessarily cause renal impairment when treating inferior vena cava occlusion. J Vasc Intervent Radiol. 2007;18:905–908.

[78] Murphy ER, Johns B, Varney E, Buck W, Jayaraj A, Raju S. Deep venous thrombosis associated with caval extension of iliac stents. J Vasc Surg Venous Lymphat Disord. 2017;5:8–17.

[79] Raju S, Powell T, Kuykendall R, Jayaraj A. A unique complication of double barrel Wallstent technique in iliac-caval stenting. J Vasc Surg Cases Innov Tech. 2021;7:211–214.

[80] Raju S, Knight A, Buck W, Mary C, Jayaraj A. Caliber-targeted reinterventional overdilation of iliac vein Wallstents. J Vasc Surg Venous Lymphat Disord. 2019;7(2):184–194.

[81] Raju S, Tackett Jr P, Neglen P. Reinterventions for nonocclusive iliofemoral venous stent malfunctions. J Vasc Surg. 2009;49:511–518.

[82] Jayaraj A, Fuller R, Raju S, Stafford J. In-stent restenosis and stent compression following stenting for chronic iliofemoral venous obstruction. J Vasc Surg Venous Lymphat Disord. 2022;10(1):42–51.

[83] Saleem T, Burr B, Robinson J, et al. Elevated plasma factor VIII levels in a mixed patient population on anticoagulation and past venous thrombosis. J Vasc Surg Venous Lymphat Disord. 2021;9(5): 1119–1127.

[84] Darvall KA, Sam RC, Adam DJ, Silverman SH, Fegan CD, Bradbury AW. Higher prevalence of thrombophilia in patients with varicose veins and venous ulcers than controls. J Vasc Surg. 2009;49: 1235–1241.

[85] Jull AB, Arroll B, Parag V, Waters J. Pentoxyfylline for treating venous leg ulcers. Cochrane Database Syst Rev. 2012;12:CD001733.

[86] Jull A, Waters J, Arroll B. Pentoxyfylline for treatment of venous leg ulcers: a systematic review. Lancet. 2002;359:1550–1554.

[87] Jayaraj A, Crim W, Knight A, Raju S. Characteristics and outcomes of stent occlusion after iliocaval stenting. J Vasc Surg Venous Lymphat Disord. 2019;7:56–64.

[88] Jayaraj A, Powell T, Raju S. Utility of the 50% stenosis criterion in patients undergoing stenting for chronic iliofemoral venous obstruction. J Vasc Surg Venous Lymphat Disord. 2021;9(6):1408–1415.

[89] Joh M, Desai KR. Treatment of nonthrombotic iliac vein lesions. Semin Intervent Radiol. 2021;38: 155–159.

[90] Murphy EM. Surveying the 2019 venous stent landscape. Endovascular Today. URL: https:// evtoday.com/articles/2019–july/surveying-the-2019–venous-stent-landscape [accessed on 6/13/ 2021].

[91] Lichtenberg M, Breuckmann F, Stahlhoff WF, Neglen P, Rick G. Placement of closed-cell designed venous stents in a mixed cohort of patients with chronic venous outflow obstructions-short-term safety, patency, and clinical outcomes. Vasa. 2018;47:475–481.

[92] Sebastian T, Dopheide JF, Enelberger RP, Spirk D, Kucher N. Outcomes of endovascular reconstruction of the inferior vena cava with self-expanding nitinol stents. J Vasc Surg Venous Lymphat Disord. 2018;6:312–320.

[93] Badesha AS, Singh Bains PR, Singh Bains BR, Khan T. A systematic review and meta-analysis of the treatment of obstructive chronic deep venous disease using dedicated venous stents. J Vasc Surg Venous Lymphat Disord. 2021;S2213–S2333X(21), 00210–9.

[94] Lichtenberg MKW, Stahlhoff WF, Stahlhoff S, Özkapi A, Breuckmann F, de Graaf R. Venovo venous stent for treatment of non-thrombotic or post-thrombotic iliac vein lesions-long term efficacy and safety results from the Arnsberg venous registry. Vasa. 2021;50:528.

[95] de Wolf MA, de Graaf R, Kurstjens RL, Penninx S, Jalaie H, Wittens CH. Short-term clinical experience with a dedicated venous nitinol stent: initial results with the sinus-venous stent. Eur J Vasc Endovasc Surg. 2015;50:518–526.

[96] Neglen P, Tackett Jr TP, Raju S. Venous stenting across the inguinal ligament. J Vasc Surg. 2008;48: 1255–1261.

[97] Jayaraj A, Noel C, Raju S. Contralateral limb improvement after unilateral iliac vein stenting argues against simultaneous bilateral stenting. J Vasc Surg Venous Lymphat Disord. July 2020;8(4):565–571.

[98] Raju S, Ward Jr M, Davis M. Relative importance of iliac vein obstruction in patients with postthrombotic femoral vein occlusion. J Vasc Surg Venous Lymphat Disord. 2015;3:161–167.

[99] Daye D, Walker TG. Novel and advanced techniques for complex IVC filter retrieval. Curr Treat Options Cardiovasc Med. 2017;19:28.

[100] Jayaraj A, Noel C, Raju S. Impact of presence of inferior vena cava filter on iliocaval stent outcomes. Ann Vasc Surg. 2020;68:166–171.

[101] Chick JFB, Jo A, Meadows JM, et al. Endovascular iliocaval stent reconstruction for inferior vena cava filter-associated iliocaval thrombosis: approach, technical success, safety and two year outcomes in 120 patients. J Vasc Intervent Radiol. 2017;28:933–939.

[102] Ko H, Ahn S, Min S, Hur S, Jae HJ, Min SK. Recanalization of an occluded vena cava filter and iliac veins with kissing stents to treat postthrombotic syndrome with a venous stasis ulcer. Vasc Specialist Int. 2020;36:116–121.

[103] Rollo JC, Farley SM, Jimenez JC, Woo K, Lawrence PF, Derubertis BG. J Vasc Surg Venous Lymphat Disord. 2017;5:789–799.

[104] Raju S, Darcey R, Neglen P. Iliac-caval stenting in the obese. J Vasc Surg. 2009;50:114–120.

[105] Verma H, Tripathi RK. Common femoral endovenectomy in conjunction with iliac vein stenting to improve venous inflow in severe post-thrombotic obstruction. J Vasc Surg Venous Lymphat Disord. 2017;5:138–142.

[106] Pokrovsky A, Ignatyev I, Gradusov E. First experience performing hybrid operations in chronic venous obstructions of iliofemoral segments in patients with postthrombotic syndrome. Vasc Endovasc Surg. 2017;51:447–452.

[107] Comerota AJ, Grewal NK, Thakur S, Assi Z. Endovenectomy of the common femoral vein and intraoperative iliac vein recanalization for chronic iliofemoral venous occlusion. J Vasc Surg. 2010;52: 243–247.

[108] Garg N, Gloviczki P, Karimi KM, et al. Factors affecting outcome of open and hybrid reconstructions for nonmalignant obstruction of iliofemoral veins and inferior vena cava. J Vasc Surg. 2011;53: 383–393.

[109] Meissner MH, Elkof B, Smith PC, et al. Secondary chronic venous disorders. J Vasc Surg. 2007; 46(Suppl S):68S–83S.

[110] Gloviczki P, Gloviczki ML. Evidence on efficacy of treatments of venous ulcers and on prevention of ulcer recurrence. Perspect Vasc Surg Endovasc Ther. December 2009;21(4):259–268.

第 26 章　重度慢性静脉功能不全患者的静脉瓣膜重建

Venous valve reconstructions in patients with severe chronic venous insufficiency

Oscar Maleti　Marzia Lugli　Michel Perrin　著

一、相关术语

慢性静脉功能不全（CVI）是一个术语，用来定义下肢静脉系统功能障碍严重的临床表现。根据临床、病因、解剖和病理生理学（CEAP）分类[1, 2]，CVI 的诊断是基于检测临床症状，如水肿（C3），皮肤色素沉着（C4a），营养性皮肤变化和皮下组织变化（C4b）和静脉性溃疡已愈合（C5）或活动性溃疡（C6），并结合超声或放射学证明静脉功能不全做出的。静脉性溃疡令人痛苦，是致残性的 CVI 征象，其管理对于患者和社会来说都是昂贵的[3, 4]。由于描述深静脉疾病血流动力学的术语经常被不一致地使用，我们根据静脉术语表中的一组定义开始[5]（表 26-1）。

深静脉回流可由不同的病因引起，起源于各种解剖病变或异常。瓣膜修复很少用于治疗浅静脉反流。在保守治疗（医用加压，生活方式改变，静脉活性药物）失败后，或在技术上应该能成功治疗深静脉阻塞或浅静脉反流的患者反应不佳时，治疗深静脉反流的瓣膜修复手术才有适应证。在治疗深静脉回流之前，支架置入术对于近端梗阻的静脉是至关重要的，因为支架置入术可使 68%～80% 的病例溃疡长期愈合[6, 7]。浅静脉和穿通支静脉功能不全通常采用经皮消融治疗，无须事先进行深静脉反流治疗就可以取得良好的效果，不过 30%～50% 的病例会观察到溃疡复发[8]。

"超负荷理论"认为长期明显的浅静脉功能不全可以导致功能性深静脉瓣膜功能不全[9]，这解释了为何浅静脉消融术后深静脉系统可能暂时恢复其功能。然而，这种可逆性并不总是发生，可能是由于先天性瓣膜异常的伴随存在，如瓣尖不对称，在这种情况下，需要直接修复瓣膜[9]。

表 26-1　术语定义表

术　语	定　义
静脉阻塞	血流动力学概念：静脉闭塞或闭锁引起
静脉闭塞	解剖学概念：血栓后病变、外在压迫、静脉壁病变相关的静脉管腔变窄
静脉梗塞	解剖学概念：静脉闭塞术包含的所有病变和急性静脉血栓形成导致的静脉管腔的完全闭塞

二、深静脉反流的病因学

瓣膜功能障碍有三种主要病因。原发性（CEAP-Ep）[10]、继发性（CEAP-Es）瓣膜功能障碍［此时瓣膜被破坏或损坏，与 DVT 形成相关和先天性（CEAP-Ec）瓣膜功能不全，后者包含瓣膜萎缩或完全缺失（Ec）瓣膜］。瓣膜损伤或破坏（CEAP-Es）是最为常见的瓣膜功能障碍的病因，其次是瓣膜功能不全（CEAP-Ep），先天性瓣膜缺如（CEAP-Ec）（无瓣膜）是罕见的[11]。瓣膜损伤的主要原因是 DVT，可导致血栓形成后综合征（PTS）。在 DVT 再通阶段，炎症导致纤维化，后者导致或多或少瓣膜尖端的破坏。

三、血流动力学评估和诊断

在 40%～70% 的患者中，共存的反流和阻塞病变使得血流动力学评估困难[12-14]。瓣膜生理功能缺失会直接引起反流[14]。不过，反流的主要机制是在步行期间通常产生在小腿的体积和压力梯度的缺失。这增加了残余血液容量，从而造成微循环功能障碍，并导致微循环静脉高压。所有涉及的静脉系统都造成了增加此残余容量。因此，纠正浅静脉和（或）穿通支静脉反流可以通过恢复静脉泵的效率来改善血流动力学条件。相反，忽略浅静脉或伴行静脉仅仅通过深静脉重建的轴向功能重建不能纠正由反流引起的血流动力学损害[15-18]。

病史询问和体格检查对于排除其他疾病的存在至关重要。CVI 的临床诊断需要进行一个完整的静脉多普勒检查[1, 19, 20]。多普勒评估提供了病因学分类的形态学信息：血栓后腔壁改变、腔闭塞或梗塞、静脉受压、双管腔、瓣膜增厚和瓣膜损伤等。多普勒评估还可提供轴向和节段性反流的血流动力学信息。此外，评估还可提供有关近端梗阻以及股静脉和腘静脉阻塞的信息。

然而，如果在有 CVI 征象的患者中没有通过多普勒评估检测到静脉反流或其他病理表现，则应遵循下述诊断方案，因为这些患者有可能存在深静脉异常需要矫正。同样的检测方案也适用于当浅静脉反流经正确治疗而没有临床改善时（图 26-1）。CVI 评估的诊断方案如图 26-2 所示。

空气体积描记法（动态和闭塞体积描记法）可以用来量化深静脉瓣膜重建前后深静脉功能不全的影响。空气体积描记法通过静脉充盈指数（VFI）（异常>2ml/s）和残余容积分数（RVF）（异常>35%）提供静脉功能不全的定量评估，后者与动态静脉压测量具有线性相关性。空气体积描记术是评估肌肉泵功能的关键[21]。射血分数（EF）（异常<60%）与小腿肌肉泵效率相关，这是深静脉重建后获得良好效果的关键因素。

顺行和逆行经股静脉造影用于确定深静脉解剖，反流范围[22]，股深静脉功能，以及髂静脉闭塞或梗塞的范围[23]。补充性检测包括血管内超声（IVUS），X 射线 CT，MRI 和微循环评估。IVUS 是确诊和正确评判腹股沟以上闭塞性病变的金标准[24]。MRI 和 CT 最常用于评估近端静脉闭塞，特别是在检测外源性压迫方面[19]。通过激光多普勒和（或）毛细血管镜进行的微循环评估提供了关于组织损伤严重程度的进一步信息。

四、深静脉反流手术的适应证

当 CVI 没有通过保守治疗或治疗浅静脉反流的手段得到改善时，建议采用全面的检测方案，特别是在年轻患者中。深静脉系统反流矫正的手术指征在两组患者要区分明确：有和没有明确的近端梗阻（髂外静脉和髂总静脉，腔静脉）。图 26-3 显示了明确了的近端闭塞导致梗阻患者的治疗方案。当梗阻矫正后效果不佳，伴有肌泵改善失败或 RVF 和 VFI 增加时，应考虑进行深静脉回流矫正。在无近端梗阻的有条件进行深静脉手术患者中，图 26-4 中的流程可以使用。纠正深静脉反流的手术方式选择要基于每个病例的病因和病理。

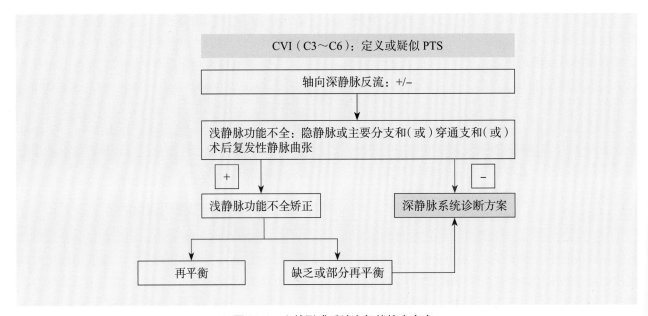

▲ 图 26-1　血栓形成后综合征的检查方案

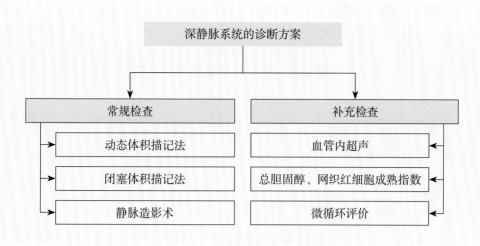

▲ 图 26-2　深静脉系统的检查方案

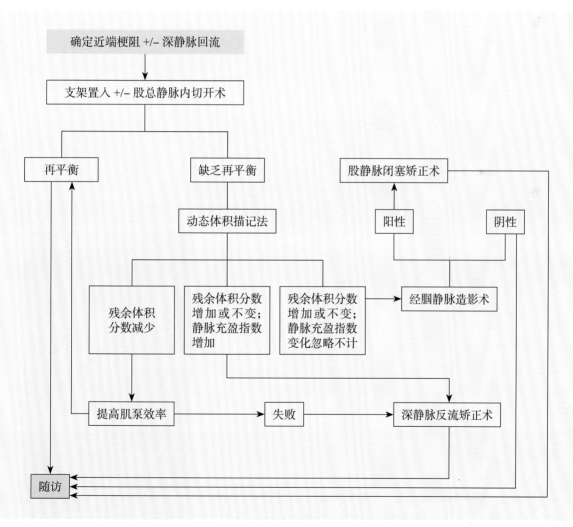

▲ 图 26-3　伴近端梗阻的血栓形成后综合征治疗流程

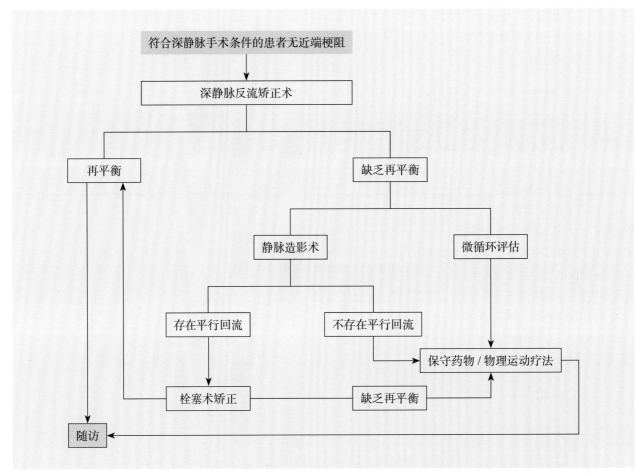

▲ 图 26-4　无近端梗阻的血栓形成后综合征治疗流程

五、手术技巧

静脉切开瓣膜成形术

静脉切开瓣膜成形术，由 Kistner 在 1968 年提出[25]，代表了纠正与瓣膜功能障碍相关的反流的首选干预措施。功能不全可能是由于瓣膜尖端的多种变化，主要是瓣膜尖端延长和不对称（图 26-5），在瓣膜关闭阶段不能充分黏附在一起，从而导致反流。该技术包含充分纵向静脉切开，以充分显露瓣膜尖端，然后将之用 6/0 或 7/0 Prolene 线间断缝合。随后几种改良方法出现，包括 Raju 的瓣膜汇合点以上静脉横向切开[26]、Sottiurai 的混合 T 形静脉切开[27]、Tripathi 的内部"活板门"静脉切开方法[28]。

此后，提出了另一种技术，其应用管腔外经管壁跨瓣膜汇合点缝线进行瓣膜成形术，而不进行静脉切开[29]。这种技术的前提是能够清晰地识别瓣膜附着缘在管腔外壁的走行线，使用间断或连续缝合减少它们之间的角度[30]。此外，该技术可以使用或不使用血管镜辅助进行[31, 32]。另外，由于瓣窦减少

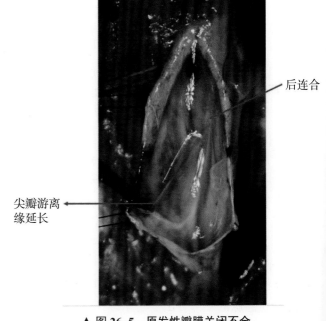

▲ 图 26-5　原发性瓣膜关闭不全

后连合

尖瓣游离缘延长

而造成狭窄和瓣膜功能障碍的风险，该技术仅适用于选定的病例，因为瓣窦是涉及正确关闭瓣膜游离缘的关键解剖结构。

六、瓣膜转位术

当一个有瓣膜的并行静脉邻近缺失瓣膜的主干静脉时，可以通过游离失功静脉并将其吻合到邻近有功能瓣膜的静脉远端来进行转位[33]。当股深静脉末端有功能良好瓣膜时，可以进行这个操作。或者当大隐静脉近端瓣膜功能正常时也可以使用。当使用股深静脉分支进行侧对端吻合时，需要仔细评估供体和受体的口径，以避免随后的受体扩张，这容易导致瓣膜过早地发生功能不全。从血流动力学的角度来看，当使用大隐静脉时，解剖延长的隐静脉的近端支流，并将隐静脉插入筋膜下区域吻合更有利，在那里它将与股深静脉汇合处以远的股浅静脉端对端吻合。只有大约 20% 的 PTS 患者可以使用转位术。

七、瓣膜移植术

瓣膜移植是将包含有功能的瓣膜的一段自体静脉插入无瓣膜功能的腘股静脉轴[34]。供体静脉通常是腋静脉，很少是对侧股静脉或大、小隐静脉的一部分。在股静脉或腘静脉水平插入带瓣膜的节段，并应用两次间断缝合以保持静脉口径的一致性。如果腋静脉功能不全，可以用瓣膜成形术修复后移植[35]。

八、新型瓣膜

尽管多次尝试，异种移植物和同种异体移植物用于治疗深静脉反流尚未成功，其失败原因尚不清楚。因此，我们聚焦在静脉自体组织的使用方面[30, 36, 37]。在 PTS 患者中，可以应用瓣膜转位或移植等技术。然而，在大多数情况下，在技术上不可能纠正反流。新型瓣膜的研制，虽然是非标准化和困难的技术，但是可以解决这个问题。新型瓣膜可以是一种通过使用血栓后静脉壁的纤维化增厚部分创建静脉管壁活瓣的方式获得抗反流机制[38]（图 26-6）。新瓣膜由一个或两个相反的活瓣组成，用于模仿瓣膜。PTS 患者的纤维化通常是不对称的，因此只在静脉的一部分出现增厚，故而建立一个单叶瓣更加容易[39, 40]。

随后又出现了新型瓣膜的改良模式[41, 42]。尽管如此，阐明新型瓣膜的作用机制是至关重要的。新

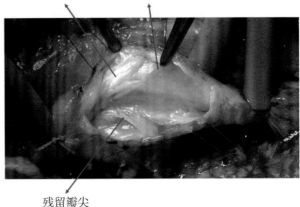

血管壁增厚　　血管壁层分离获得皮瓣，用于创建新的内膜瓣

残留瓣尖

▲ 图 26-6　继发性瓣膜功能不全

型瓣膜不会降低行走压力或静水压力。这些参数只能通过对有单轴反流且无并行反流的原发性 CVI 患者进行 Kistner 瓣膜成形术来减少。然而，当新型瓣膜不是 100% 有效时，在有并行反流的 PTS 患者中，静水压力的降低是不可能的。

由于新型瓣膜的使用产生了与静脉压无关的良好临床结果[39]，这种瓣膜可能有不同的作用机制。血流动力学研究表明，血栓形成后肢体的基本参数是静脉系统内的血容量。当这个容量不会因为肌肉收缩（残余容量）而减少时，CVI 的症状和体征就会随之而来。

深静脉轴向反流阻止了由外在肌肉压迫引起的排空，这决定了产生微循环高压的前提。回流量减少允许静脉系统部分排空自身，并促使其他治疗方式更有效，如压迫治疗。事实上，在新型瓣膜产生之前，当患者站起来开始行走时，静脉系统会立即充满血液。因此，在新型瓣膜产生后，静脉系统容积需要一段时间才能达到平台，这使得静脉系统容积仍然低于静脉系统完全充盈的容积。通过这种机制，新型瓣膜改善了 PTS 的症状和体征。

九、套袖手术

当外部套袖放置在瓣膜位置处的静脉周围时[43]，套袖减小静脉周长刚好足以恢复瓣膜功能。套袖可以是由合成（涤纶、PTFE）或生物（牛心包）材料制成，使用间断缝线固定在静脉壁上。通过在瓣膜部位周围施加螺旋可以实现相同的目标[44]。聚酯带可以应用于腘静脉端，减少静脉周长 1/3[45]。通常，远端静脉高压可以补偿周长的减少。因此，有必要

评估套袖带来的整个血流动力学变化，而不仅仅是消除反流。在没有合格瓣膜的节段（PTS 或瓣膜缺失）上使用套袖会形成一个狭窄点，当液体流经导管 / 管道的狭窄部分时，由于流体静压降低，从而减少回流。通过狭窄处的流速增加与压力下降相平衡，压力下降可作为抽吸机制（Venturi 效应）。实际上，这种假定的作用只是理论上的，因为狭窄点的形成会导致阻力增加，会对肢体的累积血流动力学产生负面影响。

十、结果

深静脉反流手术的结果必须根据病因加以区分。

对于原发性深静脉回流患者，首选的手术方法是瓣膜成形术。一些系列手术 [9, 18, 46-53] 的结果见表 26-2。

一般来说，瓣膜成形术的成功率超过 70%，其依据是溃疡不再复发，5 年以上的血流动力学参数得到改善。腔外瓣膜成形术（经瓣尖和经汇合点）并未有显示出与静脉切开瓣膜成形术的效果。除 Lane

等 [43] 的系列研究报道了令人满意的结果外，使用套袖带戒术的系列研究显示仅在短期随访中效果令人满意 [54]。

对于继发性病因导致的深静脉反流（PTS），瓣膜成形术很少适用，其有效率也很低（表 26-3 至表 26-5）。这是因为整个静脉系统都缺少了功能完备的瓣膜，并伴有或多或少与闭塞有关的并行反流。在我们治疗的 PTS 患者中，大约 50% 的病例在 5 年多的时间里取得了良好的治疗效果，但临床和血流动力学结果之间的相关性较差。

由于复发性静脉曲张或穿通支静脉功能不全导致新的浅静脉反流，以及深部瓣膜手术效果的恶化，PTS 患者的临床效果会随着时间的推移而恶化。血流动力学必须通过仔细的随访对这些因素进行评估。此外，在 PTS 患者中，反流修复手术很少能降低行走时的静水压。由于它是基于其他参数的改善，如残余容积的减少。因此，PTS 患者在接受反流手术后应充分加强肌肉泵功能，并使用弹性加压治疗，即使加压的效果低于手术前的效果。

表 26-2　静脉切开瓣膜成形术						
作者，年份	患肢数量（修复的瓣膜数量）	病因	随访月数（平均）	溃疡复发或溃疡不愈合（%）	血流动力学结果	
		原发性深静脉瓣膜功能不全 / 所有其他病因			合格瓣膜（%）	□动态静脉压（AVP） ■静脉再灌注时间（VRT）
Ferris, Kistner, 1982 [46]	32		12～156（72）	6/32	16/22	7/8
Eriksson, 1988 [47]	27	27/27	（49）	/	19/27（70）	□↗81%（平均） ■↗50%（平均）
Masuda, 1994 [48]	32	27/32	48～252（127）	9～32（28）	24/31（77）	□↗81%（平均） ■↗56%（平均）
Raju, 1996 [18]	68（71）		12～144	16/68（26）	30/71（42）	/
Sottiurai, 1996 [49]	143		9～168（81）	9/42（21）	107/143（75）	/
Lurie, 1997 [50]	49		36～108（74）	18/49		
Perrin, 2000 [51]	85（94）	65/85	12～96（58）	10/35（29）	72/94（77）	■正常化63%（平均）
Tripathi, 2004 [52]	90（144）	102/102	（24）	29/90（23.3）	115/144（79.8）	/
Lehtola, 2008 [53]	12	5/12	24～78	/	/	/
Maleti, 2017 [9]	13	13/13	（40）	1/13	13/13	12/13

表 26-3　转位术结果

作者，年份	接受治疗的肢体数量	病因 血栓形成后综合征 / 所有其他病因	随访月数（平均）	溃疡复发或溃疡不愈合（%）	血流动力学结果	
					合格瓣膜（%）	□动态静脉压（AVP） ■静脉再灌注时间（VRT）
Johnson，1981[55]	12	12/12	12	4/12（33）	/	□ 无变化 ■ 无变化
Masuda-Kistner，1994[48]	14	/	48～252	7/14（50）	10/13（77）	□ ↗70%（平均） ■ ↗70%（平均）
Sottiurai，1996[49]	20	/	9～149	9/16（56）	8/20（40）	/
Cardon，1999[56]	16	16/16	24～120	4/9（44）	12/16（75）	
Perrin，2000[51]	17	16/17	12～168	2/8（25）	9/17（53）	
Lehtola，2008[53]	14	12/14	24～78	/	（43）	

表 26-4　瓣膜移植结果

作者，年份	接受治疗的肢体数量	部　位	病因 血栓形成后综合征 / 所有其他病因	随访月数（平均）	溃疡复发或溃疡不愈合（%）	血流动力学结果	
						合格瓣膜（%）	□动态静脉压（AVP） ■静脉再灌注时间（VRT）
Taheri，1982[57]	71	F，P	/	/	1/18（6）	28/31（90）	□ ↗15%（平均）
Eriksson，1988[47]	35	F，P	35/35	6～60	/	11/35（31）	■ 无变化
Nash，1988[58]	25	P	25/25	/	3/17（18）	18/23（77）	□ ↗18%（平均）
Bry，1995[59]	15	P	/	15/132	3/14（21）	7/8（87）	□ 无变化 ■ 无变化
Mackiewicz，1995[60]	18	F		43/69	5/14（36）	/	■ 改善
Sottiurai，1996[49]	18	F，P	/	7～144	6/9（67）	6/18（33）	/
Raju，1996[18]	54	F		12～180	/	16/44（36）	
Raju，1999[61]	83	F，P，T	83/83	12～180	（40）6 年余	（38）4 年余	□ 无变化
Perrin，2000[51]	32	F	31/32	12～124（66）	9/22（41）	8/32（25）	■ ↗19%（平均）
Tripathi，2004[52]	35	F，P	35/35	（24）	（45）	（41）	/
Lehtola，2008[53]	29	F，P	25/29	24～78（54）	/	（16）	

（续表）

作者，年份	接受治疗的肢体数量	部 位	病因血栓形成后综合征 / 所有其他病因	随访月数（平均）	溃疡复发或溃疡不愈合（%）	血流动力学结果	
						合格瓣膜（%）	□动态静脉压（AVP） ■静脉再灌注时间（VRT）
Rosales，2008[47]	22 包括 2 个双侧转位术.转位术 + 其他手术	F，P	22/22	6～108	/	大隐静脉转位术 14/26，动静脉转位术 3/6	/
Kabbani，2011[47]	19	FC，P，GSV	12/18	（37）	6/8（80）	8/19（42）	

F. 股静脉；FC. 股总静脉；P. 腘静脉；T. 胫骨（后）静脉

表 26-5 新型瓣膜术结果

作者，年份	技 术	肢体数量	病因血栓形成后综合征 / 所有其他病因	随访月数（平均）	溃疡复发或溃疡不愈合（%）	血流动力学结果	
						合格瓣膜（%）	□动态静脉压（AVP） ■静脉再灌注时间（VRT）
Plagnol，1999[36]	二叶新瓣膜	44	44/44	6～47（17）	3/32（17）	38/44（86）	
Opie，2008[42]	单叶新瓣膜	14	/	（48）	0/6	13/14（92）	
Maleti，2009[39]	单叶或二叶新瓣膜	19+21=40	36/40	2～78（28.5）	7/40（17）	13/19（68）21/21（100）	75% 静脉再充盈时间改善

结论

由于所涉及的技术难度和下肢血流动力学的复杂性，建立瓣膜功能机制仍然是一项外科挑战。在大多数情况下，手术可以改善受 PTS 影响肢体的血流动力学，但只有通过密切随访和采取额外的治疗措施，才能保持手术效果。尽管如此，深静脉系统手术在行业内具高竞争力的中心是安全的，必要时还是应开展深静脉系统手术。在进行反流手术时，应同时考虑治疗阻塞成分和影响浅静脉系统的病变。根据溃疡在普通人群中的发病率，尽管浅静脉和穿通支静脉以及支架介入治疗的成功率很高，但仍有相当多的患者有可能从深静脉瓣膜重建中获益，因此需要建立相当数量的深静脉瓣膜重建中心。

参考文献

[1] Eklöf B, Bergan JJ, Carpentier PH, et al. For the American venous forum's international Ad Hoc committee for revision of the CEAP classification. Revision of the CEAP classification for chronic venous disorders. A consensus statement. J Vasc Surg. 2004;40:1248–1252.

[2] Lurie F, Passman M, Meisner M, et al. The 2020 update of the CEAP classification system and reporting standards. J Vasc Surg: Venous and Lym Dis. 2020;8:342–352.

[3] Criqui MH, Jamosmos M, Fronek A, et al. Chronic venous disease in an ethnically diverse population: the San Diego Population Study. Am J Epidemiol. 2003;158:448–456.

[4] Rabe E, Guex JJ, Puskas A, Scuderi A, Quesada F, Coordinators VCP. Epidemiology of chronic venous disorders in geographically diverse populations: results from the Vein Consult Program. Int Angiol. 2012;31:105–115.

[5] Perrin M, Eklof B, Maleti O. The Vein Glossary. Goussainville:

JPA Imprimeurs; 2018.

[6] Raju S, Owen S, Neglen P. The clinical impact of iliac venous stents in the management of chronic venous insufficiency. J Vasc Surg. 2002;35:8–15.

[7] Williams ZF, Dillavou ED. A systematic review of venous stents for iliac and venacaval occlusive disease. J Vasc Surg: Venous and Lym Dis. 2020;8:145–153.

[8] Montminy ML, Jayaraj A, Raju S. A systematic review of the efficacy and limitations of venous intervention in stasis ulceration. J Vasc Surg: Venous and Lym Dis. 2018;6:376–389.

[9] Maleti O, Lugli M, Perrin M. After superficial ablation for superficial reflux associated with primary deep axial reflux, can variable outcomes be caused by deep venous valve anomalies? Eur J Vasc Endovasc Surg. 2017;53:229–236.

[10] Kistner RL, Eklof B. Classification and etiology of chronic venous disease. In: Gloviczki P, ed. Handbook of Venous and Lymphatic Disorders. 4th ed. Boca Raton, FL: CRC Press, Taylor & Francis Group; 2017:39–49.

[11] Plate G, Brudin L, Eklof B, Jensen R, Ohlin P. Physiologic and therapeutic aspects in congenital vein valve aplasia of the lower limb. Ann Surg. 1983;198(2):229–233.

[12] Raju S, Fredericks RK, Hudson CA, et al. Venous valve station changes in "primary" and postthrombotic reflux: an analysis of 149 cases. Ann Vasc Surg. 2000;14:193–199.

[13] O'Donnell TF. Chronic venous insufficiency: an overview of epidemiology, classification and anatomic considerations. Semin Vasc Surg. 1988;1:60–65.

[14] Danielsson G, Arfvidsson B, Eklöf B, Kistner RL, Masuda EM, Sato DT. Reflux from thigh to calf, the major pathology in chronic venous ulcer disease: surgery indicated in the majority of patients. Vasc Endovasc Surg. 2004;38:209–219.

[15] Eriksson I, Almgren B. Influence of the profunda femoris vein on venous hemodynamics of the limb. Experience from thirty-one deep vein valve reconstructions. J Vasc Surg. 1986;4:390–395.

[16] Raju S, Fountain T, Neglen P, Devidas M. Axial transformation of the profunda femoris. J Vasc Surg. 1998;27:651–659.

[17] O'Donnell Jr TF, Mackey WC, Shepard AD, Callow AD. Clinical, hemodynamic and anatomic follow-up of direct venous reconstruction. Arch Surg. 1987;122:474–482.

[18] Raju S, Fredericks RK, Neglen P, Bass D. Durability of venous valve reconstrcution techniques for primary and postthrombotic reflux. J Vasc Surg. 1996;23:357–367.

[19] O'Donnell Jr TF, Passman MA, Marston WA, et al. Management of venous leg ulcers: clinical practice guidelines of the Society for Vascular Surgery and the American Venous Forum. J Vasc Surg. 2014;60: 3S–59S.

[20] Gloviczki P, Comerota AJ, Dalsing MC, et al. The care of patients with varicose veins and associated chronic venous disease: clinical practise guidelines of the Society for Vascular Surgery and the American Venous Forum. J Vasc Surg. 2011;53:2S–48S.

[21] Araki CT, Back TL, Pagberg FT, et al. The significance of calf muscle function in venous ulceration. J Vasc Surg. 1994;20:872–879.

[22] Kistner RL, Ferris EB, Raudhawa G, Kamida C. A method of performing descending venography. J Vasc Surg. 1986;4:464–468.

[23] Neglen P, Raju S. Proximal lower extremity chronic venous outflow obstruction: recognition and treatment. Semin Vasc Surg. 2002;15:57–64.

[24] Lugli M. IVUS. In: Guex JJ. Ultrasons et Phlébologie. Les Éditions Phlébologiques Françaises Ed. 2016. Cap. 20.

[25] Kistner RL. Surgical repair of a venous valve. Straub Clin Proc. 1968;24:41–43.

[26] Raju S. Venous insufficiency of the lower limb and stasis ulceration. Changing concepts and management. Ann Surg. 1983;197:688–697.

[27] Sottiurai VS. Technique in direct venous valvuloplasty. J Vasc Surg. 1988;8:646–648.

[28] Tripathi R, Ktenedis KD. Trapdoor internal valvuloplasty-a new technique for primary deep vein valvular incompetence. Eur J Vasc Endovasc Surg. 2001;22:86–89.

[29] Kistner RL. Surgical technique of external venous valve repair. Straub Found Proc. 1990;55:15–16.

[30] Raju S, Hardy JD. Technical options in venous valve reconstruction. Am J Surg. 1997;173(4):301–307.

[31] Nishibe T, Kudo F, Miyazaki K, et al. Intermediate-term results of angioscopy-assisted anterior valve sinus plication for primary deep venous insufficiency. J Cardiovasc Surg. 2007;48:21–25.

[32] Gloviczki P, Merrell SW, Bower TC. Femoral vein valve repair under direct vision without venotomy: a modified technique with use of angioscopy. J Vasc Surg. 1991;14:645–648.

[33] Kistner RL. Transposition techniques. In: Bergan JJ, Kistner RL, eds. Atlas of Venous Surgery. Philadelphia: W.B. Saunders; 1992:153–156.

[34] Taheri SA, Lazar L, Elias SM, Marchand P. Vein valve transplant. Surgery. 1982;91:28–33.

[35] Raju S, Fredericks R. Valve reconstruction procedures for nonobstructive venous insufficiency: rationale, techniques, and results in 107 procedures with two- to eight- year follow-up. J Vasc Surg. 1988;7: 301–310.

[36] Plagnol P, Ciostek P, Grimaud JP, Prokopowicz SC. Autogenous valve reconstruction technique for post-thrombotic reflux. Ann Vasc Surg. 1999;13:339–342.

[37] Maleti O. Venous valvular reconstruction in post-thrombotic syndrome. A new technique. J Mal Vasc. 2002;27:218–221.

[38] Maleti O, Lugli M. Neovalve construction in postthrombotic syndrome. J Vasc Surg. 2006;43(4): 794–799.

[39] Lugli M, Guerzoni S, Garofalo M, Smedile G, Maleti O. Neovalve construction in deep venous incompetence. J Vasc Surg. 2009;49(1):156–162.

[40] Maleti O, Perrin M. Reconstructive surgery for deep vein reflux in the lower limbs: techniques, results and indications. Eur J Vasc Endovasc Surg. 2011;41:837–848.

[41] Corcos L, Peruzzi G, Procacci T, Spina T, Cavina C, De Anna D. A new autologous venous valve by intimal flap. One case report. Minerva Cardioangiol. 2003;51:395–404.

[42] Opie JC. Monocusp-novel common femoral vein monocusp surgery uncorrectable chronic venous insufficiency with aplastic/dysplastic valves. Phlebology. 2008;23:158–171.

[43] Lane RJ, Cuzzilla ML, McMahon CG. Intermediate to long-term results of repairing incompetent multiple deep venous valves using external stenting. Aust N Z J Surg. 2003;73:267–274.

[44] Makhatilov G, Askerkhanov G, Kazakmurzaev MA, Ismailov I. Endoscopically directed external support of femoral vein valves. J Vasc Surg. 2009;49:676–680.

[45] Ma T, Fu W, Ma J. Popliteal vein external banding at the valve-

free segment to treat severe chronic venous insufficiency. J Vasc Surg. 2016;64:438–445.

[46] Ferris EB, Kistner RL. Femoral vein reconstruction in the management of chronic venous insufficiency. A 14–year experience. Arch Surg. 1982;117:1571–1579.

[47] Eriksson I, Almgren B. Surgical reconstruction of incompetent deep vein valves. J Med Sci. 1988;93: 139–143.

[48] Masuda EM, Kistner RL. Long-term results of venous valve reconstruction: a four-to-twenty-one-year follow-up. J Vasc Surg. 1994;19:391–403.

[49] Sottiurai VS. Current surgical approaches to venous hypertension and valvular reflux. J Int Angiol. 1996; 5:49–54.

[50] Lurie F, Makarova NP, Hmelnicher SM, et al. Results of deep-vein reconstruction. Vasc Surg. 1997;31: 275–276.

[51] Perrin M. Reconstructive surgery for deep venous reflux: a report on 144 cases. Cardiovasc Surg. 2000;8: 246–255.

[52] Tripathi R, Sieunarine K, Abbas M, Durrani N. Deep venous valve reconstruction for non-healing leg ulcers: techniques and results. Aust N Z J Surg. 2004;74:34–39.

[53] Lehtola A, Oinonen A, Sugano N, Alback A, Lepantalo M. Deep venous reconstructions:long- term outcome in patients with primary or post- thrombotic deep venous incompetence. Eur J Vasc Endovasc Surg. 2008;35:487–493.

[54] Wang SM, Hu ZJ, Li SQ, Huang XL, Ye CS. Effect of external valvuloplasty of the deep vein in the treatment of chronic venous insufficiency of the lower extremity. J Vasc Surg. 2006;44:1296–1300.

[55] Johnson ND, Queral LA, Flinn WR, Yao JS, Bergan JJ. Late objective assessment of venous value surgery. Arch Surg. 1981;116:1461–1466.

[56] Cardon JM, Cardon A, Joyeux A, et al. Use of ipsilateral greater saphenous vein as a valved transplant in management of post-thrombotic deep venous insufficiency: long-term results. Ann Vasc Surg. 1999;13: 284–289.

[57] Taheri SA, Lazar L, Elias S. Status of vein transplant after 12 months. Arch Surg. 1982;117:1313–1317.

[58] Nash T. Long-term results of vein valve transplants placed in the popliteal vein for intractable postphlebitic venous ulcers and pre-ulcer skin changes. J Cardiovasc Surg. 1988;29:712–716.

[59] Bry JD, Muto PA, O'Donnell TF, Isaacson LA. The clinical and hemodynamic results after axillary-to-popliteal vein valve transplantation. J Vasc Surg. 1995;21:110–119.

[60] Mackiewicz Z, Molski S, Jundzill W, Stankiewicz W. Treatment of postphlebitic syndrome with valve transplantation: five year experience. Eurosurgery 1995. Bologna Monduzzi. 1999:305–310.

[61] Raju S, Neglen P, Doolittle J, Meydrech EF. Axillary vein transfer in trabeculated postthrombotic veins. J Vasc Surg. 1999;29:1050–1064.

[62] Rosales A, Jorgensen JJ, Slagsvold CE, Stranden E, Risum O, Kroese AJ. Venous valve reconstruction in patients with secondary chronic venous insufficiency. Eur J Vasc Endovasc Surg. 2008;36:466–472.

[63] Kabbani L, Escobar GA, Mansour F, Wakefield TW, Henke PK. Longevity and outcomes of axillary valve transplantation for severe lower extremity chronic venous insufficiency. Ann Vasc Surg. 2011;25: 496–501.

第五篇

![黑色背景标题框]

特别注意事项 / 特殊情况
Special considerations

第27章 游离组织移植保肢术治疗顽固性静脉性溃疡

Treatment of recalcitrant venous ulcers with free tissue transfer for limb salvage

Grant R. Darner   David A. Brown   著

一、伤口愈合重建技术

下肢静脉性溃疡（VLU）是慢性静脉功能不全最严重的后遗症，属于下肢开放性病变[1]。在静脉疾病存在的情况下，VLU 占全部腿部溃疡的60%~80%[2]。溃疡愈合缓慢且不可预测，仅60%的溃疡在12周内愈合，而愈合后3周内的复发率为75%[2]。VLU 通常发生在腿部的足靴区，溃疡全层组织缺损，周围是硬化的皮肤脂肪组织（LDS）（图27-1A 和 B）。

VLU 通常采用保守治疗，包括压迫治疗、伤口护理和药物干预[4]。虽然大多数患者都可以保守治疗，但仍有一部分患者效果不佳。所以就有必要通过有创或微创的手术，治疗潜在的静脉高压，比如静脉血管成形术、静脉支架置入术、静脉消融术、静脉旁路术、静脉结扎 / 剥脱术和静脉切除等[5]。对

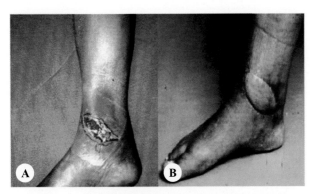

▲ 图27-1　A. 典型的下肢内侧下 1/3 处的静脉性溃疡外观。请注意 LDS 周围的区域，必须将其视为静脉性溃疡病理过程的一部分；B. 在切除静脉性溃疡周围 LDS 区域并用筋膜皮瓣覆盖后的静脉性溃疡外观

引自 Kovach SJ, Levin LS. Treatment of recalcitrant venous ulcers with free tissue transfer for limb salvage. *In: Venous Ulcers*; 2007:261-274.

于保守治疗和手术治疗失败的患者，复发和难治性静脉性溃疡可能会威胁到肢体的生存，此时应考虑采用重建技术。需要强调的是，上述治疗方法的顺序，部分原因是许多美国保险公司目前要求，而在考虑干预之前必须尝试压迫治疗[5]。

伤口闭合的重建技术可以由简到繁，这种层次递进模式通常被重建外科医生使用并称为重建阶梯。重建阶梯是按照递进原则选择最合适的方法来实现伤口闭合。在重建阶梯的最低阶段包括让伤口通过二期愈合、一期闭合和辅助负压伤口疗法（NPWT）来愈合。如前所述，通过二期愈合的愈合率很低，新的溃疡自发愈合的比例不到40%，对于能够愈合的溃疡，复发率达到75%[2]。在患者向整形外科医生求诊时，他们已经尝试了长时间的通过二期愈合进行治疗，同时接受了传统疗法。在这一人群中一期闭合很少，因为静脉淤积性溃疡往往太大，无法一期闭合，一期闭合并不能解决潜在的病理问题，而且溃疡和病变组织切除导致的缺损显著增加了需要重建区域的面积。NPWT 是指连续或间歇性地向创面施加次大气压力的伤口敷料系统。人们认为NPWT 可以通过加速血管生成、增加有益的生长因子、减少伤口渗出、降低细菌浓度和产生促愈合的机械力来促进愈合[6]。目前的数据表明，在治疗持续了6个月以上的静脉性溃疡时，NPWT 可能比传统的伤口护理技术能更有效地缩短完全愈合的时间。然而，也有研究表明，对于 VLU 患者，与常规伤口护理技术相比，NPWT 在降低溃疡复发的中位时间或速率方面可能并没有优势[7]（见第14章）。

在重建阶梯上更高一级的是皮肤移植。对于VLU 患者，皮肤移植的成功率有限，因为慢性静脉性溃疡的创面基底比较差，不能提供植皮成活所需

的浸润和血管生长。已经证明，皮肤微循环存在不利于皮肤移植愈合的病理性改变[8]。根据 2013 年 Cochrane 的一篇综述，没有足够的证据表明自体移植或同种异体移植治疗 VLU 的有效性。然而，现有的一些证据表明，与简单的压力敷料相比，使用压力的双层组织工程皮肤替代增加了 VLU 的愈合率[9]。

局部皮瓣代表了重建阶梯的下一个阶段。在小腿的远端 1/3，局部瓣膜的使用受到了严重的限制，其中最常使用的是逆向腓肠肌皮瓣和螺旋桨状皮瓣。更重要的是，可用于重建的局部组织通常是受累硬化的，这就限制了皮瓣的活动性和用途。关于使用局部皮瓣覆盖 VLU 的数据极其稀少，仅作为一个系列研究的一部分，有 3 例患者通过带蒂比目鱼肌皮瓣进行覆盖[10]，在这个系列研究中，局部皮瓣的复发率与游离皮瓣相当。此研究作者得出结论，带蒂比目鱼肌皮瓣是一种简单和安全的方法，可以在缺损不是很大时使用。

游离组织移植是目前最复杂的重建策略，它是一种非常有价值的下肢软组织重建手段[11]。在所有游离皮瓣失败的原因中，静脉血栓形成是主要的病因[12]。因此，肢体潜在的静脉病理是值得关注的。关于顽固性 VLU 的游离组织移植的文献很有限。然而，来自同行评议的研究（表 27-1），报道成功率在 90%～100%。游离组织转移覆盖静脉性溃疡的手术技术始于有限的病例报道[13-15]，现在已经成为一种临床有效的重建方法[10, 16-20]。

表 27-1 游离组织移植治疗顽固性溃疡已发表的文章研究					
研究文章	病例数 / 皮瓣数	皮瓣类型	皮瓣失败 [a]	复发 [b]	平均 F/U（年）
Dunn 等[16]	6/8	7 肩胛旁皮瓣	0/7	0/7	1.3
		1 前外侧大腿皮瓣	0/1	0/1	7.6
Weinzweig[17]	18/20	13 腹直肌皮瓣	0/13	0/12	2.7
		5 背阔肌皮瓣	0/5	0/5	2.6
		1 锯齿肌皮瓣	1/1	—	—
		1 股薄肌皮瓣	0/1	0/1	2.9
Steffe 等[18]	11/14	8 背阔肌皮瓣	1/8	7/7	5.6
		3 锯齿肌皮瓣	0/3	3/3	3.5
		1 锯齿筋膜	0/1	1/1	1.5
		1 肩胛旁皮瓣	0/1	1/1	—
		1 三角肌皮瓣	1/1	—	—
Kumins 等[19]	22/25	16 腹直肌皮瓣			
		5 背阔肌皮瓣			
		2 网膜	1/25	0/24	4.8
		1 股薄肌皮瓣			
		1 锯齿肌皮瓣			
Isenberg[20]	9/9	9 前臂桡侧皮瓣	0/9	0/9	3.2
Kawamura 等[10]	8/8	5 肩胛旁皮瓣	0/5	2/5	11.8
		3 背阔肌皮瓣	0/3	1/3	8

a. 皮瓣失败定义为全部皮瓣坏死；b. 复发定义为皮瓣区域内或皮瓣 / 伤口边缘复发溃疡

二、适应证和术前计划

当评估顽固性 VLU 患者是否能够进行游离组织移植时，首先要确保慢性溃疡的病因实际上是静脉功能不全[3]。正如在本文的其他章节中所提，静脉功能不全的诊断可以通过体格检查和静脉多普勒超声来证明静脉反流的存在[21]。选择进行游离组织移植的患者通常是那些经过长期的保守治疗失败的病例。而且，这些患者通常也已经进行了手术干预以纠正他们的静脉高压，并可能之前也曾尝试通过切除溃疡和植皮等方法来闭合创面。理想情况下，患者应该没有那些可能使大的手术复杂化的风险因素和潜在的并发症。大多数游离皮瓣手术所需的全身麻醉时间都在 4～8h，所以，对所有患者进行非常细致的心血管风险评估就非常必要。围术期发生重大不良心血管事件风险显著升高的患者应当被排除。一旦伤口进展到要考虑游离皮瓣移植了，应当告知患者保肢与截肢的风险 / 获益。如果患者有可以纠正的危险因素，如吸烟、控制不良的糖尿病和营养不良，手术应推迟，直到这些危险因素得到解决和纠正。此外，还应向患者说明皮瓣损伤需要返回手术室的可能性，这在此类患者中可能高达 15%。皮瓣缺失也可能发生，这将导致再次尝试游离组织转移、次优的重建尝试或截肢。

游离组织移植需要合适的流入和流出血管进行微血管吻合。在许多情况下，这些血管的存在或质量决定了手术是否可以安全地进行。由于部分患者存在静脉淤滞、外周动脉疾病和（或）糖尿病，下肢动脉可能发生钙化和（或）闭塞。对于怀疑存在解剖异常或血管病变的患者，应强烈考虑术前行 CT 血管造影或周围血管造影。最近，一项回顾性研究纳入了 57 例慢性有截肢风险的下肢创伤患者，他们接受了下肢动脉造影和 59 例次游离皮瓣手术[22]。其中 67.8% 的患者出现血管造影异常，27.5% 的患者需要血管内干预。15.3% 的患者发现了以前未知的狭窄 / 闭塞，而新诊断出周围血管疾病。作者使用动脉造影结果来指导皮瓣受体血管的选择，并报道了皮瓣的存活率为 98.3%，其中 10.2% 的患者进展到截肢。本研究结果表明，术前下肢动脉造影在优化皮瓣受体血管选择、预防皮瓣失活、检测未知的动脉异常和允许直接的血管内干预方面是非常有用的。

此外，游离皮瓣移植成功与否也和静脉流出道密切相关，一般可以通过延长腿部抬高时间和严格遵循渐进性依赖重力或悬垂下肢的方案来实现。不同外科医生规定的严格腿部抬高时间不同，但通常为 7～14 天，然后是 4～6 周的卧床休息，期间下肢逐渐悬垂。即使只有一次早期较长时间的悬垂也会导致皮瓣静脉流出道内血栓形成，最终导致皮瓣移植失败。有严重压力损伤、血栓栓塞风险的患者，或那些不能配合完成腿部抬高和悬垂方案的患者，不应考虑使用下肢游离皮瓣。

三、皮瓣选择

在选择合适的游离皮瓣进行下肢静脉性溃疡（VLU）治疗时，有几个因素需要考虑，这些溃疡绝大多数位于腿的下 1/3。可供整形外科医生选择的游离皮瓣的种类与年俱增，现已报道的超过了 100 个供体部位[23]。如今，用于重建腿下部 1/3 区域的最常见的游离皮瓣有大腿前外侧皮瓣（ALT）、前臂桡骨皮瓣（RFF）、臂外侧皮瓣、腹直肌皮瓣（RAF）、股薄肌皮瓣（GF）和背阔肌皮瓣（LDF）[24]。

值得注意的是，游离皮瓣移植的作用不仅是软组织覆盖，而且还可以通过转移皮瓣静脉系统内的功能静脉瓣膜来改善静脉血流动力学。Watterson 等对 10 种不同肌肉中的静脉系统进行了解剖学研究，发现在所有肌肉中都存在微静脉瓣膜[25]。其他研究已经探讨了几种常见的游离皮瓣的静脉系统，如 RFF 和肩胛旁皮瓣，并证明这些静脉含有许多在解剖和组织学特性上与下肢静脉相似的瓣膜[16, 26, 27]。这些解剖学发现和报道的临床结果表明，任何类型的皮瓣可用于改善静脉血流动力学，在选择皮瓣时最重要的是，它有可能在切除溃疡和周围 LDS 组织后完全覆盖病损。

如果不能完全切除 LDS 组织并用健康组织覆盖所产生的缺损，剩余的 LDS 组织可能在未来导致新的溃疡（图 27-2）。更重要的是，在可见的溃疡下面有一个大面积的 LDS 组织，这需要更加广泛的清创，所以移植的皮瓣一定要比溃疡本身要更大一些，而事实上，几乎所有的溃疡复发病例都发生在皮瓣 / 伤口边缘，原因都是低估了必须切除的病变组织的范围[10, 18]。

患者必须有一个合适的供体组织来源来覆盖缺损。如上一节所述，每个游离皮瓣对供体部位的发病率都有独特的考虑因素。选择的皮瓣应避开之前

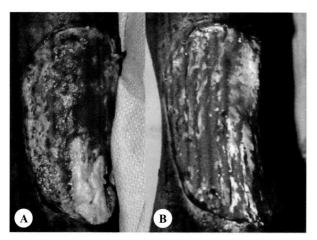

▲ 图 27-2　**A.** 清创前的静脉性溃疡。如果可能的话，必须清除 LDS 的所有区域。清创应包括深层筋膜，遇到的所有扩张静脉都应结扎；**B.** 根治性清创术后的创面

引自 Kovach SJ, Levin LS. Treatment of recalcitrant venous ulcers with free tissue transfer for limb salvage. *In: Venous Ulcers*; 2007:261-274.

手术过的区域，并尽量减少对功能的影响，同时不妨碍美观。例如，接受过上肢血液透析通路手术的患者不应考虑在这一侧的肢体进行 RFF 治疗，而接受过前腹壁疝修复手术的患者则不应选择 RAF。像 ALT 和 GF 这样从下肢获取的皮瓣，在存在明显的静脉淤滞、肥胖或大腿淋巴水肿的情况下会变得复杂，这些患者应重新考虑。还必须考虑重建后患者是否会依赖拐杖，如果是，应避免 LDF。另一种常见的情况是对肥胖患者的重建。由于 RAF 会导致腹壁薄弱，肥胖患者应尽量避免使用[28]。

四、手术技术

患者在手术台上的体位应能满足同时切除溃疡和 LDS 周围区域，并切取皮瓣，在组织移植前，溃疡和 LDS 应在止血带控制下被切除，包括游离筋膜。最重要的是切除所有的 LDS，否则患者将来可能需要额外的手术干预（图 27-2）。常用的供体血管包括胫后动脉和胫前动脉，分别应用于后侧 / 内侧和前侧的缺损。无论选择哪种皮瓣，都应遵循一般的显微外科原则。在慢性伤口群体中，游离组织移植往往很复杂，因为血运有限且受损，一些手术量大的团队已经采用了纵向切口端侧动脉吻合术作为常用一种手术方式，以减少内膜损伤[29]。在这种技术中，应将皮瓣动脉以 70° 的斜角准备好，使皮瓣获得最终的 20° 静止角。最终的切口长度应为皮瓣动

脉直径的 1/3，并在最少钙化区域（如果存在的话）进行。吻合应使用从内向外的方法进行，采用连续缝合。这种方法会将斑块固定在血管壁上，防止内膜剥离，并在吻合过程中允许最大视野[29]。静脉是以端端吻合方式与伴行静脉进行的。如果伴行静脉不够，则从对侧隐静脉或头静脉取合适的静脉移植物，向下连接到胭静脉。皮瓣在适当的拉伸下，用可吸收的缝合线与周围的皮肤进行缝合。过度尝试皮瓣植入很容易压迫低压静脉系统，因此应该使用可植入的 Cook-Swartz 多普勒探头（Cook Medical, Bloomington，New Jersey）在皮瓣植入期间进行实时反馈。如果使用肌肉皮瓣，应用中厚皮片移植进行覆盖，网格比例为 1.5～1。

五、术后护理

术后护理应根据个体情况进行个性化调整。一般而言，皮瓣监测应包括临床检查（颜色、温度、毛细血管充盈）和动脉和静脉系统的多普勒评估。皮瓣检查应在数天内以递减的频率定期进行。从术后第 5～7 天开始，患者可以开始逐渐悬垂的康复方案。一旦皮瓣在连续 45min 的重力依赖下稳定，患者可以安全出院。在 4～6 周，不允许长时间站立，此时应开始进行物理康复。如果使用肌肉皮瓣和皮肤移植，需要给予常规植皮护理。

六、讨论

Dunn 等[16] 在 1994 年首次发布了一系列成功进行游离组织移植的难治性静脉性溃疡患者的数据。包括了在 7 年期间对 6 名患者进行的 7 次肩胛旁皮瓣和一次前外侧大腿皮瓣手术。在之后随访的 24 个月中，无溃疡复发，无皮瓣失活，只有 2 例患者报告了轻微的伤口愈合问题。

Weinzweig 等[30] 报道了 18 例患者接受的 20 次游离肌瓣手术。与 Dunn 等相比，所有患者都进行了肌肉皮瓣手术，其中最常见的腹直肌皮瓣，其次是背阔肌皮瓣、然后是股薄肌皮瓣和锯齿肌皮瓣。有 2 例的皮瓣完全缺失，都是由于顽固性血管痉挛。5 例患者有部分植皮缺失，但平均随访 32.7 个月，无溃疡复发。

Steffe 等[18] 在 10 年期间报道了 11 名患者下肢的 14 次游离皮瓣手术。作者进行了 11 次肌肉皮瓣手术（8 次背阔肌，3 次锯齿肌）和 3 次筋膜皮瓣手

术（1次锯齿筋膜，1次肩胛旁，和1次三角肌皮肤皮瓣）。2例患者有部分皮瓣缺失，2例皮瓣缺失继发于静脉血栓形成。值得注意的是，在重建后1~72个月，100%的患者在皮瓣边缘出现新的溃疡。除了2个复发溃疡外，其余人都需要手术治疗，所有患者都需要进行皮肤移植，3例患者接受截肢手术。虽然本研究中不良结果的原因尚不清楚，但它很可能是继发于未完全切除受累的LDS区域。

Kumins 等[19] 报道了22名患者接受的25次游离皮瓣手术。这包括23次肌肉皮瓣（16次腹直肌、5次背阔肌、1次股薄肌和1次锯齿肌皮瓣）和同一个患者双侧溃疡中进行的2次大网膜皮瓣手术。所有患者之前均有移植失败，并有大面积的溃疡（平均237cm^2）。46%的患者暴露了肌腱、骨骼或关节。他们只报道了1次皮瓣失活继发于血管痉挛。7例患者经历了部分皮瓣或移植物的缺失，其中3例患者需要额外的手术。在成功的游离皮瓣患者中，平均随访58个月，在皮瓣覆盖的区域未发现溃疡。然而，3例患者在6~77个月后在同一肢体但在重建区外出现新的溃疡。

Isenberg 等[20] 报道了9名患者接受的9次游离皮瓣手术。所有患者之前都曾多次尝试闭合伤口但失败。所有9名患者都用筋膜皮瓣进行了重建。没有出现部分或完全的皮瓣缺失的病例。然而，有2例患者在皮瓣-伤口边缘愈合延迟，总的完全伤口愈合率为78%。

最近的病例报道是在2007年由Kawamura等发表的[10]。共8名患者的8次皮瓣手术，包括5次肩胛旁筋膜皮瓣和3次背阔肌皮瓣。所有转移的皮瓣均完全存活，有4次溃疡复发。没有一例复发性溃疡累及转移皮瓣的区域。4次溃疡中的3次在皮瓣周边复发，另一次在腘窝区复发而不在转移皮瓣区。4次复发的溃疡中有3次通过切除和一期闭合、常规植皮和皮瓣转位移植后愈合，但另一次在皮瓣周围病灶增大，持续换药后仍未愈合。

这里展示的数据代表了所有的已经发表的复发性静脉性溃疡进行游离组织移植治疗的病例。值得思考的是，为什么近年来发表的研究却很少。目前还不清楚这是由于在VLU管理中对游离皮瓣重建的需求在减少，还是仅仅是由于出版发表在减少。由于数据的缺乏，关于使用游离组织转移治疗静脉淤

积性溃疡有几个悬而未决的问题：①哪种类型的皮瓣能提供最好的结果？②溃疡周围需要切除多少组织才能最有效地防止复发？③这些游离皮瓣的寿命是多久？长期愈合在这些病例中是否可以实现？但是可以确定的是，游离皮瓣移植是实现顽固性静脉性溃疡软组织覆盖的一种有价值的方法，对于那些已经尝试过所有其他手段的患者来说，这可能是一种挽救肢体的方法（图27-3）。

结论

游离皮瓣移植是那些经过长期保守治疗、手术或腔内手术矫正，以及伤口闭合尝试，未能治愈静脉性溃疡的患者的最佳选择。已发表的6个系列病例研究，包括74例患者和84例顽固性静脉性溃疡的游离皮瓣，皮瓣总成活率为94%。这一数字与其他解剖部位、下肢重建或其他原因的保肢成功率相当。然而，我们建议外科医生对下肢血管疾病要谨慎实施游离皮瓣，因为这些手术需要长时间的全身麻醉，术后即刻患者相对虚弱，需要至少住院一周，之后还需要进行几次术后随访。虽然没有更大规模的研究比较静脉淤积性溃疡人群的保肢和截肢，但我们可以从创伤人群推断，长期的功能结果可能是相似的[31]。然而，在复发性静脉性溃疡和暴露出重要结构的情况下，游离组织移植可能是针对个体患者最合适的选择。

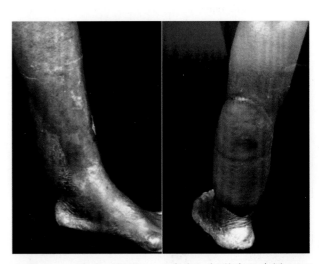

▲ 图 27-3　患者（同图 27-2 患者）行游离肌皮瓣 LDF 术后的长期随访情况

引自 Kovach SJ, Levin LS. Treatment of recalcitrant venous ulcers with free tissue transfer for limb salvage. *In: Venous Ulcers*; 2007:261-274.

参考文献

[1] Lurie F. Advanced Stages of Chronic Venous Disease: Evolution of Surgical Techniques and Advantages of Associated Medical Treatment; 2020. https://link.springer.com/content/pdf/10.1007/s12325–019–01216–w. pdf.

[2] Probst S, Weller CD, Bobbink P, et al. Prevalence and incidence of venous leg ulcers-a protocol for a systematic review. Syst Rev. 2021;10:148.

[3] Kovach SJ, Levin LS. Treatment of recalcitrant venous ulcers with free tissue transfer for limb salvage. Venous Ulcer. 2007;36:261–274.

[4] Raffetto JD, Ligi D, Maniscalco R, Khalil RA, Mannello F. Why venous leg ulcers have difficulty healing: overview on pathophysiology, clinical consequences, and treatment. J Clin Med. 2020;10:29.

[5] Gloviczki P, Dalsing MC, Henke P, et al. Report of the society for vascular surgery and the American venous forum on the july 20, 2016 meeting of the medicare evidence development and coverage advisory committee panel on lower extremity chronic venous disease. J Vasc Surg Venous Lymphatic Disord. 2017;5:378–398.

[6] Kunze KN, Hamid KS, Lee S, Halvorson JJ, Earhart JS, Bohl DD. Negative-pressure wound therapy in foot and ankle surgery. Foot Ankle Int. 2020;41:364–372.

[7] Vuerstaek JDD, Vainas T, Wuite J, Nelemans P, Heumann M, Veraart J. State-of-the-art treatment of chronic leg ulcers: a randomized controlled trial comparing vacuum-assisted closure (V.A.C.) with modern wound dressings. J Vasc Surg. 2006;44:1029–1037.

[8] Pappas PJ, Lal BK, Padberg FT, Zickler RW, Duran WN. The Vein Book. 2007;89–101. https:// doi.org/10.1016/b978–012369515–4/50012–0.

[9] Jones JE, Nelson EA, Al-Hity A. Skin grafting for venous leg ulcers. Cochrane Db Syst Rev. 2013;1: CD001737.

[10] Kawamura K, Yajima H, Kobata Y, Shigematsu K, Takakura Y. Long-term outcomes of flap transfer for treatment of intractable venous stasis ulcers in the lower extremity. J Reconstr Microsurg. 2007;23: 175–179.

[11] Pederson W, Grome L. Microsurgical reconstruction of the lower extremity. Semin Plast Surg. 2019;33: 054–058.

[12] Ahmadi I, Herle P, Miller G, Hunter-Smith DJ, Leong J, Rozen WM. End-to-End versus end-to-side microvascular anastomosis: a meta-analysis of free flap outcomes. J Reconstr Microsurg. 2017;33: 402–411.

[13] RJ A, R C, C D, TF C. Management of chronic venous insufficiency ulcers with free flaps. Wounds. 1989;17:193–197.

[14] OM R. The effectiveness of the free muscle flap in the treatment of the recalcitrant venous stasis ulceration. Plast Surg Forum. 1992;77–78.

[15] WM S. Free tissue transfers for intractable chronic venous ulcerations: a long term evaluation. In: Proceedings of the Annual Meeting of the American Association of Plastic Surgeons. 1989.

[16] Dunn R, GM F, Walton R, Malhorta R. Free flap valvular transplantation for refractory venous ulceration. J Vasc Surg. 1994;19:525–531.

[17] Weinzweig N, Schuler J. Free tissue transfer in treatment of the recalcitrant chronic venous ulcer. Ann Plast Surg. 1997;38:611–619.

[18] Steffe TJ, Caffee HH. Long-term results following free tissue transfer for venous stasis ulcers. Ann Plast Surg. 1998;41:131–139.

[19] Kumins NH, Weinzweig N, Schuler JJ. Free tissue transfer provides durable treatment for large non-healing venous ulcers. J Vasc Surg. 2000;32:848–854.

[20] Isenberg JS. Additional follow-up with microvascular transfer in the treatment of chronic venous stasis ulcers. J Reconstr Microsurg. 2001;17:603–606.

[21] Coleridge-Smith P, Labropoulos N, Partsch H, Myers K, Nicolaides A, Cavezzi A. Duplex ultrasound investigation of the veins in chronic venous disease of the lower limbs-UIP consensus document. Part I. Basic principles. Eur J Vasc Endovasc. 2006;31:83–92.

[22] Janhofer DE, Lakhiani C, Kim PJ, et al. The utility of preoperative arteriography for free flap planning in patients with chronic lower extremity wounds. Plast Reconstr Surg. 2019;143:604–613.

[23] Shaw WW. Microvascular free flaps the first decade. Clin Plast Surg. 1983;10:3–20.

[24] Kozusko SD, Liu X, Riccio CA, et al. Selecting a free flap for soft tissue coverage in lower extremity reconstruction. Injury. 2019;50:S32–S39.

[25] Watterson PA, Taylor GI, Crock JG. The venous territories of muscles: anatomical study and clinical implications. Br J Plast Surg. 1988;41:569–585.

[26] Butz PC, Smahel J. [Morphology and topography of valves of the superficial venous system of the forearm and dorsum of the foot (a microsurgical dissection study using scanning electron microscopy]. Handchirurgie Mikrochirurgie Plastische Chir Organ Der Deutschsprachigen Arbeitsgemeinschaft Für Handchirurgie Organ Der Deutschsprachigen Arbeitsgemeinschaft Für Mikrochirurgie Der Peripher Nerven Und Gefässe Organ Der Vereinigung Der Deutschen Plastischen Chir. 1985;17(Suppl): 3–7.

[27] Aharinejad S, Dunn RM, Nourani F, Vernadakis AJ, Marks SC. Morphological and clinical aspects of scapular fasciocutaneous free flap transfer for treatment of venous insufficiency in the lower extremity. Clin Anat. 1998;11:38–46.

[28] Lee K-T, Mun G-H. Effects of obesity on postoperative complications after breast reconstruction using free muscle-sparing transverse rectus abdominis myocutaneous, deep inferior epigastric perforator, and superficial inferior epigastric artery flap. Ann Plast Surg. 2016;76:576–584.

[29] Bekeny JC, Zolper EG, Steinberg JS, Attinger CE, Fan KL, Evans KK. Free tissue transfer for patients with chronic lower extremity wounds. Clin Plast Surg. 2021;48:321–329.

[30] Weinzweig N, Schlechter B, Baraniewski H, Schuler J. Lower-limb salvage in a patient with recalcitrant venous ulcerations. J Reconstr Microsurg. 1997;13:431–437.

[31] Higgins TF, Klatt JB, Beals TC. Lower extremity assessment project (LEAP) – the best available evidence on limb-threatening lower extremity trauma. Orthop Clin N Am. 2010;41:233–239.

第 28 章　先天性血管畸形患者的静脉性溃疡管理

Management of venous ulcers in patients with congenital vascular malformations

Jovan N. Markovic　Byung-Boong Lee　著

先天性血管畸形（CVM）是由于血管系统胚胎发育在各个阶段发生畸形而造成的[1-3]。据估计，有1.2%~1.4% 的普通人群患有 CVM[4]。其中，静脉畸形（VM）（图 25-1）是 CVM 最常见的亚型，占所有 CVM 的近 2/3，发病率预计为 0.8%~1%[5]。大多数 VM 会作为散发性病变发生，但在少数情况下（1%~2%）因其具有常染色体显性遗传模式，所以会以家族性的形式发生[6, 7]。由于目前的研究已表明多数 CVM 不是家族性疾病，因此人们认为它们是由体细胞突变引起的，但如果影响到生殖系，也会致死。越来越多的数据支持上述推断，并为研发新的治疗方式提供了优越的研发环境。近期，PIK3CA基因的突变在大量 CVM 患者中愈发显著[8-10]。与此同时，K-T 综合征（klippele-Trenaunay syndrome，KTS）的表型特征与 PI3K-AKT 通路突变患者的表型特征相重合。PIK3CA 基因的热点突变包括 E542K、E545K 及 H1047R[11]。此外，一些复杂血管异常患者也发生了 RAS/MAPK/MEK 信号通路突变[12, 13]。

CVM 的出现或发展是由创伤、感染、荷尔蒙影响（在青春期或孕期）和治疗引起，但在没有任何确定的触发因素下，CVM 也可能会发展。CVM 在人出生时就存在，但可能直到晚年在临床上病症才变得明显。如果在出生时就患有 CVM，其临床过程是不会自然消退的——这是一个重要的临床特征，用于区分 CVM 和血管瘤，最明显的是血管瘤[1, 2, 14-16]。

CVM 是一组复杂的血管病变，其组织学特征是非增殖性内皮细胞生长模式，并最终导致受影响的血管节段的结构和血流动力学异常，随后在临床上表现为发展过程的无法预测的和症状的广泛性，包括出血、疼痛、出血、溃疡，以及对患者的外观、心理健康和生活质量上带来负面影响[17]。

如上文所述，CVM 可能会导致腿部溃疡，其外观类似于继发于瓣膜功能不全和（或）静脉流出障碍引起的静脉高压引起的腿部溃疡。但在 CVM 患者中，必须要考虑到血流动力学改变的其他病理生理机制，并对其进行适当评估。

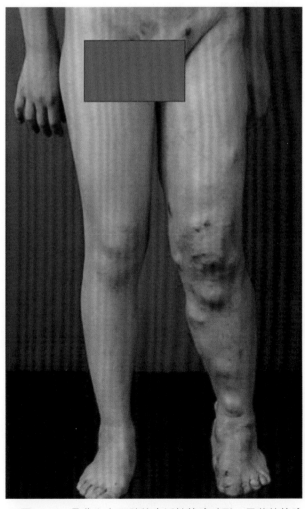

▲ 图 28-1　骨盆和左下肢的广泛性静脉畸形，显著的静脉高压带来的血流动力学环境最终导致了腿部溃疡

最值得注意的是，动静脉畸形（AVM）患者的动静脉（AV）分流会导致更多的血液涌入静脉系统，随后静脉压力升高，并出现静脉高压，最终导致慢性静脉功能不全（CVI）的症状，包括腿部溃疡。其次，CVM患者的深静脉结构增生或发育不良的情况相当普遍，这会导致静脉流出受阻，从而导致静脉高压。除此以外，原始静脉，包括外侧缘静脉（LMV）未能消退，也为严重静脉高压的发展提供了血流动力学环境——因为没有瓣膜，同时往往还伴有大量AV。另外一点是，CVM会对患者的心脏功能和活动能力产生负面影响，而这又是一个导致慢性静脉功能不全的风险因素。多因素的潜在病因可能会引起静脉高压的发展以及随之而来的CVI，并最终导致静脉性溃疡的发展。上述这些发现均强调训练有素的医生需要在具备完善结构的医疗系统环境中对CVM患者进行详细、全面且系统的评估。还有值得强调的一点是，与CVI患者经常在晚年发生静脉性溃疡的情况相比，CVM引起的溃疡可能还会涉及儿童患者——对于经验丰富的医生来说，这在治疗上也是一个重大挑战。

一、多学科治疗

通常情况下，CVM不可阻挡地发展会导致极高的发病率，而且在某些情况下还会导致患者过早死亡。但事实上，针对CMV，大多数临床医生，不管是初级护理医生还是亚专科医生（包括血管外科医生）都缺乏有关诊断和治疗的专业知识和培训。先天性血管畸形患者的管理记录也需要进行保留，以便移交至在这方面有专长的诊疗中心。Konez和Burrows的报道指出，在转诊到血管专科的先天性血管畸形患者中，有一半以上是以前被误诊过的[18]。误诊会导致不恰当的治疗，这不仅与推迟必要的治疗有关，而且还与不恰当使用各种不同的治疗方式有关，包括药物治疗、放射治疗、外科手术和（或）栓塞治疗[18]。先天性血管畸形患者最常见的误诊是将CVM错误地归类于血管瘤；另一个常见的误诊是错误区分了不同类型的CVM，包括VM、AVM和淋巴管畸形（LM）。但在准确确诊的CVM患者中，也存在一个挑战，就是根据特定的个体病变的解剖学特征、胚胎学和形态学来选择最合适的治疗方案[19]。

在过去的20年里，我们付出了巨大努力来阐明CVM的病因学和病理生理学，以避免更多人使用过时的人名命名法，同时提供更多的治疗指南——在过去，指南治疗的缺乏导致了大量误诊，并有碍于医生选择恰当的治疗方案[19-22]。除了我们的努力，还有越来越多的人达成了共识，即我们需要一个多学科的团队方法、精密的成像策略，以及治疗创新，这都极大改善了对CVM患者的管理。

人们已经认识到CVM的管理属于涵盖众多医学专业，因此，通过结合每个专业的专业知识来创建一个多学科方法是极为必要的，而这一方法最终会以多学科先天性血管畸形门诊来呈现[23-27]。门诊包括血管科、整形科、骨科和小儿外科、成人和小儿皮肤科、成人和小儿眼科、成人和小儿血液科，以及诊断和干预性放射科[26]。同时为了协助护理工作，并负责与患者和家属的沟通工作，还需要配备专门的团队协调员和高级临床工作者。最近的一项研究表明，约有23%的KTS患者被确诊患有精神障碍，15.1%和5.1%的患者分别患有抑郁症和焦虑症——也这是KTS患者最常见的两种精神障碍疾病[28]。此外，KTS患者往往还深受财务情况、工作困难和人际关系有关的社会心理压力的影响。对CVM社会心理影响的认识及适当筛查是很重要的[29, 30]。在此情况下，多学科团队和精神病学家、心理学家、后勤团体，以及社会工作者之间的紧密合作和有效的转诊途径也变得愈发重要。多学科方法不仅提供了简化临床评估和诊断的机会，而且还能协调患者的护理，在患者不必往返于不同诊所的同时，也为他们提供了综合性治疗。由于存在并发症，并且潜在的先天性病理需要独特的管理方式，已发生溃疡的CVM患者与我们经常看到的腿部静脉性溃疡患者是完全不同的。因此，上文提到的这种多学科方法对这类患者来说至关重要。

二、临床分类

在进行任何治疗之前，我们必须对病变进行正确的分类。如果病变无法被正确分类，我们可能会根据实际病变的血流动力学和形态学特征选择了禁忌疗法，这最终可能会发生灾难性的结果。历史上，CVM的分类和命名方法其实并不基于病变的生理学，这就导致了这些病变的真实性质存在混乱和不一致。此外，对某些病变使用人名命名法（这也是早期文献的一大特点），就无法提供关于病变类型的信息，这就导致了更深层的混乱。为了正确地对CVM进行分类，人们已经进行了诸多尝试。Hamburg分型系统和国际脉管性疾病研究学会（ISSVA）系统是应用最为广泛的分类方法[31-33]。ISSVA系统将所有的血管畸形分为两大类：CVM和血管肿瘤。在这一分类下，不同专业的医学专家之间可以进行更有效的交流。而且这一分类还强调了关键的一点，即与血管肿瘤相反，从组织学和生理学角度来看，CVM不是增殖性的肿瘤性病变。根据血流动力学特征和涉及的血管，CMV可被分为毛细血管畸形、VM、AVM和LM[34]。它们可以作为孤立的病变出现，也可以合并出现，还可以是一个综合征的一部分，最明显的是KTS。但为了解决临床适用性方面的问题，特别是如何区分CVM的主干和非主干亚型，ISSVA的分类法已被多次修改。基于发育停滞的胚胎阶段，这种区分在临床上是很重要的，因为这两组CVM在形态、临床严重度、对治疗的反应及复发率等方面都存在明显不同。2013年，国际静脉联盟（IUP）委托一个专家小组编制了一份最新、最全面的文件，阐述了新的分类方案和详细的管理指南[22]。国际静脉联盟关于静脉畸形诊断和治疗的共识文件的作者使用了ISSVA系统和修订版的Hamburg分型系统作为制订新的综合分类系统的基础，以便用于CVM管理。

三、诊断方式

临床评估是管理CVM的重要初始步骤，但它经常会低估深部解剖结构的受累情况，而且不便于区分不同类型的病变。因此，我们有必要采用双功超声检查、MRI和血管造影来进行评估。在超声检查中，动脉血流畸形中可见的特点是多线血流，以及高振幅的动脉波形与频谱增宽。与此相反，静脉和淋巴管畸形在超声检查中则分别显示为混合静脉波形和完全没有血流信号[35-38]。对于出现溃疡的患者，评估整个浅静脉和深静脉系统是否存在回流、阻塞或DVT是至关重要的（见第6章和第7章）。由于深静脉异常的发生率相对较高，因此我们还需要对下肢深静脉，以及盆腔静脉进行仔细检查（图28-2）。

但针对CVM患者，超声检查不足以明确病变的延伸和对周围解剖结构的浸润。因此，在完成最初的超声检查后，还要进行其他影像学检查。T_2加权自旋回波序列上明亮的MRI高信号就可以清楚地勾

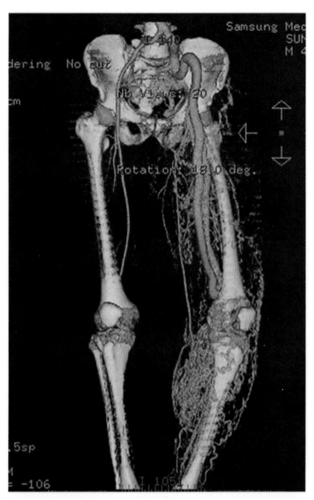

▲ 图28-2 对于CVM患者的管理而言，对整个静脉系统进行评估是极为重要的。治疗计划应根据每个病变的潜在病理分型来确定

勒出整个受累组织的病变范围，并显示出病变与正常血管和非血管结构之间的关系，也提供了良好的软组织定义。静脉畸形的特点是T_2加权MRI中的高信号强度[39-42]。在复杂的病例中，由于存在其他影响因素，通过上述放射学特征来区分畸形的亚型可能依然很困难。比如在成像平面内走行的血管，哪怕流速极快，但可能会呈现为低流速病变，导致最终呈错误的阴性结果[26, 43]。诊断性血管造影术，尤其是针对需要侵入性治疗的患者，被看作是准确诊断CVM的金标准。但根据一般情况，以导管为基础的手术并不完全是安全的，也会给患者带来一些风险。为此，我们可以动态增强磁共振成像（dceMRI），因为它不需要放置导管，而且还能以80%的准确率来区分AVM、LM、VM[44]。不过在不确定的情况下，我们还是需要仍然需要进行诊断性血管造影术[41]。

四、治疗方式

CVM 的管理通常以多模式治疗为特征，需要多次就诊。但必须强调的是，对广泛病变的治疗是一种保守疗法，并以目标为导向，而不是治愈性的。Bergan 和 Cheng 发表了关于 VM 患者静脉性溃疡治疗的一项里程碑式研究[45]。作者在 30 个月内对 1427 位静脉疾病患者进行了评估，发现 14 位（9 位女性和 5 位男性，1%）患有 VM。根据以前的研究，预计 VM 患病率为 1%。这项研究还强调，CVM 患者与典型的 CVI 患者相比，CVM 患者可以在很小的时候就出现病症。最年轻的患者为 15 岁，而平均年龄（±SD）为（30.8±18.6）岁。所有患者均采用超声引导下的泡沫硬化剂治疗。所用的硬化剂是浓度为 1% 或 2% 的聚桂醇泡沫并采用 Tessari 技术制作[46]。平均治疗次数（±SD）为（3.6±2.8）次，治疗期从 1 次到 10 次不等。在开始治疗前，每位患者都被设定了无痛愈合溃疡或改善外观的治疗目标。完成治疗后，所有患者都达到了当前的目标，而且还没有严重的副作用。虽然聚桂醇的效果是有目共睹的，但我们还可以使用其他疗效相当的硬化剂，而且这些硬化剂的并发症发生率也是可接受范围内，比如十四烷基硫酸钠（STS）、博来霉素和多西环素。过去最常使用的是乙醇，因为乙醇的效果更好，但考虑到其高并发症率和发病率，目前乙醇的使用率已经很低了[47, 48]。我们必须强调的是，无论是否有禁忌，一些医生依然会在血管消融术中应用乙醇，以治疗 AVM。为了降低并发症的风险和减少所需的乙醇量，在治疗多条动脉连接到一条增宽的或动脉瘤的引流静脉的 AVM 时，建议在硬化剂治疗之前先进行经皮或逆行的静脉弹簧圈栓塞[49]。为了减少并发症的风险，建议将乙醇正确地输送到 AVM 结节处，并进行多次治疗。而栓塞剂和凝血药的选择依然由负责治疗的外科医生或医师决定。

Cabrera 等使用了超声引导下的泡沫硬化剂疗法，采用聚桂醇（0.25%~4%）来治疗 VM 患者的静脉性溃疡。50 名 VM 患者中有 46 人（92%）对治疗有反应。在 5 名患有慢性非愈合性溃疡的患者的亚组中，全部患者治疗有效率 100%[50]。

如上文所述，CVM 患者的溃疡治疗可能涉及儿科患者和以前被误诊的患者。2022 年，Atamulu 等报道了 1 例患有 Parkes-Weber 综合征（PWS）的 4 岁男性患者，他最初被误诊为 KTS，并治疗了 2 年[51]。患者出现了明显的右下肢肥大和 2 个溃疡，一个影响到前胸，另一个影响到内侧的小关节周围区域，溃疡附近可见明显的静脉曲张。多普勒超声检查显示右股总静脉内有动脉血流，而动脉血流的存在就是用来区分 PWS 和 KTS 的。在 CT 引导下进行的进一步诊断表明，右股总动脉和静脉之间存在 AV 瘘。患者随后接受了开放性手术来修复 AV 瘘，手术很成功，而且在之后 3 个月的随访中发现，溃疡已经完全愈合。鉴于动静脉压力和血流动力学的差异，AV 瘘的存在会导致动脉血流涌入静脉系统，从而使静脉压力增加——这正是静脉性溃疡发展的一个公认病因。Phair 等也发布了另一个儿科病例，患者为一名 16 岁的男性，其肾下腔静脉和髂股静脉发育不全，在此情况下发生双侧下肢溃疡[52]。通过压迫疗法和妥善的创口护理，患者已经得到了成功的治疗，但由于这一病例具有下肢静脉高压发展所需的所有血流动力学特征，因此患者未来还可能需要更明确的治疗。值得注意的是，下腔静脉和髂骨静脉发育不全明显影响了静脉回流，这也与磁共振静脉成像显示的广泛的腰盆腔络有关。

治疗患有腿部溃疡的 CVM 患者时，充分了解潜在的解剖学和血流动力学病理是至关重要的，因为它们与浅层静脉疾病的潜在病因有很大不同。虽然 CVI 患者和 CVM 患者的共同点是都存在静脉高压，但谈及导致静脉高压的根本原因，他们就是两个完全不同的病因。本书其他章节对 CVI 患者的病因进行了讨论，它主要与瓣膜功能不全和（或）静脉流出受阻有关。但在 AVM 患者中，从高流量的高压动脉流入的血液是导致静脉高张力的主要原因。因此治疗 AVM 患者的浅静脉疾病的特点就是复发率较高，因为静脉高压的主要潜在病因依然没有得到治疗，即动脉和静脉血流之间存在分流。Vuillemin 等在 2021 年的一项回顾性分析[53]中对 15 名患有微囊变异型 AVM 的患者进行了评估，该分析也强调了上述原则。研究表明，即使是动脉血分流到静脉系统的微囊，也会导致静脉性高压和腿部溃疡的发展。所以按照浅静脉回流疾病的治疗指南进行治疗的患者，由于并未纠正其潜在的血管病变，发生患者症状持续存在且溃疡久不愈合的情况也就不足为奇了。因此，我们应该谨慎对待具有非典型表现的患者，包括组织肥大、非典型疼痛、皮肤温度升高和出现血管"胎记"的情况，并在开始治疗 CVI 之前就应确定其潜在的病理变化。

Conway 等评估了 14 位 PWS 患者，平均年龄为 19.9 岁（范围为 4.7~68.5 岁）。其中，有 12 位（86%）患者的下肢受到影响；所有患者的患肢都发生疼痛和肿胀的情况；6 位患者出现了下肢溃疡；还有 5 位患者的超声心动图显示有高输出的心力衰竭[54]。11位（79%）患者接受了经导管栓塞 AVM 的动脉流入治疗法。22 位（69%）、8 位（25%）和和 2 位（6%）患者分别使用了氰基丙烯酸酯（nBCA）黏合剂、微球，以及弹簧圈栓塞和氰基丙烯酸酯黏合剂组合进行栓塞治疗术。6 名（55%）患者还进行了介入治疗，用射频消融术（17%）、弹簧圈栓塞术（17%）、STS 硬化剂栓塞术（33%），以及 STS、弹簧圈栓塞和静脉剥脱的组合治疗术（33%）。作者在报道中指出，接受治疗后的患者都没有并发症，治疗在技术上也很成功，而且和预期一样，没有完临床完全缓解。2 名有复杂创口的患者在首次手术后的 128 个月和 66 个月中需要进行大截肢手术。

Bernhard 等分析了 31 为年龄从 1 个月到 72 岁（平均年龄为 18 岁）不等的 AVM 患者。这些患者最常见的体征和症状是疼痛、水肿和软组织肥大，其比率分别为 81%、68% 和 42%[55]。值得注意的是，在 89%（9 位中的 8 位）的患者中出现了溃疡，其中 AVM 与其他类型的 CVM 综合征相关或已经结合。6 位患者的基本病因是淋巴水肿和静脉高压；2 位出现溃疡的患者的基本病因是窃血现象；3 位患者因溃疡大出血、伤口败血症和弥散性血管内凝血并发症而死亡，而且其中 2 位患者还曾经历过膝上截肢。Bernhard 等强调，我们有必要对简单的非综合征性 AVM 和合并或综合征性 AVM 进行准确的区分，因为尽管其血流动力学和表现相似，但它们在临床过程中差异性极大。

Shahbaharni 等发表了他们治疗位于内侧小腿骨上的腿部溃疡的经验，该病例是 1 名右髂静脉发育不全的 KTS 患者（truncular VM），且患者的溃疡对压迫和创口护理疗法均没有效果[56]。主要静脉流出口的缺失造成了严重的流出口阻塞，导致静脉高压，并形成了溃疡。患者随后接受了受影响血管的手术重建，从而为受影响的静脉系统减压。手术使用聚四氟乙烯移植物，以建立右股总静脉至下腔静脉旁路。为了通过提高流速和防止血栓形成来降低移植

血栓形成的风险，作者还成型了 AV 瘘（股浅动脉到股总静脉）。在术后 7 个月的随访中，患者的疼痛、肿胀和溃疡已经完全消失。Nassiri 等成功治疗了慢性难治性左外侧足踝和远端腿部瘀血溃疡，其最初尺寸为 4.3cm×4cm×0.2cm，经血管造影术证实为先天性骨盆 AVM。术中，通过从左髂内动脉主分叉处产生的各种动脉馈线，用 Onyx 34 对 AVM 结点进行了微导管超选择治疗[57]。在术后 1 年的随访中，该患者依然未出现溃疡。这种方法表明，通过 AVM 消除动脉流入静脉循环，可以减少（或消除）静脉高压，为伤口的愈合提供完备的血流动力学环境。

Komai 等强调，在腿部静脉性溃疡大量出血危及生命的情况下，适当的诊断作和 AVM 分类是至关重要的。该患者接受了从腓肠动脉产生的主要供血动脉的弹簧圈栓塞治疗术，然后进行了大隐静脉的剥离，最终成功治愈。在溃疡或静脉曲张大量和（或）反复出血的患者中，除非有其他证据，否则我们就应考虑把 AVM 作为 AV 交通的潜在病因。同样重要的还有，我们需要确定动脉和静脉之间的交通是直接的——表明是"主干"病变；还是间接的——表明是"非主干"病变。这种区分是非常重要的，因为"非主干"病变的复发率极高，而且治疗本身也可以成为刺激这种病变进一步发展的诱因[58]。2020 年，Anderson 等发表了一项回顾性研究，对来自妙佑医疗国际的 410 例 K-T 综合征的患者进行评估，其中 83 例（20%）患者出现了溃疡。该研究显示，溃疡最常影响的部位是下肢、足部和臀部、会阴（生殖器），分别占 66%、34% 和 17%。以往的病例系列和回顾性研究显示，溃疡的发生率为 3%~6%。

以往的病例系列和回顾显示，溃疡的发生率为 3%~6%[60, 61]。在一个由 252 位患者构成的大群体中，6% 的患者有踝部溃疡。但无法确定是否所有的患者都没有被误诊，因为大约 63% 的患者更符合 KTS 的诊断标准，这就可能导致结果是不准确的。还有一个由 40 位 KTS 患者（均使用严格判定标准进行确诊）构成的群体中，23% 的患者有蜂窝织炎，15% 有出血的现象，3% 有溃疡[60, 61]。

五、特殊情况

从诊断角度和治疗计划来看，深静脉系统的评估需要我们进行特别考虑。Eifert 等记录了（在一项对 392 名 CVM 患者的研究中）8% 的 CVM 患

者有再生或发育不良的深静脉主干[62]。我们还要认识到，在这些情况下，患肢的静脉血流回流取决于浅层的、异常的血管和附属物，对这些血管的处理会影响到患肢的整个静脉循环。因此，对这些患者来说，对深静脉（包括骨盆）和浅静脉进行通畅性评估和解剖学上的变化评估是十分重要的。在 KTS 患者中（图 28-3），深静脉异常的发生率甚至更高，预计为 18%[63]。这对 LMV 患者来说也是很重要的，因为 LMV 的存在可能被误诊为浅静脉曲张。LMV 是一种主干 CVM，其特点是没有瓣膜和现有的 A-V 瘘。这都为受影响的外周血管发生明显的静脉高压提供了血流动力学和解剖学环境。胚胎期的原始静脉血回流是通过坐骨神经和 LMV 进行的，这两条静脉在妊娠早期就已经开始发育[64, 65]。在生理上，这两条静脉会内卷并分化为下肢的成熟的静脉系统[66]。作为可能是下肢的唯一引流，LMV 是很重要的[67-70]。

虽然 LMV 主要存在于 KTS 患者中，但也可以在其他与小鼠抗 PIK3CA（mutated E542K）单克隆抗体（PIK3CA）相关的过度生长综合征患者中发现[68]。在临床上，会采用超声检查被对疑似 LMV 进行初步诊断，但随后的静脉造影术是对整个静脉系统的评估，其中包括 LMV 的可视化，LMV 的流入和流出，以及对深静脉系统的存在和通畅性进行精确评估[71]。需要强调的是，如果血液回流主要是通过畸形静脉进行的，那么深静脉系统的可视化往往非常困难。在切除 LMV 后，静脉回流会被重新定向到深静脉系统，这在影像上会更容易被发现。

在患者的临床适用性评价上，LMV 与深静脉系统的关系非常重要。在深静脉系统完全发育成熟的情况下，该静脉被称为 LMV；在再生障碍性深静脉系统的情况下，该静脉被称为胚胎静脉。因此，对胚胎静脉的治疗明显是禁忌的，因为胚胎静脉是受影响肢体的唯一引流静脉，可能会危及静脉回流。胚胎静脉的治疗是权宜之计，而非治疗性的，其目的是逐步降低静脉高压。这可以通过手术结扎 A-V 瘘管以分阶段消除动脉血流来实现，最好是在低龄期完成。相比之下，LMV 可以被治疗（如果深静脉系统是通畅的），不过最好是也在低龄期完成，以避免静脉高压的发展和随之而来的静脉性溃疡。在选择 LMV 治疗方法时，我们需要考虑到大量的 A-V 瘘，因为在剥离和硬化治疗过程中，他们可能会发

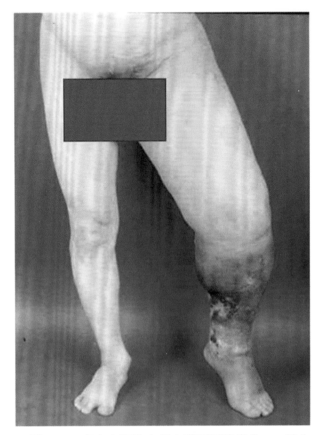

▲ 图 28-3　患有左下肢内侧小腿周围溃疡的 K-T 综合征患者

K-T 综合征患者的深静脉系统发育不良或增生的发生率相对较高，这会阻碍了患肢的血液回流。静脉异常是 K-T 综合征的一个标志

生出血和血栓栓塞。如果治疗有所指，使用 EVLA 或 RFA 进行静脉内消融术也是一种合适的治疗方法[65, 72, 73]。针对深静脉系统发育不良的患者，建议分阶段切除 LMV。这种方法会使受影响肢体的静脉血流动力学逐渐发生变化，从而使发育不良的静脉系统开始慢慢适应来自 LMV 的血流方向，并通过深静脉系统增加新的静脉血回流。

总而言之，CVM 代表的是潜在的危及生命和肢体的先天性病变。腿部溃疡的治疗取决于潜在的病理改变，这可能与 CVI 患者不同。经验证，用于区分动脉和淋巴及静脉病变的多学科方法和诊断流程在临床上可用于对 VM 进行准确的解剖和血流动力学诊断，它们也是正确选择治疗方法的基础，同时极大地促进了不同医疗专家之间的交流[74]。在多学科环境中使用先前总结的诊断方案和治疗流程，在这一治疗难度极大的患者群体中取得了较好的结果，并发症发生率也在接受范围内。

参考文献

[1] Enjolras O. Classification and management of the various superficial vascular anomalies: hemangiomas and vascular malformations. J Dermatol. 1997;24(11):701–710.

[2] Enjolras O, Mulliken JB. Vascular cutaneous anomalies in children: malformations and hemangiomas. Pediatr Surg Int. 1996;11(5–6):290–295.

[3] Cohen Jr MM. Vasculogenesis, angiogenesis, hemangiomas, and vascular malformations. Am J Med Genet. 2002;108(4):265–274.

[4] Tasnádi G. Epidemiology and etiology of congenital vascular malformations. Semin Vasc Surg. 1993; 6(4):200–203.

[5] Garzon MC, Huang JT, Enjolras O, Frieden IJ. Vascular malformations: Part I. J Am Acad Dermatol. 2007;56(3):353–370. quiz 71–4.

[6] Blei F, Walter J, Orlow SJ, Marchuk DA. Familial segregation of hemangiomas and vascular malformations as an autosomal dominant trait. Arch Dermatol. 1998;134(6):718–722.

[7] Nguyen HL, Boon LM, Vikkula M. Genetics of vascular malformations. Semin Pediatr Surg. 2014;23(4): 221–226.

[8] Castillo SD, Baselga E, Graupera M. PIK3CA mutations in vascular malformations. Curr Opin Hematol. 2019;26(3):170–178.

[9] di Blasio L, Puliafito A, Gagliardi PA, et al. PI3K/mTOR inhibition promotes the regression of experimental vascular malformations driven by PIK3CA-activating mutations. Cell Death Dis. 2018;9(2):45.

[10] Venot Q, Blanc T, Rabia SH, et al. Targeted therapy in patients with PIK3CA-related overgrowth syndrome. Nature. 2018;558(7711):540–546.

[11] Keppler-Noreuil KM, Rios JJ, Parker VE, et al. PIK3CA-related overgrowth spectrum (PROS): diagnostic and testing eligibility criteria, differential diagnosis, and evaluation. Am J Med Genet. 2015; 167a(2):287–295.

[12] Shimano KA, Eng W, Adams DM. How we approach the use of sirolimus and new agents: medical therapy to treat vascular anomalies. Pediatr Blood Cancer. 2022;69(Suppl 3):e29603.

[13] Al-Samkari H, Eng W. A precision medicine approach to hereditary hemorrhagic telangiectasia and complex vascular anomalies. J Thromb Haemostasis. 2022;20(5):1077–1088.

[14] Burrows PE. Hemangiomas and vascular malformations. Can Assoc Radiol J. 1995;46(2):143.

[15] Arbiser JL, Bonner MY, Berrios RL. Hemangiomas, angiosarcomas, and vascular malformations represent the signaling abnormalities of pathogenic angiogenesis. Curr Mol Med. 2009;9(8):929–934.

[16] Enjolras O, Herbreteau D, Lemarchand F, et al. [Hemangiomas and superficial vascular malformations: classification]. J Mal Vasc. 1992;17(1):2–19.

[17] Lokhorst MM, Horbach SER, Waner M, et al. Responsiveness of quality of life measures in children with peripheral vascular malformations: the OVAMA project. JPRAS Open. 2021;27:70–79.

[18] Konez O, Burrows PE. Magnetic resonance of vascular anomalies. Magn Reson Imag Clin N Am. 2002; 10(2):363–388 (vii).

[19] Lee BB, Antignani PL, Baraldini V, et al. ISVI-IUA consensus document diagnostic guidelines of vascular anomalies: vascular malformations and hemangiomas. Int Angiol. 2015;34(4):333–374.

[20] Lee BB, Bergan J, Gloviczki P, et al. Diagnosis and treatment of venous malformations. Consensus document of the International Union of Phlebology (IUP)–2009. Int Angiol. 2009;28(6):434–451.

[21] Paolacci S, Zulian A, Bruson A, et al. Vascular anomalies: molecular bases, genetic testing and therapeutic approaches. Int Angiol. 2019;38(2):157–170.

[22] Lee BB, Baumgartner I, Berlien P, et al. Diagnosis and treatment of venous malformations. Consensus document of the international union of phlebology (IUP): updated 2013. Int Angiol. 2015;34(2): 97–149.

[23] Chandrasekhar SS. Multidisciplinary approach to vascular anomalies maximizes outcomes. Otolaryngol Clin. 2018;51(1):xvexvi.

[24] Donnelly LF, Adams DM, Bisset 3rd GS. Vascular malformations and hemangiomas: a practical approach in a multidisciplinary clinic. AJR Am J Roentgenol. 2000;174(3):597–608.

[25] Gloviczki P, Duncan A, Kalra M, et al. Vascular malformations: an update. Perspect Vasc Surg Endovasc Ther. 2009;21(2):133–148.

[26] Markovic JN, Shortell CE. Multidisciplinary treatment of extremity arteriovenous malformations. J Vasc Surg Venous Lymphat Disord. 2015;3(2):209–218.

[27] Timbang MR, Richter GT. Update on extracranial arteriovenous malformations: a staged multidisciplinary approach. Semin Pediatr Surg. 2020;29(5):150965.

[28] Harvey JA, Nguyen H, Anderson KR, et al. Pain, psychiatric comorbidities, and psychosocial stressors associated with Klippel-Trenaunay syndrome. J Am Acad Dermatol. 2018;79(5):899–903.

[29] van der Ploeg HM, van der Ploeg MN, van der Ploeg-Stapert JD. Psychological aspects of the Klippel- Trenaunay syndrome. J Psychosom Res. 1995;39(2):183–191.

[30] Oduber CE, Khemlani K, Sillevis Smitt JH, Hennekam RC, van der Horst CM. Baseline quality of life in patients with klippel-trenaunay syndrome. J Plast Reconstr Aesthetic Surg. 2010;63(4):603–609.

[31] Dasgupta R, Fishman SJ. ISSVA classification. Semin Pediatr Surg. 2014;23(4):158–161.

[32] Wassef M, Borsik M, Cerceau P, et al. [Classification of vascular tumours and vascular malformations. Contribution of the ISSVA 2014/2018 classification]. Ann Pathol. 2021;41(1):58–70.

[33] Lee BB, Laredo J, Lee TS, Huh S, Neville R. Terminology and classification of congenital vascular malformations. Phlebology. 2007;22(6):249–252.

[34] Lowe LH, Marchant TC, Rivard DC, Scherbel AJ. Vascular malformations: classification and terminology the radiologist needs to know. Semin Roentgenol. 2012;47(2):106–117.

[35] Danahey J, Seip R, Lee B, et al. Imaging of vascular malformations with a high-intensity focused ultrasound probe for treatment planning. J Vasc Surg Venous Lymphat Disord. 2021;9(6):1467–1472. e2.

[36] Flors L, Park AW, Norton PT, Hagspiel KD, Leiva-Salinas C. Soft-tissue vascular malformations and tumors. Part 1:

classification, role of imaging and high-flow lesions. Radiologia (Engl Ed). 2019;61(1): 4–15.

[37] Reis 3rd J, Koo KSH, Monroe EJ, et al. Ultrasound evaluation of pediatric slow-flow vascular malformations: practical diagnostic reporting to guide interventional management. AJR Am J Roentgenol. 2021;216(2):494–506.

[38] Sadick M, Müller-Wille R, Wildgruber M, Wohlgemuth WA. Vascular anomalies (Part I): classification and diagnostics of vascular anomalies. Röfo. 2018;190(9):825–835.

[39] Carqueja IM, Sousa J, Mansilha A. Vascular malformations: classification, diagnosis and treatment. Int Angiol. 2018; 37(2):127–142.

[40] Flors L, Leiva-Salinas C, Maged IM, et al. MR imaging of soft-tissue vascular malformations: diagnosis, classification, and therapy follow-up. Radiographics. 2011;31(5):1321–1340. discussion 40–1.

[41] Hussein A, Malguria N. Imaging of vascular malformations. Radiol Clin. 2020;58(4):815–830.

[42] McCafferty IJ, Jones RG. Imaging and management of vascular malformations. Clin Radiol. 2011; 66(12):1208–1218.

[43] Turley RS, Lidsky ME, Markovic JN, Shortell CK. Emerging role of contrast-enhanced MRI in diagnosing vascular malformations. Future Cardiol. 2014;10(4):479–486.

[44] Lidsky ME, Spritzer CE, Shortell CK. The role of dynamic contrast-enhanced magnetic resonance imaging in the diagnosis and management of patients with vascular malformations. J Vasc Surg. 2012;56(3): 757–764.e1.

[45] Bergan J, Cheng V. Foam sclerotherapy of venous malformations. Phlebology. 2007;22(6):299–302.

[46] Bunke N, Brown K, Bergan J. Foam sclerotherapy: techniques and uses. Perspect Vasc Surg Endovasc Ther. 2009;21(2):91–93.

[47] Lee BB, Do YS, Byun HS, Choo IW, Kim DI, Huh SH. Advanced management of venous malformation with ethanol sclerotherapy: mid-term results. J Vasc Surg. 2003;37(3):533–538.

[48] Lee BB, Kim DI, Huh S, et al. New experiences with absolute ethanol sclerotherapy in the management of a complex form of congenital venous malformation. J Vasc Surg. 2001;33(4):764–772.

[49] Lee BB, Baumgartner I, Berlien HP, et al. Consensus document of the international union of angiology (IUA)–2013. Current concept on the management of arterio-venous management. Int Angiol. 2013; 32(1):9–36.

[50] Cabrera J, Cabrera Jr J, García-Olmedo MA, Redondo P. Treatment of venous malformations with sclerosant in microfoam form. Arch Dermatol. 2003;139(11):1409–1416.

[51] Yüce Atamulu K, Yaşar Durmuş S, Uylar Seber T. A rare cause of chronic leg ulcer in childhood: parkes-weber syndrome. Int J Low Extrem Wounds. 2022:1–5. Online ahead of print.

[52] Phair J, Trestman E, Stableford J. Venous status ulcers due to congenital agenesis of the inferior vena cava in a 16-year-old male. Vascular. 2016;24(1):106–108.

[53] Vuillemin N, Bernhard S, Haine A, et al. Capillary-venule malformation is a microfistulous variant of arteriovenous malformation. J Vasc Surg Venous Lymphat Disord. 2021;9(1):220–225.

[54] Conway AM, Qato K, Nguyen Tran NT, et al. Embolization techniques for arteriovenous malformations in parkes-weber syndrome. Ann Vasc Surg. 2020;69:224–231.

[55] Bernhard SM, Tuleja A, Laine JE, et al. Clinical presentation of simple and combined or syndromic arteriovenous malformations. J Vasc Surg Venous Lymphat Disord. 2022;10(3):705–712.

[56] Shahbahrami K, Resnikoff M, Shah AY, Lydon RP, Lazar A, Cavallo G. Chronic lower extremity wounds in a patient with Klippel Trenaunay syndrome. J Vasc Surg Cases Innov Tech. 2019;5(1):45–48.

[57] Nassiri N, Crystal DT, Hoyt C, Shafritz R. Chronic refractory venous ulcer exacerbated by a congenital pelvic arteriovenous malformation successfully treated by transarterial Onyx embolization. J Vasc Surg Venous Lymphat Disord. 2017;5(3):417–420.

[58] Lee BB. New approaches to the treatment of congenital vascular malformations (CVMs)–a single centre experience. Eur J Vasc Endovasc Surg. 2005;30(2):184–197.

[59] Anderson KR, Nguyen H, Schoch JJ, Lohse CM, Driscoll DJ, Tollefson MM. Skin-Related complications of Klippel-Trenaunay Syndrome: a retrospective review of 410 patients. J Eur Acad Dermatol Venereol. 2021;35(2):517–522.

[60] Maari C, Frieden IJ. Klippel-Trenaunay syndrome: the importance of "geographic stains" in identifying lymphatic disease and risk of complications. J Am Acad Dermatol. 2004;51(3):391–398.

[61] Jacob AG, Driscoll DJ, Shaughnessy WJ, Stanson AW, Clay RP, Gloviczki P. Klippel-Trenaunay syndrome: spectrum and management. Mayo Clin Proc. 1998;73(1):28–36.

[62] Eifert S, Villavicencio JL, Kao TC, Taute BM, Rich NM. Prevalence of deep venous anomalies in congenital vascular malformations of venous predominance. J Vasc Surg. 2000;31(3):462–471.

[63] Browse NLBK, Lea Thomas M. The Klippel trenaunay syndrome. In: Browse NL, Burnand KG, Thomas ML, eds. Diseases of the Veins: Pathology, Diagnosis and Treatment. London, UK: Edward Arnold; 1988:609–625.

[64] Oduber CE, Young-Afat DA, van der Wal AC, van Steensel MA, Hennekam RC, van der Horst CM. The persistent embryonic vein in Klippel-Trenaunay syndrome. Vasc Med. 2013;18(4):185–191.

[65] Garg L, Mittal UK, Puri SK, Rissam HK. Klippel-Trenaunay syndrome, an unusual association with persistent lateral marginal vein of Servelle: colour Doppler and 256 dual-source MDCT evaluation. BMJ Case Rep. 2015;2015.

[66] Rojas Martinez R, Puech-Leão P, Guimarães PM, Netto BM. Persistence of the embryonic lateral marginal vein: report of two cases. Rev Hosp Clin Fac Med Sao Paulo. 2001;56(5):159–162.

[67] Dahal S, Karmacharya RM, Vaidya S, Gautam K, Bhatt S, Bhandari N. A rare case of persistent lateral marginal vein of Servelle in Klippel Trenaunay Syndrome: a successful surgical management. Int J Surg Case Rep. 2022;94:107052.

[68] Fereydooni A, Nassiri N. Evaluation and management of the lateral marginal vein in Klippel- Trenaunay and other PIK3CA-related overgrowth syndromes. J Vasc Surg Venous Lymphat Disord. 2020;8(3):482–493.

[69] Kota AA, Agarwal S. Significance of lateral marginal vein in Klippel-Trenaunay syndrome. ANZ J Surg. 2021;91(1–2). E61–e2.

[70] Mattassi R, Vaghi M. Management of the marginal vein: current issues. Phlebology. 2007;22(6): 283–286.

[71] Ochoco G, Enriquez CAG, Urgel RJL, Catibog JS. Multimodality imaging approach in a patient with Klippel-Trenaunay syndrome.

BMJ Case Rep. 2019;12(8).

[72] Kim YW, Lee BB, Cho JH, Do YS, Kim DI, Kim ES. Haemodynamic and clinical assessment of lateral marginal vein excision in patients with a predominantly venous malformation of the lower extremity. Eur J Vasc Endovasc Surg. 2007;33(1):122–127.

[73] Uller W, Hammer S, Wildgruber M, Müller-Wille R, Goessmann H, Wohlgemuth WA. Radiofrequency ablation of the marginal venous system in patients with venous malformations. Cardiovasc Intervent Radiol. 2019;42(2):213–219.

[74] Markovic JN, Kim CY, Lidsky ME, Shortell CK. A 6–year experience treating vascular malformations with foam sclerotherapy. Perspect Vasc Surg Endovasc Ther. 2012;24(2):70–79.

第29章 淋巴系统紊乱在慢性静脉功能不全发生机制中的作用

Lymphatic disorders in the pathogenesis of chronic venous insufficiency

Stanley G. Rockson 著

在人类和其他哺乳动物中，淋巴管负责将组织间液、大分子物质和免疫细胞回输至中心静脉循环。因此，淋巴系统功能障碍所致慢性水肿在慢性静脉功能不全的发病机制和自然史中起着至关重要的作用。

淋巴水肿是一个总称，用于描述多种病理状况，其中蛋白质富集的组织间液不间断地积聚，导致功能和结构障碍。因此，淋巴水肿代表了随着时间的推移，淋巴液外流不足以抵消组织间液产生速率的病理性结果。

淋巴水肿是一种常见、复杂且不容易被充分重视的人类疾病[1]。尽管在癌症治疗的背景下（其中癌症的治疗导致淋巴结构和功能的阻塞性缺陷）淋巴水肿最常被医生所认识和承认，但较少被认识到的是，在慢性静脉功能不全的情况下，可能会出现与淋巴水肿无法区分的表现。当淋巴运输储备减少时，亚临床淋巴水肿状态可能持续存在[2]。在这种情况下，静脉高压可以促使病情进展至明显的水肿状态[3, 4]。在癌症治疗或其他背景下，未诊断的静脉疾病往往是慢性淋巴水肿表现的一个重要原因[5]。

为了充分了解淋巴系统在预防慢性水肿中的作用，了解最新的血管糖萼的功能是至关重要的[6]。传统上，微循环液体通量被认为是由调节毛细血管膜梯度的静水力和渗透力平衡所致，但事实上，糖萼的影响决定了淋巴循环在预防组织水肿中的中心作用。毛细血管滤液在组织间隙的积聚主要通过淋巴清除来避免，而不是以前认为的重新吸收[6]。跨毛细血管压力梯度决定了净过滤作用，除非处于动态不平衡状态。在稳态条件下，在血毛细血管糖萼界面上，吸收的组织间质液的超滤增加了糖萼下方的血浆蛋白浓度；结合随着组织间质液排出而下降的组织间质静水压力，这决定了整个毛细血管长度上持续轻微过滤的稳态。

慢性静脉功能不全，伴随着毛细血管后静水压力的增加，导致毛细血管对血液的超滤反应不断增加。这反过来又会产生滤过性水肿，如果持续存在，它可以导致与通过淋巴阻塞缺陷产生的慢性水肿相同的病理结果，这种缺陷通过减少淋巴循环功能来产生水肿。静脉水肿时，毛细血管静脉端静水压力增加导致毛细血管过滤增加产生间质液过多；当淋巴的产生超过淋巴管的最大运输能力时，即使这些结构在解剖和功能上正常，淋巴水肿也会出现。总而言之，既有高输出又有低输出的淋巴水肿发生，它们的临床表现无法区分。

淋巴运输不足会导致糖蛋白在细胞外间隙的聚集。慢性炎症导致成纤维细胞、角质形成细胞、脂肪细胞，以及巨噬细胞和其他单核细胞增多[7]。胶原的沉积伴随着皮下脂肪组织的过度生长[8]。

一、淋巴水肿的临床分期

在历史上，淋巴水肿的分期指南范围有限[9]。国际淋巴水肿学会提出的分期方案是最广泛被认可的。该方案确定了一个潜伏的亚临床阶段和三个临床分级[10]；每个分级又分为轻度、中度或重度。

潜伏期：过多的液体在淋巴管周围积聚并出现纤维化，但在临床上没有明显的水肿表现。

一期：水肿，指压凹陷，抬高患肢可以完全或大部分消肿；无纤维化的临床证据。

二期：水肿，指压无凹陷，抬高患肢不会消肿；临床检查显示中 - 重度纤维化。

三期：水肿不可逆，由反复的炎症发作、纤维化，以及皮肤和皮下组织硬化引起。这是淋巴静止性象皮病的阶段。

使用这种分类可以评估治疗效果，并在理论上比较不同的治疗方法。

二、临床表现

（一）病史

在慢性静脉功能不全的背景下，无论是否存在静脉性溃疡，临床病情有助于确诊疑似静脉淋巴水肿。虽然梗阻性淋巴水肿和滤过性淋巴水肿的发病机制不同，但其临床表现和特异性体征往往相似。当考虑静脉性淋巴水肿时，临床医生会寻找同时伴随的淋巴水肿和静脉高压的特征（图 29-1）。

（二）症状和体征

疼痛　疼痛的存在和剧烈程度分别反映了静脉

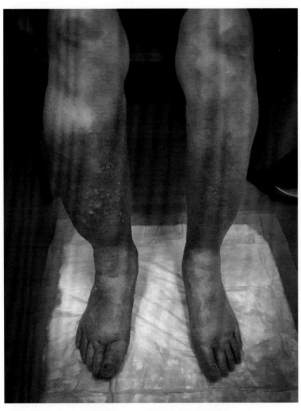

▲ 图 29-1　静脉淋巴水肿

腿部显示出慢性静脉功能不全和淋巴水肿的综合特征。静脉功能不全导致色素沉着和红斑，而淋巴水肿则导致皮肤增厚和角化过度，伴有手足水肿。持续性水肿反映了这两种情况的并存

和淋巴组分的占比和严重程度。虽然认为淋巴水肿会导致四肢的"无痛肿胀"是错误的，但在没有静脉性溃疡和并发感染的情况下，剧烈疼痛是罕见的。在静脉曲张或淋巴高压的情况下，患者常常抱怨四肢的一些酸痛或沉重感。

静脉淋巴水肿的临床体征和症状在很大程度上取决于慢性静脉功能不全的持续时间和严重程度。除了静脉特异性的发现外，体格检查的其余部分将反映淋巴高压对组织结构的影响程度。

（三）水肿

所有的水肿，无论有没有淋巴水肿的特征，最初的表现都是指压性凹陷，这表明有过量的，相对富含蛋白质的间质液存在。水肿通常是柔软的，易于用手压而移位，在其早期阶段，随着肢体抬高肿胀消失。Stemmer 征被认为是特定的体征，具有诊断意义，它反映了皮肤增厚，淋巴水肿的特征：第二足趾基底的皮肤变得无弹性，检查者用手指不能将皮肤夹紧并提起[11]。前足背和（或）足趾可受累，但在静脉淋巴水肿中，足部通常不会受到影响。随着时间的推移，腿部受累部位的周围组织硬化和纤维化，具有木质质地。

（四）皮肤变化

在早期淋巴水肿中，由于皮肤毛细血管血流增加，皮肤通常呈粉红色，局部温度轻度升高，但这种典型的静脉淋巴水肿可能会因伴随静脉高压的特征性红斑的存在而改变。在更严重的淋巴水肿中，皮肤变厚，局部区域表现为橙色、角化过度和苔藓样变等[8]。患者可能出现擦伤或罹患慢性湿疹性皮炎。皮肤和皮下组织循环的破坏程度取决于静脉组分对临床表现的占比程度。在晚期，淋巴淤积的慢性皮肤变化可能包括寻常疣或小泡的存在。后者经常排出清亮的淋巴液（淋巴漏）。

（五）感染

反复发作的软组织感染是淋巴水肿的一个标志[12]。导致感染的因素包括微生物入侵后引起皮肤屏障的改变和受损，受损的局部免疫反应反映了正常淋巴免疫通路的丧失，以及肢体中存在过量的蛋白质间质液，为细菌生长提供了肥沃的基质。在慢性下肢水肿的情况下，蜂窝组织炎的终身患病率超过 35%[13]。

在静脉淋巴水肿中，软组织感染的临床表现多种多样，诊断较困难。在极端情况下，可能出现急

性迅速进展的感染，也有只出现轻微疼痛或水肿，伴有轻微的皮肤红斑增加，没有发热或其他全身表现。反复发作的蜂窝组织炎可以进一步损伤皮肤淋巴系统，加重皮肤病变，并引发水肿的恶化。

（六）恶性肿瘤

肢体内出现恶性肿瘤代表长期淋巴水肿的一种罕见但已被公认的并发症。长期继发性淋巴水肿后的淋巴管肉瘤最初由 Stewart 等描述[14]。这种罕见的多中心肿瘤可以表现为蓝色结节、硬化斑块或水疱性变化。晚期淋巴水肿中还常见其他恶性肿瘤，包括鳞状细胞癌、黑色素瘤、卡波西肉瘤和淋巴瘤。

三、诊断

在已确定的静脉淋巴水肿中，基于病史和相关体征，慢性静脉功能不全典型的临床表现能够帮助确定诊断[15]。而在不典型的临床表现中，可能很难区分淋巴水肿对水肿症状的占比。在疾病的早期阶段，特别是当淋巴水肿组分处于早期阶段时，诊断更加困难。

（一）体检

怀疑有淋巴水肿的体格检查必须包括皮肤和皮下纤维化及橙色检查。如果有的话，应尝试确定 Stemmer 征阳性。

（二）影像学检查

关于淋巴功能障碍的客观证据有时是有用的。有多种影像检查方法，其中放射性核素淋巴显像被认为是诊断的金标准[1]。其他检查方法，如 MRI、轴向断层扫描和超声等应用也越来越广泛。直接对比淋巴造影是最早用于淋巴水肿的成像方法，但是现在已经很少使用。如果考虑到静脉淋巴水肿的诊断，进行静脉多普勒超声检查也是有帮助的。

（三）淋巴显像

放射性核素淋巴显像可以可靠地证实淋巴水肿的诊断[2, 16]。将一种放射性标记的大分子示踪剂在患肢的趾间隙内进行皮内或皮下注射。在美国最常使用的成像剂是 Technetium Tc 99m 标记的人血清白蛋白[16-19]，只需 10min 即可出现在盆腔淋巴结中[20]。大约 1h（范围为 15～60min），在腹股沟淋巴结中明显可见活动，并在膀胱中观察到摄取。注射 1h 后，肝脏和腹腔周围的淋巴结可能会出现微弱的摄取。3h 后，肝脏会出现强烈的摄取，腹股沟、盆腔和腹部

淋巴结对称染色，胸导管淋巴静脉瓣区域可能隐约可见示踪剂活动。

淋巴闪烁显像的定性解释为淋巴水肿的诊断提供了中等的灵敏度和极好的特异度[18]。水肿的特征性淋巴显像包括皮肤反流，示踪剂运输缺失或延迟，淋巴结显示缺失或延迟，以及逆行反流的交叉填充。在引流淋巴结区域内，放射性对比剂的不对称或延迟出现是淋巴管功能障碍的半量化指标。淋巴显像的空间分辨率并不理想[21]，然而，这种成像模式具有足够的高特异度和灵敏度，可以可靠地检测到淋巴水肿的存在[22]。

（四）CT 和 MRI

CT 和 MRI 可以用来区分淋巴水肿与其他原因的水肿。在淋巴水肿中，有一种典型的蜂窝状水肿，局限于表浅筋膜组织层，并伴有皮肤增厚。在静脉性水肿或在静脉淋巴水肿中，表浅筋膜和深筋膜区域均受影响。此外，MRI 可以帮助识别淋巴结和肿大的淋巴管。MRI 的解剖学描述可以补充淋巴显像提供的功能数据[23]。不使用对比增强的磁共振成像[24-27]利用 T_2 加权序列可以使淋巴管系统的液体显像，同时抑制组织信号[26, 28]。

对于淋巴水肿的评估也可以使用增强磁共振淋巴造影。这种技术与放射性核素淋巴显像使用的技术类似，通过向间质注射 T_1 加权的钆造影剂，从而能够检测扩张的淋巴管和皮肤反流[29]。与淋巴显像相比，MRI 提供了更有利的成像深度限制，而且能满足三维体积成像。然而，静脉信号增强在某种程度上来看不太理想，同时这种成像技术的成本也较高[21]。

（五）近红外淋巴造影

近红外淋巴造影术（NIR）是最近出现的一种诊断淋巴水肿的影像学技术。该技术最常用于淋巴水肿患者的术前评估，多用于显微手术时[30]，但是通常不适用于静脉淋巴性水肿者。然而，除了手术应用外，NIR 还可用于识别淋巴水肿患者的代偿引流途径[31]，因此可用于指导淋巴水肿患者的保守治疗，包括那些患有静脉淋巴性水肿的患者。

四、淋巴水肿的处理

（一）药物治疗

目前，对于淋巴水肿还没有很好的药物治疗。尽管目前正在积极研究淋巴水肿的药物干预措

施[32, 33]，但是这些措施还没有应用于临床。目前的临床工作中，慢性淋巴水肿的稳定和改善主要依赖于已证明有效的物理技术，这些技术可以减少过多的水肿体积，并刺激可用的淋巴收缩和功能。

复杂脱水物理疗法（complex decongestive physiotherapy，CDP）是一种多模式的物理干预方法，旨在减少淋巴水肿。CDP 通常包括手动淋巴引流按摩、多层包扎、运动和皮肤护理。现有的指南表明，这种方法在淋巴水肿的管理中起着核心作用（1B 级证据）[34, 35]。无论是否有静脉功能不全，广泛承认在维持阶段需要使用逐渐加压的压力装置[36]。国际淋巴学会推荐在 20～60mmHg 范围内使用最高耐受压力[37]。在存在静脉反流的静脉淋巴水肿病例中，一旦静脉反流得到明确的治疗，继发性的淋巴水肿就可以通过保守治疗得到控制。

（二）间歇性顺序压迫

间歇性顺序压迫是淋巴水肿脱水物理疗法中常用的一种可选择的方法。一些倡导者长期以来一直主张将这种方法纳入到多模式的淋巴水肿患者物理疗法中[38]。顺序压迫是有效的，耐受性良好，如果进行得当，基本没有并发症[39, 40]。使用顺序压迫装置可以减少医疗资源的使用和医疗费用[41-43]。对于静脉淋巴性水肿患者尤其如此[44]。

商业上提供了各种设备，但那些采用顺序的远端到近端逐级加压的设备效果最好。对于即将接受压迫疗法的患者，确保其肢体具有足够的动脉血流非常重要，因为持续的压力可能进一步影响动脉血流（见第 10 章）。

间歇性顺序压迫是有效的，但不应该被认为是一种独立的干预治疗。支持这一治疗观点的已发表文献较多，但也存在异质性[34]。

（三）外科手术治疗

吸引辅助蛋白质脂肪切除术　在已确定的慢性淋巴水肿中，不考虑病因，肢体的体积过多主要反映了皮下脂肪组织的进行性肥大。在许多情况下，通过手术减低水肿肢体的体积可以促进外部压迫的效果和减轻症状。

吸引辅助蛋白质脂肪切除术（SAPL）为下肢淋巴水肿提供了稳定的、显著的体积减小。在最近的一个系列研究中，SAPL 在下肢继发性疾病中产生的中位数体积减小了 101%[45]。这种良好的手术效果并不受 BMI 或其他患者特征的影响，但对于 SAPL，在手术干预后如果没有持续的压迫治疗，体积减小是不会成功的[46]。与单纯的压迫治疗相比，联合长期脱水物理疗法的脂肪抽吸术可以更有效地减少肢体体积。

（四）显微外科手术

治疗淋巴水肿的显微手术分为两大类：淋巴静脉吻合（LVA）和自体血管化淋巴结移植（VLNT）。各种个体化策略似乎都是有效的[47]，但已发布的分析仅涉及少量患者，且普遍缺乏长期随访[48]。

淋巴静脉吻合术通常应用在早期或中期淋巴水肿的患者[49]。解剖学因素也影响在治疗方案中是否进行淋巴 - 静脉吻合术[50]，因为淋巴显像必须显示存在通畅、功能正常的淋巴通道，才能使淋巴 - 静脉吻合术成为可行的选择，可以单独进行或与淋巴结移植联合进行。对于更晚期的淋巴水肿，淋巴结移植更为适用，但其风险较高[34]。需要注意的是，在静脉淋巴水肿中，慢性静脉功能不全的存在通常会使淋巴 - 静脉吻合术的使用受限，并且可能影响淋巴结移植的成功实施。

在淋巴水肿的外科治疗中，美国静脉学会提出，所有用于慢性淋巴水肿的外科干预需要至少进行 6 个月的非手术保守治疗（1C 推荐）。吸引辅助蛋白质脂肪切除术应被保留用于晚期非凹陷性淋巴水肿（2C 推荐）。

参考文献

[1] Rockson SG. Advances in lymphedema. Circ Res. 2021;128:2003–2016.

[2] Szuba A, Shin WS, Strauss HW, Rockson S. The third circulation: radionuclide lymphoscintigraphy in the evaluation of lymphedema. J Nucl Med. 2003;44:43–57.

[3] Bollinger A, Leu AJ, Hoffmann U, Franzeck UK. Microvascular changes in venous disease: an update. Angiolo. 1997;48:27–32.

[4] Brautigam P, Vanscheidt W, Foldi E, Krause T, Moser E. [Involvement of the lymphatic system in primary non-lymphogenic edema of the leg. Studies with 2–compartment lymphoscintigraphy]. Hautarzt. 1997;48:556–567.

[5] Szuba A, Razavi M, Rockson SG. Diagnosis and treatment of concomitant venous obstruction in patients with secondary lymphedema. J Vasc Intervent Radiol. 2002;13:799–803.

[6] Mortimer PS, Rockson SG. New developments in clinical aspects of lymphatic disease. J Clin Invest. 2014;124:915–921.

[7] Szuba A, Rockson S. Lymphedema: anatomy, physiology and pathogenesis. Vasc Med. 1997;2: 321–326.

[8] Schirger A. Lymphedema. Cardiovasc Clin. 1983;13:293–305.

[9] O'Donnell Jr TF, Allison GM, Iafrati MD. A systematic review of guidelines for lymphedema and the need for contemporary intersocietal guidelines for the management of lymphedema. J Vasc Surg Venous Lymphat Disord. 2020;8:676–684.

[10] Casley-Smith JR. International society for lymphology. J R Soc Med. 1985;78:271.

[11] Stemmer R. [A clinical symptom for the early and differential diagnosis of lymphedema]. Vasa. 1976;5: 261–262.

[12] Quirke M, Ayoub F, McCabe A, et al. Risk factors for nonpurulent leg cellulitis: a systematic review and meta-analysis. Br J Dermatol. 2017;177:382–394.

[13] Burian EA, Karlsmark T, Franks PJ, et al. Cellulitis in chronic oedema of the lower leg: an international cross-sectional study. Br J Dermatol. 2021;185(1):110–118.

[14] Stewart NJ, Pritchard DJ, Nascimento AG, Kang YK. Lymphangiosarcoma following mastectomy. Clin Orthop. 1995:135–141.

[15] Rockson SG, Miller LT, Senie R, et al. American cancer society lymphedema workshop. Workgroup Ⅲ: diagnosis and management of lymphedema. Cancer. 1998;83:2882–2885.

[16] Weissleder H, Weissleder R. Lymphedema: evaluation of qualitative and quantitative lymphoscintigraphy in 238 patients. Radiology. 1988;167:729–735.

[17] Vaqueiro M, Gloviczki P, Fisher J, Hollier LH, Schirger A, Wahner HW. Lymphoscintigraphy in lymphedema: an aid to microsurgery. J Nucl Med. 1986;27:1125–1130.

[18] Gloviczki P, Calcagno D, Schirger A, et al. Noninvasive evaluation of the swollen extremity: experiences with 190 lymphoscintigraphic examinations. J Vasc Surg. 1989;9:683–689. discussion 690.

[19] Cambria RA, Gloviczki P, Naessens JM, Wahner HW. Noninvasive evaluation of the lymphatic system with lymphoscintigraphy: a prospective, semiquantitative analysis in 386 extremities. J Vasc Surg. 1993;18:773–782.

[20] Devoogdt N, Pans S, De Groef A, et al. Postoperative evolution of thickness and echogenicity of cutis and subcutis of patients with and without breast cancer-related lymphedema. Lymphatic Res Biol. 2014; 12:23–31.

[21] Polomska AK, Proulx ST. Imaging technology of the lymphatic system. Adv Drug Deliv Rev. 2021;170: 294–311.

[22] Hassanein AH, Maclellan RA, Grant FD, Greene AK. Diagnostic accuracy of lymphoscintigraphy for lymphedema and analysis of false-negative tests. Plast Reconstr Surg Glob Open. 2017;5:e1396.

[23] Mitsumori LM, McDonald ES, Wilson GJ, Neligan PC, Minoshima S, Maki JH. MR lymphangiography: how i do it. J Magn Reson Imag. 2015;42:1465–1477.

[24] Yu DX, Ma XX, Wang Q, Zhang Y, Li CF. Morphological changes of the thoracic duct and accessory lymphatic channels in patients with chylothorax: detection with unenhanced magnetic resonance imaging. Eur Radiol. 2013;23:702–711.

[25] Kim EY, Hwang HS, Lee HY, et al. Anatomic and functional evaluation of central lymphatics with noninvasive magnetic resonance lymphangiography. Med (Baltim). 2016;95:e3109.

[26] Arrive L, Derhy S, El Mouhadi S, Monnier-Cholley L, Menu Y, Becker C. Noncontrast magnetic resonance lymphography. J Reconstr Microsurg. 2016;32:80–86.

[27] Cellina M, Oliva G, Menozzi A, Soresina M, Martinenghi C, Gibelli D. Non-contrast Magnetic Resonance Lymphangiography: an emerging technique for the study of lymphedema. Clin Imag. 2019;53: 126–133.

[28] Arrive L, Derhy S, Dlimi C, El Mouhadi S, Monnier-Cholley L, Becker C. Noncontrast magnetic resonance lymphography for evaluation of lymph node transfer for secondary upper limb lymphedema. Plast Reconstr Surg. 2017;140:806e–811e.

[29] Mitsumori LM, McDonald ES, Neligan PC, Maki JH. Peripheral magnetic resonance lymphangiography: techniques and applications. Tech Vasc Intervent Radiol. 2016;19:262–272.

[30] Rockson SG. A role for near infrared fluorescent imaging in the evaluation of lymphatic function. Lymphatic Res Biol. 2017;15:203.

[31] Koelmeyer LA, Thompson BM, Mackie H, et al. Personalizing conservative lymphedema management using indocyanine green-guided manual lymphatic drainage. Lymphatic Res Biol. 2021;19(1):56–65.

[32] Tian W, Rockson SG, Jiang X, et al. Leukotriene B4 antagonism ameliorates experimental lymphedema. Sci Transl Med. 2017;9.

[33] Rockson SG, Tian W, Jiang X, et al. Pilot studies demonstrate the potential benefits of antiinflammatory therapy in human lymphedema. JCI Insight. 2018;3.

[34] Gianesini S, Obi A, Onida S, et al. Global guidelines trends and controversies in lower limb venous and lymphatic disease. Phlebol: J Ven Dis. 2019;34:4–66.

[35] Lee BB, Antignani PL, Baroncelli TA, et al. IUA-ISVI consensus for diagnosis guideline of chronic lymphedema of the limbs. Int Angiol. 2015;34:311–332.

[36] Rabe E, Partsch H, Hafner J, et al. Indications for medical compression stockings in venous and lymphatic disorders: an evidence-based consensus statement. Phlebology. 2018;33:163–184.

[37] Executive C. The diagnosis and treatment of peripheral lymphedema: 2016 consensus document of the international society of lymphology. Lymphol. 2016;49:170–184.

[38] Leduc O, Leduc A, Bourgeois P, Belgrado JP. The physical treatment of upper limb edema. Cancer. 1998;83:2835–2839.

[39] Szuba A, Achalu R, Rockson SG. Decongestive lymphatic therapy for patients with breast carcinomaassociated lymphedema. A randomized, prospective study of a role for adjunctive intermittent pneumatic compression. Cancer. 2002;95:2260–2267.

[40] Mayrovitz HN. The standard of care for lymphedema: current concepts and physiological considerations. Lymphatic Res Biol. 2009;7:101–108.

[41] Brayton KM, Hirsch AT, PJ OB, Cheville A, Karaca-Mandic P, Rockson SG. Lymphedema prevalence and treatment benefits in cancer: impact of a therapeutic intervention on health outcomes and costs. PLoS One. 2014;9:e114597.

[42] Karaca-Mandic P, Hirsch AT, Rockson SG, Ridner SH. The cutaneous, net clinical, and health economic benefits of advanced pneumatic compression devices in patients with lymphedema. JAMA Dermatol. 2015;151:1187–1193.

[43] Karaca-Mandic P, Hirsch AT, Rockson SG, et al. A comparison of programmable and nonprogrammable compression devices for treatment of lymphedema using an administrative health outcomes dataset. Br J Dermatol. 2017;177(6):1699–1707.

[44] Lerman M, Gaebler JA, Hoy S, et al. Health and economic benefits of advanced pneumatic compression devices in patients with phlebolymphedema. J Vasc Surg. 2019;69:571–580.

[45] Lamprou DA, Voesten HG, Damstra RJ, Wikkeling OR. Circumferential suction-assisted lipectomy in the treatment of primary and secondary end-stage lymphoedema of the leg. Br J Surg. 2017;104: 84–89.

[46] Brorson H, Ohlin K, Olsson G, Karlsson M. Breast cancer-related chronic arm lymphedema is associated with excess adipose and muscle tissue. Lymphatic Res Biol. 2009;7.

[47] Cormier JN, Rourke L, Crosby M, Chang D, Armer J. The surgical treatment of lymphedema: a systematic review of the contemporary literature (2004–2010). Ann Surg Oncol. 2012;19:642–651.

[48] Hadamitzky C, Pabst R, Gordon K, Vogt PM. Surgical procedures in lymphedema management. J Vasc Surg Venous Lymphat Disord. 2014;2:461–468.

[49] Carl HM, Walia G, Bello R, et al. Systematic review of the surgical treatment of extremity lymphedema. J Reconstr Microsurg. 2017;33:412–425.

[50] Neligan PC, Kung TA, Maki JH. MR lymphangiography in the treatment of lymphedema. J Surg Oncol. 2017;115:18–22.